HEIDRUN SCHALLER

DIE PALEO (R)EVOLUTION

Gesund durch Ernährung im Einklang
mit unserem genetischen Erbe

Copyright der deutschen Ausgabe 2015:
© Börsenmedien AG, Kulmbach

Gestaltung Cover: Daniela Freitag
Gestaltung, Satz und Herstellung: Martina Köhler
Lektorat: Karla Seedorf
Korrektorat: Hildegard Brendel
Druck: Stürtz GmbH, Würzburg
Fotos Rezeptteil: Heidrun Schaller, Thinkstock, Fotolia, istockphoto

ISBN 978-3-86470-243-3

Bibliografische Information der Deutschen Nationalbibliothek:
Die Deutsche Nationalbibliothek verzeichnet diese Publikation in der
Deutschen Nationalbibliografie; detaillierte bibliografische Daten
sind im Internet über <http://dnb.d-nb.de> abrufbar.

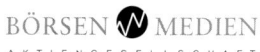

Postfach 1449 • 95305 Kulmbach
Tel: +49 9221 9051-0 • Fax: +49 9221 9051-4444
E-Mail: buecher@boersenmedien.de
www.books4success.de
www.facebook.com/books4success

INHALT

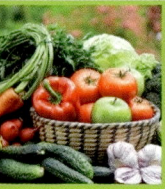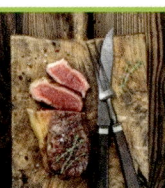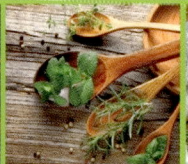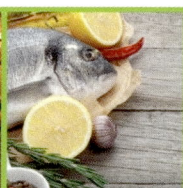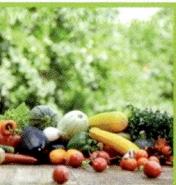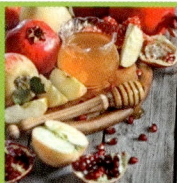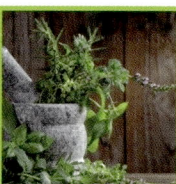

KAPITEL 1: Die Paleo-Ernährung – eine gute Hypothese

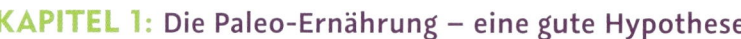

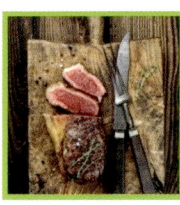

KAPITEL 2: Was unser Körper mit Essen macht und warum er Paleo mag

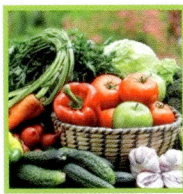

3. KAPITEL: Eine anthropologische Rundumschau

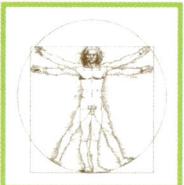

4. KAPITEL: Das Mikrobiom

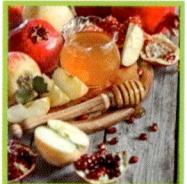

5. KAPITEL: Paleo trifft auf Entzündung

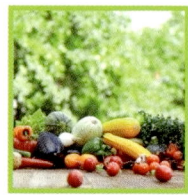

6. KAPITEL: Wie passt Paleo in unsere Zeit?

SCHLUSSWORT

Kochtipps

BASICS

HERZHAFTES

SÜSSES

SNACKS

GETRÄNKE

BEZUGSQUELLEN

DANKSAGUNG

Ich möchte mich bei meinem Mann bedanken, der mich während des Recherchierens und Schreibens mit Essen versorgte, mich mit Rat und Tat unterstützte und mir am Ende untersagte, noch weiter an den Texten herumzufeilen. Bei meiner Tochter, weil sie Geduld mit mir hatte, obwohl ich kaum noch Zeit hatte, mit ihr zu spielen, und manchmal einschlief, anstatt ihr zuzuhören. Bei den lieben Freunden, die ihre Erfolgsgeschichten mit mir teilten. Bei dem Biologen und Arzt Christian Selig, der mir mehrmals mit heißen Recherchetipps diente. Bei der Biologin Andrea Kamphuis, die oft verwirrende Zusammenhänge für mich aufzulösen vermochte. Bei Verena, die mir spät in der Nacht mit Grafiken aushalf. Meiner Colitis-Mitstreiterin Alex und allen Menschen um mich herum, die mir mit Zuspruch halfen und mir Mut machten: danke!

Nichts in der Biologie ergibt Sinn,
außer im Lichte der Evolution betrachtet.

– Theodosius Dobzhansky,
Genetiker und Evolutionsbiologe

EINLEITUNG

Sie haben sich also ein Buch über Ernährung gekauft. Glückwunsch, Sie sind ein mutiger Mensch! Oder ein bisschen verrückt, oder beides. Wie viele stehen denn schon in Ihrem Regal? Und wie viele komplett konträre Meinungen kennen Sie schon zu diesem Thema – durch Bücher oder die Medien? Egal, ob Kohlenhydrate, Kaffee oder Kalorien: Zu jedem Ernährungsthema gibt es so viele Meinungen, wie es Experten dafür gibt. Und selbstverständlich behauptet jeder Experte, die Studienlage eindeutig auf seiner Seite zu haben.

Zudem ist das Essen heutzutage nicht mehr nur eine Frage von Genuss und Gesundheit, sondern es kommen auch ethische und ökologische Erwägungen ins Spiel. „Soll ich überhaupt tierische Produkte essen?", fragt man sich – oder auch: „Wie kann ich durch mein Einkaufsverhalten meinen CO_2-Fußabdruck verringern?"

Dieses Buch ist ein wenig anders als die, die vielleicht schon in Ihrem Regal stehen. Anstatt Sie einfach nur für den neuesten Diät-Trend zu begeistern, sollen Sie hier zum Denken und kritischen Beurteilen angeregt werden. Viele Ernährungs-„Weisheiten", die man in der Vergangenheit ganz selbstverständlich als wahr akzeptierte, kann man unter wissenschaftlichen Gesichtspunkten eigentlich nicht so stehen lassen. Und so wird es auch in Zukunft sein: Es wird immer wieder eine neue Sau durchs Dorf getrieben werden, und Sie werden darüber lesen. Ich möchte Ihnen ein Werkzeug – sagen wir: ein Fernglas – an die Hand geben, damit Sie schon von Weitem erkennen können, ob diese Sau einen näheren Blick lohnt.

Eines werden Sie bestimmt aus diesem Buch mitnehmen: dass wir über gesunde Ernährung sehr wenig wirklich sicher wissen. Viel weniger, als man uns oft weismachen will.

Die Ancel-Keys-Saga

Für die eben erwähnten Ernährungs-„Weisheiten" möchte ich Ihnen gleich ein eindrucksvolles Beispiel vorstellen. Jeder weiß, dass gesättigte Fette ungesund sind. Warum? Weil sie den Cholesterinspiegel erhöhen, und hohes Cholesterin verstopft die Arterien und führt zu Schlaganfall, Herzinfarkt und Co.

Woher wissen wir das eigentlich?

Dieser vermeintliche Zusammenhang wurde erstmals in den 1950er-Jahren von einem US-Wissenschaftler namens Ancel Keys postuliert und verbreitete sich in den darauf folgenden Jahren rasend schnell. 1961 erschien das *Time Magazine* mit einem Porträt von Ancel Keys auf dem Cover, und noch heute beeinflussen seine Schlussfolgerungen die grundlegenden Annahmen über Ernährung – und damit wiederum die Schlussfolgerungen, die aus heutigen Beobachtungen gezogen werden.

Für seine bekannteste Studie wurden von Keys und seinem Team Gesundheits- und Ernährungsdaten aus sieben Industrienationen erhoben. In Relation gesetzt wurden die folgenden Daten: die Häufigkeit von Herz-Kreislauferkrankungen wie Herzinfarkt und Schlaganfall auf der einen und der Konsum von Fett auf der anderen Seite. Heraus kam – angeblich – ein eindeutiger kausaler Zusammenhang: Je mehr Fett in einem Land gegessen wurde, desto mehr Herz-Kreislauferkrankungen traten auf.

Schon einige Jahre zuvor hatte Keys eine ähnliche Studie veröffentlicht, die sogenannte Sechs-Länder-Studie. Hier sehen Sie die Daten, die damals von Keys' Team veröffentlicht wurden:

Die x-Achse (also die waagerechte Achse) dieses Koordinatensystems zeigt den prozentuellen Anteil von Fett an den Gesamtkalorien – also wie viel Fett in einem Land im Vergleich zu Kohlenhydraten und Protein (Eiweiß) gegessen wird. Je weiter rechts ein Punkt ist, desto mehr Fett wird in dem Land gegessen, das dieser Punkt repräsentiert.

Die y-Achse (senkrecht) misst die Tode durch Herz-Kreislauferkrankungen pro 1.000 Todesfälle. Je weiter oben ein Punkt ist, desto mehr Menschen – in Relation zur

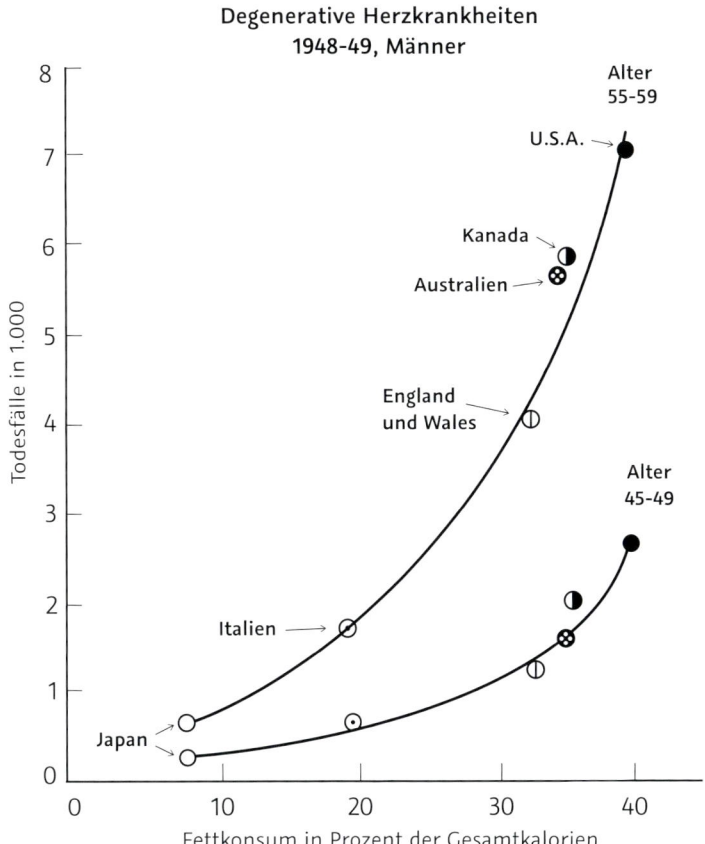

**Degenerative Herzkrankheiten
1948–49, Männer**

Alter
55–59

U.S.A.

Kanada

Australien

England
und Wales

Alter
45–49

Italien

Japan

Todesfälle in 1.000

Fettkonsum in Prozent der Gesamtkalorien

Nach Daten aus „Fat in the diet and mortality from heart disease; a methodologic note"
von Yerushalmi und Hilleboe[1]

Bevölkerungszahl – sterben in diesem Land an Herz-Kreislauferkrankungen.

Die Kurve betont den sehr offensichtlichen Trend: Ganz klar kann man hier erkennen, dass mehr Leute an Herz-Kreislauferkrankungen sterben, je mehr Fett in einem Land gegessen wird. Oder?

In dieser Darstellung wurden die Daten von sechs Ländern ausgewertet: Japan, Italien, England, Australien, Kanada und die USA. In der Tat scheinen die Daten dieser Länder den genannten Zusammenhang nahezulegen. Allerdings hat die Sache einen Haken. Das Team von Ancel Keys hatte nicht nur Daten in sechs Ländern erhoben, sondern in 22. Wenn man alle erhobenen Daten berücksichtigt, ergibt sich ein anderes Bild:

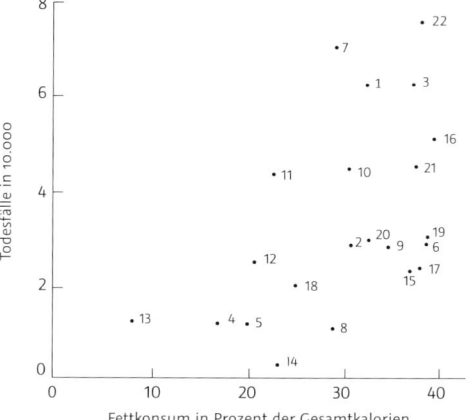

Sterblichkeit durch arteriosklerotische und
degenerative Herzerkrankungen Männer, Alter 55-59

So ungefähr sieht meine Windschutzscheibe aus, wenn ich im Hochsommer auf der Autobahn unterwegs war. Hier einen linearen Zusammenhang herzustellen, wird schon deutlich schwieriger. Man könnte sogar zum gegenteiligen Ergebnis kommen, indem man andere Länder weglässt. Zum Beispiel so (siehe Grafik unten):

Zieht man nur diese Länder in Betracht, so könnte man denken, dass die Anzahl der durch Herz-Kreislauferkrankungen verursachten Todesfälle pro Jahr drastisch steigt, je weniger Fett in einem Land gegessen wird.

Wir haben es hier also mit einem Phänomen zu tun, welches man in Wissenschaftskreisen als „Publication Bias" bezeichnet.

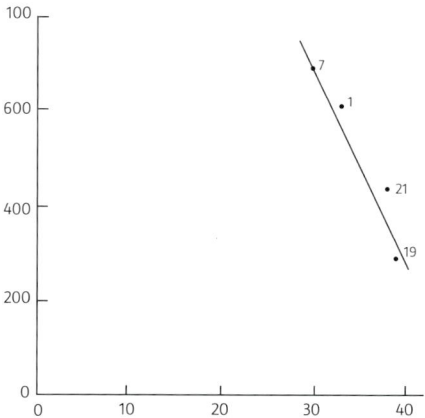

EINLEITUNG

„Bias" ist englisch für „Voreingenommenheit". „Publication Bias" ist also die Voreingenommenheit seitens eines Wissenschaftlers, die dazu führt, dass er nur bestimmte Daten einer Untersuchung veröffentlicht und andere nicht. Die Voreingenommenheit besteht in diesem Falle darin, dass ein bestimmtes Ergebnis erwartet beziehungsweise gewünscht wurde. Es ist nun mal viel einfacher, in der Wissenschaftswelt zu Ruhm zu gelangen, indem man einen klaren, bahnbrechenden Zusammenhang zwischen zwei Faktoren vorweist – und fast unmöglich, wenn man eine Datenlage präsentiert, die aussieht wie Fliegendreck auf der Windschutzscheibe.

Und die wenige Jahre später durchgeführte Sieben-Länder-Studie, die Keys und seiner These zum Durchbruch verhalf? Nun, wieder einmal wird vor allem Keys' Voreingenommenheit, diesmal ein „Selection Bias", bewiesen: Aufgrund seiner vorhergehenden Forschung war es ihm ein Leichtes, sieben Länder als Studienobjekte auszuwählen, von denen er bereits wusste, dass sie seine Theorie bestätigen würden. Ganz außen vor ließ er bei allen Studien indigene Völker wie die Massai, von denen er ebenfalls Daten kannte und wusste, dass diese ganz und gar nicht zu seinen Thesen passten.[4]

Ich möchte hier nur am Rande noch erwähnen, dass es an den Studien von Ancel Keys noch eine Menge anderer Dinge auszusetzen gibt als nur eine selektive Veröffentlichung oder verzerrende Vorauswahl. Auch die Methode der Datenerhebung und -auswertung ist alles andere als einwandfrei.[5]

Ancel Keys war übrigens auch Vorreiter der noch heute weitverbreiteten Ansicht, dass die gesündeste Ernährung die sogenannte Mittelmeerernährung wäre. Er gelangte über die Jahre zu der Überzeugung, dass für die Herzinfarkte und Schlaganfälle vor allem die gesättigten Fettsäuren verantwortlich wären – nicht die ungesättigten, die in Pflanzenölen wie etwa Olivenöl vorkommen. Die gesättigten Fettsäuren – vor allem in tierischen Fetten vorhanden – wären es, so Keys, die den Cholesterinspiegel ansteigen lassen und so zum Verstopfen der Arterien führen.

Es wird Sie vielleicht überraschen, dass es für all diese angeblichen Zusammenhänge bis zum heutigen Tag nicht den Hauch eines wissenschaftlichen Nachweises gibt[6]; trotzdem wurde über die Jahre in den einschlägigen Publikationen – vom *Time Magazine* bis zur *Apothekenumschau* – fleißig voneinander abgeschrieben, bis es alle glaubten, und noch heute werden Studiendaten im Licht dieser angeblichen Zusammenhänge interpretiert. Und die Deutsche Gesellschaft für Ernährung (DGE) richtet ebenfalls schon seit Jahrzehnten ihre Richtlinien an diesem Mantra aus.

Korrelation ist nicht gleich Kausation

An dieser Stelle möchte ich Sie kurz mit einem grundlegenden Bewertungskriterium für Studien bekannt machen. Wenn Sie dieses Kriterium verinnerlicht haben, haben Sie bereits einen ganz ordentlichen Kompass, oder, um bei unserem Bild zu bleiben, ein Fernglas an der Hand. Es gibt, grob vereinfacht, zwei verschiedene Studienarten: experimentelle und epidemiologische Studien.

Experimentell sind zum Beispiel Studien, die von Pharmaunternehmen durchgeführt werden, wenn ein neues Medikament zugelassen werden soll. Experimentelle Studien werden an Tieren oder freiwilligen Testpersonen durchgeführt, wobei die Kandidaten in der Regel in zwei Gruppen aufgeteilt werden. Einer Gruppe wird ein Wirkstoff zugeführt, der anderen nicht. Alle anderen Versuchsbedingungen sollen in beiden Gruppen gleich sein. Am Ende soll so eine Aussage über die Wirksamkeit des Wirkstoffes ermöglicht werden.

Experimentelle Studien an Personen müssen drei Kriterien erfüllen: Sie müssen placebokontrolliert, randomisiert und doppelt-blind sein.

Was bedeutet dies?

- **Placebokontrolliert:** Die Gruppe, die keinen Wirkstoff erhält, soll ein Placebo erhalten, also zum Beispiel eine Kapsel oder Tablette, die genauso aussieht wie das Präparat mit dem Wirkstoff. Die Testperson weiß nicht, dass es sich um ein Placebo handelt. So soll ausgeschlossen werden, dass das Ergebnis durch den Placeboeffekt, der immer auftritt, verzerrt wird.
- **Randomisiert:** Wer von den Testpersonen den Wirkstoff und wer das Placebo erhält, wird nach dem Zufallsprinzip entschieden, also ausgelost. Damit soll

zum Beispiel vermieden werden, dass nur besonders schwere Fälle den Wirkstoff bekommen, da dies das Ergebnis verfälschen würde.
- **Doppelt-blind:** Wenn die Testpersonen Patienten sind, wissen weder Arzt noch Patient, ob Letzterer den Wirkstoff oder das Placebo erhält. Das heißt: Auch die Patienten, die den Wirkstoff erhalten, wissen nicht, dass dem so ist – und halten es daher für möglich, ein Placebo bekommen zu haben. Auf diese Weise wird wiederum die Verzerrung der Ergebnisse durch den Placeboeffekt vermieden.

Die Patienten, die den Wirkstoff erhalten, fühlen sich nicht allein durch die Gewissheit besser, dass sie nun ein neues Medikament erhalten haben – denn sie können sich darüber nicht sicher sein, wodurch der Placeboeffekt vergleichsweise gering gehalten wird. Das Gleiche gilt für die Patienten, die keinen Wirkstoff erhalten haben: Zwar wird auch in dieser Gruppe ein gewisser Placeboeffekt zu Buche schlagen, aber da dieser in beiden Gruppen in gleicher Weise hervorgerufen wird, heben sich diese beiden Effekte beim Vergleich der Gruppen auf.

Wie Sie sehen, beinhaltet dieses Studienmodell eine Menge Regeln, um Fehlerquellen auszuschließen. So wird sichergestellt, dass die Ergebnisse korrekt interpretiert werden und dass Unterschiede zwischen den Gruppen bezüglich der Veränderungen im Befinden tatsächlich auf den Wirkstoff beziehungsweise auf den zu testenden Faktor

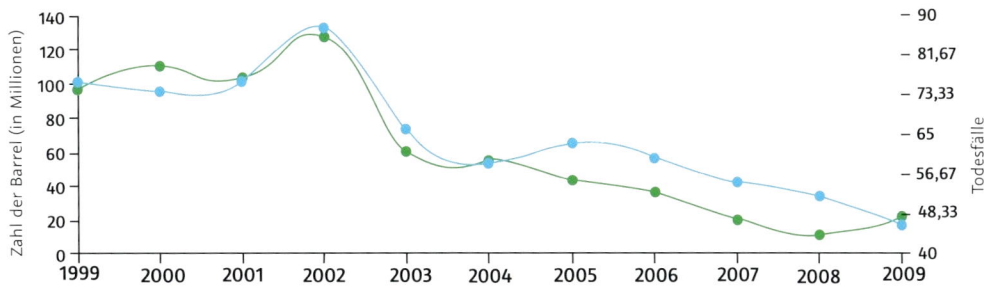

Legende:
- US-amerikanische Rohölimporte aus Norwegen
- Todesfäll durch Zugunglücke in den USA

Eine 95-prozentige Korrelation zwischen zwei Graphen nach Daten aus dem U.S. Department of Energy & CDC[7]

zurückzuführen sind. Auch schon bei der Auswahl der Probanden legt man bestimmte Kriterien an, um eine möglichst gleiche Ausgangssituation zwischen den beiden Gruppen zu gewährleisten.

Epidemiologische Studien sind Beobachtungsstudien. Das bedeutet, dass in bestehenden Bevölkerungsgruppen Gewohnheiten und Umstände über einen längeren Zeitraum beobachtet werden, um einen möglichen Zusammenhang zwischen ebendiesen Gewohnheiten und den Lebensumständen abzuleiten. Und genau hier steckt die Krux.

Die obige Grafik stellt die Entwicklung der US-amerikanischen Rohölimporte aus Norwegen den Todesfällen durch Zugunfälle in den USA gegenüber, beides im Zeitraum 1999 bis 2009. Die beiden Kurven weisen eine auffallende Ähnlichkeit auf, jedoch würde keiner auf die Idee kommen, zwischen den beiden Entwicklungen ernsthaft einen ursächlichen, d. h. kausalen Zusammenhang herzustellen – auch wenn es auf den ersten Blick vielleicht so aussieht, als müsste dieser bestehen.

Von dieser Art Grafik könnte ich Ihnen noch viele zeigen, denn es gibt jede Menge Statistiken und es lassen sich die verrücktesten Parallelen herstellen, was recht amüsant sein kann.

Natürlich handelt es sich bei obiger Grafik nicht um das Ergebnis einer Beobachtungsstudie. Dennoch ist das eben Gesagte relevant für die Interpretation von Beobachtungsstudien. Denn bei diesen können immer nur Korrelationen – also parallele Entwicklungen – festgestellt werden, während es bei der Ableitung von Ursächlichkeit immer bei Hypothesen bleiben muss. Es gibt eine Reihe möglicher Szenarien, bei denen zwischen Umstand A und Umstand B eine *Korrelation* (eine ungefähr parallele Entwicklung) besteht, aber kein *kausaler Zusammenhang*, bei dem Umstand A den Umstand B verursacht.

1. Der Zusammenhang existiert nur scheinbar, weil zwei Entwicklungen über einen bestimmten Zeitraum rein zufällig zusammenfallen (siehe obiges Beispiel).
2. Beide Umstände werden durch einen dritten, nicht berücksichtigten Umstand in ungefähr dem gleichen Maße beeinflusst.
3. Der kausale Zusammenhang besteht, aber genau umgekehrt als gedacht: Das heißt, Umstand B bedingt Umstand A.
4. Umstand A ist für Umstand B nur indirekt verantwortlich, weil noch ein dritter Umstand C, der im Zusammenhang mit Umstand A sehr weitverbreitet ist, dazukommen muss, um Umstand B zu bewirken.

Nehmen wir zum Beispiel an, eine Beobachtungsstudie gelange zu dem Ergebnis, dass Kinder von nägelkauenden Eltern seltener das Abitur schaffen als Kinder von Nichtkauereltern. Ist das Nägelkauen der Eltern nun der Grund für die schlechtere schulische Leistung der Kinder? Die Verlockung mag groß sein, diesen kausalen Zusammenhang herzustellen.

Ebenso ist es aber theoretisch denkbar, dass

1. überhaupt kein Zusammenhang besteht und in dieser Bevölkerungsgruppe und im Beobachtungszeitraum die Kinder von nägelkauenden Eltern rein zufällig schlechtere Leistungen erbrachten;
2. ein anderer Faktor sowohl für das Nägelkauen der Eltern als auch für die schlechtere Leistung der Kinder verantwortlich ist, wie etwa auf die Familie einwirkender sozialer Stress;
3. in Wirklichkeit die Eltern auf den Nägeln kauen, weil die Kinder in der Schule schlecht abschneiden oder dass
4. nägelkauende Eltern oft ein Mittel auf die Finger auftragen, um sich das Nägelkauen abzugewöhnen, und dass dessen Ausdünstungen die Konzentrationsfähigkeit von Jugendlichen beeinträchtigen.

Aus diesen Gründen ist bei der Interpretation von Beobachtungsstudien äußerste Vorsicht geboten. Und um Beobachtungsstudien handelt es sich praktisch immer, wenn in irgendeiner Zeitschrift von neuen und bahnbrechenden Erkenntnissen über die Auswirkung von Kaffee, Erdbeeren oder Zahnpasta die Rede ist.

Und all dies sind weitere Gründe, weshalb auch die Ancel-Keys-Studien selbst dann mit großer Vorsicht zu genießen wäre, wenn bei der Datenerhebung sowie bei der Veröffentlichung nicht so viele verfälschende Faktoren aufgetreten wären.

Stellen wir uns also als letztes Gedankenexperiment vor, es träfe tatsächlich zu (was nicht der Fall ist – denken Sie an den Fliegen-

dreck!), dass in einem Land umso mehr Todesfälle durch Herz-Kreislauferkrankungen
auftreten, je mehr Fett konsumiert wird. Ist
damit erwiesen, dass Fett zu Herz-Kreislauferkrankungen führt? Nein.

1. Es könnte sein, dass es gar keinen Zusammenhang gibt und die augenschein-
   liche Korrelation rein zufällig ist.
2. Es könnte sein, dass sowohl für die
   Herz-Kreislauferkrankungen als auch
   den Fettkonsum ein bisher nicht berück-
   sichtigter Faktor verantwortlich ist,
   zum Beispiel ein stressiges Berufsleben
   mit häufigen mittäglichen Besuchen
   von Imbissbuden.
3. Es könnte sein, dass in Wirklichkeit
   umso mehr Fett konsumiert wird, je
   mehr Herz-Kreislauferkrankungen es
   gibt, weil zum Beispiel Herz-Kreislauferkrankungen zu einer Stoffwechsellage
   führen, die Appetit auf Fett macht.
4. Es könnte sein, dass zusammen mit
   Fett in der Regel viel Süßes konsumiert
   wird (denken Sie an Donuts), und in
   Wirklichkeit der Zucker allein oder der
   Zucker in Kombination mit dem Fett
   für Herz-Kreislauferkrankungen verantwortlich ist.

Natürlich sind Beobachtungsstudien deswegen noch lange nicht völlig sinnlos. Man
kann durchaus versuchen, anhand der Ergebnisse sinnvolle Hypothesen aufzustellen
– vorausgesetzt, man kennt die Schwächen
der Methode und weiß diese angemessen zu
berücksichtigen.

Die Wahrscheinlichkeit einer Zufälligkeit
(Alternative 1) kann man schon mal dadurch minimieren, dass man möglichst viele Daten über einen möglichst langen Zeitraum sammelt. Hat man dies getan und besteht eine ausreichend große Korrelation
zweier Umstände, so hat man die Bedingung
der „statistischen Relevanz" erfüllt. (Man
kann dies natürlich auch erzwingen – wie
das Ancel-Keys-Team, als es die Hälfte der
Daten unter den Tisch fallen ließ, aber dann
darf man sich nicht erwischen lassen!) Bei
statistischer Relevanz ist davon auszugehen, dass es für die Korrelation einen Grund
gibt. Dieser Grund muss aber, wie oben
veranschaulicht, nicht unbedingt in einer
direkten Kausalität bestehen – geschweige
denn in der vielleicht intuitiv angenomme-
nen Kausalität (Alternativen 2 bis 4).

Um bei unserem zuletzt betrachteten
Beispiel zu bleiben: Man müsste zur Interpretation der Ergebnisse nun der Reihe nach
die möglichen Schlussfolgerungen durchge-
hen und anhand der Fakten, die wir bereits
kennen – zum Beispiel aus experimenteller
Forschung an Mäusen oder Versuchsper-
sonen – diejenigen ausschließen, die vergleichsweise wenig wahrscheinlich sind.
Am Ende gelangt man so zu der Erklärung,
die zum Zeitpunkt der Interpretation am
wahrscheinlichsten ist, also am plausibels-
ten erscheint. Welche das ist, kann sich mit
neuen Forschungsergebnissen und -erkennt-
nissen jederzeit ändern.

Es bleibt jedoch eines in jedem Fall festzuhalten: nämlich dass es sich bei der Interpretation von Beobachtungsstudien *immer*

um Hypothesen handelt. Leider gehen Journalisten und manchmal auch Wissenschaftler mit dieser Tatsache sehr leichtfertig um und präsentieren die aufgestellten Hypothesen als Fakten. Ich denke, wenn Ihr Bewusstsein für diese Problematik einmal geschärft ist, wird Ihnen dies sehr häufig auffallen.

Ich hoffe, Sie sind jetzt nicht enttäuscht, wenn ich gleich Folgendes vorausschicke:

Auch die Nützlichkeit der Paleo-Ernährung ist nur eine Hypothese.

Aber es gibt so einiges, das für sie spricht.

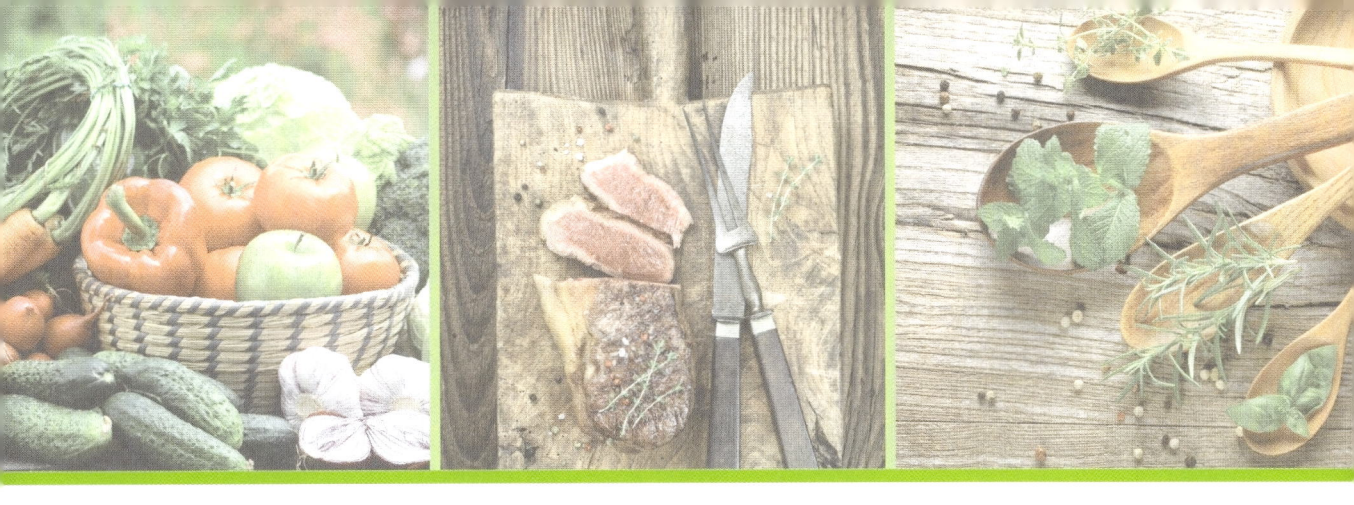

Die Paleo-Ernährung – eine gute Hypothese

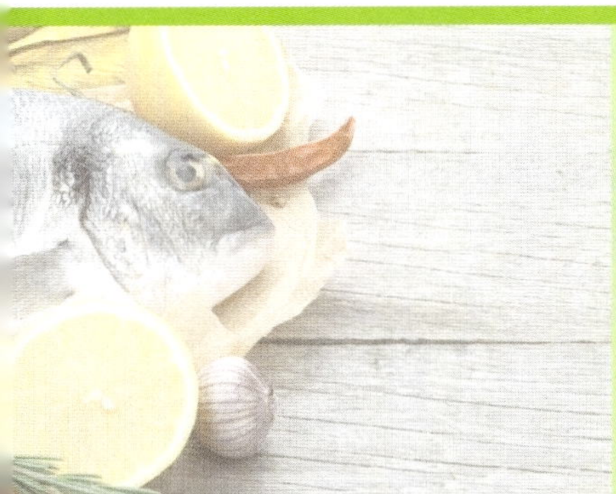

KAPITEL 1

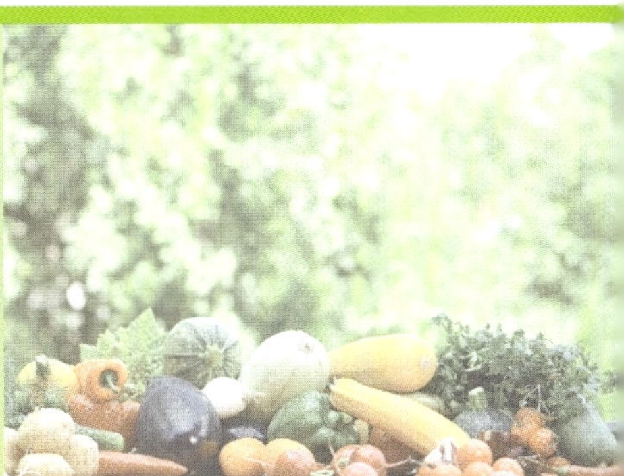

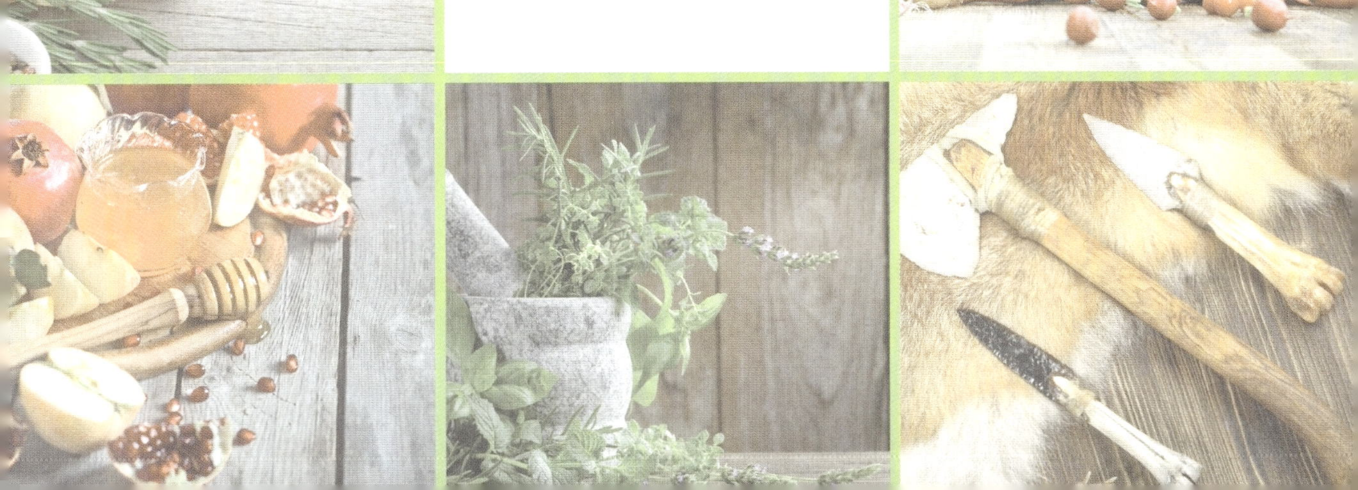

An dieser Stelle möchte ich erst einmal erzählen, wie ich zur Paleo-Ernährung gekommen bin.

Mit Anfang bis Mitte 20 war ich eine richtige Globetrotterin. Ich war nach meinem in München absolvierten Abitur zunächst für ein Jahr als Au-pair in den USA gewesen, und wenig später reiste ich wieder nach Amerika – diesmal als Stipendiatin an einem kleinen College. In Deutschland begann ich zwischendurch ein Studium im Fach Übersetzen und Dolmetschen, später mit Schwerpunkt Fachübersetzung Medizin/Biologie. Die Semesterferien verbrachte ich immer in den USA. Nach dem Vordiplom zog ich für einige Zeit nach Australien. Ich zog mit 25 die Bilanz, dass ich seit meinem Abitur nie länger als zwölf Monate am Stück im selben Land gelebt hatte.

Als ich von Australien zurückkehrte und widerstrebend in Heidelberg mein Studium wieder aufnahm, spielte erstmals mein Darm merklich verrückt. Ich war sehr ehrgeizig und hatte mir vorgenommen, mein Hauptstudium inklusive Diplomarbeit in nur drei statt vier Semestern durchzuziehen (was ich auch schaffte), um danach wieder ins Ausland gehen zu können (was ich nicht mehr schaffte). Daher schob ich meine Beschwerden geschlagene eineinhalb Jahre lang auf die Nervosität und den Stress – und erzählte keiner Menschenseele etwas von meinen furchtbaren Durchfällen und meinen Krämpfen, da ich dies als etwas unglaublich Peinliches und auch als Schwäche empfand.

Leider erwies es sich schließlich als nicht ganz so harmlos. Mitten in den Diplomprüfungen verschlechterte sich mein Gesundheitszustand drastisch. Ich hatte durch den Nährstoffmangel stark abgenommen und wurde von immer stärkerem Durchfall geplagt. Schließlich ging ich in München zur Hausärztin meiner Eltern – erst einmal ohne Ergebnis. Danach besuchte ich einen weiteren Hausarzt, und als der mich nach dem Ausschluss einiger Allergien und Unverträglichkeiten schließlich zur Darmspiegelung schickte, war wenig später klar: Ich habe Colitis ulcerosa (CU), eine unheilbare, chronische Erkrankung des Dickdarms.

Wie meine persönliche Tragödie ihren Lauf nahm

Diese Krankheit, so erfuhr ich, ist die Schwester des etwas bekannteren Morbus Crohn – mit dem Unterschied, dass Morbus Crohn meist in Teilen von Dünndarm und Dickdarm auftritt, während die Colitis ulcerosa ausschließlich den Dickdarm befällt, d.h. die letzten circa eineinhalb Meter des Darms. Geprägt sind beide Erkrankungen davon, dass die Darmschleimhaut sich entzündet und krankhaft verändert; daher werden sie unter dem Begriff „chronisch-entzündliche Darmerkrankungen" (CED) zusammengefasst. Ich erfuhr außerdem, dass ich zu den wenigen Colitis-ulcerosa-Patienten gehöre, bei denen der gesamte Dickdarm betroffen ist. Klassifiziert werden sowohl Morbus Crohn als auch Colitis ulcerosa als sogenannte Autoimmunerkrankungen, da Teile des Immunsystems statt Erreger eigenes Gewebe angreifen und so eine chronische Entzündung hervorrufen. Zu dem enorm großen Spektrum der Autoimmunerkrankungen gehören auch solche Krankheiten wie Rheuma, multiple Sklerose und die Schilddrüsenerkrankung Hashimoto-Thyreoiditis; der grundlegende Mechanismus ist jeweils der gleiche, nur das betroffene Gewebe ist bei jeder Krankheit ein anderes. Allen Krankheiten gemein ist auch, dass sich Phasen der Remission (weitgehend symptomfreie Phasen) mit Schüben, also Phasen mit ausgeprägten Beschwerden, abwechseln.

Ich bekam also Medikamente und die Anweisung, diese mein ganzes Leben lang einzunehmen. Dann wurde mir noch eine Patientenbroschüre in die Hand gedrückt, und ich wurde verabschiedet.

Leider ging es nun mit mir nicht aufwärts, sondern weiter rapide abwärts. Ich hatte mich zum Glück einen Tag vor der Darmspiegelung noch mit Ach und Krach durch die letzte mündliche Diplomprüfung geschleppt, denn einen Tag danach bekam ich hohes Fieber und wurde bettlägerig. Ich ging mindestens 20 Mal am Tag auf die Toilette, hatte wässrigen und blutigen Durchfall. Ich bekam kein Essen mehr herunter und übergab mich ständig. Nach drei Tagen gab es kein Leugnen mehr: Ich musste ins Krankenhaus.

Dort angekommen, wurde ich zunächst mit Infusionen versorgt, um meinen schwer dehydrierten und geschwächten Körper wieder aufzupäppeln. Anschließend bekam ich Kortisontabletten. Damit wurden die Durchfälle nach wenigen Tagen besser und

hörten schließlich auf. Als ich nach einer Woche entlassen wurde, fühlte ich mich so gut wie neu. Die Diagnose und das Erleben der Krankheit hatten mich zwar schockiert und nachhaltig verunsichert, dennoch blickte ich nun wieder mit Zuversicht in die Zukunft.

Da man mir im Krankenhaus nur einen sehr kleinen Kortisonvorrat mit nach Hause geben durfte, wurde ich zu dem Gastroenterologen geschickt, der meine Darmspiegelung durchgeführt hatte. Dieser hatte wie beim vorhergehenden Mal so gut wie keine Zeit für mich und stellte mir rasch ein Rezept aus sowieso einen Plan, nach dem ich das Kortison schrittweise absetzen sollte. Dann klärte er mich noch eilig darüber auf, dass Kortison Nebenwirkungen wie zum Beispiel das sogenannte „Mondgesicht" (ein rundes Gesicht mit dicken Backen) und Gewichtszunahme haben würde und dass es beim Absetzen oft zu Rückschlägen käme, bei denen man dann die Dosis wohl oder übel wieder heraufsetzen müsste.

Die Erkenntnis, dass mein Kampf nun nicht einmal vorläufig – für diesen Schub – beendet war, sondern gerade erst angefangen hatte, traf mich wie ein Schlag. Wie benommen verließ ich in Begleitung meiner Mutter die Arztpraxis, mein Herz bleischwer und meine Gliedmaßen trotz des heißen Sommertages eiskalt. An diesem Tag begann eine Trauerphase, die genau genommen nie wirklich aufgehört hat.

Die folgenden Monate und Jahre fasse ich im Folgenden kurz zusammen. Es kam nicht so schlimm wie befürchtet – es kam weit schlimmer. Die Nebenwirkungen des Kortisons waren unerträglich: Ich konnte kaum noch schlafen, fühlte mich entsetzlich entstellt und litt an fürchterlich schmerzhaften Krämpfen in Beinen und Füßen. Die angekündigten Rückschläge führten dazu, dass sich das Absetzen des Kortisons über ein halbes Jahr hinzog. Bald darauf musste ich feststellen, dass es neben dem typischen schubweisen Verlauf der Krankheit auch noch einen sogenannten chronisch-aktiven Verlauf gab – und dass ich zu den „Glücklichen" gehörte, die sich praktisch ständig im Schub befinden, wenn sie gerade kein Kortison nehmen. Also musste ich immer wieder über mehrere Monate Kortison einnehmen und genoss zuverlässig jedes Mal das volle Neben-

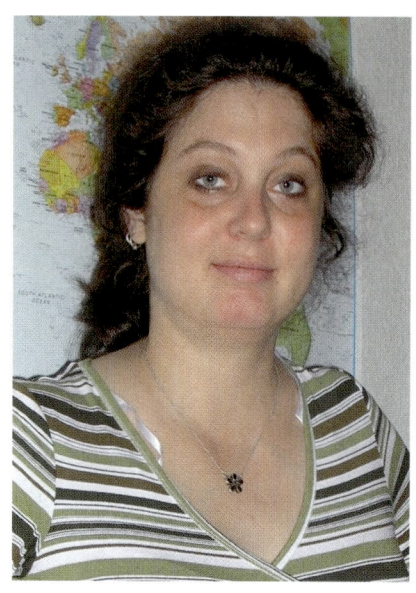

Ich im Jahre 2007 mit „Mondgesicht"

wirkungsspektrum von der Kurzsichtigkeit bis zum Scheidenpilz.

Zusätzlich dazu bekam ich hohe Dosen eines Medikaments namens Mesalazin. Dies ist das Medikament, das eigentlich alle CU-Patienten zur lebenslangen Dauereinnahme verschrieben bekommen, weil es als gut verträglich gilt und zur Remissionserhaltung (also: Schubverhinderung) eingesetzt wird. Man nimmt es aber auch im Schub. Nach wenigen Jahren stellte sich leider heraus, dass ich das Medikament nicht vertrug: Eine seltene Nebenwirkung führte zur stetigen Verschlechterung meiner Nierenwerte.

Ein Ultraschall und eine Funktionsdiagnostik zeigten ein ernüchterndes Ergebnis: Meine Nieren waren durch eine ständige Entzündungsaktivität vernarbt und geschrumpft, beide Nieren zusammen leisteten nur noch etwa 30 Prozent der Arbeit von gesunden Nieren. Eine Verbesserung der Nierentätigkeit wurde mir nicht in Aussicht gestellt. Das Beste, was ich mir erhoffen dürfte, wäre eine möglichst lange Erhaltung des Status quo, hieß es. Der Trick dabei sei, viel zu trinken und keinen Durchfall zu haben. Hahaha! Wenn ich nicht so am Boden zerstört gewesen wäre, hätte ich vielleicht über diese Ironie lachen können, denn eine wichtige Behandlungsoption war für mich ja nun gerade weggefallen. Und besonders groß ist die Auswahl für Colitis ulcerosa nun wahrlich nicht.

Nach einer durch die Krankheit verkomplizierten Schwangerschaft und der (Früh-)Geburt meiner Tochter im Jahr 2007 – ich war 32 – empfahl mir mein Gastroenterologe in meiner neuen Heimat Leipzig, ernsthaft über eine Komplettentfernung des Dickdarms nachzudenken. Die meisten alternativen Therapieansätze mit Immunsuppressiva schieden für mich paradoxerweise genau aufgrund der Niereninsuffizienz aus. Ein Versuch mit einem Medikament aus der relativ neuen Wirkstoffgruppe der TNF-Antikörper, Remicade, endete damit, dass ich mit einem schweren allergischen Schock in die Notaufnahme gebracht wurde. Die Operation wurde mir als eine rettende Maßnahme, ein Licht am Ende des Tunnels, nahegelegt. Mich jedoch schreckte nichts mehr ab als dies. Ich wollte unter keinen Umständen akzeptieren, dass die Entfernung des vom Immunsystem attackierten Organs meine einzige und letzte Option sein sollte.

Ein Ende mit Schrecken – oder Schrecken ohne Ende?

Natürlich kann man irgendwie ohne Dickdarm leben, aber umsonst ist er auch nicht da! Dort werden Wasser (besonders wichtig für meine Nieren!), Mineralien und, wie inzwischen bekannt ist, sogar einige Vitamine und kurzkettige Fettsäuren resorbiert. Ohne Dickdarm lebt man entweder mit einem künstlichen Darmausgang oder mit einem sogenannten J-Pouch, für den aus dem Ende des Dünndarms operativ ein Reservoir im Körperinneren gebildet wird, das den Stuhl sammelt, bevor er ausgeschieden wird. Ich wusste aber, dass all dies auch mit Risiken behaftet ist und dass man selbst

nach gelungener J-Pouch-Operation und guter Prognose circa fünfmal am Tag Stuhlgang hätte – für den Rest seines Lebens (wenn der J-Pouch hält).

All die Jahre hatte ich mich immer daran festgehalten, dass, wenn es möglich ist, nach 25 Jahren Gesundheit krank zu werden, es doch auch möglich sein muss, nach x Jahren Krankheit wieder gesund zu werden. Die Entfernung des Dickdarms hätte die ganze Sache unumkehrbar gemacht, es hätte mein Schicksal in gewisser Weise besiegelt. Ich stellte mir immer vor, wie ich mir an dem Tag in den Hintern treten würde, an dem ich von der Entdeckung lese, wie die Colitis ulcerosa geheilt werden kann.

Denn da nicht bekannt ist, wie die Colitis ulcerosa entsteht, gibt es auch keine Heilung – so wie bei allen Autoimmunerkrankungen. Man weiß seit einigen Jahren, dass ein paar spezielle Gene dabei eine Rolle spielen, aber das hilft dem Betroffenen und seinem Arzt nicht weiter. Die Therapie besteht also momentan darin, das Entzündungsgeschehen durch eine mehr oder weniger gezielte Unterdrückung des Immunsystems einzudämmen.

Da mein Leidensdruck über all die Jahre teilweise sehr groß war, hatte ich zusätzlich zu den vom Arzt verschriebenen Medikamenten immer wieder diverse alternative Therapieansätze ausprobiert. Hier ist eine kleine Liste meiner Experimente:

Yoga, Meditation, Autogenes Training, Psychotherapie, Akupunktur und Traditionelle Chinesische Medizin (TCM), Schüssler-Salze, Homöopathie, Weihrauchkapseln

(Ayurveda), Fischöl, klassische Phytothera-pie, Irisdiagnose, Narbenentstörung, Magnetfeldtherapie, manuelle Therapie, Autosuggestion, nahezu zwanghaft betriebener Ausdauersport, Kolostrumkapseln, geriebene Mangokerne (wieder Ayurveda), unendlich viele Tees und Nahrungsergänzungsmittel und sicher noch einiges andere, das mir jetzt nicht einfällt.

All diese Ansätze gaben mir zwar für kurze Zeit Hoffnung, die meisten kosteten aber letztendlich vor allem Geld und damit Nerven, denn ich war immer knapp bei Kasse – die Krankheit hatte meine Karrierepläne zunichtegemacht. Habe ich schon erwähnt, dass Stress sich extrem negativ auf Autoimmunerkrankungen auswirkt? Nein? Dann ist dies der richtige Zeitpunkt, denn Stress kann sogar einen Schub auslösen oder verschlimmern. Wie bei so vielen Dingen befindet sich der chronisch Kranke auch hier wieder in einem Teufelskreis, denn je kränker er ist, umso gestresster ist er, und je gestresster er ist, desto kränker wird er.

Aber zurück zu den Therapien. Eine Frage, die ich meinen Ärzten immer wieder stellte, war diese: Wie soll ich mich mit einer chronisch entzündlichen Darmerkrankung ernähren? Und immer wieder bekam ich zu hören, dass die Ernährung entweder keine Rolle spiele oder komplett individuell sei: Was der eine Patient verträgt, ist für den anderen Gift. Mit einer Ausnahme: Ein Arzt empfahl mir, sehr fettarm und ansonsten ballaststoffreich zu essen, im Schub jedoch auf Ballaststoffe ganz zu verzichten. Da ich mich ja fast ständig in der Grauzone zwi-

schen Schub und Remission befand, war dies nicht praktikabel, und auch der Fettverzicht brachte mir keine Besserung.

Dass die Ernährung für eine Krankheit des Verdauungstraktes so völlig unbedeutend sein sollte, erschien mir merkwürdig, aber ich vertraute auf diese Information und war sogar ein bisschen froh darüber, dass ich wenigstens beim Essen nichts Besonderes beachten und auf nichts verzichten musste.

Ein zögerlicher Neubeginn

Nun hatte ich nach der Sache mit dem schweren allergischen Schock mal wieder im Internet herumgesurft, um herauszubekommen, ob eine solche Reaktion wirklich so selten sei. Dabei stieß ich auf ein US-amerikanisches Forum über chronisch-entzündliche Darmerkrankungen und meldete mich dort an. Meine ausgedehnten Aufenthalte in den USA zu Au-pair- und Studienzeiten ermöglichten es mir, mit den Leuten dort schnell warm zu werden, und schon bald zählte ich einige der aktivsten Foristen zu meinen guten Freunden. Schließlich lernte ich über Umwege – und über Facebook – CED-Betroffene kennen, die angaben, ihre Krankheit mit einer speziellen Ernährung unter Kontrolle zu haben.

Anfangs stand ich dem Ganzen äußerst kritisch gegenüber – wenn es so einfach wäre, würden es uns doch die Ärzte sagen, oder? Ich wollte nicht schon wieder viel Energie und Hoffnung in etwas stecken, das mich am Ende doch enttäuschen würde. Ich war vorerst zufrieden damit, in einer

Gemeinschaft gelandet zu sein, wo man meine Ängste und Sorgen endlich verstand und mich unterstützte – und ich hatte wenig Lust auf irgendwelche Besserwisser, die meinen, wenn man nur will, dann wird man auch gesund.

Da ich aber schließlich wieder sehr unter Kortison-Nebenwirkungen litt, las ich mich ein, wieder auf amerikanischen Blogs und Webseiten. Diese Paleo-Ernährung klang gar nicht so übel. Ziemlich anders als alles, was ich bisher gehört hatte. Ich wagte den Sprung ins kalte Wasser.

Schon nach einer Woche ging es mir deutlich besser. Ich konnte es nicht glauben. Warum zur Hölle hatte man mir von dieser verdammten Wunderdiät nicht eher erzählt?

Ich fühlte mich normal, endlich einmal wieder normal! Und das Unfassbare geschah: Ich setzte alle Medikamente ab – und fühlte mich weiter normal. Also, für mich höchst unnormal, nämlich fabelhaft!

Nach fünf Monaten führte mein Gastroenterologe eine Spiegelung meines Enddarms durch und war etwas perplex, da außer leichten Vernarbungen keine Krankheitszeichen zu sehen waren. Nicht die Spur einer Entzündung. Wow! Das war in meiner gesamten Darmspiegelungskarriere noch nie vorgekommen.

Da ich selber keine Bilder meiner innerlichen Transformation habe, sehen Sie an dieser Stelle stattdessen Bilder einer Colitis-ulcerosa-Patientin aus den USA, die mir freundlicherweise erlaubt hat, ihre inneren Werte zu veröffentlichen. Diese Fotos sind ohnehin spektakulärer als meine es gewesen wären, da bei ihr der ganze Dickdarm gespiegelt wurde und man daher in diesen Bildern den Querdarm bewundern kann.

Die ersten zwei Bilder (obere Zeile) wurden am Tag ihrer Diagnose gemacht. Die Schleimhaut ist gerötet und geschwollen, es sind weißliche Beläge zu sehen und die Gefäßzeichnung ist verschwunden.

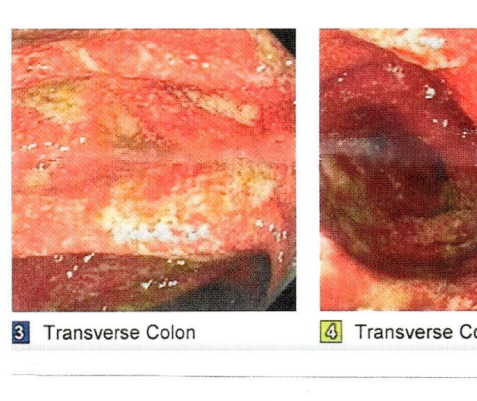

3 Transverse Colon   4 Transverse Colon

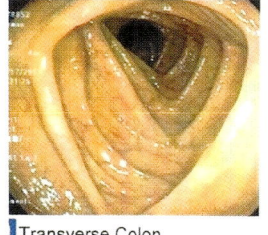
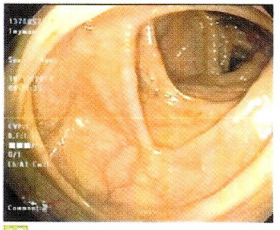

Transverse Colon   Transverse Colon

Darmspiegelung vor und nach Paleo

Die beiden unteren Bilder entstanden einige Monate, nachdem die Patientin mit der Paleo-Ernährung begonnen hatte und ohne dass sie in der Zwischenzeit Medikamente eingenommen hatte. Die Schleimhaut ist blass und ohne Beläge, die Gefäßzeichnung gut sichtbar, und ganz anders als vorher sind hier auch die Haustren gut definiert – das sind diese Einstülpungen, die hier wie Tore aussehen. Der Dickdarm sieht damit völlig gesund aus.

Wie diese Patientin war auch ich überglücklich, strotzte vor Energie, und mit das Beste: Ich hatte keine Nebenwirkungen mehr.

Für mich war klar: Die Ernährung hat einen absolut entscheidenden Einfluss auf den Verlauf dieser Erkrankung, und ich wusste durch meine Aktivität in Patienten-Communities, dass ich nicht allein war. Und ebenfalls, dass auch Menschen mit völlig anders gelagerten Gesundheitsproblemen eine erstaunliche Wirkung beobachteten. Wie ist das zu erklären?

Der moderne Mensch und seine Steinzeitgene

Wir Menschen waren etwa 2,5 Millionen Jahre lang Jäger und Sammler. So lange dauerte die Altsteinzeit, das Paläolithikum, aus dessen englischer Übersetzung (Paleolithic Age) sich das Wort „Paleo" bzw. „Paleo-Ernährung" ableitet. Die Altsteinzeit ist damit der längste Abschnitt der Menschheitsgeschichte. Sie hörte hier in Europa erst vor etwa 7.000 Jahren auf, als der Mensch mit Ackerbau und Viehzucht begann und so die Jungsteinzeit, das Neolithikum einläutete.

Loren Cordain, US-amerikanischer Wissenschaftler und Autor, verglich in seinem 1999 erschienenen Aufsatz „Das Getreide – Zweischneidiges Schwert der Menschheit" die Vielfalt der von Menschen konsumierten Nahrungsmittel heute mit dem eigentlich von der Pflanzenvielfalt auf unserem Planeten bereitgestellten Potenzial.[1] Er stellte fest, dass die meisten der circa 195.000 bekannten blühenden Pflanzenarten essbare Teile produzierten, dass der moderne Mensch aber nur etwa 300 davon nutze. Schlimmer noch, nur etwa 17 Pflanzenarten stellten 90 Prozent des pflanzlichen Nahrungsmittelkonsums, von denen wiederum das Getreide den bei weitem größten Anteil

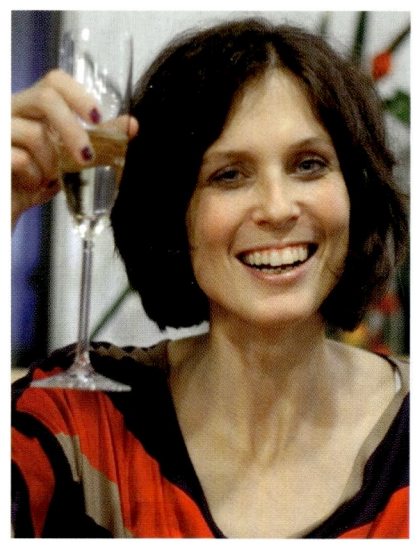

Ein Schnappschuss aus dem Jahr 2012

ausmache. Dies, so Loren Cordain, sei umso bemerkenswerter, als wir vor einem aus evolutionärer Sicht sehr kurzen Zeitraum (circa 500 Generationen) noch gar kein Getreide kannten. Das Getreide wurde erst im Neolithikum aus Gras gezüchtet; Getreidekörner sind in ihrer Urform daher Grassamen. Gras ist für uns, wie wir wissen, unverdaulich; es kann nur von Wiederkäuern verwertet werden.

Es ist aber nicht nur so, dass wir jetzt den überwältigenden Großteil unserer Nährstoffe aus einer Nahrungsmittelgruppe beziehen, die wir vor 15.000 bis 7.000 Jahren noch nicht kannten. Nein, es kommt auch noch hinzu, dass wir innerhalb noch viel kürzerer Zeit, also im Zeitraum der letzten 100 bis 200 Jahre, aufgehört haben, unsere Nahrungsmittel auf traditionelle Art und Weise zu produzieren und zu verarbeiten. Dies wurde sehr eindrücklich von Weston A. Price (1870-1948), einem Zahnarzt, der traditionell lebende Urvölker beobachtete, beschrieben. Seine jahrelangen und durch Tausende von Fotografien dokumentierten Beobachtungen sind auch deshalb so relevant, weil unter diesen Völkern einige Jäger- und Sammlerkulturen überlebt haben, die uns als Fenster in unsere Vergangenheit dienen können.

Ein Zahnarzt auf Abwegen

In seinem 1939 erschienenen Werk „Nutrition and Physical Degeneration" untersucht Price den Gesundheitszustand isoliert lebender Urvölker und konzentriert sich dabei auf das Gebiss und die Schädelform.[2] Deren Gesundheitszustand vergleicht er mit dem benachbarter, weniger isolierter Stämme oder Völker, bei denen bereits eine „westliche", von Industrialisierung geprägte Ernährungsweise Einzug gehalten hat. Er demonstriert anhand von Fotos, dass es innerhalb von nur einer Generation schon zu verkleinerten Kiefern und Zahnfehlstellungen kommt. Dies führt er auf die Ernährung der Eltern der betroffenen Kinder zurück; eine westliche Ernährung, die qualitativ schlechter, also weniger biologisch geeignet sei und daher der Entwicklung des Nachwuchses schon bei der Zeugung und dem Heranwachsen im Mutterleib schade. Auch Karies habe er bei den isoliert lebenden Völkern vergeblich gesucht – obwohl die nicht mal ihre Zähne putzten – ganz anders als bei den erst seit Kurzem westlich ernährten Völkern, bei denen Karies und Zahnausfall verbreitet wären.

Ihm zu Ehren existiert heute die Weston A. Price Foundation (WAPF), die 1999 von Sally Fallon und der Ernährungswissenschaftlerin Dr. Mary Enig gegründet wurde. Sally Fallon schrieb 1995 mit Enigs Unterstützung das Buch „Nourishing Traditions" – ein Kochbuch, das aber dank seiner zahlreichen Anmerkungen gleichzeitig ein Sachbuch darstellt und die Prinzipien der WAPF veranschaulicht, die sich nach wie vor – ganz im Sinne von Price – auf traditionell genutzte Zutaten und ebenso traditionelle Verarbeitung stützen.[3]

Die besondere Verarbeitung betrifft insbesondere zwei Dinge: Getreide und Hülsenfrüchte. (Nüsse und Samen nehmen einen weniger wichtigen Stellenwert ein, aber auch auf diese beziehen sich die folgenden Anmerkungen.)

Bei diesen Nahrungsmittelgruppen ist laut der WAPF eine besondere, aufwendige Vorbereitung notwendig, um schädliche Stoffe abzubauen, die unseren Verdauungstrakt reizen und die vor allem unsere Verdauungsenzyme lahmlegen, sodass unser Körper den größten Teil der Nährstoffe nicht aufnehmen kann. In vielen Kulturen ist eine derartige Vorbereitung historisch belegt. So empfiehlt Sally Fallon in „Nourishing Traditions", diese Nahrungsmittel vor der weiteren Verarbeitung keimen zu lassen. In ungekeimter, roher Form sind Getreidekörner, Linsen, Erbsen und Nüsse hart und glatt und beherbergen, gut geschützt tief im Inneren, die Erbinformation der Pflanze; sie dienen also der Fortpflanzung. Die jeweiligen Pflanzenarten hätten sich aber im Laufe der Evolution wohl kaum erfolgreich verbreitet, wenn ihre Aussaat konsequent von irgendwelchen gefräßigen Säugern gegessen und dazu noch komplett verdaut worden wäre. Daher sind diese „Pflanzenbabys" grundsätzlich so beschaffen, dass ihr Genuss wenig attraktiv ist und sie sich außerdem auf dem Weg durch unseren Körper erfolgreich gegen unsere Verdauungssäfte zur Wehr setzen und möglichst nur unvollkommen verdaut wieder ausgeschieden werden.

Körner und so weiter sind außerdem so aufgebaut, dass die in ihnen enthaltenen Nährstoffe dem Keimling dann zur Verfügung stehen, wenn die Zeit des Keimens gekommen ist – sie sollen nicht vorher von anderen Organismen gestohlen werden. Während des Keimvorgangs „verdaut" der Keimling also einen Teil dieser Nährstoffe. Genau diesen Vorgang macht man sich bei der WAPF-gemäßen Vorbereitung zunutze, da diese „Vorverdauung" die im Korn enthaltenen Nährstoffe erst aufschließt, d. h. für den menschlichen Verdauungstrakt leichter verfügbar macht. So werden zum Beispiel im Getreidekorn die vorhandenen sehr komplexen, schwer verdaulichen Kohlenhydratverbindungen beim Keimen aufgebrochen; diese Ketten werden in einfache Kohlenhydrate zerlegt und teilweise verbraucht, wodurch der relative Proteinanteil höher ist als vor dem Keimen. Auch kann das Protein nun vom menschlichen Verdauungstrakt viel besser aufgenommen werden. Besonders aber werden die im Korn vorhandenen Phytinsäuren und enzymhemmenden Substanzen (beides auch „Antinährstoffe" genannt) teilweise abgebaut und dadurch Mineralien und Vitamine, darunter vor allem B-Vitamine, für uns nutzbar gemacht. Auch werden Toxine, zum Beispiel Lektine, reduziert. Ein Beispiel für Brot aus gekeimtem Getreide ist das sogenannte Essener Brot (mit Betonung auf der zweiten Silbe), eine alte jüdische Spezialität.

Keimen, gären, einweichen, ... oder gleich weglassen

Kurz will ich noch erwähnen, dass es weltweit weitere historisch überlieferte Methoden gab und gibt, eigentlich schlechte Nähr-stoffquellen durch besondere Verfahren besser nutzbar zu machen. Eine davon ist die sogenannte Nixtamalisation, die bei Maiskörnern angewandt wird. Bei dieser Methode wird das Korn nicht gekeimt, sondern mit Lauge – traditionell aus Kalk und/oder Asche hergestellt – vermischt und gekocht. Der Effekt ist auch hier, dass Toxine abgebaut werden und der Nährwert erhöht wird. Dieses Verfahren wurde beispielsweise von den Azteken und Maja angewandt und ist meines Erachtens umso bemerkenswerter, als Mais in diesen Kulturen wohl die wichtigste Energiequelle darstellte – während heute bei armen Bevölkerungsteilen, die auf Mais als Hauptnahrungsmittel ange-

wiesen sind, Pellagra sehr verbreitet ist, eine Krankheit, die mit Durchfall, Hautveränderungen und psychischen Symptomen einhergeht. Dieser durch Nährstoffmangel verursachten Erkrankung wurde früher durch die Nixtamalisation offensichtlich erfolgreich vorgebeugt. Das Gericht, das durch die Nixtamalisation entsteht, heißt übrigens Hominy und erfreut sich in Teilen Lateinamerikas noch großer Beliebtheit.

Ebenfalls von großer Bedeutung bei den Ureinwohnern Amerikas war früher das Maniokbier, und dies führt mich zum letzten Stichpunkt: Gärung, auch Fermentation genannt. Es gibt verschiedene Arten, einen Rohstoff durch Zugabe von Mikroorganismen zu verändern. Nicht immer wird dabei

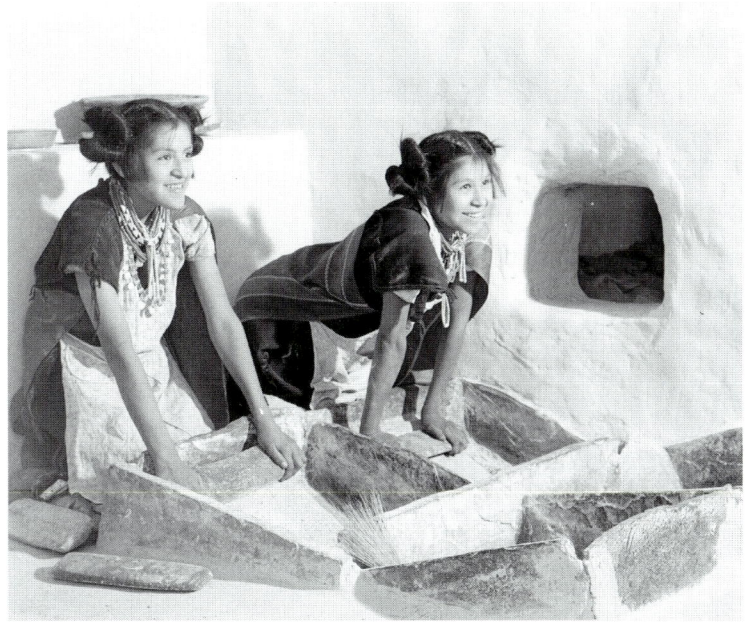

Mais mahlen: Hopi-Pupertätszeremonie

Alkohol produziert, aber immer werden dabei Nährstoffe vorverdaut, ähnlich wie bei der Keimung. Bei der Maniokwurzel ist dies deswegen so wichtig, weil sie unbehandelt giftig ist: Sie enthält Blausäure, welche sich im Körper anreichern und zu einer tödlichen Vergiftung führen kann. Auch heute noch wird Fermentation bei Maniok angewandt, um Gari herzustellen, ein grobkörniges Mehl, das auch als Maniokgrieß bezeichnet wird und sich gut zum Backen eignet. Auch bei der über mehrere Tage dauernden Herstellung von traditionellem Sauerteig – den man in modernen Bäckereien vergebens sucht – spielt Fermentation die Hauptrolle.

All diese aufwendigen Behandlungsschritte gewinnen an Bedeutung, je größer der Anteil eines bestimmten Nahrungsmittels an der Nährstoffversorgung ist. Denken wir wieder an Loren Cordain und daran, wie überproportional groß der Anteil des Getreides (inklusive Mais und Reis) an unserer Kalorienversorgung ist – und welche Unmengen wir noch indirekt dadurch zu uns nehmen, dass unsere Nutztiere in der konventionellen Haltung mit Getreide gemästet werden! Dabei hat Getreide, vor allem in unbehandelter Form, so wenig an Nährstoffen zu bieten – man spricht von einer geringen Nährstoffdichte. Das ist eine im Vergleich zur Masse und auch zum Brennwert (Kalorien) geringe Menge an Vitaminen, Spurenelementen und Mineralstoffen.[4] Auch hat Getreideprotein nicht alle essenziellen Aminosäuren in ausreichendem Umfang zu bieten. (Es weist beispielsweise einen Mangel an Lysin auf, dazu mehr im Kapitel über Protein.)[5]

Wir leiden hier zwar nicht an Pellagra – unsere Krankheiten haben viele Namen und viele Gesichter. Unsere Lebenserwartung ist heute dank der modernen Medizin, vielleicht besonders der Chirurgie, recht hoch. (An der Stelle wird ja immer gern argumentiert, dass die geschätzte Lebenserwartung in der Steinzeit um die 30 Jahre lag. Dabei wird aber vergessen, dass dies nicht mit degenerativen Erkrankungen, sondern mit wilden Tieren und tiefen Abgründen und hohen Bäumen und der Abwesenheit von festen Behausungen zu tun hatte; ferner, dass diese Lebenserwartung nur einen Durchschnitt darstellt, dass also recht viele Menschen schon als Kinder oder Jugendliche verunglückten und dafür andere sehr alt wurden.) Dabei verschlechtert sich unser Gesundheitszustand immer früher immer drastischer. Schon vor dem 30. Geburtstag setzen bei vielen die ersten Wehwehchen ein, die man dann dem „allgemeinen Verschleiß" zuschreibt und gegen die der Arzt oft nichts machen kann, außer zu mehr Sport und weniger Stress zu raten. Der Erfolg solcher Ratschläge bleibt aber meist aus.

Immer mehr Menschen in den Industrienationen leiden schon seit ihrer Kindheit oder Jugend an chronischen Krankheiten. Asthma und Allergien sind auf dem Vormarsch.

Aber auch Neuerkrankungen an Typ-1-Diabetes, Neurodermitis, Psoriasis (Schuppenflechte), Arthritis, multipler Sklerose, Morbus Crohn und Colitis ulcerosa, Zöliakie,

Hashimoto-Thyreoiditis, Morbus Basedow, Lupus erythematodes, Vitiligo und Alopecia areata (kreisrundem Haarausfall) nehmen seit vielen Jahren steil zu. Diese Krankheiten haben alle eines gemeinsam: Es sind Autoimmunerkrankungen.

Unser langes, krankes Leben

Wie ich schon weiter oben ausgeführt habe, heißt dies: Das entgleiste Immunsystem greift körpereigenes Gewebe an und verursacht auf diese Weise chronische Entzündungen und/oder dies führt zu einer fortschreitenden Zerstörung des Gewebes. Da unser Immunsystem so eine wichtige Rolle für unser Überleben spielt, kann man es natürlich als Therapiemaßnahme nicht einfach ausschalten. Was geschieht, wenn das Immunsystem geschwächt ist, erkennen wir anhand von Erkrankungen wie AIDS. Wir wissen, dass AIDS-Tote letztendlich immer einer Infektion erlegen sind, und alle Antibiotika der Welt können keinen Menschen auf Dauer retten, dessen Immunsystem am Ende ist. Auch schützt uns unser Immunsystem mehrmals am Tag davor, an Krebs zu erkranken, indem es bösartiges Zellwachstum immer wieder im Keim erstickt – Immunsuppressiva, die oft bei Autoimmunerkrankungen eingesetzt werden, bergen daher ein erhöhtes Krebsrisiko.

Wenn unser Immunsystem, das eigentlich unser engster Verbündeter im Kampf gegen Erkrankungen sein sollte, sich nun plötzlich gegen Teile unseres eigenen Körpers richtet, sind wir – und bis jetzt gilt dies

ebenso für die Medizin – hilflos. Das heißt: Autoimmunerkrankungen kennen keine Heilung.

Je nach betroffenem Gewebe sind Autoimmunerkrankungen für die betroffenen Menschen jedoch sehr belastend; sie können die Lebensqualität erheblich einschränken und in vielen Fällen auch das Leben verkürzen (entweder durch die Krankheit selbst oder durch Nebenwirkungen und/oder gesundheitliche Komplikationen). Da die Diagnosen so vielfältig und je nach Diagnose völlig verschiedene Organe betroffen sind, gibt es keine ausgewiesenen Spezialisten für Autoimmunerkrankungen; jemand mit Morbus Crohn geht zum Gastroenterologen, jemand mit multipler Sklerose zum Neurologen, jemand mit Neurodermitis zum Dermatologen und so weiter. Ebenso wenig existiert bisher im großen Stil eine gemeinsame Forschung zu den Ursachen von Autoimmunerkrankungen. Aus diesen Gründen ist das Bewusstsein für Autoimmunerkrankungen, ihre Auswirkungen und möglichen Ursachen in der Bevölkerung unterentwickelt, obwohl bald ungefähr jeder dritte Einwohner einer Industrienation irgendwann in seinem Leben eine Autoimmunerkrankung bekommen wird, wenn sich der Trend fortsetzt. Schon jetzt sind in Deutschland mehr als doppelt so viele Menschen von einer Autoimmunerkrankung betroffen, wie es Krebskranke gibt,[6/7] und dies ist eine konservative Schätzung angesichts der Tatsache, dass Forscher immer mehr Krankheiten der Familie der Autoimmunerkrankungen zuordnen. (Der Fairness halber muss man darauf hinweisen, dass Kranke natürlich in dem Moment aus der Statistik verschwinden, in dem sie ihrer Krankheit erliegen, was bei Krebs ungleich häufiger der Fall ist.)

Damit will ich sagen: Um unseren kollektiven Gesundheitszustand ist es schlecht bestellt, und es wird immer schlimmer. Seit Jahrzehnten predigt die Deutsche Gesellschaft für Ernährung (DGE) und mit ihr die Mehrzahl der Hausärzte und Zeitschriften, wenig Fett – und wenn überhaupt, dann Pflanzenöle – und so gut wie kein Fleisch zu sich zu nehmen, dafür fünfmal am Tag Vollkorngetreide, Obst und Gemüse zu essen, sehr viel Wasser zu trinken und Ausdauersport zu treiben. Im gleichen Zeitraum ist die Häufigkeit von chronischen Erkrankungen und Übergewicht explosionsartig angestiegen, und zwar in allen Bevölkerungsgruppen – auch bei denen, die sich bewusst, also vermeintlich „gesund", ernährten.

Was also tun? Albert Einstein sagte: „Die reinste Form des Wahnsinns ist es, alles beim Alten zu lassen und gleichzeitig zu hoffen, dass sich etwas ändert." In diesem Fall muss man sogar konstatieren, dass die Resultate unseres Tuns nicht nur immer gleich bleiben; nein, anscheinend werden die Resultate immer schlechter. Es liegt auf der Hand, uns wieder auf eine Ernährung zu besinnen, die uns offensichtlich nicht geschadet hat – eine Ernährung, die unserer Biologie entspricht und die zudem noch ganz sicher unberührt von der Nahrungsmittelindustrie und ihren Vermarktungsstrategien war; ist dies doch eine Industrie,

die schon längst das Dogma der fettfreien und getreidelastigen Kost zu ihrem Profit ausgeschlachtet hat.

Wir Paleo-Anhänger gehen dabei aber weiter zurück als die WAPF und lassen Getreide und Hülsenfrüchte gleich ganz weg; wir ersetzen diese durch nährstoffdichtere und reizärmere Lebensmittel. Warum? Ganz einfach: Uns stehen heutzutage Wochenmärkte und Supermärkte zur Verfügung. Anders als es wohl im Neolithikum der Fall war, sind wir auf diese Nahrungsmittel zur Deckung unseres Energiebedarfs (also der reinen Kalorien) nicht angewiesen; es gibt bessere, nährstoffreichere, die erst gar keine aufwendige Vorbereitung erfordern. Und ein Rest an Phytinen, Lektinen und Gluten bleibt immer übrig. (Dem Gluten widme ich mich später noch ausführlich.) Daher sind für diejenigen, die bereits viele Jahre und Jahrzehnte von einer suboptimalen Ernährung gelebt haben – und erst recht für Menschen mit Gesundheitsproblemen – die Nahrungsmittel am sichersten und schonendsten, an die wir biologisch bereits am längsten angepasst sind. Die Paleo-Herangehensweise sagt: Lasst uns die Dinge essen, die von Natur aus gut für uns sind – und nicht die, die wir erst mit viel Aufwand dazu überreden müssen, für uns verwertbar zu sein.

Also, was ist jetzt dieses Paleo?

So siehts aus, jetzt ist es raus. Die auffälligste Besonderheit der Paleo-Ernährung gegenüber unserer mitteleuropäischen Müsli- und Vollkornkultur ist der *Verzicht auf Getreide*. Jep, wenn Sie Paleo machen wollen, müssen Sie auf Ihr „täglich Brot" verzichten. Erst mal ziemlich unvorstellbar, oder?

Ich werde mich in den folgenden Kapiteln bemühen, Ihnen den Brotverzicht schmackhaft zu machen, sowohl auf theoretische als auch auf praktische Art. Sie werden sehen, dies ist nicht nur ein Abschied, sondern vor allem ein Neubeginn.

Ein bewährter Einstieg in die Paleo-Ernährung ist der Plan, es einfach mal einen Monat lang konsequent durchzuziehen und zu sehen, ob diese Ernährungsform etwas für einen ist. Die meisten Leute spüren in dieser Zeit so deutliche Verbesserungen im Befinden und der Gesundheit, dass sie nie wieder zurückwollen. Und die Überwindung ist deutlich geringer, als wenn man sich gleich vornimmt, für immer auf Paleo umzusteigen – nutzen Sie also diesen psychologischen Trick!

Vor lauter Brotverzicht – denn dies ist unweigerlich der Aspekt, mit dem die Paleo-Interessenten die größten Probleme haben – möchte ich es aber nicht versäumen, Ihnen die anderen Aspekte der Paleo-Ernährung vorzustellen.

Der zweite Hauptaspekt ist sicherlich das Mantra „Eat Real Food". Paleolaner, wie ich die Paleo-Anhänger liebevoll nenne, kaufen keine Fertigsuppen, selbst wenn sie aus dem Bioladen sind. Wir essen also *keine vorverarbeiteten Lebensmittel*, sondern kochen selbst auf der Grundlage von frischen (oder tiefgekühlten) Lebensmitteln. Es liegt auf der Hand, dass unser Verdauungssystem und unser Stoffwechsel nicht gut mit Zusatzstoffen zurechtkommen, die wir nur mit Mühe aussprechen können.

Drittens verzichten Paleolaner auch auf Hülsenfrüchte. Diese sind wie das Getreide ein Produkt des Ackerbaus und existierten in der Altsteinzeit noch nicht. Außerdem haben sie ähnlich wie Getreide bestimmte unliebsame Eigenschaften, auf die ich noch zu sprechen komme.

Das klingt jetzt nach einer Menge Verzicht, aber jeder Verzicht wird ausgeglichen durch neue Bausteine: durch frisches, leckeres Essen, das genauso gesund ist, wie es gut schmeckt. Durch Schlemmen ohne Reue. Und endlich dürfen Sie kross gebratenen Bacon zum Frühstück, zu Mittag und Abend essen! (Kleiner Scherz – das sollten Sie nicht tun.)

Sie werden auch eine neue Beziehung zum Essen entwickeln. Sobald sich Ihre Geschmacksknospen von Geschmacksverstärkern und künstlichem Aroma sowie all dem zugesetzten Zucker in gekauften Lebensmitteln erholt haben, werden Sie eine ganz neue Art von Genuss wiederentdecken. Sie werden die einzelnen Zutaten schmecken – und das passt sehr gut zu Paleo, da die meisten alltäglichen Paleo-Gerichte eher so einfach beschaffen sind, dass man die Essenz der einzelnen Bestandteile genießt und nicht von einer Gesamtkomposition erschlagen wird. Es handelt sich typischerweise eher um Kammermusik als um ein Symphonieorchester – jedenfalls in meiner Küche.

Wie Sie ja schon gemerkt haben, ist dieses Buch aber kein Kochbuch. Ich werde Ihnen zwar ein paar Grundrezepte und Tipps für den Alltag verraten, aber da es schon eine Fülle von Kochbüchern gibt, konzentriere ich mich mehr auf das Warum und das Wie als auf das Kulinarische.

Die Annahmen der Paleo-Ernährung und die Gegenargumente

Vielfach wird ja als wichtigstes Argument für die Paleo-Ernährung angeführt, wir wären genetisch identisch mit unseren Homo-Sapiens-Vorfahren aus der Altsteinzeit. Wir hätten demnach körperlich genau die gleichen Voraussetzungen wie die Jäger und Sammler jener Zeit, würden aber in eine Zeit geboren, in der radikal veränderte Lebensbedingungen herrschen, die nicht zu unserer Biologie passen; insbesondere beträfe dies die Ernährung. Da im Vergleich zu den Millionen Jahren Evolution, die wir in der Altsteinzeit durchlaufen haben, die Zeit seit dem Beginn von Ackerbau und Viehzucht nicht viel mehr als ein Wimpernschlag sei, hätten wir nicht genug Zeit gehabt, um uns evolutionär an die veränderten Bedingungen anzupassen.

Das ist zwar ein schöner und auf den ersten Blick auch stimmiger Gedanke, trotzdem ist es nur die halbe Wahrheit. Die Evolution hat natürlich nicht aufgehört, als der Mensch sesshaft wurde und anfing, von Ackerbau und Viehzucht zu leben. Ein oft und gerne angeführtes Beispiel dafür ist

die Fähigkeit der meisten Europäer, Laktose über die Säuglingszeit hinaus zu verdauen. Diese Fähigkeit besaßen die Menschen früher nicht, und auch in anderen Teilen der Welt, wie zum Beispiel Asien, ist es normal, dass im menschlichen Verdauungstrakt ab einem gewissen Alter keine Laktase mehr produziert wird – das Enzym, das nötig ist, um Laktose, den Milchzucker, zu verwerten.

Allerdings muss man wissen, dass für diese Anpassung – die dem Menschen den evolutionären Vorteil verschaffte, bei Bedarf sein ganzes Leben über Milch von Haustieren wie Ziegen und Kühen als Nahrungsquelle nutzen zu können – nur eine ganz kleine genetische Veränderung nötig war, die sich aus diesem Grund auch rasend schnell verbreitete.[8] Insofern kann man davon ausgehen, dass wir als Spezies noch dabei sind, uns an eine Ernährung auf der Basis von landwirtschaftlichen Produkten anzupassen. Man kann vermuten, dass die Menschen im Mittleren Osten den Mitteleuropäern gegenüber dabei einen Vorsprung haben, denn dort, im mesopotamischen Halbmond, begann die Verbreitung von Ackerbau und Viehzucht, also die Domestizierung von Pflanzen und Tieren, bereits vor 15.000 Jahren.

An dieser Stelle möchte ich mit ein paar Missverständnissen bezüglich der Steinzeit und der Evolution im Allgemeinen aufräumen, auf die ich immer wieder stoße. Kritiker der Paleo-Ernährung spötteln oft darüber, dass die Steinzeitmenschen ja wohl kaum besonders gesundheitsbewusst gelebt haben und dass sie ja wohl eher alles gegessen haben, an das sie herankommen konnten. Antwort: Genau das ist der Punkt. Für unsere Vorfahren stand immer das Überleben im Vordergrund, sie hatten je nach Jahreszeit und Region sicher oft keine große Fülle an Nahrungsmitteln. Wenn es Auswahl gab, dann erfolgte diese nach Appetit und logischerweise nicht nach gesundheitlichen Kriterien, die man damals noch nicht kannte (abgesehen davon, dass man wohl die Pflanzen kannte und mied, die tödlich giftig waren). Das könnte man heute ganz genauso beibehalten, wenn das heutige *Angebot* ebenfalls vergleichbar wäre. Aber so ist es nicht. Unser Nahrungsangebot heutzutage ist zwar erschlagend wie noch nie, aber ein hemmungsloses Hineintauchen in die Welt von Nestlé, Kellogg's und Coca-Cola führt zu vielen Problemen.

Des Weiteren darf man ja nicht vergessen, dass die Evolution zu jedem Zeitpunkt eine Wechselwirkung aus zwei Aspekten mit sich brachte: Einerseits hatten wir früher, als unsere Instinkte noch nicht durch Werbung, Geschmacksverstärker, bunte Farben, zugesetzte Süßungsmittel und einen in Schräglage geratenen Stoffwechsel beeinträchtigt waren, sicher automatisch Appetit auf Dinge, die uns im Rahmen ihrer Verfügbarkeit (!) guttaten (dazu mehr im Kapitel über Kohlenhydrate); unter diesem Aspekt kann man vielleicht doch sagen, dass der Steinzeitmensch sich im weitesten Sinne „gesundheitsbewusst" ernährte. Andererseits aber hat unser Körper sich auch in jeder Epoche nach und nach darauf einge-

stellt, optimal mit dem zurechtzukommen, was es an Nahrung gab. Den auf die damaligen Verhältnisse optimal eingestellten Körper haben wir (im Großen und Ganzen) geerbt, und er hat mit den heutigen Gegebenheiten zu kämpfen.

Ein eng verwandtes, ebenfalls oft gehörtes Argument gegen die Paleo-Ernährung als Ganzes oder einzelne Aspekte von ihr lautet: „Ach was, wenn die Steinzeitmenschen [beliebiges Nahrungsmittel] gehabt hätten, hätten sie das auch gegessen." Das mag wohl sein. Das ist sogar ganz sicher so. Man kann sogar davon ausgehen, dass, wenn die Steinzeitmenschen Autos gekannt hätten, sie damit gefahren wären. Streng genommen wissen wir das sogar, weil wir ja (fast) derselbe Homo sapiens von damals sind – und wir *haben* irgendwann damit angefangen, Auto zu fahren und fernzusehen. Aber wenn man den logischen Annahmen der Paleo-Ernährung folgt, ist das komplett irrelevant. Denn Fakt ist, sie haben all dies nicht getan – und das hat sich bewährt: Dadurch haben sie erfolgreich und ohne moderne Medizin jahrmillionenlang überlebt, sich vermehrt und dabei alle Erdteile bevölkert. Genau wie Tiere (genau gesagt: wie *andere* Tiere, denn der Mensch ist biologisch betrachtet nichts anderes als ein Primat!) in ihrem natürlichen Lebensraum müssen sie wenig anfällig für Krankheiten jeglicher Art gewesen sein, denn diese wären das Individuum und auch die Gemeinschaft in der Wildnis teuer zu stehen gekommen. Kurz nach Beginn des Neolithikums (also nach der Verbreitung von Ackerbau und Viehzucht) gab es hingegen zunächst mehrere Infektionswellen und eine Verschlechterung zumindest der Zahngesundheit.

Bereits 1995 erschien hierzu ein interessanter Artikel im *Annual Review of Anthropology* von Clark Spencer Larsen, heute Vorsitzender des Lehrstuhls für Anthropologie an der Ohio State University. Er stellte Folgendes fest: Die weitverbreitete Annahme, die Menschheit habe mit der Einführung der Landwirtschaft eine enorme Verbesserung ihrer Lebensbedingungen erreicht, sei falsch.[9] Aktuelle Forschungsergebnisse zeigten im Gegenteil, dass mit den neuen Lebensgewohnheiten zunächst eine Verschlechterung der Zahn- und Allgemeingesundheit einherging. Es habe gezeigt werden können, so der Autor, dass im Zuge der Umstellung vor allem der menschliche Kiefer und das Skelett an Robustheit eingebüßt habe. (All dies erinnert uns auffallend an die Beobachtungen des Zahnarztes Weston A. Price.) Die Datenlage habe sich seit den späten 1960er-Jahren, aber besonders seit Mitte der 1980er-Jahre immer mehr hin zu der Feststellung verlagert, dass es die Menschen des Paläolithikums in Bezug auf ihre Gesundheit und ihre Arbeitsbelastung besser hatten als zuvor angenommen. Die Zunahme von Karies und Zahnausfall sei bei Weitem das auffälligste und am besten belegte Phänomen; dies sei vermutlich vor allem auf die Erhöhung des Kohlenhydratanteils an der Ernährung zurückzuführen.

Wie Loren Cordain stellt auch Clark Spencer Larsen fest, dass mit dem Anbruch des Neolithikums eine starke Reduzierung der Vielfalt der konsumierten Lebensmittel einherging, welche ebenso wie die geringere Verfügbarkeit tierischen Proteins zu einer schlechteren Nährstoffversorgung der Menschen geführt habe. Die Menschen hätten sich von einer sehr geringen Anzahl domestizierter Pflanzen abhängig gemacht; je nach Region könnte die alles dominierende Pflanze Reis, Hirse, Weizen oder Mais sein, so der Artikel weiter. All diese Pflanzen seien mangelhafte Nährstofflieferanten; einigen fehlten essenzielle Aminosäuren oder wichtige Spurenelemente wie Eisen, andere hemmten die Aufnahme bestimmter Vitamine, wie Vitamin A im Fall von Mais.

Zwar hätten manche Völker Strategien wie die Nixtamalisation entwickelt, um die Nährstoffversorgung auf der Grundlage dieser Pflanzen zu verbessern, jedoch ändere dies nichts an der Tatsache, dass die übermäßige Abhängigkeit dieser Kulturen von den domestizierten Pflanzen, allen voran Getreide wie Reis, Mais und Weizen, einen tief greifenden und nachhaltigen Einfluss auf die körperliche Entwicklung der Menschheit gehabt habe. So habe in dieser Zeit auch die durchschnittliche Körpergröße der Menschen abgenommen. Ebenso wie Price bemerkt auch Larsen, dass ein verkleinerter Kiefer die Folge der Abkehr vom Jäger- und Sammlerdasein zu sein scheint und dass dieser wiederum Zahnfehlstellungen nach sich zieht.

Warum der Mensch sich überhaupt nach und nach fast überall auf der Welt vom Jäger- und Sammlerdasein abwandte und anfing, sich in Siedlungen niederzulassen und Landwirtschaft zu betreiben, ist noch immer Gegenstand der Forschung und von Kontroversen. Diese spannende Frage wurde noch nicht abschließend beantwortet. Es scheint jedenfalls nach Larsens Ausführungen einleuchtend, dass die Lebensumstände sich nach der „neolithischen Revolution", wie die Durchsetzung von Ackerbau und Viehzucht auch manchmal bezeichnet wird, zunächst stark verschlechterten. Eine weitere Folge des engeren Zusammenlebens (vielleicht auch des Zusammenlebens mit den domestizierten Tieren) war Larsen zufolge eine eklatante Häufung von Infekten und regelrechten Epidemien. Dieses Phänomen sei aber nur im Zusammenspiel mit dem schlechten Ernährungszustand und insgesamt schlechteren Lebensbedingungen zu erklären. Auch bewaffnete Konflikte und sogar Kriege hätten das Leben der frühen Landwirte beeinträchtigt, da erstmals Konzepte wie Grundbesitz und seine Verteidigung beziehungsweise Vermehrung eine Rolle spielten.

Aber das von Cordain zitierte zweischneidige Schwert wäre nicht zweischneidig, wenn es nicht auch einen evolutionären Vorteil des Getreidekonsums gäbe: eine starke Vermehrung der Population. In der Tat vermehrt sich die Menschheit erst seit der neolithischen Revolution in nie dagewesenem Tempo. Auch Larsen bemerkt diesen paradoxen Effekt schon in der Anfangszeit des Neolithikums, kurz nach Einführung der Landwirtschaft. Paradox insbesondere deswegen, weil aufgrund der augenscheinlich schlechteren Lebensbedingun-

gen die durchschnittliche Lebenserwartung in dieser Zeit gesunken sei; jedoch war sie anscheinend noch lang genug, um sich zahlreich fortzupflanzen. Man kann nur spekulieren, was dies für die Evolution des Menschen seit dieser Zeit und letztlich für uns bedeutet. Vielleicht haben uns auch in der neueren Zeit die Landwirtschaft und insbesondere das Getreide als billige und kalorienreiche Basisernährung weiterhin explodierende Bevölkerungszahlen erlaubt, ohne uns jedoch optimale Lebensbedingungen und Gesundheit zu bescheren? Ob Menschen ein hohes Alter erreichen und vor allem bis ins hohe Alter gesund sind, ist für die Geburtenrate ja unerheblich. Wie so vieles ist auch diese Frage nicht geklärt – man darf weiter gespannt sein auf die Ergebnisse der anthropologischen Forschung.

Bevor ich im nächsten Kapitel auf die einzelnen Aspekte der Paleo-Ernährung eingehe, möchte ich noch dies festhalten: Die Nützlichkeit der Paleo-Ernährung ist auch deswegen eine gute Hypothese, weil die Wahrscheinlichkeit, damit etwas verkehrt zu machen, sehr gering ist. (Wenn sie also entgegen der in diesem Buch ausgeführten Annahmen doch nicht nützlich sein sollte, so ist sie doch sehr wahrscheinlich nicht schädlich.) Im schlimmsten Fall hat man ein paar Jahre lang (oder wie lange es eben noch dauert, bis das Mysterium der idealen Ernährung ein für alle Mal geklärt ist) mehr Zeit als üblich in der Küche und beim Einkaufen verbracht und danach hochwertige und frisch zubereitete Lebensmittel gegessen.

Stichwort Nährstoffdichte – die weggelassenen Lebensmittel enthalten keine Nährstoffe, die Ihr Körper nun vermissen wird. Sehr wahrscheinlich ist das Gegenteil der Fall.

Sicher haben Sie inzwischen bemerkt, dass ich oft „wahrscheinlich" und „vielleicht" schreibe. Und womöglich ist es unterhaltsamer, beispielsweise auf den Lebensmittelchemiker Udo Pollmer zu vertrauen, der sich in allem, was er sagt und schreibt, immer ganz sicher ist (und sich noch sicherer ist, dass alle anderen ziemliche Hohlköpfe sind). Aber ich will Ihnen keine falschen Sicherheiten vermitteln. Ich bemühe mich in meinen Ausführungen um Sachlichkeit, und, soweit es mir aufgrund meiner eigenen Vorgeschichte und der daraus resultierenden Voreingenommenheit zugunsten der Paleo-Ernährung möglich ist, um Neutralität. Meine Schlussfolgerungen ziehe ich deshalb immer unter Vorbehalt, was sich in meiner vorsichtigen Wortwahl niederschlägt.

Wie ich schon eingangs sagte: Wir wissen über Ernährung eigentlich sehr wenig. Die Ernährungswissenschaft ist eine Wissenschaft, die noch nicht mal in den Kinderschuhen, sondern eher noch in den Windeln steckt. Die medizinische Forschung weiß dagegen sehr, sehr viel: über Krankheiten und deren Bekämpfung mit pharmazeutischen Mitteln. Dieses Ungleichgewicht liegt weniger an den Forschern selbst als an den Mitteln und daran, wer sie hat oder nicht hat, um gute Forschung zu betreiben. Mit Ernährung, vor allem mit unverarbeiteten Nahrungsmitteln, lässt sich kein großes Geld verdienen, ganz anders als mit Medikamenten und Nahrungsergänzungsmitteln. Aus der Privatwirtschaft sind also keine Mittel zu erwarten, um unser Wissen um gute Ernährung zu erweitern. Das mag der Grund sein, weshalb man hier ein wenig auf der Stelle tritt.

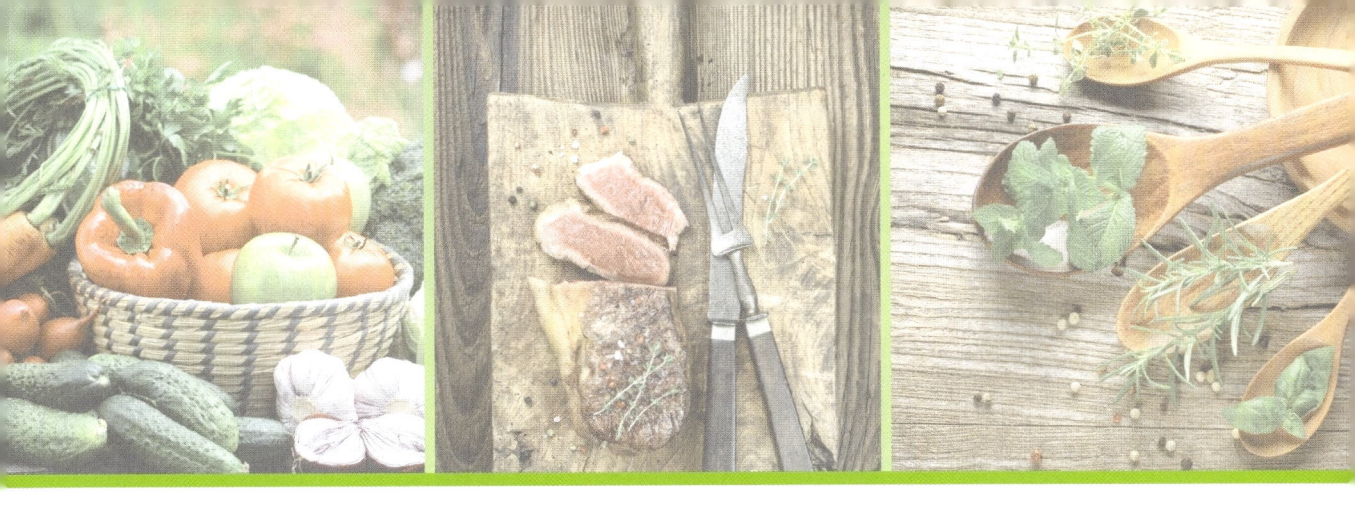

Was unser Körper mit Essen macht und warum er Paleo mag

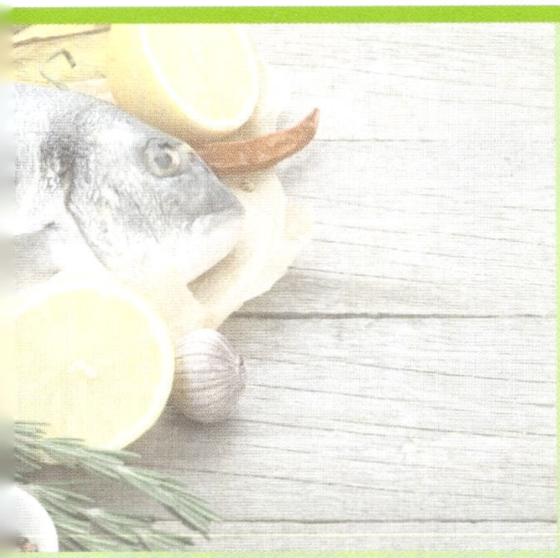

KAPITEL

2

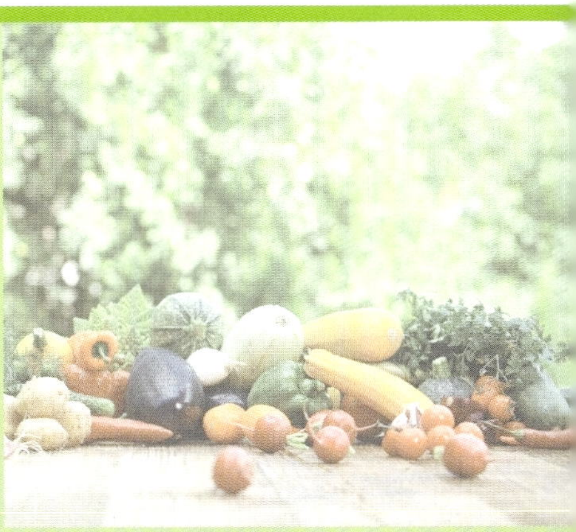

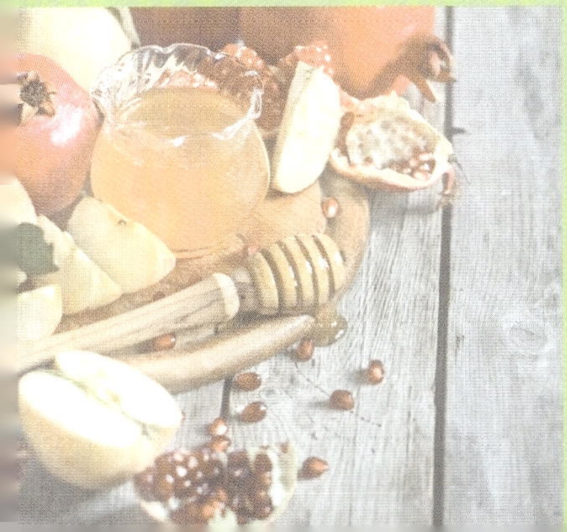

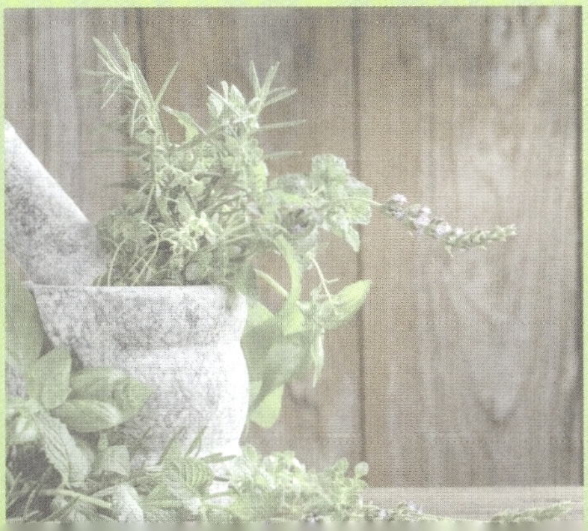

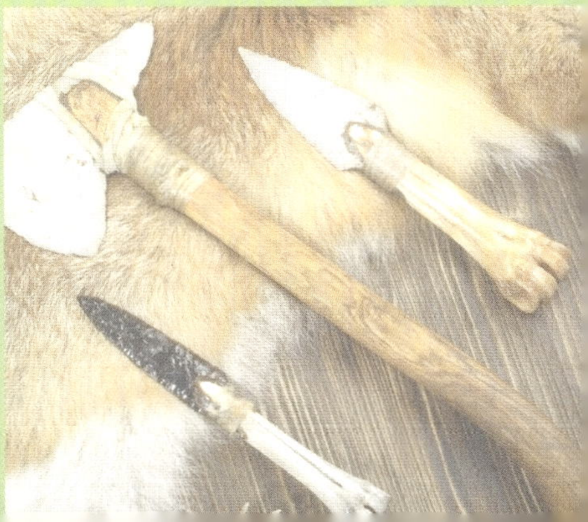

I m Folgenden erkläre ich Ihnen die einzelnen Elemente der Paleo-Ernährung und warum diese für die menschliche Biologie sinnvoll sind.

Verzicht auf Getreide

Das Meiden von Getreideprodukten ist vielleicht der elementarste Bestandteil der Paleo-Ernährung und der Punkt, bei dem neben der Meidung künstlicher Zusatzstoffe der größte Konsens unter Paleo-Anhängern herrscht. Ein wichtiger Grund hierfür ist das in den meisten Getreidesorten (Weizen, Roggen, Dinkel, Gerste) enthaltene Gluten: das sogenannte Klebereiweiß, das dafür sorgt, dass Brot und Nudeln so gut ihre Form behalten.

Möglicherweise fällt auch Ihnen jetzt automatisch die von der Deutschen Gesellschaft für Ernährung (DGE) empfohlene Ernährungspyramide ein – ja, das ist die Grafik, die früher völlig uneigennütziger-weise auf den Kellogg's-Verpackungen abgedruckt war:

Diese Ernährungspyramide galt bis 2005, inzwischen wurde sie von einer 3-D-Pyramide abgelöst, die sich inhaltlich nur unwesentlich davon unterscheidet.

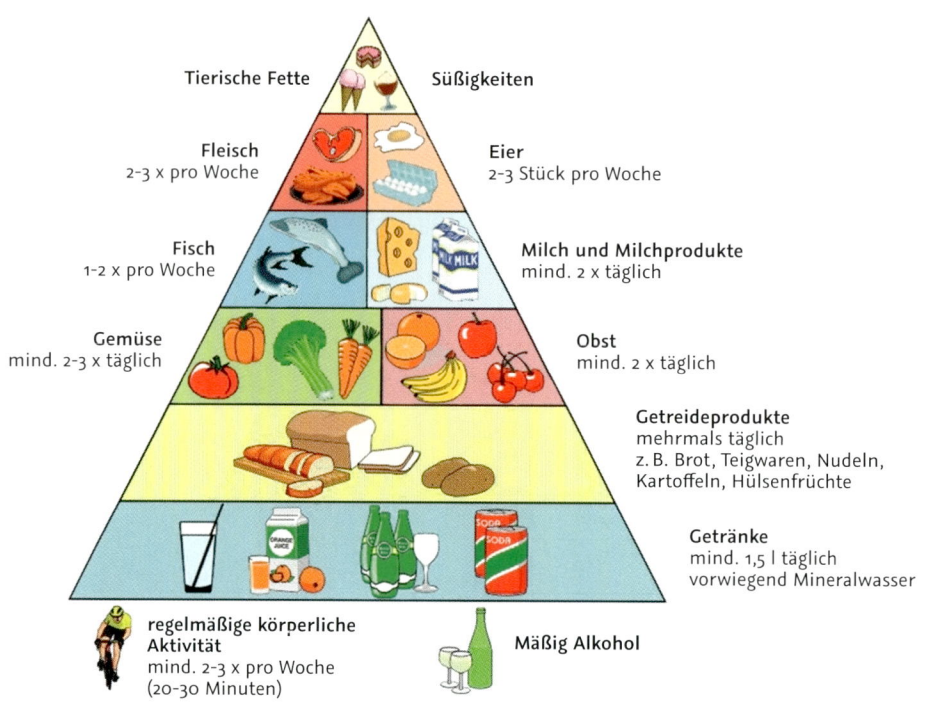

Die bis 2005 gültige Ernährungspyramide der DGE
By Targan (Own work) [Public domain], via Wikimedia Commons

Wie Sie sehen und sicher auch schon wissen, lautet die Empfehlung getreu dieser Pyramide, dass unsere Ernährung vor allem auf Getreide basieren soll. Wenn wir uns einen typischen Tagesablauf eines berufstätigen Menschen ansehen, so wird dies mit Sicherheit umgesetzt und sogar übertroffen:

Frühstück: Eine Schüssel Frühstücksflocken mit Milch; alternativ Brötchen mit Marmelade oder Aufschnitt.
Vormittagssnack: Ein Müsliriegel, ein Waffelsandwich (Hanuta oder Knoppers) oder Kekse.
Mittagessen: Ein Hotdog, Burger oder Döner Kebap; alternativ ein Nudelgericht in der Kantine.
Nachmittags: Zum Kaffee Kuchen oder Kekse; alternativ ein süßer Durchhaltesnack beim Arbeiten, zum Beispiel Riegel wie Mars, Twix oder Kitkat.
Abendbrot: Brotscheiben mit Aufschnitt.

Natürlich betont die DGE, dass es sich bei dem konsumierten Getreide vor allem um Vollkorn handeln soll („Vollwertkost"). Wie dies zu bewerten ist, werden wir gleich noch sehen.

Was soll eigentlich so toll an Getreide sein? Nun, laut der DGE enthält Getreide viele Nährstoffe, also Vitamine, Mineralien und Spurenelemente. Wie der promovierte Chemiker Mathieu Lalonde in seinen Vorträgen erläutert, basieren die normalerweise angegebenen Nährstoffwerte für Getreide und auch Hülsenfrüchte aber auf ihrem rohen Zustand. Menschen können diese Lebensmittel jedoch nicht roh essen!

Im gegarten Zustand gehören Getreide und Hülsenfrüchte zu den schlechtesten Nährstofflieferanten überhaupt.[1]

Vielleicht haben Sie schon einmal etwas von Zöliakie gehört. Diese Autoimmunerkrankung betrifft etwa einen von 250 Deutschen[2] und eines von 107 finnischen Kindern.[3] Die Zöliakie ist von allen Autoimmunerkrankungen die am besten erforschte, bei der ausnahmsweise bekannt ist, was genau die Autoimmunreaktion auslöst: Es ist das Gluten. Nimmt ein Zöliakiekranker Gluten zu sich, so greift das Immunsystem die Dünndarmschleimhaut an, welche sich daraufhin chronisch entzündet. Schließlich kommt es zur dauerhaften Schädigung und strukturellen Veränderung der Schleimhaut, zum Beispiel der charakteristischen Abflachung der Dünndarmausstülpungen (Zotten); auf diese Weise büßt der Darm einen großen Teil seiner Oberfläche ein. Die Krankheit führt zu starken Schmerzen, Gewichtsverlust, Anämie und Nährstoffmängeln; bei Kindern kann das Wachstum beeinträchtigt sein. Auch hier kennt man einige Gene, die die Entstehung der Krankheit begünstigen, allerdings haben viel mehr Menschen die entsprechenden Gene, als es Zöliakiekranke gibt; somit müssen andere Faktoren mitverantwortlich sein, die man aber noch nicht genau kennt.

Sich ein Loch in den Bauch freuen: Gluten machts möglich

Warum ist dies nun auch für Menschen interessant, die keine Zöliakie haben? Weil der gleiche Mechanismus, der bei Zöliakie-kranken die Entzündungs-Kettenreaktion in Gang setzt, auch bei Menschen ohne Zöliakie – wenn auch in geringerem Ausmaß – stattfindet. Um dies verständlich zu machen, muss ich Ihnen grob den Aufbau und die Funktionsweise der Darmwand näherbringen.

Die Darmschleimhaut hat eine ähnliche Aufgabe wie unsere normale Haut: Sie trennt das Fremde vom Eigenen. Im Falle unserer normalen Haut ist die Trennung offensichtlich. Unter der Haut ist unser Körper, auf der anderen Seite ist die Umwelt: der Schmutz, die Bakterien, die Wettereinflüsse und so weiter. Im Darm ist es im Prinzip genauso. Auf der einen Seite ist unser Körper mit seinen Blutgefäßen und den mit Blut und Nährstoffen zu versorgenden Organen;

auf der anderen Seite ist der Darminhalt, also die Nahrung, die wir zuvor gekaut und geschluckt haben. Dieser Darminhalt ist zwar in unserer normalen Vorstellung schon „im Körper", jedoch entscheidet letztlich die Darmwand, was wirklich rein darf und was am Ende wieder raus muss.

Um diese Türsteherfunktion zu ermöglichen, gibt es an der Darmwand die im Schema gezeigten Tight Junctions (englisch für „enge Verbindungen".) Die Darmschleimhaut – der Teil der Darmwand, der in direktem Kontakt zum Darminhalt steht – besteht im Wesentlichen aus Epithelzellen ähnlich denen unserer Haut, und die Verbindungen zwischen diesen Zellen sind deshalb so eng („tight"), weil Giftstoffe und Bakterien nicht durchschlüpfen und letztlich in die Blutbahn und unsere Organe eindringen

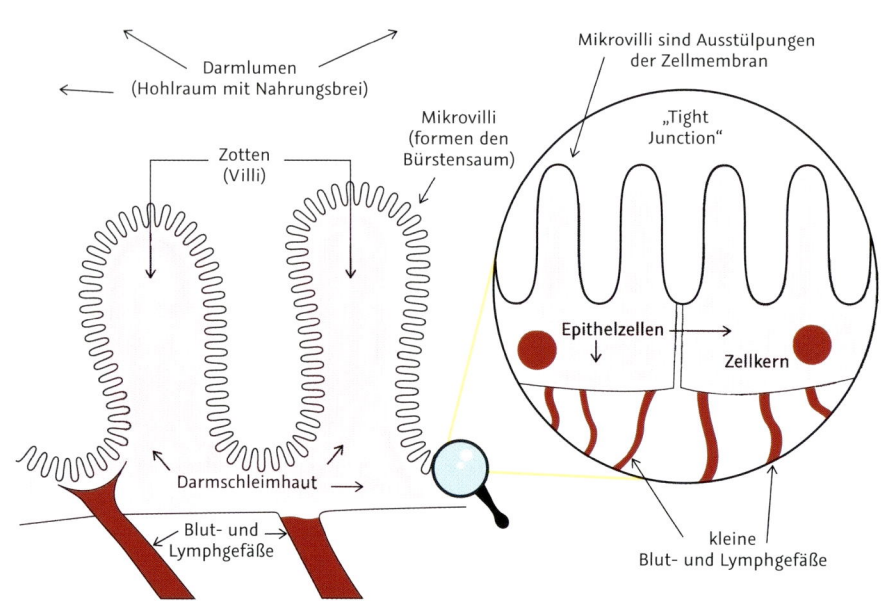

Darmlumen (Hohlraum mit Nahrungsbrei)

Zotten (Villi)

Mikrovilli (formen den Bürstensaum)

Darmschleimhaut

Blut- und Lymphgefäße

Mikrovilli sind Ausstülpungen der Zellmembran

„Tight Junction"

Epithelzellen

Zellkern

kleine Blut- und Lymphgefäße

dürfen. Daher werden Nährstoffe in der Regel durch die Epithelzellen selbst aufgenommen und weitergeleitet, nicht über die Zellzwischenräume. Allerdings ist es manchmal sinnvoll, die Tight Junctions einen kleinen Spalt zu öffnen, und genau dies tut der Darm auch gelegentlich. Besteht etwa ein osmotisches Gefälle zwischen der Außen- und der Innenseite des Darms, so erlaubt ein solcher Spalt in den Tight Junctions den Austausch von Salzen und Flüssigkeit. Das Signal, sich für kurze Zeit einen Spalt zu öffnen, erhalten die Tight Junctions in Form des Botenstoffs Zonulin.[4]

Bestimmte Pathogene, also krank machende Mikroorganismen, sind in der Lage, unsere Darmzellen mit einem dem Zonulin ähnlichen Botenstoff zu manipulieren, um durch den geöffneten Spalt in unseren Körper eindringen zu können; dies ist zum Beispiel beim Cholera-Erreger der Fall. In einer Studie[5] konnte aber auch gezeigt werden, dass Dünndarmzellen bei Berührung mit *Gluten* vermehrt Zonulin ausschütten, wodurch – ähnlich wie bei der Cholera – die Durchlässigkeit der Darmschleimhaut erhöht wird – und zwar bei Gesunden wie bei Zöliakiekranken. Bei stetig wiederholter Glutenbelastung bleibt die erhöhte Durchlässigkeit („Löchrigkeit") auf längere Zeit bestehen.

Dies hört sich vielleicht banal an, ist aber durchaus spektakulär, wenn man Folgendes bedenkt: Eine dauerhaft erhöhte Durchlässigkeit des Darms – im Volksmund als „Leaky Gut", unter Medizinern eher als intestinale Barrierestörung bekannt – wird schon lange als ein möglicher Faktor bei der Entstehung aller möglichen Erkrankungen, vor allem Autoimmunerkrankungen, diskutiert. Es konnte zum Beispiel gezeigt werden, dass eine erhöhte Darmdurchlässigkeit der Entstehung von Morbus Crohn sehr wahrscheinlich vorausgeht;[6/7] ferner wurde gezeigt, dass bei Colitis ulcerosa die Dickdarmbarriere gestört ist,[8/9] und auch bei einer Reihe anderer Erkrankungen wie Asthma,[10] Typ-1-Diabetes,[11] Arthritis und Morbus Bechterew,[12] bei Komplikationen infolge chronischer Niereninsuffizienz,[13] bei Reizdarmsyndrom,[14] Schuppenflechte,[15] Ekzemen,[16] Depression,[17] chronischem Erschöpfungssyndrom[18] und sogar Herzversagen[19] wurde eine erhöhte Durchlässigkeit der Darmschleimhaut festgestellt.

Ein Experiment an Mäusen liefert Hinweise darauf, dass auch im Zusammenhang mit Multipler Sklerose eine solche Barrierestörung vorliegen könnte.[20] Den krank machenden Mechanismus erklärt man sich in etwa wie folgt: Durch den zur Unzeit geöffneten Spalt gelangen große Moleküle aus der Nahrung sowie Bakterien und ihre Toxine (Giftstoffe) tief in die Schleimhaut oder sogar in die Blutbahn.

Da an der Darmschleimhaut genau zur Abwehr solcher Toxine und anderer fremder Elemente eine Unmenge an Immunzellen aktiv sind, stürzt sich unser Immunsystem auf diese Eindringlinge und versucht, ihrer Herr zu werden. Mit der Zeit reagiert das Immunsystem auf bestimmte immer wiederkehrende Stoffe besonders sensibel – wie zum Beispiel auf das Protein Gluten selbst oder auf Toxine, die dank des

Glutens die Darmbarriere überwinden. Es wird überaktiv und fängt nun auch an, körpereigene Substanzen anzugreifen, die in ihrer molekularen Struktur dem Fremd- körper ähneln. Auf diese Weise kommt es zu einer chronischen Entzündung in den Geweben, die das Immunsystem mit Fremdmolekülen verwechselt.[21]

Paleo und Zöliakie: Verena F.

Meine Zöliakie wurde erst diagnostiziert, als ich 24 war, obwohl ich über viele Jahre unzählige Ärzte konsultierte. Anstatt mich zu Spezialisten zu überweisen, wurde ich von Hausärzten in Deutschland immer wieder dazu angehalten, einen Psychologen aufzusuchen. Erst ein Hausarzt in England war informiert genug, um eins und eins zusammenzuzählen: Plötzlich hatte ich eine Diagnose, nachdem ich mich viele Jahre mit Migräne, Kreislaufproblemen, Müdigkeit, Schlaflosigkeit, Depressionen und schließlich – in den letzten zwei Jahren vor meiner Diagnose – mit den für Zöliakie typischen Verdauungsbeschwerden herumgeschlagen habe. Durch meine Diagnose gab es für mich endlich Grund zur Hoffnung, durch die glutenfreie Diät gesund zu werden. Leider wurde diese Hoffnung fast vollständig enttäuscht. Obwohl die Depressionen und die Migräne verschwanden, blieben alle anderen Symptome unverändert und ich entwickelte zusätzlich chronische Schmerzen, die erst einige Jahre später auf eine durch Zöliakie ausgelöste Endometriose zurückgeführt wurden. Gerade die unerträglichen Schmerzen und eine zermürbende chronische Erschöpfung machten es mir zunehmend schwerer, meine Karriere zu verfolgen.

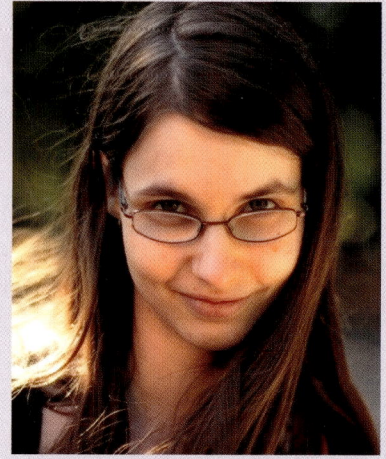

Meine Ärzte in England nannten meine Krankheit nun therapierefraktäre Zöliakie oder Reizdarm und hatten keinerlei Lösungsvorschläge, außer Pfefferminztee zu trinken und Stress zu reduzieren. Gerade der Stress, den das Ende meines Studiums in England und mein darauf folgender Umzug notwendigerweise mit sich brachten, löste dann auch wie zu erwarten einen derartig schlimmen Krankheitsschub aus, dass ich kaum noch das Haus verlassen konnte. Erst dann fing ich wieder an, im Internet nach alternativen Lösungen zu recherchieren und fand endlich die Paleo-Diät, die ich sofort ausprobierte. Am Anfang fiel mir die Umstellung schwer, aber ich bemerkte sofort Verbesserungen, und

innerhalb von drei Monaten waren 80 Prozent meiner Symptome verschwunden. Infolgedessen konnte auch endlich die Endometriose diagnostiziert werden, die den verbleibenden Teil meiner Symptome auslöste. Da ich sehr lange krank war und generell nicht schnell heile, haben manche Verbesserungen länger gedauert, aber mit der Zeit konnte ich immer mehr Nahrungsmittel essen, die ich vorher nicht vertragen habe, wie zum Beispiel Fettiges, frischen Fisch, Zwiebeln, Knoblauch, Pfeffer oder Bananen. Und überhaupt ist Paleo sehr viel leckerer als die übliche glutenfreie Ernährung! Das Tollste für mich ist allerdings, dass ich endlich wieder reisen kann! Vor

Paleo wurde ich vor und nach jedem Reiseweg für etwa 1 bis 2 Wochen furchtbar krank, sodass kurze Reisen für mich unmöglich waren. Dank Paleo kann ich inzwischen sogar ohne Probleme Tagesausflüge machen. Das einzige Symptom, das mir nach zwei Jahren Paleo noch Probleme bereitet, sind die chronischen Schmerzen der Endometriose, für die es ebenfalls keine schulmedizinischen Lösungen gibt. Aber auch die wurden durch Paleo sehr stark verringert, und ich kämpfe nun nicht mehr jeden Tag mit unerträglichen Schmerzen. Paleo war für mich wie ein Geschenk des Himmels und ich bin dankbar, dass ich nun kein Opfer der Launen meiner Krankheiten mehr bin.

Als ob der natürliche Glutengehalt noch nicht Grund genug wäre, das „täglich Brot" links liegen zu lassen, sind moderne Bäckereien mit ihren industriellen Produktionsmethoden schon lange dazu übergegangen, ihren Backmischungen Gluten zuzusetzen, um die Plastizität und „Fluffigkeit" des Teiges zu verbessern.[22]

Hinzu kommt insbesondere beim Weizen, dass die seit den 1950er-Jahren im Rahmen der „grünen Revolution" aufgrund von Ertrag und Widerstandskraft bevorzugten Sorten eine andere Sorte Gluten enthalten als die früher verwendeten. Das Peptid Glia-α9 ist ein Glutenbestandteil, auf den die meisten Zöliakiepatienten sehr stark reagieren und das in modernen Weizensorten wesentlich stärker vertreten ist als in alten.

Dies könnte auch erklären, warum die Häufigkeit der Zöliakie seit Jahrzehnten so stark zunimmt. Erinnern wir uns, dass sehr viele Menschen die Gene in sich tragen, die zur Entstehung der Zöliakie notwendig sind, dass aber vergleichsweise wenige davon Zöliakie bekommen. Die Vermutung liegt nahe, dass die Wahrscheinlichkeit, Zöliakie tatsächlich zu bekommen, in dem Maße ansteigt, wie der Körper einer bestimmten Belastung – wie zum Beispiel dem Glia-α9 – ausgesetzt ist.[23] Dass auch die umstrittene Glutensensitivität – ein Beschwerdebild mit Symptomen nach dem Genuss von Getreideprodukten, die aber nicht auf eine diagnostizierte Zöliakie zurückgeführt werden können – immer häufiger wird, könnte ebenfalls damit zu tun haben.[24]

Die Tücke der Lektine

Außer Gluten enthalten Getreidekörner weitere besondere Proteine, nämlich Lektine. Diese haben toxische Eigenschaften, wobei die Toxizität von Art zu Art stark variiert. Bei genetisch modifizierten Pflanzen überträgt man gern Lektine von einer Pflanze auf eine andere, um ihre Widerstandskraft gegenüber Schädlingen zu erhöhen.[25/26] Solche Bestrebungen haben immer zwei Seiten. Wenn Nager oder Insekten eine bestimmte Frucht oder Pflanze verabscheuen oder gar nach deren Verzehr tot umfallen, sollten wir uns Gedanken machen, ob die gleiche Sache für uns gesund ist.

Es besteht außerdem der starke Verdacht, dass Lektine ähnlich dem Gluten „Leaky Gut" verursachen oder verschlimmern können und auf diese Weise zu einer Entgleisung des Immunsystems beitragen können. Konkret wurde dieser Prozess mit der Entstehung von Polyarthritis in Zusammenhang gebracht.[27]

Des Weiteren konnte gezeigt werden, dass Lektine die Heilung beschädigter Zellmembranen erheblich behindern. Da die Darmschleimhaut durch mechanische Einwirkungen ständig geringfügige Verletzungen erleidet, ist dieser Effekt für den Darm umso schädlicher, um nicht zu sagen toxisch.[28]

Macht aus wenig noch weniger: Phytinsäure

Ein anderer Bestandteil, der gegen den Konsum von Getreide spricht, ist die Phytinsäure. Wie ich schon einmal kurz im Zusammenhang mit dem Keimen von Getreidekörnern nach WAPF-Empfehlungen andeutete, ist die Phytinsäure ein sogenannter Antinährstoff. Sie hindert unseren Verdauungstrakt daran, Spurenelemente wie Zink und Eisen und Mineralien wie Kalzium und Magnesium aufzunehmen, indem sie diese Nährstoffe bindet. Sie verwehrt unseren Verdauungsenzymen den Zugriff auf diese Nährstoffe; man könnte sagen, die Enzyme werden dadurch deaktiviert. Unsere modernen Getreidezüchtungen versorgen uns ohnehin schon mit weniger Nährstoffen als alte Sorten und enthalten dabei noch genauso viel Phytinsäure – umso ungünstiger ist daher aktuell das Verhältnis von Nährstoffen zu Antinährstoffen.[29]

Aber was ist mit Vollkorn?

Die Deutschen sind eine Vollkornnation und die Deutsche Gesellschaft für Ernährung (DGE) eine große Vollkornverfechterin. Vollkornbrot gilt als ein naturbelassenes Lebensmittel, und seine handwerkliche Herstellung – am liebsten aus selber geschrotetem Korn – ist oft der ganze Stolz und Ausdruck des Lebensgefühls von gesundheitsbewussten und naturverbundenen Menschen. Angeblich soll Vollkorn den Blutdruck senken, gegen Diabetes helfen und dergleichen Wunderdinge mehr.

Als großer Vorteil des ganzen Korns gegenüber dem geschälten Korn wird des Weiteren die angebliche Nährstofffülle herausgestellt, die sich in und unter der Schale verbirgt. Natürlich sind diese Nährstoffe enthalten: mehrfach ungesättigte Fettsäuren (die ich im Fett-Kapitel gründlich auseinandernehme), Mineralien und Spuren-elemente. Der Haken an der Sache: Auch die Lektine und Phytine sitzen besonders gehäuft an dieser Stelle. Es ist gehupft wie gesprungen: Geschältes Korn ist ungefähr so nahrhaft wie Watte, und ungeschältes *enthält* zwar Nährstoffe, die es Ihnen aber im gleichen Atemzug *vor-enthält*, indem es sie bindet. Nebenbei fügen die vielen „guten" Ballaststoffe im Vollkorn Ihrer Darmschleim-haut winzige Wunden zu,[30] deren Heilung dann durch die mitgebrachten Lektine ver-langsamt wird.[31] Natürlich haben Ballast-stoffe auch tatsächlich ihren Nutzen, aber sie sind bei Weitem nicht für alle Leute und vor allem nicht in jedem Gesundheits-zustand gut. Wenn man sie braucht und möchte, dann bieten Obst und Gemüse – vor allem ungeschält – jede Menge davon, ohne dabei mit ähnlichen Nachteilen be-haftet zu sein.

Dass die Frage „Vollkorn oder geschältes Korn?" eine Frage von Hupfen oder Springen ist, konnte sogar belegt werden, und zwar durch randomisierte Studien, die schon des-wegen ernster zu nehmen sind als die üb-lichen Beobachtungsstudien (auch bekannt als epidemiologische Studien, wie in der Einleitung ausgeführt) zum Thema Ernäh-rung, weil die Kandidaten das Essen unter kontrollierten, also objektiven Studien-bedingungen verabreicht bekamen, anstatt einfach nur zu ihrer Ernährung der letzten 14 bis 365 Tage befragt zu werden. Es gibt zum Thema „Befragung nach Gedächtnis" nämlich eine Analyse, die die Untersuchungs-methoden und Daten der National Health and Nutrition Examination Survey (NHA-NES), einer US-amerikanischen Langzeit-beobachtungsstudie, unter die Lupe nimmt. Diese zeigt eindrucksvoll, dass Menschen sich nur sehr schlecht daran erinnern kön-nen, was sie vorgestern gegessen haben, ge-schweige denn vor 14 Tagen; und was noch schwerer wiegt: Die meisten Menschen ha-ben ein „entspanntes" Verhältnis zur Wahr-heit, wenn sie ihre Lebensgewohnheiten zu Protokoll geben.[32] Unter diesem Aspekt be-sitzen die vielen epidemiologischen Studien, die angeblich die gesundheitsfördernde Wirkung von Vollkorn belegen, keine Glaub-würdigkeit. Ganz zu schweigen davon, dass dieser Studientyp auch in der Interpretation mehr Fragen als Antworten gibt. Ganz klas-sisch muss man sich zum Beispiel die Frage stellen, ob Vollkornesser nicht vielleicht deshalb weniger oft von Herz-Kreislaufer-krankungen betroffen sind (wenn dem tat-sächlich so sein sollte!), weil sie insgesamt gesundheitsbewusster sind, also etwa nicht rauchen, wenig trinken und sich mehr be-wegen.

In den eben angesprochenen randomisier-ten Studien wurde jedenfalls überprüft, was passiert, wenn Menschen, die gewöhnlich Produkte aus normalem, raffiniertem Getrei-demehl essen, stattdessen für eine Weile ausschließlich Vollkornprodukte zu essen bekommen. Erste Antwort: meistens nichts. Obwohl die Nährstoffaufnahme größer ist, verändern sich die Blutwerte in Bezug auf Antioxidantien nicht[33] und ebenso wenig in Bezug auf Entzündungsmarker und Insulin-sensitivität.[34] Zweite Antwort: Manchmal wird die Nährstoffversorgung sogar schlechter. Dieser Effekt trat in einer Studie ein, in der man den Probanden weißen (polierten) und braunen (unpolierten) Reis zu essen gab: Je weißer, also stärker poliert der Reis war, umso mehr Nährstoffe wurden verwertet.[35]

Verzicht auf Hülsenfrüchte

Hülsenfrüchte sind ebenfalls kein Bestandteil der Paleo-Ernährung. Zum einen wissen wir, dass diese ebenso wie das Getreide ein Produkt der neolithischen Revolution sind, dass sie also erst seit der Existenz der Landwirtschaft und der damit einhergehenden Domestizierung und Züchtung von Pflanzen auf dem Speisezettel des Homo sapiens stehen. Zusätzlich spricht gegen den Konsum von Hülsenfrüchten auch ihr hoher Gehalt an Phytinsäure, die auch hier die – ohnehin mageren – Nährstoffe (vor allem Mineralien, Spurenelemente und B-Vitamine) bindet und sie dadurch unverrichteter Dinge wieder aus dem Verdauungstrakt hinausschleust. Und drittens enthalten Hülsenfrüchte relativ große Mengen an Lektinen, die ebenso wie beim Getreide die Darmschleimhaut reizen und das Immunsystem irritieren können. Die meisten der genannten problematischen Stoffe finden sich bei Bohnen in der Bohne selbst und nicht in der Schote, weshalb viele Paleo-Anhänger bei grünen Bohnen – bei denen ja hauptsächlich die Schote gegessen wird, während die eigentlichen Bohnen (also die Samen) zart und klein sind – gelegentlich eine Ausnahme machen.

Menschen, die bereits mit einem geschädigten Immunsystem wie einer Autoimmunerkrankung oder Allergien zu kämpfen haben, sollten es auch dabei bewenden lassen. Der Vollständigkeit halber möchte ich darauf hinweisen, dass der Lektingehalt sich beispielsweise bei Bohnen durch das traditionelle Einweichen und sorgfältige Kochen deutlich verringern lässt und dass dieser von einer zur anderen Bohnensorte auch stark variiert. Aus diesen Gründen gibt es inzwischen selbst unter Paleo-Bloggern vereinzelte Stimmen, die den generellen Verzicht auf Hülsenfrüchte auf den Prüfstand stellen wollen.[36]

Davon abgesehen kann ich bis hierher die Aufschreie der Vegetarierfraktion hören: Wie kann man nur auf Hülsenfrüchte verzichten, die doch solch eine wertvolle pflanzliche Eiweißquelle darstellen? Dazu kann ich nur sagen: Verglichen mit Fleisch machen Hülsenfrüchte nicht viel her. Es ist zwar richtig, dass sie pro Gramm mehr Protein enthalten als die meisten anderen pflanzlichen Nahrungsmittel, jedoch darf man Folgendes nicht vergessen: Protein pflanzlicher Herkunft ist für den Menschen schwer verwertbar, und das gilt insbesondere für Proteine aus Hülsenfrüchten.

Das liegt daran, dass Hülsenfrüchte Proteasehemmer enthalten. Protease ist das Enzym, das unser Dünndarm produziert, wenn er Proteine aufspalten, also verwerten will. Aus Sicht der Pflanze ist dies mehr als logisch: Wer will denn schon, dass seine Babys verdaut werden? Die Pflanze nimmt es zwar in Kauf, dass ihre Samen gelegentlich von Säugern gefressen werden, aber diese sollen bitteschön maximal als Transportmittel dienen und die Samen weit in die Landschaft hinaustragen und dort verbreiten, indem sie sie möglichst unbeschadet und natürlich gut gedüngt wieder „fallen lassen". Das enthaltene Protein soll den Keimling ernähren, aber nicht den Säuger; so kommt es, dass die Bohne mit ihrem Protein so geizig ist. Möglicherweise stellen die Proteasehemmer aber auch in erster Linie einen Verteidigungsmechanismus gegen Insektenfraß dar.[37]

Der Verteidigung gegen Insekten und Mikroorganismen dienen auch die Saponine, eine weitere in Hülsenfrüchten vertretene Stoffgruppe, die für den Menschen problematisch ist. Saponine sind am höchsten konzentriert in der sogenannten Waschnuss, einer Verwandten der Rosskastanie, die von manchen Menschen gern als Waschmittel verwendet wird. Die Saponine sind auch der Grund, weshalb die Waschnuss die Wäsche reinigt, denn Saponine haben seifige Eigenschaften. In unserem Verdauungstrakt können wir auf diese Eigenschaften gut verzichten. Saponine machen nämlich wieder den Epithelzellen, also den Zellen, die unseren Darm rundherum versiegeln sollen, zu schaffen. Diesmal geht es nicht um die Tight Junctions, also die engen Verbindungen zwischen den Zellen, die gestört werden, sondern es sind die Zellen selbst.

Diese nehmen Schaden, indem Saponine sich an bestimmte Moleküle in der Zellmembran, also der die Zelle umgebenden „Haut", binden und an diesen Stellen Löcher in die Zellmembran ätzen.[38] Die Epithelzelle versucht zunächst, den Schaden zu reparieren, aber je löchriger sie ist, umso weniger wahrscheinlich ist es, dass die Reparatur noch gelingt. Bei größeren Schäden stirbt die Zelle also ab. Zwar enthalten auch gewisse Obstsorten Saponine, die sogar in den dort anzutreffenden Dosierungen nützlich sein können, aber diese Mengen werden von Hülsenfrüchten bei Weitem übertroffen. Außerdem ist die in Hülsenfrüchten enthaltene Saponin-*Sorte* gewissermaßen ausnehmend aggressiv, da sie in der Lage ist, besonders stabile Verbindungen einzugehen und so besonders hartnäckige Löcher entstehen zu lassen, die umso geeigneter sind, die Zelle eingehen zu lassen. Insgesamt ist dieser Ablauf ein weiterer Mechanismus zur Entstehung von „Leaky Gut". Es dauert einige Tage, bis eine kaputte Zelle ersetzt werden kann, und so ist die entstehende Störung der Integrität der Darmbarriere besonders dauerhaft. Durch die in die Darmbarriere gerissenen Löcher können die Saponine sogar in die Blutbahn geraten und dort ähnlich wie Gluten das Immunsystem nachhaltig aktivieren beziehungsweise zu seiner Entgleisung und in der Folge zu chronischer Entzündung beitragen.[39]

An der Stelle komme ich zurück zu den gerade angesprochenen Proteasehemmern, weil diese uns nicht nur um unser Protein betrügen, sondern ebenfalls ihren Teil zur Entstehung von „Leaky Gut" beitragen. Das funktioniert so: Unsere Bauchspeicheldrüse ist verantwortlich für die Produktion einer ganzen Sammlung von Verdauungsenzymen, darunter auch die Protease. Wenn wir Hülsenfrüchte und die darin enthaltenen Proteasehemmer zu uns nehmen, neutralisieren diese unsere vorhandene Protease. Unser Verdauungstrakt meldet daraufhin an die Bauchspeicheldrüse einen akuten Mangel an Protease. Leider ist unsere Bauchspeicheldrüse nicht gut darin, selektiv Enzyme zu produzieren; sie werden immer im Komplettpaket zur Verfügung gestellt. Dadurch werden auch zusätzliche Mengen an Enzymen in den Dünndarm geschickt, von denen eigentlich schon genug da sind; es kommt zu einem Ungleichgewicht. Ein Enzym, von dem auf diese Weise zu viel da ist, ist das Trypsin. Dieser körpereigene Stoff wird uns nun zum Verhängnis, da er dazu geeignet ist, die Verbindungen zwischen Zellen aufzulösen. Das tut er bei überschüssigem Vorhandensein leider auch an unserer eigenen Darmwand, also bei unseren „Tight Junctions"[40], und ermöglicht so wieder das Eindringen von Nahrungsbestandteilen, zum Beispiel unverdauten Proteinmolekülen, in unsere Schleimhaut und sogar ihr Vordringen in die Blutbahn, woraufhin das Immunsystem verständlicherweise verrücktspielt. Das Spiel kennen wir ja schon vom Gluten, und ebenso wie beim Gluten kann auch im Fall von unverdautem Hülsenfruchtprotein das Immunsystem sogar damit anfangen, Antikörper gegen diese Moleküle zu produzieren. Ist dies einmal geschehen, ist das Desaster vorprogrammiert, da diese Antikörper sich auch an körpereigenes Gewebe heften und so das Immunsystem auf den eigenen Körper ansetzen können. Diese Attacken

lassen sich dann nicht mehr so einfach stoppen, denn sie werden zum Selbstläufer; chronische Entzündungen sind die Folge.

Soja: Eine Hülsenfrucht geht um die Welt

Die Sojabohne ist eine Hülsenfrucht und ein besonders schlimmer Finger, was die Proteasehemmer und Saponine angeht.[41/42] Es gibt aber noch weitere Gründe, die Hände von Soja zu lassen.

Es ist bereits länger bekannt, dass die Sojabohne ein starker Allergieauslöser ist[43], weswegen Ärzte bei familiärer Vorbelastung mit Asthma vom Sojakonsum abraten. Eine Sojaallergie betrifft hauptsächlich Kinder; ihre Häufigkeit ist in den letzten Jahren um das Fünffache gestiegen. Umso bedenklicher ist es, dass sogar Säuglingen als Ersatz für die Muttermilch zunehmend häufig Sojamilch ins Fläschchen gefüllt wird. Auch als Fleisch- und Milchersatz erfreut sich Soja wachsender Beliebtheit insbesondere unter Vegetariern und Veganern.

Dabei ist Sojamilch beispielsweise als Säuglingsnahrung ohnehin eine moderne Erfindung der westlichen Industrie. Überhaupt wurde Soja in Asien historisch bis auf wenige Ausnahmen nur in der fermentierten Form genossen; auch Tofu, Tempeh und Sojasoße werden traditionell durch gründliche Fermentation hergestellt.

Wie wir von Weston A. Prices Dokumentation der Ernährungsgewohnheiten traditionell lebender Urvölker wissen, dient die Fermentation neben geschmacklichen Vorteilen vor allem dem Abbau schädlicher Stoffe, die den Darm und das Immunsystem reizen und Nährstoffe für uns schwer verwertbar machen.

Ich bin mir sicher: Soja hat nichts mit der viel beschworenen Langlebigkeit und blendenden Gesundheit von Japanerinnen zu tun, die immer wieder auf deren Sojakonsum zurückgeführt wird. Der Zusammenhang, der hier gesehen wird, liegt in den Phytoöstrogenen, die Soja enthält. Phytoöstrogene sind pflanzliche Stoffe, die an Östrogenrezeptoren in Leber, Hirn und Geschlechtsorganen andocken und auf diese Weise eine hormonähnliche Wirkung entfalten. Darin wurde früher das Potenzial gesehen, die zurückgehende Produktion dieses Hormons bei Frauen in den Wechseljahren auszugleichen und auf diese Weise zum Beispiel Osteoporose vorzubeugen.[44] Es spricht inzwischen viel dafür, dass größere Mengen an Phytoöstrogenen den Hormonhaushalt eher durcheinanderbringen als diesen zu stabilisieren. Zunächst muss man wissen, dass vor Einsetzen der Wechseljahre und zu deren Beginn zunächst ein anderes Hormon zur Mangelware wird, und das ist das Progesteron. Östrogen und Progesteron steuern zusammen den weiblichen Zyklus und befinden sich bei gesunden Frauen in einem stabilen Gleichgewicht. Diverse negative Faktoren wie Schilddrüsenunterfunktion, Stress, Schlafmangel und auch „Leaky Gut" können den Hormonhaushalt der Frau schon vor den Wechseljahren derart beeinträchtigen, dass entweder zu viel Östrogen gebildet wird oder zu wenig Progesteron oder beides;

in jedem Fall ist die Balance zugunsten des Östrogens gestört. Dieser Effekt wird dann durch die bevorstehenden oder beginnenden Wechseljahre verstärkt. Phytoöstrogene würden in diesem Fall vermutlich kontraproduktiv wirken und das Missverhältnis verschlimmern.

Fast noch gravierender ist die potenzielle Auswirkung von Phytoöstrogenen auf Kinder, da diese anscheinend die Entwicklung des Körpers und speziell der Geschlechtsorgane beeinflussen können. Bei einer Bestandsaufnahme an der University of Pennsylvania im Jahr 2001 über gynäkologische Probleme schienen die Frauen häufiger an langen Monatsblutungen und Menstruationsbeschwerden zu leiden, die als Säuglinge und Kleinkinder Sojamilch bekommen hatten.[45]

Angesichts der hormonähnlichen Wirkung der Phytoöstrogene hegt man zuweilen den Verdacht, dass bei Jungen und Männern der regelmäßige Konsum von Soja zu einer Verweiblichung des Körpers führen müsste. Dieser Verdacht konnte nach der derzeitigen begrenzten Studienlage bisher nicht bestätigt werden.[46]

Zuletzt sollte ich noch darauf hinweisen, dass ausgerechnet in der Proteinabteilung das unter diesem Gesichtspunkt so geschätzte Soja enttäuscht. Das in Soja enthaltene Protein ist nicht vollständig, das heißt, es enthält nicht alle für den Menschen essenziellen Aminosäuren im adäquaten Umfang (es fehlt proportional an Lysin und vor allem Methionin)[47]. Wie wir noch im Kapitel über Protein sehen werden, führt demnach eine übermäßig auf Soja basierende Ernährung zu Mangelerscheinungen, die sich zunächst in Nervosität, Reizbarkeit, Erschöpfung und gegebenenfalls Schwindel niederschlagen.

Milchprodukte: ein entschiedenes Jein

Milchprodukte müssten konsequenterweise eigentlich bei einer Paleo-Ernährung gemieden werden, da der Mensch, abgesehen von der Muttermilch, definitiv vor dem Neolithikum keine Milch konsumiert hat. Allerdings ist die Toleranz für Laktose, den Milchzucker, ein gut dokumentiertes Phänomen in Europa und anderen Erdteilen, in denen sich die Haltung von Milchvieh im Laufe der Jahrtausende seit der neolithischen Revolution durchgesetzt hat. Hierzulande haben etwa 85 Prozent der Menschen diese Toleranz. Der größte Teil der Weltbevölkerung ist jedoch im Erwachsenenalter laktoseintolerant. Dies gilt zum Beispiel für fast alle Asiaten und auch die Ureinwohner Amerikas. Einige Jahre nach der Stillzeit verlieren sie die Fähigkeit, Milchzucker zu spalten, weil ihr Verdauungstrakt aufhört, das Enzym Laktase zu produzieren. Man nennt das Phänomen, dass das für die Laktaseproduktion verantwortliche Gen nach der Stillzeit nicht ausgeschaltet wird, Laktasepersistenz. In Europa hat eine relativ kleine Veränderung, nämlich der Austausch einer einzigen Genvariante durch eine andere, dies möglich gemacht. Vermutlich trat diese Mutation bei einem einzigen Menschen auf, aber da dieses Gen dominant

vererbt wird und außerdem einen großen Überlebens- und Fortpflanzungsvorteil gewährleistete, verbreitete es sich schnell.[48]

Menschen mit Laktoseintoleranz bekommen nach dem Verzehr laktosehaltiger Milchprodukte Bauchschmerzen und Durchfall. Die meisten laktoseintoleranten Menschen werden diese Erfahrung jedoch nie machen, da in ihrer jeweiligen Kultur einfach keine Milchprodukte konsumiert werden. Übrigens enthalten nicht alle Milchprodukte Laktose: Gereifter Käse zum Beispiel ist von Natur aus laktosefrei, weil die für die Gärung verantwortlichen Bakterien die Laktose bereits verstoffwechselt haben.

Um es vorab kurz zusammenzufassen: Bei der Milch scheiden sich die Geister. Es spricht natürlich auch etwas gegen Milch und Milchprodukte, denn die Laktose ist nicht der einzige Bestandteil der Milch, der Probleme verursachen kann. Auch das in der Milch enthaltene Protein namens Casein ist mit Vorsicht zu genießen. Zum einen haben manche Menschen eine Casein-Allergie. Zum anderen ist über Casein gesagt worden, dass es sozusagen in seiner Natur läge, „Leaky Gut" zu verursachen: Schließlich blieben die Tight Junctions im Dünndarm von Säuglingen bis zu einem gewissen Lebensalter aus bisher noch nicht eindeutig geklärten Gründen offen – vielleicht, um einen schnelleren Nährstofftransport zu gewährleisten oder um das Immunsystem zu trainieren – und das Casein in der Muttermilch verstärke diesen Effekt noch.[49]

Andererseits ist das Casein ein vollständiges Protein und damit unter diesem

Rohmilch

Rohmilch, an die man heutzutage kaum mehr herankommt, falls man nicht auf dem Land lebt oder einen guten Bioladen an der Hand hat, bietet einige Vorteile gegenüber „normaler", also wärmebehandelter (pasteurisierter) „Frischmilch". Ein Vorteil von Rohmilch ist, dass in ihr Enzyme enthalten sind, die bei der Verdauung helfen. Diese Enzyme werden bei der Pasteurisierung zerstört, ebenso wie die Mikroorganismen, die bei gesunden Kühen unbedenklich oder sogar nützlich für unseren Verdauungtrakt sind. Leider sind gesunde Kühe angesichts von Überzüchtung, nicht-artgerechter Fütterung und Massentierhaltung auf konventionellen Höfen eher die Ausnahme als die Regel.

Gesichtspunkt relativ wertvoll. Und wiederum andererseits ist das Casein aus der Milch anderer Spezies für Menschen sehr schwer verdaulich; dazu noch enthält Milch Proteasehemmer, die wir schon von den Hülsenfrüchten kennen.[50]

Mark Sisson, Autor der Buchreihe „Primal Blueprint", ist ein starker Verfechter des Genusses von Milch und Milchprodukten, wobei man beim Kauf möglichst auf Rohmilch sowie Rohmilchprodukte (zum Beispiel Rohmilchkäse) und vor allem Weidehaltung achten soll. Er hat unter den Paleolanern eine eigene Anhängerschaft, meistens begeisterte Leser seines Blogs *Mark's Daily Apple*, die ihre Ernährungsweise statt „Paleo" auch als „Primal" bezeichnen. Robb Wolf, ein weiterer sehr bekannter Autor („The Paleo Solution") und Blogger, der großen Anteil daran hatte, die Paleo-Bewegung bekannt zu machen, sagte einmal in einem Interview, dass er selbst ja streng genom-

men gar nicht „Paleo", sondern „Primal" sei, und dass dies doch, wenn man ehrlich sei, für die meisten Paleolaner gelte, da die meisten doch zumindest Butter äßen.[51]

Hierzulande ist die Ansicht weitverbreitet, dass wir zur Deckung unseres Kalziumbedarfs unbedingt auf Milchprodukte angewiesen sind. Meine Mutter zum Beispiel aß jahrelang jeden Tag Magerquark, um Osteoporose vorzubeugen, wie es ihr der Arzt in den Wechseljahren geraten hat. Diese Auffassung ist nicht haltbar, wenn man die bekannten Fakten abwägt.

Zum einen ist Milch bei Weitem nicht der einzige Kalziumlieferant, der uns zur Verfügung steht. Grünes Blattgemüse ist zum Beispiel eine reichhaltige Kalziumquelle. Kalzium ist außerdem natürlich in Knochen enthalten – nicht nur in unseren eigenen, sondern auch in denen von den Tieren, deren Fleisch wir essen. Ich stimme noch bei anderer Gelegenheit das Hohelied der

Knochenbrühe an. Neben den vielen anderen gesundheitlichen Vorteilen liefert Knochenbrühe auch jede Menge Mineralien, darunter Kalzium. Die Freunde des gepflegten Knochenabnagens haben auch keinen Kalziummangel zu befürchten, vor allem nicht, wenn sie Knorpel mitessen.

Zugegeben, Milch enthält mehr Kalzium als die gleiche Menge Knochenbrühe. Aber angesichts der Tatsache, dass beim überwiegenden Teil der Weltbevölkerung das völlige Fehlen von Milchkonsum auch keinen Kalziummangel bewirkt, könnte man fast meinen, dass man gar nicht so viel Kalzium braucht wie bisher angenommen. Und siehe da – genau so scheint es zu sein.

Zwei Studien deuten auf potenzielle negative Auswirkungen von zu viel Kalziumkonsum hin. Zufall oder nicht: Bei der einen Studie war Milch der Kalziumlieferant. Eine mögliche Auswirkung war jeweils eine erhöhte Anfälligkeit für Prostatakrebs.[52/53] (Ich schreibe „mögliche", weil es sich in beiden Fällen um eine Beobachtungsstudie handelt und eine Kausalität daher nicht hergeleitet werden kann.)

Vielleicht noch wichtiger: Eine erhöhte Kalziumzufuhr (ohne zusätzliche Vitamin-D-Einnahme) scheint sich laut mehrerer experimenteller, placebokontrollierter Studien gar nicht oder sogar negativ auf die Knochenstabilität auszuwirken, was angesichts der landläufigen Meinung, dass eine gewissenhafte Kalziumzufuhr unerlässlich für die Knochen wäre, geradezu paradox erscheint.[54] Kalzium allein schützt also anscheinend nicht vor Osteoporose.

In diversen Ländern wie zum Beispiel Indien, Japan und Peru ist die durchschnittliche tägliche Kalziumzufuhr nur knapp ein Drittel so hoch wie das, was hierzulande von der DGE empfohlen wird, und dennoch haben die Leute dort nicht mehr Probleme als wir mit Osteoporose. Das kann natürlich auch mit anderen schützenden Faktoren zusammenhängen, zum Beispiel mit mehr Bewegung und mehr Sonne beziehungsweise Aufenthalt im Freien (Letzteres heißt übersetzt: bessere Vitamin-D-Versorgung).[55] Halten wir fest, dass für die Knochengesundheit Bewegung und eine ausreichende Vitamin-D- und Vitamin-K2-Zufuhr wichtiger sind, als sich um Kalzium Gedanken zu machen, von dem man wahrscheinlich ohne besondere Vorkehrungen – und ohne Milch – genug bekommt.

Manche mögens fett

Wenn Sie es schon schockierend fanden, dass man als Paleolaner kein Brot isst, dann halten Sie sich jetzt erst recht fest: Fett ist nicht böse. Nicht einmal tierisches Fett ist böse, sondern gut! Wahrscheinlich haben Sie es schon geahnt, nachdem ich mich in der Einleitung mit Ancel Keys und seinen schrägen Schlussfolgerungen auseinandergesetzt habe.

An dieser Stelle ist eine kleine Begriffsklärung angebracht. Wenn ich bisher von Nährstoffen beziehungsweise von Nährstoffdichte gesprochen habe, war immer von sogenannten Mikronährstoffen die Rede, das sind Vitamine, Mineralien und

Spurenelemente. Nährstoffdichte meint dann also die Menge dieser Mikronährstoffe innerhalb einer bestimmten Menge, sagen wir 100 Gramm, eines bestimmten Nahrungsmittels; oder auch die Menge der Mikronährstoffe in Relation zur gelieferten Energie (bei beiden Sichtweisen schneiden Getreide und Hülsenfrüchte extrem mies ab!). Auf den nächsten Seiten werde ich aber das Wort „Nährstoff" in einem anderen Sinne verwenden, nämlich im Sinne von Makronährstoffen. Dies sind Fett, Eiweiß und Kohlenhydrate, die als Energielieferanten fungieren (können). Diese drei kann man mengenmäßig in Kilokalorien (oder alternativ in Kilojoules) erfassen, weil sie für den sogenannten Brennwert eines Lebensmittels verantwortlich sind.

Der Makronährstoff Fett hat, um es vorwegzunehmen, zu Unrecht sein Fett abbekommen, und dies schon mehrere Jahrzehnte lang. Kein anderer Makronährstoff wird so konsequent mit Verachtung gestraft, sei es vonseiten der Mediziner, Ernährungswissenschaftler, Sportler oder Abnehmwilligen. Eine Ausnahme wird gelegentlich bei bestimmten pflanzlichen Ölen gemacht; man denke an die viel beachtete Empfehlung, sich „mediterran" zu ernähren und dabei auch nicht am Olivenöl zu sparen. Da war doch was mit essenziellen Fettsäuren und „guten pflanzlichen Fetten", die ungleich gesünder sind als das Wabbelschwabbel am Schinkenrand, das schon nach Cholesterin und Herzinfarkt riecht und schmeckt?

Der Magerwahn und das Cholesterinmärchen

Die Besessenheit von möglichst magerem Fleisch hat schon längst so groteske Züge angenommen wie die Züchtung von Puten, die nicht mehr das Gleichgewicht halten können, weil ihnen eine solch überdimensionierte Brust – weil Magerfleisch – angezüchtet wurde. Dies allein sollte einem schon zu denken geben, aber man hat sich in der Ernährungsindustrie ja schon an so einiges gewöhnt.

Vielleicht liegt es daran, dass es so bestrickend einfach klingt: Fett macht fett. Oder es liegt an der Lipid-Theorie von Ancel Keys, die, wie bereits ausgeführt, in den 1950er-Jahren Furore machte und die Bewertung dieses Nährstoffs für die Folgejahrzehnte nachhaltig beeinflusste, ungeachtet der Tatsache, dass Keys sich schließlich sogar von seiner eigenen Theorie distanzierte. Zur Erinnerung: Die Lipid-Theorie beruhte auf einer Studie, die den Konsum gesättigter (also großteils tierischer) Fette in vielen Ländern untersuchte und diese in Relation zu der Häufigkeit von Herzerkrankungen setzte. Die Theorie sagte Folgendes aus: Der Konsum von gesättigten Fettsäuren lässt das Cholesterin ansteigen, und hohes Cholesterin führt zu Herzerkrankungen. Beide Schlussfolgerungen sind aus heutiger Sicht unhaltbar, wie Forscher ehrenwerter Institutionen wie Harvard, Oxford und Cambridge eindeutig zu Protokoll geben,[56/57] nicht zuletzt deswegen, weil Keys ja aus dubiosen Gründen nur Daten aus denjenigen Ländern auswertete, die in die Theorie passten, und damit mehr als die Hälfte der erhobenen Daten letztlich ignorierte.

Jedes Gramm Fett enthält 9 Kilokalorien, während Protein und Kohlenhydrate nur mit jeweils 4 Kilokalorien pro Gramm aufwarten können. Damit hat Fett eine mehr als doppelt so hohe Energiedichte wie Protein und Eiweiß. Das klingt in unserer Diätgesellschaft vielleicht nicht unbedingt nach einem großen Pluspunkt für das Fett, aber wenn wir mal von unseren Steinzeitvorfahren ausgehen, die noch nicht im Kalorienüberfluss lebten und wo effiziente Nahrungsbeschaffung noch eine Frage des Überlebens war, wird vielleicht deutlich, dass Fett naturgemäß einen zentralen Stellenwert in unserer ursprünglichen Ernährung einnimmt.

Fett, der lebenswichtige Nährstoff

Gerade während der Entwicklung des Fötus und des Kindes sind es die *gesättigten Fettsäuren*, deren Bedeutung man nicht genug betonen kann. Wie Weston A. Price schon während seiner vergleichenden Studien von Eingeborenenstämmen und „westlich" ernährten Menschen beobachtete, führt eine fettarme Ernährung der schwangeren Frau vermehrt zu verkleinerten Kiefern und damit lebenslangen Zahnfehlstellungen des Kindes. Auch für die Entwicklung des Nervensystems, unter anderem des Gehirns, ist eine gute Versorgung mit gesättigten Fettsäuren in der fötalen und frühkindlichen Entwicklung unerlässlich. Gesättigte Fettsäuren sorgen für Stabilität in allen Körperzellen (Zellmembranen bestehen zu 30 bis 50 Prozent aus gesättigten Fettsäuren) und spielen eine wichtige Rolle beim Knochenaufbau; des Weiteren geben sie dem Körper unerlässliche Hilfestellung bei der Verwertung essenzieller Fettsäuren.[58]

Manche sagen, das Gehirn brauche vor allem Kohlenhydrate, da sein „Motor" Glukose ist. Werden aber keine oder sehr wenige Kohlenhydrate gegessen, aber reichlich gesättigte Fettsäuren konsumiert, so wird das Gehirn dennoch niemals an einem Glukosemangel leiden, da die Leber in der Lage ist, aus Fett und Protein seine eigene Glukose

Imagewandel

Noch unsere Urgroßeltern fanden, dass Fett das Wertvollste am Fleisch ist. Dies spiegelt auch die Redensart „das Fett abschöpfen" wider, die bedeutet, dass jemand sich den besten Anteil von etwas sichert. Wahrscheinlich kommt diese Wendung vom Wurstmachen, denn Blut- und Leberwürste werden noch heute bei Hausschlachtungen in großen Kesseln gekocht, wobei aus den Würsten Fett austritt, das dann auf dem Kochwasser schwimmt.

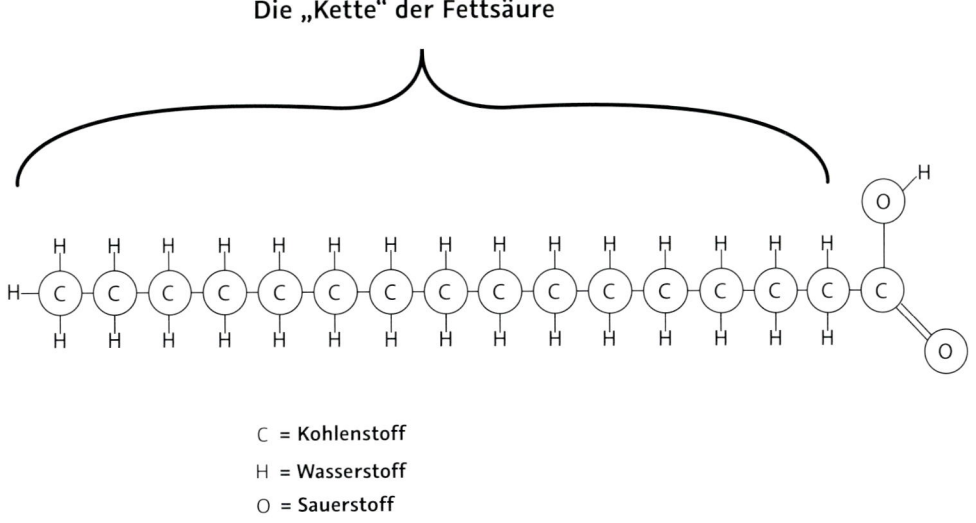

Die „Kette" der Fettsäure

C = **Kohlenstoff**
H = **Wasserstoff**
O = **Sauerstoff**

(und zur Not Ketonkörper, die das Gehirn ebenfalls verwerten kann) herzustellen.

Gesättigte Fettsäuren führen also nicht nur *nicht* zu Arterienverkalkung und Herzinfarkt, sondern sind unerlässlich für das Gedeihen des menschlichen Körpers. Chemisch gesehen sind gesättigte Fettsäuren aufgebaut wie ein perfekter, symmetrischer Reißverschluss, denn jedes Kohlenstoffglied in der Kette wird mit zwei Wasserstoffatomen versorgt.

Wie sieht es aber nun mit den pflanzlichen Ölen aus?

Immerhin hört man doch von pflanzlichen Ölen so viel Gutes oder zumindest weniger Schlechtes.

Die beliebtesten und billigsten pflanzlichen Öle wie zum Beispiel Sonnenblumenöl und Distelöl enthalten viele *mehrfach un-* *gesättigte Fettsäuren* (PUFA = polyunsaturated fatty acids). Per definitionem sind ungesättigte Fettsäuren immer weniger stabil als gesättigte Fettsäuren, da ihren Kohlenstoffverbindungen an einer Stelle (einfach ungesättigt) oder an mehreren Stellen (mehrfach ungesättigt) ein Wasserstoffatom fehlt, weswegen sie an diesen Stellen doppelte Kohlenstoffverbindungen aufweisen.

Instabil bedeutet bei Fettsäuren, dass sie auf Kontakt mit Sauerstoff, Wärme oder Licht mit Oxidation reagieren, was nichts anderes aussagt, als dass sie schnell ranzig werden. Viele dieser Öle sind schon beim Kauf ranzig, beispielsweise weil bei der Extraktion Hitze entsteht oder sie zu lange gelagert wurden. Ranzigkeit ist nicht allein ein Problem des Geschmacks, sie stellt ein ernsthaftes Gesundheitsrisiko dar. Oxidierte Fettsäuren begünstigen entzündliche

Mehrfach ungesättigte Fettsäure (Beispiel Linolsäure)

Fehlende Wasserstoffatome;
Doppelbindungen verursachen Knicke in der Kette

/ = Einfache Bindung

// = Doppelte Bindung

Prozesse und sogar die Entstehung von Krebs im menschlichen Körper. Selbst wenn ein solches PUFA-Öl beim Konsum noch nicht ranzig ist, so ist davon auszugehen, dass spätestens im Körper einige dieser instabilen Fettsäuren oxidieren und über das LDL-Cholesterin in alle Körperregionen gelangen, wo sie für Entzündungen sorgen. PUFAs können aufgrund ihrer Instabilität (ihrer „offenen" Kohlenstoffverbindungen) darüber hinaus im Körper willkürliche und damit schädliche Verbindungen mit Zuckern und Proteinen eingehen, die toxische Nebenprodukte bilden.

Wird ein solches Öl über den (recht niedrigen) Rauchpunkt hinaus erhitzt, so kommt noch ein weiterer Prozess hinzu, der chemisch genau das Gegenteil von Oxidation ist, aber nicht minder schädlich: Hydrierung, auch bekannt als Bildung von Trans-

fettsäuren. Der menschliche Körper weiß nicht, was er mit diesen degenerierten Fettbestandteilen anfangen soll und baut sie deswegen nach dem Zufallsprinzip in Gewebe (zum Beispiel Zellmembranen) ein, wo sie unberechenbare Kettenreaktionen auslösen, die ebenfalls zu schwerwiegenden, systemischen Entzündungen oder gar Krebs führen können.

Die Guten, die Schlechten und die Schlechtgewordenen

Oliven-, Macadamianuss- und Avocadoöl unterscheiden sich von den meisten anderen Pflanzenölen dadurch, dass sie mehr *einfach ungesättigte Fettsäuren* (MUFA = mononunsaturated fatty acids) enthalten und dementsprechend auch höher erhitzt werden dürfen. Insgesamt ist bei diesen drei Ölen das Risiko, oxidierte Fettsäuren oder

Margarine

Margarine wurde bis vor Kurzem durch Härtung von pflanzlichen Ölen, auch bekannt als Hydrierung (d. h. Modifizierung mit Wasserstoff), hergestellt. Die Härtung ist das direkte Resultat der Bildung von Transfettsäuren. So kann man aus Pflanzenölen etwas Streichfestes machen, das ein bisschen aussieht wie Butter. Inzwischen hat sich die Erkenntnis durchgesetzt, dass Transfettsäuren schädlich sind. Die Margarinehersteller wenden inzwischen zum Teil neue Methoden an, um pflanzliche Fette zu festigen. Ob diese sich als unbedenklich oder schädlich erweisen, wird man in einigen Jahren sehen. Auf jeden Fall ist Margarine ein Industrieprodukt, das ursprünglich in Kriegszeiten als billiger Butterersatz konzipiert wurde. Als Diät- und Lifestyleprodukt wurde es erst „entdeckt", als die Angst vor tierischen Fetten um sich griff und Butter, das gehaltvolle, natürliche Nahrungsmittel, als gesundheitsschädlich verschrien wurde.

gar Transfettsäuren zu sich zu nehmen, deutlich reduziert. Zu den einfach ungesättigten Fettsäuren zählen die Omega-9-Fettsäuren, und zu denen gehört wiederum die Ölsäure. Das ist deswegen erwähnenswert, weil Ölsäure in den gerade genannten Speiseölen der wichtigste MUFA-Vertreter ist, sodass Ölsäure und MUFA oft synonym verwendet werden. Halten wir also fest: Ölsäure, Omega 9 und MUFA sind für unsere Zwecke das Gleiche und alle okay! Die in diese Kategorie fallenden Öle sind auch zum Braten oder Schmoren bei mittlerer Hitze geeignet. Ein Tipp: Es gibt auch ein Sonnenblumenöl, das aus Sonnenblumen einer speziell gezüchteten Sorte hergestellt wird und mehr MUFA als PUFA enthält. Es wird im Bioladen manchmal unter dem Namen „Bratöl" verkauft oder irgendwo auf dem Etikett steht „Sonnenblumen der Sorte

High-Oleic". Dieses verwende ich gern für Mayonnaise, weil es geschmacksneutral ist. Ansonsten benutze ich es nicht.

Zu den *mehrfach ungesättigten Fettsäuren* gehören Omega-3- und Omega-6-Fettsäuren. Hier tritt ein weiteres Problem der pflanzlichen Öle zutage – nämlich, dass beinahe alle ein ausgesprochen ungünstiges Omega-3-Omega-6-Verhältnis haben. Omega 3 und Omega 6 sind sogenannte essenzielle Fettsäuren, da der Körper sie nicht selbst bilden kann. Letzteres allein ist allerdings noch kein Hinweis darauf, wie viel wir davon eigentlich brauchen. (Von den Lebensgewohnheiten indigener Völker ausgehend ist es vermutlich nicht sehr viel.) Omega-6-Fettsäure in Form von Linolsäure ist unbestritten entzündungsfördernd, wenn ihr Gegenspieler Omega 3 fehlt. Ein Verhältnis von 1:1 beim Konsum von Omega 3 und Omega 6 ist idealerweise anzustreben; und bei unseren Vorfahren entsprach dieses Verhältnis wohl auch ungefähr der Realität.[59] Unsere heutige Realität sieht so aus, dass beispielsweise ein Durchschnittsamerikaner an einem Durchschnittstag ungefähr 20-mal so viel Omega 6 wie Omega 3 zu sich nimmt, woran vor allem pflanzliche Öle, Soja und – wer hätte es gedacht – Getreide schuld sind. Getreidekörner und Soja haben ein äußerst ungünstiges Verhältnis von Omega-6- zu Omega-3-Fettsäuren (Mais hat ein Verhältnis von über 30:1).[60]

Omega 3 gibt es zunächst in der Form von Alpha-Linolensäure. Diese befindet sich in pflanzlichen Ölen beziehungsweise deren Quellen, besonders konzentriert in Nüssen und Samen. Das „Alpha" deutet darauf hin, dass es die Urform der Omega-3-Fettsäuren ist, da nur Pflanzen in der Lage sind, ungesättigte Fettsäuren selbst von Grund auf herzustellen; für Tiere (einschließlich uns Menschen) ist dies unmöglich. Alpha-Linolensäure (ALA) ist für den Menschen jedoch nur begrenzt nützlich, da er sie erst verlängern und umwandeln muss – erst in EPA (Eicosapentaensäure) und dann in DHA (Docosahexaensäure). In diesen beiden letzteren Formen ist Omega 3 bereits im Fett von Fischen, von Krill, in Hühnereidottern und zum Beispiel im Fett des Fleisches und der Milchprodukte vom Weiderind vorhanden. (Fische, Hühner und Rinder sind alle sehr viel effektiver bei der Umwandlung von ALA in EPA und DHA als wir Menschen.) Die Umwandlung von ALA in zunächst EPA und dann DHA im menschlichen Körper gelingt umso

schlechter, je mehr Linolsäure (die wichtigste Art von Omega 6) vorhanden ist, da diese mit ALA (dem „pflanzlichen" Omega 3) um das Enzym Delta-6-Desaturase konkurriert, das an der Umwandlung sowohl von ALA in EPA als auch von EPA in DHA beteiligt ist.[61]

Gutes Omega 6?

Um es noch ein wenig zu verkomplizieren, enthalten zum Beispiel Borretschöl, Nachtkerzenöl und Hanföl eine Omega-6-Fettsäure, die anscheinend – anders als man es von Omega 6 erwarten würde – entzündungshemmende Eigenschaften hat. Diese Omega-6-Fettsäure heißt Gamma-Linolensäure. Auch die „entzündungsfördernde" Omega-6-Fettsäure namens Linolsäure (siehe oben) wird im Körper in einem ersten Schritt in Gamma-Linolensäure umgewandelt (und danach in Arachidonsäure); wenn die Gamma-Linolensäure aber mit der Nahrung aufgenommen wird, ist sie anscheinend unschädlich. Dies liegt wohl daran, dass sie eben schon in der desaturierten Form vorliegt und daher das Enzym Delta-6-Desaturase nicht benötigt, es also der ALA-Omega-3-Fettsäure bei ihrer Umwandlung in entzündungshemmendes EPA und DHA nicht streitig macht.[62] Die Gamma-Linolensäure zum Beispiel in Borretschöl ist in gewisser Weise das Omega-6-Spiegelbild des in Fisch enthaltenen Omega 3 (EPA und DHA) – es handelt sich jeweils um eine „gebrauchsfertige" Variante der Fettsäure, die keiner Umwandlung mehr bedarf und daher auch mit der jeweils anderen nicht mehr um bestimmte Enzyme rangeln muss. Die genannten Öle mit dem hohen Anteil von Gamma-Linolensäure haben – vielleicht mit Ausnahme des Hanföls – in der Küche keine große Bedeutung und kommen eher in der äußerlichen Anwendung oder als Nahrungsergänzungsmittel zum Einsatz. Die Gamma-Linolensäure kommt in geringen Mengen auch in grünem Blattgemüse vor. Anders als die Gamma-Linolensäure, die der Körper selbst aus Linolsäure („normalem" Omega 6) herstellt, wird anscheinend die Gamma-Linolensäure, die man mit der Nahrung oder als Nahrungsergänzungsmittel konsumiert, zu einem Großteil nur zu Dihomogamma-Linolensäure (DGLA) und nicht weiter zu Arachidonsäure umgewandelt.[63] DGLA konkurriert im Körper mit anderen umgewandelten Formen von Omega 6, zum Beispiel eben der Arachidonsäure, was wahrscheinlich die entzündungshemmenden Eigenschaften von Gamma-Linolensäure erklärt.[64]

Omega 3, ein Sensibelchen

Die wenigen pflanzlichen Öle, die einen höheren Omega-3- als Omega-6-Anteil aufweisen, sind Untersuchungen zufolge sogar noch instabiler als die übrigen, oxidieren also noch schneller und vertragen noch weniger oder gar keine Hitze.[65] Daher sind beispielsweise Leinöl und Rapsöl, so hübsch ihr Fettsäureprofil auch auf den ersten Blick aussehen mag, gänzlich ungeeignet zum Kochen oder Braten, geschweige denn Frittieren. Man sollte sie auch nur in kleinen Flaschen kaufen, die man schnell und ausschließlich als Salatöl aufbraucht, und diese

im Kühlschrank aufbewahren. Ähnliches gilt auch für ganze oder gemahlene Lein- oder Chiasamen, deren Eignung als Zutat in Gebäck aufgrund ihres Fettsäureprofils entsprechend fraglich ist.

Allerdings möchte ich noch darauf hinweisen, dass auch das Omega 3 tierischer Herkunft (EPA und DHA) empfindlich ist und oxidieren kann. Daher ist es beispielsweise ratsam, Fisch nicht zu stark zu erhitzen; eine Zubereitung im Backofen bei maximal 150 Grad Celsius ist aus meiner Sicht empfehlenswert.

Halten wir fest: Tierische Fette sind viel besser als ihr Ruf, egal, ob es um gesättigte oder ungesättigte Fettsäuren geht. Sie sind tatsächlich sogar sehr wertvoll. Von den pflanzlichen Ölen sind eigentlich nur die empfehlenswert, die mehr Ölsäure (MUFA) als ungesättigte Fettsäuren (PUFA) enthalten.

Fettlösliche Vitamine

Ein weiterer wichtiger Grund, warum Sie Fetten wohlwollend gegenüberstehen sollten, sind die in ihnen enthaltenen, sehr wichtigen fettlöslichen Vitamine. Die fettlöslichen Vitamine sind Vitamin A, Vitamin D, Vitamin E und Vitamin K. Diese stammen einerseits großteils aus fettigen, oft tierischen Quellen. Andere sind in Gemüse enthalten: Hier ist es wichtig zu wissen, dass die fettlöslichen Vitamine nur aufgenommen werden können, wenn das Gemüse mit Fett zubereitet wird.[66] Je gesättigter das Fett ist, umso besser hilft es bei der Resorption.

- Vitamin A ist unter anderem wichtig für die Sehkraft, das Nervensystem und das Immunsystem.[67] Eine Vorläuferform (Provitamin A, Beta-Carotin) ist auch in Pflanzen enthalten. Die tierische Form (Retinol) ist allerdings eine weit bessere Quelle dafür und ist zum Beispiel in Butter von Weidekühen und in Innereien enthalten. Beta-Carotin aus Pflanzen kann ohne zusätzliches Fett so gut wie gar nicht resorbiert werden.[68]

- Unsere Vitamin-D-Versorgung erfolgt hauptsächlich durch den Kontakt unserer Haut mit dem Sonnenlicht. Es liegt auf der Hand, dass die meisten Menschen in unserer Gesellschaft eine suboptimale Vitamin-D-Versorgung haben. Wir halten uns kaum mehr im Freien auf, und wenn, dann zumeist bekleidet. Vitamin D ist eigentlich ein Hormon und sehr wichtig für die verschiedensten Prozesse im Körper, vor allem das Immunsystem. Menschen mit Autoimmun- und anderen chronischen Erkrankungen haben sehr oft einen Vitamin-D-Mangel, wobei man nicht weiß, ob dies eine Ursache oder eine Folge ist. Neben der Synthese durch Sonneneinstrahlung kann Vitamin D auch mit der Nahrung aufgenommen werden; die bequemste natürliche Quelle für unsere Nahrungsgewohnheiten ist das Fett von Meeresfischen.[69] Die Eskimos bekommen ja nicht viel Sonne ab, haben aber eine sehr reichliche Versorgung mit allen fettlöslichen Vitaminen dank ihres Verzehrs von Innereien von Fischen und Meeressäugern. Ein gravierender Vitamin-D-Mangel äußert sich bei Kindern in Form der Krankheit Rachitis, einer Störung des Knochenwachstums. Die Rachitis heißt auch „englische Krankheit", weil in England Anfang des 20. Jahrhunderts durch die starke Luftverschmutzung die Sonneneinstrahlung in vielen Regionen so stark gemindert war, dass die Krankheit häufiger auftrat. Lebertran war wohl nicht zuletzt deswegen so ein beliebtes Allheilmittel zu dieser Zeit. Übrigens ist blasse Haut in der Lage, auch bei weniger intensiver Sonneneinstrahlung Vitamin D herzustellen als dunkel pigmentierte Haut – eine Anpassung des Menschen an die weniger sonnigen Wetterlagen außerhalb Afrikas, die wir Europäer unseren zwei Prozent Neandertaler-Genen zu verdanken haben.

- Vitamin E ist ein wichtiges Antioxidans und ein Baustein für Sexualhormone. Es ist zum Beispiel in Weidebutter, Olivenöl und Nüssen sowie in Avocados und Avocadoöl enthalten.

- Vitamin K ist der Oberbegriff für Vitamin K1 und Vitamin K2. Vitamin K1 spielt eine Rolle bei der Blutgerinnung. Vitamin K2 kann aus Vitamin K1 gebildet werden und ist vor allem wichtig für die Knochenstabilität. Daneben trägt es zur Erhaltung der Herz-und Hirngesundheit bei. Ein Mangel an Vitamin K2 scheint verbreitet zu sein; vielleicht liegt dies daran, dass ein Teil der Umwandlung von K1 in K2 durch Bakterien im Darm erfolgt und viele westliche Menschen ein geschädigtes, ergo dezimiertes oder schlecht ausbalanciertes Darm-Mikrobiom haben. Gute Quellen für Vitamin K1 sind grüne Blattgemüse.

Eine Quelle für Vitamin K2 sind Innereien, Eigelb sowie Fleisch, Käse und Butter von Rindern aus Weidehaltung; außerdem fermentierte Lebensmittel wie Sauerkraut.

Vitamin D und Vitamin K2

Vitamin D und Vitamin K2 erfüllen gemeinsam wichtige Aufgaben bei der Erhaltung der Knochendichte. Die Erhaltung unserer Knochenstabilität erfordert, dass ständig kleine Mengen Kalzium in die Knochen eingebaut werden. Mindestens genauso wichtig ist es aber, dass kein Kalzium aus den Knochen *abgezogen* wird, um den Kalziumspiegel im Blut konstant zu halten. Die Kalziumversorgung aus der Nahrung ist dabei nicht der limitierende Faktor, da diese in der Regel ausreichend ist. Die Vitamine D und K2 dagegen verdienen unsere Aufmerksamkeit. Die Aufgabe von Vitamin D ist es, das Kalzium aus der Nahrung aufzunehmen und in die Blutbahn zu befördern; außerdem vermindert es seine Ausscheidung über die Niere. Die Aufgabe von Vitamin K2 ist es, das Kalzium in die Knochen einzubauen. Das bedeutet: Ohne ausreichende Mengen Vitamin D und K2 kann man so viel Kalzium zu sich nehmen, wie man will – es bringt für die Knochendichte nichts. Im Gegenteil, der Körper kann sogar die Kalziumreserven der Knochen anzapfen, um den Kalziumbedarf anderer Zellen und Organe zu decken. Das bedeutet aber auch: Selbst bei ausreichender Versorgung sowohl mit Kalzium als auch mit Vitamin D kann einiges schiefgehen, denn Kalzium darf sich nicht an den falschen Orten ablagern. Geschieht dies, kommt es zur sprichwörtlichen Verkalkung insbesondere von Organen wie den Nieren. Hohe Vitamin-D-Dosen standen daher längere Zeit im Verdacht, das Risiko für Nierensteine zu erhöhen; dieser Verdacht konnte aber durch Forscher in Harvard zerstreut werden.[71] Zur Sicherheit empfehle ich dennoch im Falle der Einnahme von Vitamin D als Nahrungsergänzungsmittel auch immer zusätzlich Vitamin K2 einzunehmen. Dies sollten Sie allerdings mit Ihrem medizinischen „Personal" abstimmen, falls Sie Blutgerinnungshemmer einnehmen; vielleicht ist eine Anpassung der Dosis erforderlich. Auch Vitamin D sollten Sie am besten erst dann einnehmen, wenn Sie Ihren aktuellen Wert kennen. Wenn Ihr Vitamin-D-Wert niedrig ist und Sie ihn steigern möchten, ist es am besten, dies mit einer Stoßtherapie zu tun, denn ähnlich wie beim Eisen legt der Körper auch vom Vitamin D einen Speicher an. Nach der Stoßtherapie können Sie insbesondere in der dunklen Jahreszeit eine weitaus niedrigere

Erhaltungsdosis einnehmen und auf diese im Sommer je nach Häufigkeit des Aufenthalts im Freien verzichten.

Die Einnahme von Vitamin D erfolgt in Form von Cholecalciferol (Vitamin D3). Aus dieser Form des Vitamins bildet der Körper Calcidiol und legt daraus einen Speicher an. Die Größe dieses Speichers kann im Blut als 25(OH)D bestimmt werden. Die eigentlich aktive Form wird vom Körper je nach Bedarf gebildet und heißt Calcitriol. Auch diese Form kann im Blut bestimmt werden. Der entsprechende Wert wird mit der Bezeichnung 1,25(OH)2D aufgelistet.

Ich empfehle zur Vertiefung dieser Thematik und vor allem zur Berechnung Ihrer individuellen Dosierung das Buch „Gesund in sieben Tagen" von Dr. med. Raimund von Helden. Die Gefahr einer Überdosierung mit Cholecalciferol ist zwar gering, da es nur eine Art Vorstufe des tatsächlich verwendeten Vitamins ist, aber anders als bei wasserlöslichen Vitaminen besteht diese Möglichkeit grundsätzlich bei allen fettlöslichen Vitaminen.

Paleo ist nicht nur eine Ernährung, sondern für viele auch eine Lebenseinstellung bzw. ein „Lifestyle". Der verbreitete Vitamin-D-Mangel veranschaulicht ein größeres Problem; er ist ein weiteres Beispiel dafür, dass unsere moderne Welt und unser Arbeitsalltag nicht zu dem passen, worauf unser Körper eingestellt ist. Vielleicht finden Sie ja nicht nur im Vitamin D einen Grund, sich öfter im Freien aufzuhalten.

Auch Weston A. Price dokumentierte die hervorragende Versorgung der traditionell lebenden Völker mit fettlöslichen Vitaminen. Für uns ist Weidebutter vielleicht eine der besten natürlichen Quellen für Vitamin A, E und K2, jedoch konsumierten viele der indigenen Völker keine Butter. Wie Price feststellte, wurde in solchen Fällen der Bedarf vor allem durch Innereien und Meerestiere (besonders Meeressäuger) gedeckt, aber auch durch den Verzehr von Insekten.[70]

Butyrat und CLA – fast schon Medizin

Und als ob tierische Fette nicht schon großartig genug wären, enthalten diejenigen, die von artgerecht gehaltenen – und vor allem gefütterten – Wiederkäuern stammen, noch zwei ganz besondere Substanzen namens Butyrat und konjugierte Linolsäure (Conjugated Linoleic Acid – CLA). Dies gilt sowohl für das Fleisch als auch für die Milchprodukte. Butyrat, auch bekannt als Buttersäure, ist eine kurzkettige Fettsäure. Ihr besonderer Nutzen liegt darin, dass sie für die Schleimhautzellen des Dickdarms ein wertvoller und wichtiger Energielieferant ist. Normalerweise sorgen bestimmte Bakterien im Dickdarm dafür, dass Butyrat produziert wird. Allerdings haben gerade viele Menschen mit Autoimmunerkrankungen ein gestörtes Darm-Mikrobiom und als Folge zu wenig Butyrat im Dickdarm. Dies bewirkt eine Instabilität der Darmbarriere sowie „Leaky Gut", einen Zustand, der einen Teufelskreis aus Entzündung und weiterer Dezimierung wichtiger Bakterienpopulationen nach sich zieht. Butyrat aus der Nahrung kann helfen, diesen Teufelskreis zu durchbrechen.[72] Es wurden daher oral eingenommenes Butyrat sowie Butyrateinläufe schon erfolgreich als Therapie bei Patienten mit chronisch entzündlichen Darmerkrankungen getestet.[73]

CLA besitzt ebenfalls vielversprechende immunmodulierende Eigenschaften, sodass schon über eine Verwendung als Medikament zur Behandlung von Autoimmunerkrankungen nachgedacht wurde.[74/75]

Fettes Fazit

Kochen und braten sollte man also zum Beispiel in Schweine-, Gänse- oder Entenschmalz, Rindertalg oder Butterschmalz (Ghee). Ein weiteres sehr gut für diese Zwecke geeignetes Fett ist das Kokosfett. Unter den pflanzlichen Ölen bilden tropische Öle wie Kokosfett und rotes Palmöl gewissermaßen eine Ausnahme, weil in ihnen die gesättigten Fettsäuren bei Weitem überwiegen. Einen Hinweis darauf liefert ihre Konsistenz: Ebenso wie beispielsweise Schmalz sind sie bei gewöhnlicher Zimmertemperatur fest beziehungsweise cremig.

Natives Kokosfett bietet eine Reihe gesundheitlicher Vorteile; unter anderem enthält es Stoffe, die als entzündungshemmend gelten, und wirkt bei äußerer wie innerlicher Anwendung antimikrobiell. Wegen seiner hautpflegenden und heilungsfördernden Eigenschaften kannte man es hierzulande bis vor Kurzem eher aus dem Kosmetikbereich.

Kokosfett oder Kokosöl

Ob man ein Fett als „Fett" oder „Öl" bezeichnet, hängt nur davon ab, ob man damit etwas Festes oder etwas Flüssiges verbindet. Diese beiden Bezeichnungen können ansonsten willkürlich ausgetauscht werden, da sich chemisch gesehen immer das Gleiche dahinter verbirgt: ein Triglycerid, also drei Fettsäuren plus Glycerin. Da Kokosfett bei *unseren* hierzulande üblichen Temperaturen fest ist, wird es meistens Kokos*fett* genannt. In den tropischen Herkunftsländern ist es flüssig; dort wäre es demnach ein „Öl". Und weil es in unseren Breiten fest ist, wird es hier auch normalerweise nicht in Flaschen, sondern in Gläsern oder auch abgepackt als Würfel verkauft. Im Asialaden hingegen habe ich auch schon Kokosfett in Flaschen gesehen, das im Herkunftsland sicher flüssig abgefüllt wurde. Muss kompliziert sein, das da wieder herauszubekommen.

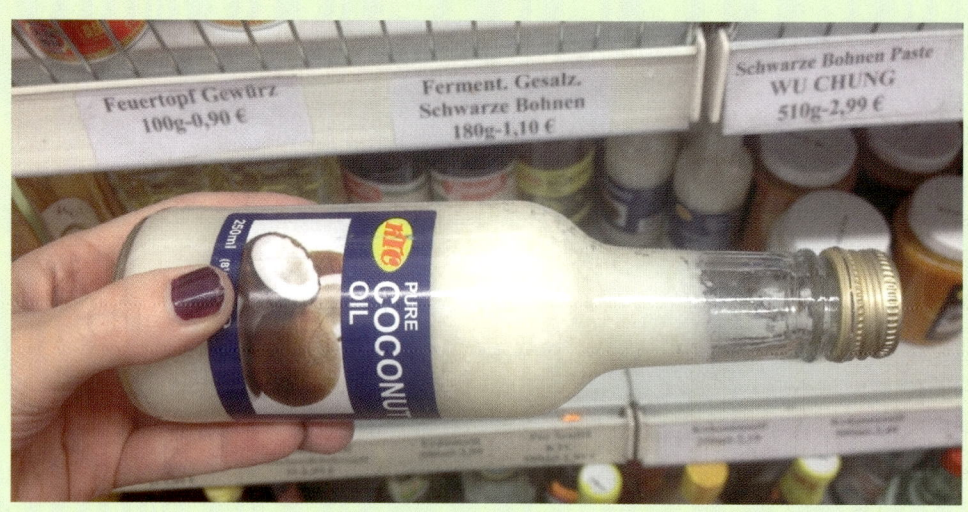

Da man Kokosfett nicht im Kühlschrank aufzubewahren braucht, kann es gut sein, dass auch Ihr Kokosfett im Hochsommer komplett flüssig wird – das ist kein Anlass zur Sorge, es nimmt dadurch keinen Schaden.

Es gibt Kokosfett in nativer (naturbelassener) Form und in desodorierter Form. Bei Letzterem wurde das Produkt mit Wasserdampf behandelt, um ihm das Kokosaroma zu entziehen und es so geschmacks- und geruchsneutral zu machen. Das Kokosfett wird dadurch nicht gesundheitsschädlich, büßt aber einige seiner positiven Eigenschaften ein.

Etliche Hersteller, die beide Produkte vertreiben (zum Beispiel die Firma Rapunzel), sind dazu übergegangen, das desodorierte Produkt als „Kokosfett" zu bezeichnen und das naturbelassene als „Kokosöl". Wenn Sie also im Bioladen oder in einem Onlineshop diese beiden Bezeichnungen nebeneinander sehen, dann wissen Sie jetzt, was sich sehr wahrscheinlich dahinter verbirgt. Mehr dazu im Abschnitt über Bezugsquellen.

Rotes Palmöl ist aus ökologischen Gründen bedenklich, da für seine Gewinnung oft Raubbau an der Natur betrieben wird, daher sollte man genau auf die Herkunft achten. Es hat einen starken Geschmack, der nicht zu allen Gerichten passt.

Ich möchte als weiteres Fazit noch kurz hervorheben, dass Omega-6-Fettsäuren nur deswegen problematisch sind, weil diese in der typischen modernen Alltagsernährung einen viel zu großen Anteil ausmachen. Omega 6 ist nicht von Natur aus „böse". Wir brauchen wahrscheinlich sogar ungefähr so viel Omega 6 wie Omega 3 (optimales Verhältnis 1:1). Aber keiner sollte deswegen auf die Idee kommen, nun verzweifelt nach Omega-6-Quellen zu suchen. Wer ab und zu Nüsse isst, nimmt jedes Mal wesentlich mehr Omega 6 als Omega 3 zu sich, und auch Olivenöl enthält wesentlich mehr Omega 6 als Omega 3 (allerdings von beidem relativ wenig, weil es größtenteils MUFA enthält). Dass Omega 6 wirklich von sich aus „entzündungsfördernd" ist, wie oft behauptet wird, ist eine unzulässige Vereinfachung. Es ist es eher so, dass sein „Vergehen" darin besteht, mit insbesondere pflanzlichem Omega 3 um Enzyme zu konkurrieren, die beide – Omega 3 und Omega 6 – gleichermaßen für die Umwandlung benötigen, die unser Körper durchführen muss, um diese Fettsäuren zu nutzen. Außerdem konkurrieren die beiden auch noch um andere Funktionen im Körper, wie ich im Kapitel über Paleo und Entzündungen ausführe. Das ist aber Grund genug, um auf einen möglichst ausgewogenen Konsum zu achten.

Kurz: Essen Sie zwei- bis dreimal in der Woche fetten Meeresfisch! Es muss nicht immer Lachs sein, es dürfen auch Heringe und Sardinen sein. Diese sind schön fett und viel billiger als Thunfisch, Lachs und Kabeljau. Ein weiterer Punkt, auf den man leider achten muss: Es reichern sich in ihnen nicht so viele Schwermetalle an wie in größeren Raubfischen, die weiter oben in der Nahrungskette stehen.

Und das Wichtigste, was Sie hoffentlich aus diesem Kapitel mitnehmen, ist, dass Sie

vor gesättigtem und insbesondere tierischem Fett keine Angst zu haben brauchen. Es ist ein ganz natürlicher Bestandteil unserer Ernährung, und je „sauberer" das Tier gehalten wurde, von dem das Fett stammt, umso besser ist es für Sie. (Die „sauberste" Haltung ist gar keine Haltung, wie bei wild lebenden Tieren. Natürlich gibt es wie immer Ausnahmen, zum Beispiel, wenn das Tier neben einem geschmolzenen Reaktor erlegt wurde.)

Übrigens ist die Lebensqualität des Tieres nicht nur wichtig aufgrund der Schadstoffe (zum Beispiel Antibiotika!), die sich bei artgerechter Haltung *nicht* im Fett anreichern konnten; auch nicht nur wegen der Vitamine, des CLA und des Butyrats. Die Haltung ist auch relevant für das Omega-3-Omega-6-Verhältnis! Egal, ob Fleisch, Butter oder Ei: Das Verhältnis ist erwiesenermaßen bedeutend günstiger, wenn das Tier sich seiner Biologie entsprechend ernährt und bewegt hat.[76] Natürlich ist dies auch aus ethischen Gründen wichtig.

Ganz nebenbei: Falls Sie in diesem Kapitel Fakten über Cholesterin vermissen – die sind hier absichtlich nicht dabei, weil ich in Ihrem Kopf das Thema Fett vom Thema Cholesterin vorerst entkoppeln möchte. Ich greife es an anderer Stelle auf.

Ist Fett wirklich überlebenswichtig? Zu unserem Glück müssen wir das nicht selbst ausprobieren; das haben andere vor uns gemacht, wie der Polarforscher Vilhjálmur Stefánsson 1956 mit diesen Worten dokumentierte:

> "Die Gruppen, die von der Jagd auf Meeressäuger leben, haben es von allen Jägern am besten getroffen, da Tran und Speck sie vor dem Fetthunger bewahren. Von diesem sind, was Nordamerika anbelangt, diejenigen Waldindianer am schlimmsten geplagt, die von Zeit zu Zeit ganz auf die Kaninchenjagd – also auf die magersten Tiere des Nordens – angewiesen sind, und die dann unter dem extremen Fetthunger leiden, den man als Kaninchenhungersnot kennt. Kaninchenesser bekommen, wenn ihnen keine anderen Fettlieferanten – Biber, Elche, Fische – zur Verfügung stehen, innerhalb einer Woche Durchfall, begleitet von Kopfschmerzen, Müdigkeit und allgemeinem Unwohlsein. Wenn es genügend Kaninchen gibt, essen die Menschen, bis sich ihnen der Bauch spannt; aber ganz gleich, wie viel sie essen, sie werden einfach nicht satt. Manche meinen sogar, ein Mann würde, wenn er durchgängig fettfreies Fleisch isst, früher sterben, als wenn er gar nichts äße, aber dies ist eine Annahme, für die man hier im Norden noch keine ausreichenden Belege sammeln konnte. Todesfälle aufgrund von einseitiger Ernährung nur von Kaninchen- oder anderem magerem Fleisch sind selten, da jeder das Prinzip versteht und die nötigen Vorkehrungen so weit wie möglich getroffen werden. (eigene Übersetzung) [77]

– Vilhjálmur Stefánsson

Das Phänomen der Kaninchenhungersnot beschreibt die Verdauungsbeschwerden, die auftreten, wenn nur Eiweiß (Protein) und kein Fett gegessen wird. Nur Fett ohne Protein wäre allerdings mindestens genauso schlecht. Damit kommen wir auch gleich zum nächsten wichtigen Makronährstoff.

Eiweiß

Das Wort „Protein" bedeutet „erstrangig", ein Wort, das bereits erahnen lässt, wie wichtig Proteine für uns sind.

Die Bedeutung von Eiweiß lässt sich wieder am besten anhand dessen veranschaulichen, was passiert, wenn in diesem Bereich eine Mangelernährung besteht. Aus Regionen, in denen bestimmte Volksgruppen zeitweise fast ausschließlich von Mais lebten oder leben, kennt man die Krankheit Kwashiorkor. Die typischen aufgedunsenen Bäuche, die wir leider von Kinderbildern aus der dritten Welt so gut kennen, sind meistens die Folge dieser Proteinmangelkrankheit. Dieses Erscheinungsbild kommt von einer vergrößerten Leber, Wassereinlagerungen und einem Anschwellen des Verdauungstraktes. Reizbarkeit und Ekzeme sind weitere mögliche Symptome.

Proteinmangel

Der Grund, weshalb diese Krankheit für eine überproportional auf Mais basierende Ernährung typisch ist, ist folgender: Zunächst einmal liefert Mais hauptsächlich Kohlenhydrate und nicht sehr viel Protein, und zweitens ist das darin enthaltene Protein nicht vollständig.

Sicher haben Sie noch im Hinterkopf, was ich im Zusammenhang mit Soja bereits erwähnte: Proteine sind aus Aminosäuren aufgebaut. Aminosäuren braucht der Mensch, um alle seine Gewebe zu erneuern. Sprich: Der ganze Mensch ist zu einem Großteil aus Aminosäuren „gebaut", insbesondere unsere Muskeln (und damit meine ich nicht nur die, mit denen man angeben kann, sondern auch die eher unspektakuläre sogenannte „glatte" Muskulatur, die dafür sorgt, dass unser Essen im Bauch vorwärts rutscht und unsere Lungen atmen). Manche Aminosäuren kann der menschliche Organismus selber aus anderen Substanzen zusammenbasteln („synthetisieren"), während er andere bereits fix und fertig gebaut zu sich nehmen muss. Letztere werden essenzielle Aminosäuren genannt. Von den 20 „klassischen" Aminosäuren, die der Mensch zur Herstellung körpereigenen Proteins braucht, sind neun essenziell. Im Säuglingsalter gelten einige weitere Aminosäuren als essenziell, da die Fähigkeit, Aminosäuren herzustellen, erst nach und nach ausreift; daher verschwimmt im Kindesalter die Grenze zwischen essenziell und nicht-essenziell. Ähnliches gilt in der Schwangerschaft und bei manchen Krankheiten. Außerdem gibt es sowohl unter den essenziellen als auch unter den nichtessenziellen Aminosäuren solche, die unser Körper jeweils aus einer anderen Aminosäure herstellen kann (zum Beispiel Tyrosin aus Phenylalanin, weswegen

Tyrosin auch gar nicht als eigenständige Aminosäure mitgezählt wird).[78]

Ein Protein wird als vollständig bezeichnet, wenn es alle neun essenziellen Aminosäuren im annähernd richtigen Verhältnis – also in dem Verhältnis, das wir Menschen benötigen – enthält. Mais enthält kein vollständiges Protein, denn er weist einen Mangel an den essenziellen Aminosäuren Lysin und Isoleucin auf.[79]

Beim Kwashiorkor besteht nicht unbedingt eine Unterernährung. Die Kalorienversorgung des an Kwashiorkor erkrankten Menschen kann durchaus ausreichend sein (zum Beispiel durch die Kohlenhydrate aus Mais, Hirse, Maniok oder Reis). Es geht tatsächlich um die Qualität und gegebenenfalls Quantität des konsumierten Proteins. Dies unterscheidet Kwashiorkor von Marasmus, einer zweiten Proteinmangelerkrankung, die meist aber mit einer Unterernährung und einer stärkeren Abmagerung einhergeht. Kwashiorkor und Marasmus können auch gemeinsam auftreten. Beide Krankheiten nehmen leider oft einen tödlichen Verlauf, wenn nicht rechtzeitig Abhilfe geschaffen werden kann.[80]

Während diese extremen Formen von Mangelernährung bei uns kaum zu befürchten sind, kann ein Proteinmangel, insbesondere bei Veganern, schon Thema sein. Der Grund: Eiweiß, besonders vollständiges Eiweiß, ist vor allem in Muskelfleisch, Fisch, Eiern und Milchprodukten enthalten. Reizbarkeit, Schlafstörungen, Haarausfall und Muskel- sowie Gelenkschmerzen können erste Anzeichen für einen Proteinmangel sein.

Aminosäuren – die Bausteine des Körpers

Proteine werden in unserem Körper in ihre einzelnen Aminosäuren zerlegt und diese großteils wieder durch Aneinanderreihung – in verschiedensten Konstellationen – zu neuen Proteinen geformt und als solche in verschiedenste Stellen unseres Körpers eingebaut. Aber diese selbst gebauten Proteine können mehr, als „nur" als Bausteine für unser Fleisch, unsere Haare und Fingernägel zu dienen. Beispielsweise sind wesentliche Bestandteile unseres Immunsystems – nämlich die Antikörper – nichts anderes als Proteine. Der Botenstoff Insulin ist ebenso ein Protein. Und nicht zuletzt sind die Enzyme, die wir brauchen, um unsere Nahrung aufzuschließen, Proteine.[81] (An dieser Stelle schließt sich der Kreis, da ja auch die von uns mit der Nahrung aufgenommenen Proteine durch Enzyme aufgespalten werden müssen – und Enzyme existieren nur bei angemessener Versorgung mit Protein.) Enzyme gibt es darüber hinaus nicht nur im Verdauungsapparat, sie sind überall im Körper an den verschiedensten Umwandlungsprozessen beteiligt und daher von enormer Bedeutung.

Als ob das nicht schon genug der Vielseitigkeit wäre, können manche Aminosäuren auch ohne vorherige Verpackung in ein Protein als Botenstoffe oder Vorläufer von Botenstoffen dienen (Tryptophan ist zum Beispiel der Vorläufer des Hormons Serotonin). Unser Körper ist sogar in der Lage, ungefähr 300 weitere Aminosäuren aus den 20 Aminosäuren herzustellen, die er zuvor aus dem mit der Nahrung aufgenommenen Protein gewonnen hat. Diese 300 Aminosäuren werden allesamt nicht zu Proteinen zusammengeschlossen (deswegen zählen sie nicht zu den 20 sogenannten Standardaminosäuren), haben aber wichtige Aufgaben zum Beispiel für die Blutgerinnung.[82]

In unserem Körper gibt es geschätzte 50.000 verschiedene Proteine. Ein Protein unterscheidet sich vom anderen durch die Anordnung und Länge seiner Aminosäurenverbindungen. Von all den Substanzen, aus denen unser Körper besteht, sind die Proteine die einzigen, für die es in unserer Erbinformation einen Bauplan gibt; das heißt, die DNA enkodiert einzig und allein Proteine. Alle anderen Substanzen können von unserem Körper nur über den Umweg von Proteinen und insbesondere Enzymen hergestellt werden. Genau dies ist der Grund, warum Proteine so „erstrangig" sind.[83]

Wie ich schon an früherer Stelle erwähnte, ist die Tatsache, dass insbesondere unsere Gehirnzellen Glukose als Brennstoff benötigen, kein Argument dafür, dass man Kohlenhydrate oder gar Zucker konsumieren muss. Der Körper weiß sich auch so zu helfen und beispielsweise aus Protein in jeder Hinsicht das Beste zu machen. So ist er in der Lage, die Abbauprodukte, die beim Verwerten der Aminosäuren anfallen, als eine – zugegebenermaßen geringfügige – Energiequelle zu nutzen.[84] Zusätzlich aber kann er einen Prozess namens Glukoneogenese durchführen – ein Wort, das übersetzt nichts anderes bedeutet als „Glukose-Neuherstellung" und bereits alles aussagt: Der Körper produziert

Glukose (in diesem Fall aus Protein) zum eigenen Verbrauch.

Nicht in erster Linie ein Energielieferant

Allerdings ist die Glukoneogenese energieaufwendig und besitzt damit eine geringe Effizienz. Und so ist die Rolle als Energielieferant tatsächlich nicht die Hauptaufgabe des Proteins. Es ist eigentlich dazu da, uns mit Aminosäuren zu versorgen und für den Aufbau von Stoffen in unserem Körper (den sogenannten Anabolismus) zu sorgen.

Unser Körper kann Protein im Gegensatz zu Fett (welches in „Fettpolstern" abgelagert wird) und Kohlenhydraten (die in begrenztem Umfang im Glykogenspeicher aufbewahrt werden können; dazu später mehr) nicht als solches speichern. Die Energie aus dem Protein kann also erst dann für schlechte Zeiten aufgehoben werden, wenn es vorher in Glukose umgewandelt wurde. Das heißt, die einzige Art, wie unser Körper während einer Hungersnot auf Protein zugreifen kann, ist, indem er Muskelmasse abbaut; der Körper „verzehrt" gewissermaßen sein eigenes Fleisch. Genau dies tut er auch, wenn es nicht anders geht, also wenn das bereits im Körper integrierte Protein dringend gebraucht wird, um verbrannt zu werden (Katabolismus = Abbau oder Verbrauch) und dadurch lebenswichtige biologische Prozesse am Laufen zu halten. Es versteht sich von selbst, dass das Ganze ein fauler Kompromiss und nicht gesund ist, erst recht nicht auf Dauer.

Egal, ob der Körper das Protein aus eigenem Körpergewebe (was wirklich nicht wünschenswert ist) oder das Protein aus der Nahrung (was definitiv vorzuziehen ist) zur Energiegewinnung nutzt – beides ist mit hohem Aufwand verbunden und belastet die Nieren, da beim Zerlegen von Aminosäuren Ammoniak anfällt und dieser hochgiftige Stoff über die Nieren entschärft und entsorgt werden muss.

Fazit: Man sollte unbedingt genügend und vor allem hochwertiges (vollständiges!) Eiweiß essen, um dem Körper die nötigen „Ersatzteile" zur Verfügung zu stellen, die er kontinuierlich nachgeliefert braucht, denn wir erneuern uns ja laufend selbst und haben deswegen auch ständig einen Bedarf an Aminosäuren. Aber man sollte auf keinen Fall nur oder auch nur hauptsächlich von Protein leben. Das mag jetzt eine herbe Enttäuschung für diejenigen sein, die hofften, Paleo wäre synonym mit „Steak zum Frühstück, Mittag und Abend" und eine Erleichterung für die, die der Paleo-Gedanke aufgrund genau dieses Images bisher abgeschreckt hat. Unseren Energiebedarf sollten wir hauptsächlich durch Fett und Kohlenhydrate decken – wie viel Fett und wie viel Kohlenhydrate, darüber lässt sich trefflich streiten, wie wir noch sehen werden.

Wie viel Protein ist genug? Es wird geschätzt, dass ein erwachsener Mensch täglich ungefähr 300 Gramm Protein synthetisieren, also zusammenbasteln und in den Körper einbauen muss, um Verluste auszugleichen. Die Bausteine für dieses Zusammenbasteln – also die Aminosäuren – be-

zieht der Mensch zu einem nicht geringen Teil aus der Nahrung, also aus dem konsumierten Eiweiß. (Bei den essenziellen Aminosäuren geht es bekanntlich gar nicht anders.) Der tatsächliche Eiweißbedarf liegt wahrscheinlich etwas darunter, weil wir ja auch etliche Aminosäuren aus ganz anderen Rohstoffen herstellen können. Eine andere Empfehlung lautet, den täglichen Energiebedarf zu 12 bis 14 Prozent durch Eiweiß zu decken.[85] Allein an dieser Diskrepanz sieht man schon, dass verbindliche Aussagen zu dem Thema sehr schwierig zu treffen sind; ich vermute, dass eine tägliche Zufuhr von 200 Gramm hochwertigem Protein für Erwachsene ein guter Richtwert sein könnte. Ich spreche hier aber aus Prinzip keine in Stein gemeißelten mengenmäßigen Empfehlungen aus, die man in irgendeiner Form in eine Tabelle packen, ausschneiden und sich an den Kühlschrank heften könnte.

Ich glaube nämlich fest daran, dass Paleo Ihnen dabei helfen wird, ein natürliches Körpergefühl wiederzuerlangen, das Ihnen dann ganz ohne meine Hilfe sagen wird, wann Sie genug Protein, Fett oder Kohlenhydrate gegessen haben. Sie werden es anhand dessen, worauf Sie Appetit haben, und anhand Ihres Sättigungsgefühls merken. (Ich selbst habe übrigens noch nie in meinem Leben ein Nahrungsmittel vor dem Verzehr aus Diätgründen abgewogen und hoffe, dass Sie das auch nicht tun.)

Dass dieser verlässliche Instinkt manchen Menschen verloren gegangen ist, daran hat zu einem großen Teil der folgende Nährstoff Schuld.

Kohlenhydrate

Was sind Kohlenhydrate eigentlich? Wenn wir von Kohlenhydraten in der Ernährung sprechen, sind immer entweder Zucker oder Stärke gemeint.

Zu den Zuckern zählen zunächst einmal Fruktose (der sogenannte Fruchtzucker) und Glukose (der sogenannte Traubenzucker). Diese beiden sind Monosaccharide, also einfache Zucker. Haushaltszucker, auch Sucrose genannt, ist ein Disaccharid (Zweifachzucker), weil er eine Verbindung aus Fruktose und Glukose ist. Dasselbe trifft auf die Laktose zu, den Milchzucker.

Stärke ist ein Polysaccharid. Die Vorsilbe „poly" bedeutet „viele", also ist Stärke ein Vielfachzucker. Stärke besteht aus langen Ketten von Monosacchariden. Stärke schmeckt aber nicht süß. Trotzdem wird Stärke im Verdauungstrakt enzymatisch zu Monosacchariden aufgespalten. Dies fängt bereits im Mund an, woher in meiner Schulzeit das erinnerungswürdige Bio-Experiment rührte, bei dem ein Schüler so lange auf Brot herumkaute und es einspeichelte, bis es anfing, süßlich zu schmecken (und der schleimige Brocken danach ausgespuckt und ein Teststäbchen reingehalten wurde).

Die meisten Obstsorten enthalten zu ungefähr 50 Prozent Fruktose und zu circa 50 Prozent Glukose, plus/minus zehn Prozent in jede Richtung. Trauben enthalten relativ viel Glukose, daher der Name Traubenzucker. Sucrose, also Haushaltszucker, findet man in der Natur nur selten, zum Beispiel in Ahornsirup und zu einem geringen Teil in Honig.

Stärke ist das Format, in dem Pflanzen Energie speichern, daher ist sie in Körnern und Knollen konzentriert, wo die Kohlenhydrate für späteres Wachstum gebunkert werden. Stärke ist also vor allem in Getreide enthalten (Weizen, Roggen, Hafer, Dinkel, Gerste, Mais, Reis, Hirse) und in Knollengemüsen wie Kartoffeln, Süßkartoffeln, Maniok und Taro. Praktisch alle anderen Gemüsesorten enthalten ebenfalls Stärke, aber nicht so konzentriert. Auch Obst kann Stärke enthalten, zum Beispiel Kochbananen.

Was passiert, wenn ich Kohlenhydrate esse?

Kohlenhydrate, egal ob Zucker oder Stärke, kommen in unserem Blut als Glukose, also als Zucker an. Das ist die Energie, die uns die Kohlenhydrate liefern, und unser Stoffwechsel kann diese Energie auf unkomplizierte und schnelle Art und Weise aus der Stärke oder dem Zucker gewinnen und auf ebenso unkomplizierte und schnelle Art und Weise auch direkt einsetzen. Der Haken an der Sache: Unser Stoffwechsel kommt nicht gut damit klar, wenn zu viel Glukose auf einmal im Blut herumschwirrt. Er hat für Glukose in der Blutbahn (auch bekannt als Blutzucker) eine relativ niedrige Toleranz, die ziemlich sicher überschritten wird, sobald wir ein Stück Torte oder einen Stapel Kartoffelpuffer essen. Was soll er aber mit dem Glukose-Überschuss anstellen?

Hier kommt das Insulin ins Spiel. Dieses Hormon wird von der Bauchspeicheldrüse ausgeschüttet, sobald die Glukosekonzentration circa 90 Milligramm pro Deziliter Blut übersteigt.[86] Das Insulin gibt unserem Körper das Kommando, Glukose aus dem Verkehr zu ziehen und vorübergehend im sogenannten Glykogenspeicher (Glykogen ist die Speicherform von Glukose) zu lagern. Dieser Speicher ist, anders als der Fettspeicher, den man anhand der entsprechenden „Polster" ganz gut erkennen kann, auf verschiedene Zelltypen verteilt. Diese befinden sich zu einem großen Teil in der Leber und zu einem kleineren Teil in den Muskeln. Ein weiterer Effekt des Insulins ist, dass der Verbrauch von Körperfett zur Energiegewinnung gestoppt wird. Schließlich will der Körper jetzt gerade Glukose verbrauchen; das Letzte, was er dabei gebrauchen kann, ist, dass jetzt auch noch aus einer anderen Quelle, nämlich den Fettreserven, Energie in die Blutbahn gelangt. Im Gegenteil: Insulin fördert den Aufbau von Fettreserven.

Wenn der Blutzucker unter eine bestimmte Grenze fällt, hört die Ausschüttung von Insulin auf. Der Körper kann nun eine Zeit lang von der als Glykogen gespeicherten Glukose zehren, aber je nach Beanspruchung nur ein paar Stunden lang.

Ein Absinken des Blutzuckers hat letztlich zur Folge, dass man Hunger bekommt. Wenn nun wieder Kohlenhydrate gegessen werden, fängt das Spiel von vorne an und endet auch wieder am selben Punkt: mit dem Absinken des Blutzuckers.

Wenn unser Hunger ständig hauptsächlich durch Kohlenhydratzufuhr gestillt wird, gewöhnt sich der Körper daran und erwartet nichts anderes mehr. Dass das Insulin die Fettzellen auffordert, schön am Fett festzuhalten und sogar weiteres Fettgewebe aufzubauen, wird nun zum Dauerzustand. Unser Körper ist jetzt außerdem daran gewöhnt, dass die Energie immer ganz schnell und unkompliziert zur Stelle ist, wenn man sie braucht, wie das eben so die Art der Kohlenhydrate ist. Und wie ein verwöhntes Kind kriegt er einen Wutanfall in Form von mörderischem Hunger, wenn er mal fünf Minuten länger auf seine Energiezufuhr warten muss.

Der Schokoriegel, der das Fass zum Überlaufen bringt

Steigt der Blutzucker regelmäßig sehr stark, kommt es auch regelmäßig zu einer sehr hohen Insulinausschüttung. Die Aufgabe des Insulins ist es, an bestimmten Rezeptoren in allen Zellen unseres Körpers anzudocken und ihnen zu sagen, was sie zu tun haben. Den Muskelzellen sagt es: „Bitteschön, hier ist Glukose, verbraucht die mal!", den Fettzellen sagt es: „Fett bitte weiter festhalten und Fettaufbau beschleunigen!", den Leberzellen sagt es: „Bitte Glukose in Glykogen umwandeln und einlagern!" Diese Rezeptoren können aber mit der Zeit abstumpfen, wenn sie einem ständigen Insulinbeschuss ausgesetzt sind. Dass es so weit kommen kann, ist ein Zeichen dafür, dass unser Körper nicht dafür gebaut ist, ständig seinen Energiebedarf nur über Kohlenhydrate zu decken. Denn nun kommt der Stoffwechsel in eine gehörige Schieflage.

Wenn nun die Leberzellen nicht mehr gleich reagieren und nicht schnell genug Glukose aus dem Blut abziehen, machen die

Paleo und Diabetes: Veronika B.

Anfang 2012 erhielt ich die erschreckende Diagnose Diabetes Typ 2 – und das mit 45 Jahren.

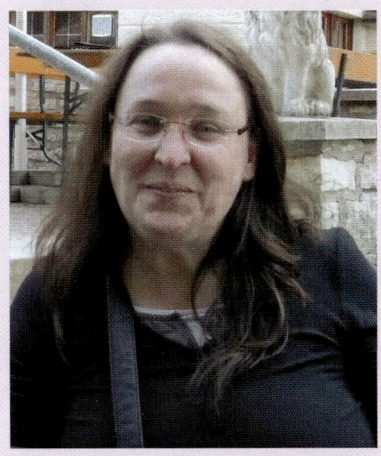

Das kam so: Mir war schon seit einiger Zeit immer schwindelig und ich hatte Verdauungsprobleme und Magenschmerzen, die mit dem Schwindel zusammen für kurze Zeit nach dem Essen verschwanden, aber etwa eine halbe Stunde später wieder da waren. Nach dem Essen von Nudeln oder Weißbrot hatte ich das Gefühl totaler Erschlagenheit. Kurze Zeit nach jedem Essen hatte ich schon wieder Appetit, ohne tatsächlich Hunger zu haben. All dies beängstigte mich und so entschloss ich mich, einmal einen kompletten großen Check beim Hausarzt vornehmen zu lassen.

Das Gesamtergebnis zeigte einen leicht erhöhten Blutdruck, erhöhte Cholesterin- und Triglyceridwerte und einen erhöhten Nüchternblutzucker. Der Anruf der Praxis überraschte mich ein wenig, und nach einer weiteren Kontrolle mit einem sogenannten Zuckerbelastungstest stand es fest: beginnender Typ-2-Diabetes. Irgendwie hatte ich das Thema ja im Hinterkopf gehabt, meine Großmutter hatte Zucker und meine Mutter ebenfalls, aber so früh?

Was blieb mir anderes übrig, als mich in mein Schicksal zu fügen? Ich bekam Medikamente: Metformin und Ramipril. Und ich machte mich daran, meine Ernährung nach den Empfehlungen der Deutschen Gesellschaft für Ernährung (DGE) umzustellen. Dies bedeutet, dass ich weitestgehend auf

Zucker verzichten sollte, aber etwa einmal im Monat ein Stück Kuchen oder Schokolade essen durfte. An Getreideprodukten sollte ich nunmehr ausschließlich Vollkornbrot, Vollkornnudeln und Vollkornreis zu mir nehmen. Von Nudeln und Reis war etwa eine Handvoll pro Mahlzeit erlaubt oder eine vergleichbare Menge Kartoffeln oder Knödel. Ganz wichtig: Ich sollte mich fettarm ernähren, nur Fleisch von Huhn oder Pute war erlaubt, allerdings ohne Haut; kein Schweinefleisch und auch kein Rind! Beim Braten sollte ich vorsichtig mit Rapsöl dosieren, also so wenig Fett wie möglich benutzen. Milchprodukte waren nur in der fettarmen Variante erlaubt, je weniger, desto besser. Mit ganz wenigen Ausnahmen sollte ich keinen Käse essen, da zu fett. Das Einzige, was uneingeschränkt auf den Teller durfte, war Salat und Fisch, aber bitte keine Sahnesoße.

Gleichzeitig mit dieser Umstellung fing ich an mich zu bewegen, dreimal pro Woche machte ich einen strammen Spaziergang.

Ein Vierteljahr später zur Quartalskontrolle musste ich feststellen, dass sich nichts, aber auch rein gar nichts verändert hatte. Doch, eine Sache hatte sich verändert: Ich war traurig, so traurig, dass ich mich beim geringsten Anlass völlig zurückzog und ständig weinen musste. Ich war schon fast nicht mehr in der Lage, meinen Haushalt neben Beruf und den Kindern zu stemmen. Anfangs schob ich das auf die Medikamente (dir mir übrigens zusätzlich zu meinen Beschwerden noch Durchfall als Nebenwirkung beschert hatten) und dass ich mich erst noch daran gewöhnen müsste. Die Diät behielt ich bei. Ich hungerte und begnügte mich mit Salat, während meine Familie ein Schnitzel aß.

Weitere Monate tat sich nichts, weder an den Werten noch am Gewicht. Erst durch einen Tipp meiner Schwägerin machte ich mich auf die Suche nach einer Lösung – meiner eigenen Lösung.

So informierte ich mich zunächst über die Ursache meiner Erkrankung. Je mehr ich darüber las, desto mehr kam ich zu der Erkenntnis, dass diese Diät, die ich da nun schon seit ein paar Monaten praktizierte, doch für einen Diabetiker total falsch war! Das Problem liegt doch nicht im Fettstoffwechsel, sondern eindeutig im Kohlenhydratstoffwechsel. Warum also sollte ich fettarm und relativ kohlenhydratlastig essen? Der Sinn dahinter erschloss sich mir nicht.

Durch meine Recherchen landete ich dann bei Low Carb. Ich wechselte von fettarm zu fettreich, von kohlenhydratreich zu kohlenhydratarm. Noch nutzte ich dazu viele fertige Produkte wie Eiweißbrot, Eiweißpulver etc. Viel zu viele Fertigprodukte hatten sich im Laufe der letzten Jahre sowieso unbemerkt in unsere Küche geschlichen, obwohl wir eigentlich Wert auf frisch Gekochtes legten.

Nun, Low Carb brachte die große Überraschung: Innerhalb von sechs Wochen gelang es mir, meine Blutwerte zu halbieren. Ich versetzte meinen Arzt zwar in Staunen, aber genau wissen, wie ich das gemacht hatte, wollte er leider bisher nicht. Mir gefiel Low Carb sehr, ich musste auf einmal nicht mehr verzichten, stand satt vom Tisch auf, fühlte mich endlich wieder besser und strotzte nur so vor Energie.

Die Mahlzeiten enthielten aber immer noch relativ viele Fertigprodukte. Auch habe ich in dieser Zeit noch relativ viele Kuchen gebacken. Anstatt Getreidemehl verwendete ich Mandeln und Nüsse sowie Samen zum Backen.

Anfang 2013 wurde ich dann auf Paleo aufmerksam. Ich las mich ein und entdeckte etwas, was mich vielleicht noch ein Stück weiterbringen konnte: Frische, pure Lebensmittel selbst verarbeiten, ohne künstliche Zusatzstoffe, ohne Zuckerzusatz!

Auf dem Markt einkaufen, frisches Gemüse der Saison verarbeiten und genießen! Ich begann mit dem „Whole-30"-Programm, einem 30-Tage-Einstiegsprogramm von Dallas und Melissa Hartwig, wobei ich anderen Einsteigern gegenüber den Vorsprung *hatte, dass ich Brötchen und Nudeln schon eine ganze Weile nicht mehr auf dem Speiseplan hatte.*

Mit diesen 30 Tagen versetzte ich meinem Stoffwechsel einen Schubs und meine Werte purzelten in den Keller. Das hieß: Nach etwas mehr als einem Jahr war ich medikamentenfrei und bin es bis heute noch! Die Lebenseinstellung, die hinter Paleo steht, lässt mich nicht nur meine Erkrankung kontrollieren, sondern hat auch

meiner Psyche wieder Auftrieb gegeben. Schon nach der Umstellung auf Low Carb meldete ich mich in einem Sportverein an und trainierte konsequent dreimal pro Woche. Seit Mitte Oktober bin ich nun selber Kantaerainstructor und unterrichte meine eigene Gruppe. Dank Paleo mit Kohlenhydratreduzierung habe ich ein neues Lebensgefühl, neuen Mut und Schwung gewonnen, und mein Selbstbewusstsein ist endlich wieder intakt.

Bauspeicheldrüsenzellen einfach munter weiter mit der Insulinproduktion. Diese Produktion setzt sich ganz automatisch fort, weil es nämlich die Glukose selbst ist – die ja mit dem Blut auch durch die Bauchspeicheldrüse strömt –, die den Prozess am Laufen hält. Also erhöht sich der Insulinspiegel immer weiter, und nun stumpfen die Rezeptoren noch schneller ab als je zuvor.

Leicht abgestumpfte Rezeptoren führen zu einem Krankheitsbild, das man als Insulinresistenz bezeichnet (wenn es denn erkannt wird). Sehr stark abgestumpfte Rezeptoren manifestieren sich als Diabetes mellitus vom Typ 2 (oder einfacher: Typ-2-Diabetes). Früher nannte man diese Krankheit einmal Altersdiabetes, um den Unterschied zum Typ 1 – einer Autoimmunerkrankung, die sich meistens schon in der Kindheit zeigt – deutlich zu machen. Da die Krankheit aber immer früher auftritt, passt der Begriff nicht mehr.

Beim Typ-1-Diabetes, der Autoimmunerkrankung, werden die insulinproduzierenden Zellen der Bauchspeicheldrüse vom Immunsystem angegriffen und zerstört, sodass ein Insulinmangel besteht („absoluter Insulinmangel"). Dagegen spricht man beim Typ-2-Diabetes von einem „relativen Insulinmangel", weil im Verhältnis zur „Taubheit" der Rezeptoren nicht genug Insulin da ist. Leider hat man bis vor einiger Zeit diesen Diabetespatienten meist nicht zu einer Kohlenhydratreduktion, sondern einer Fett- und vor allem Kalorienreduktion geraten. Die Erkenntnis, dass eine Kohlenhydratreduktion oder sogar eine „paläolithische Ernährung" die erste logische Intervention – auch zum Gewichtsverlust – ist, setzt sich aber allmählich durch.[87/88] Die Patienten müssen bei dieser Art der Ernährung auch nicht auf die Gesamtkalorien achten, sondern können essen, bis sie satt sind, was die Chancen erhöht, dass sie bei der Stange bleiben. Ab einem gewissen Krankheitsgrad wird allerdings zur Therapie Insulin gespritzt, was an der Wurzel des Problems nichts ändert, sodass mindestens zusätzlich eine blutzuckersenkende Ernährungsumstellung erfolgen muss. Denn die überforderten Insulinrezeptoren sind für das künstliche Insulin genauso wenig empfänglich wie für das körpereigene.

Welche Symptome kennzeichnen eine Insulinresistenz? Dazu gehören Übergewicht und Heißhunger (oft nach Süßem) oder ständiger Hunger sowie extreme Müdigkeit nach den Mahlzeiten (auf Englisch treffend als „Food Coma" bezeichnet). Letzteres ist eine indirekte Folge der längeren Verweildauer von hohen Glukosekonzentrationen im Blut. Schreitet die Insulinresistenz weiter fort und entwickelt sich zum ausgewachsenen Diabetes, so sind folgende Symptome dafür Alarmsignale: extremer Durst, häufiges (auch nächtliches) Wasserlassen, ständige Müdigkeit und plötzlicher Gewichtsverlust. Der Heißhunger kann Gelüste nach Süßem oder auch nach Salzigem mit sich bringen, da bei der erhöhten Flüssigkeitsausscheidung auch Salze verloren gehen.[89] Grund für den Flüssigkeitsverlust: Der Körper entsorgt nun überschüssige Glukose wie ein Gift über die Nieren, d.h. über den Urin. Während für den Typ 1 (der nichts mit Insulinresistenz zu tun hat) ein nach fauligem Obst riechender Atem ein typisches Anzeichen ist, kommt dieses Symptom beim Typ 2 nur selten vor; aber wenn es vorkommt, ist die Situation als drastisch anzusehen. Der Körper kann Glukose – egal, in welchem Überfluss sie vorhanden ist –

gar nicht mehr als Energieressource verwerten und zapft nun mit aller Macht die Fettreserven an; ein Abbauprodukt davon riecht man.[90]

Halten wir fest: Eine Ernährung, die den Energiebedarf hauptsächlich über Kohlenhydrate deckt, schickt den Insulinspiegel auf eine ständige Achterbahnfahrt. Es geht steil hoch und gleich danach steil wieder herunter. Große Mengen Kohlenhydrate führen zu einer überschießenden Insulinausschüttung, die ein übermäßig starkes Absinken des Blutzuckers zur Folge hat. Symptome von niedrigem Blutzucker sind Heißhunger, beschleunigter Herzschlag, Schwitzen und Zittern. Da wir bei dieser steilen Talfahrt wieder Appetit auf Kohlenhydrate bekommen und kohlenhydratreiche Snacks und Mahlzeiten (Schokoriegel, Brötchen, Pasta) in unserer Gesellschaft allgegenwärtig, also leicht verfügbar sind, geht es direkt wieder steil bergauf – mit dem Blutzucker und dem Insulin, nicht aber mit unserer Gesundheit.

Die Energie aus Kohlenhydraten wird oft treffend als „Strohfeuer" beschrieben – ein leuchtendes, großes Feuer, das aber rasend schnell in sich zusammensackt und erlischt.

Besser ist es, den Insulinspiegel auf einem konstanteren Niveau zu halten und in den Kamin anstatt von Stroh lieber Briketts zu werfen, die lange glühen und eine gleichmäßige Hitze abgeben.

Die notorischen Quellen von Speisen mit hoher Kohlenhydratkonzentration beziehungsweise hohem glykämischem Index (das ist das Potenzial eines Nahrungsmittels, den Blutzucker ansteigen zu lassen) in der typischen westlichen Ernährung sind zuckerhaltige Speisen und Getränke – also Süßigkeiten und Softdrinks wie Cola oder Limo – sowie getreidebasierte Nahrungsmittel wie Brot, Brötchen, Müsli- und Schokoriegel sowie Nudeln. Brot oder Nudeln werden außerdem angesichts der üblichen Portionen und Proportionen nicht nur häufig, sondern in großen Mengen gegessen. Da all diese „Kohlenhydratbomben" bei der Paleo-Ernährung wegfallen, ist Paleo im Vergleich zur 08/15-Ernährung in der Regel kohlenhydratreduziert.

Ein billiges Zucker-High mit bösen Folgen

Jetzt haben Sie von mir viel über Glukose gehört und darüber, wie sie für Diabetiker und Insulinresistente zum Problem werden kann. Was ist aber mit Fruktose, also der (neben Glukose) anderen Komponente in Haushaltszucker und im Zuckergehalt von Obst? Unter Diabetikern gilt Fruktose im Allgemeinen als der unbedenkliche Zucker. Auch Hersteller von Nahrungsmitteln speziell für Diabetiker greifen gern auf Fruktose zurück, und Milchdesserts für Kinder werden damit beworben, dass sie „nur mit der Süße aus Früchten" gesüßt sind, womit Fruktose oder Fruktose-Glukose-Sirup gemeint ist. Ein angenehmer Nebeneffekt für die Hersteller: Fruktose schmeckt wesentlich süßer als Glukose und steigert damit den Genuss und die Nachfrage (man könnte vielleicht auch sagen: die Sucht) nach dem Produkt.

Der Grund dafür, dass die Fruktose als harmlos für Diabetiker gilt, ist, dass sie insulinunabhängig verstoffwechselt wird. Fruktose hat also keinen direkten Einfluss auf den Insulinspiegel, daher ist es für den Abbau von Fruktose nicht schädlich, wenn, wie beim Typ-1-Diabetes, kein Insulin da ist oder wenn die Zellen nicht auf das Insulin hören wie beim Typ-2-Diabetes.

Dabei ist die Fruktose alles andere als harmlos. Vielleicht liegt die hauptsächliche Tücke der Fruktose darin, dass sie uns dazu verleitet, viel zu viel zu essen oder zu trinken. Süßes macht Appetit – vor allem Appetit auf mehr Süßes. Ein Kalorienüberschuss kann bei Diabetes durchaus ein Problem darstellen, zum Beispiel weil ja selten nur Fruktose konsumiert wird, sondern zusätzlich andere Energiequellen, meist Stärke, die den Glukosespiegel im Blut erhöhen. Die Studienlage spricht dafür, dass hierin das hauptsächliche Dilemma der verbreiteten Verwendung von Fruktose in industriellen Lebensmittelprodukten liegt.[91] Der Nimmersatt-Effekt wird dadurch verstärkt, dass gerade durch die insulinunabhängige Verstoffwechselung von Fruktose ein Sättigungsgefühl ausbleibt. Das hängt mit dem in Abwesenheit von Insulin ebenfalls fehlenden Hormons namens Leptin zusammen, wie wir noch sehen werden.

Außerdem liefert Fruktose genau wie Glukose der Leber Material, um Fett herzustellen, das in unseren Fettdepots eingelagert wird.[92] Vieles spricht aus heutiger Sicht dafür, dass die Herstellung von Körperfett „de novo" (lateinisch für „von Neuem", also ohne dass Fett aus der Nahrung dafür Bestandteile liefert) mit Fruktose als Rohstoff sogar produktiver ist als mit Glukose. Das würde bedeuten, dass Fruktose leichter von der Leber in Fett umgewandelt wird als Glukose.[93] Beides, das „Überfressen" und die erhöhte „de-novo"-Lipogenese, macht dick, und Übergewicht ist ein Risikofaktor für Diabetes.

Darüber hinaus gibt es Hinweise, dass Fruktose oxidativen Stress in den Mitochondrien, also den „Kraftwerken" unserer Zellen, verursacht und den Harnsäuregehalt im Blut erhöht.[94]

Wo finden wir Fruktose überall? Natürlich in Obst, aber vor allem in Obstsäften, wo sie konzentriert ist. Das Gemeine an Säften ist außerdem, dass sie nicht satt machen, egal wie kalorienreich sie sind. Man kann also trinkenderweise jede Menge Fruktose und anderen Zucker zu sich nehmen und trotzdem kein Sättigungsgefühl empfinden. Das gilt natürlich auch für Cola und andere süße „Erfrischungsgetränke", die besonders viel Fruktose enthalten und zur Hälfte dafür verantwortlich sind, dass der Durchschnittsamerikaner heute 20-mal mehr Zucker konsumiert als noch 1822.[95]

Außerdem wird Fruktose heute von der Lebensmittelindustrie in konzentrierter Form bevorzugt als Süßungsmittel in allen erdenklichen Produkten vom Lutscher bis zur Wurst (!) eingesetzt. Die verbreitetste Form ist Fruktosesirup aus Mais, auch bekannt als Maissirup. Er ist billig und sehr süß, das macht ihn so beliebt. Meistens wird er als „Fruktose-Glukose-Sirup" deklariert, aber das ist irreführend, da er bis zu

90 Prozent Fruktose enthält. Dies ist besonders alarmierend angesichts der Tatsache, wie sehr Fruktose dick machen kann. Wenn auf Produkten für Kinder also steht, dass extra für die Kleinen nur mit der „Süße aus Früchten" gesüßt wurde, und es sich aber in Wirklichkeit um pure Fruktose oder Fruktose Glukose Sirup (egal ob aus Früchten oder Mais) handelt, dann ist dies eine Täuschung der Verbraucher. Es ist auch nicht natürlich, egal wie natürlich sich „Fruchtzucker" oder „Süße aus Früchten" anhört. In der Natur hat Fruktose immer ein Gegengewicht in Form von Glukose, die beiden treten immer ungefähr im Verhältnis fifty-fifty auf.

Für manche ist Fruktose besonders verhängnisvoll. Es sind Menschen mit Fruktoseintoleranz. Streng genommen haben wir alle eine Fruktoseintoleranz oder vielmehr eine beschränkte Toleranz für Fruktose. Das liegt daran, dass Fruktose, anders als Glukose, im Darm nicht aktiv aufgenommen wird. Glukose wird von der Darmschleimhaut so gut wie komplett resorbiert, weil der für sie spezifische Transportmechanismus unabhängig von der Konzentration die Darmbarriere überwinden kann. Fruktose aber trudelt an der Darmwand entlang und wird nur dann über den Transporter GLUT5 in die Zellen der Darmschleimhaut und daraufhin in die Blutbahn aufgenommen, wenn sie eine bestimmte Konzentration erreicht – „passiv" eben. Wird die Fruktose von einem etwa gleich großen Anteil Glukose durch den Darm begleitet – wie es die Natur bei Honig oder Obst so praktisch eingerichtet hat –, so „hilft" die Glukose dabei, auch Fruktose mit in die Blutbahn aufzunehmen, indem sie den Transporter GLUT5 stimuliert. Überwiegt die Fruktose aber bei Weitem oder liegt eine verminderte Anzahl oder Aktivität von GLUT5-Transportproteinen vor, so kann Fruktose im Dünndarm verbleiben und sogar in den Dickdarm gelangen.[96/97]

Dort stürzen sich jede Menge hungriger Mikroorganismen auf das gefundene Fressen und vergären es, wobei Gase entstehen. Die Folge: Bauchschmerzen, Völlegefühl, Blähungen und Durchfall. Hat jemand diese Probleme besonders ausgeprägt, gilt er als fruktoseintolerant; dies betrifft etwa 30 bis 40 Prozent aller Mitteleuropäer.[98] Viele Menschen kennen diese Symptome davon, wenn sie zu viele Äpfel oder Apfelmus gegessen haben. Äpfel und Birnen enthalten deutlich mehr Fruktose als Glukose, so kommt es zu diesen Beschwerden, die aber bei Menschen ohne Fruktoseintoleranz nicht zu einer dauerhaften Belastung führen.

Die Aufnahme von Fruktose kann durch die Aufnahme von Sorbit zusätzlich gehemmt werden, weil Sorbit ebenso den GLUT5-Transporter benutzt und daher mit Fruktose um die Resorption konkurriert. Sorbit ist ein Zusatzstoff in vielen Lebensmitteln und auch in Steinobst enthalten.

Wenn Sie den Verdacht haben, fruktoseintolerant zu sein, können Sie dies beim Arzt herausfinden. Dafür gibt es einen Atemtest, der sich die Tatsache zunutze macht, dass nichtresorbierte Fruktose von Bakterien verstoffwechselt wird und dabei Gase (Wasserstoff oder Methan) entstehen, die wiederum in die Blutbahn gelangen und zum Teil über die Atemwege entsorgt werden.

Zusammengefasst ist Fruktose für die meisten Menschen in den Mengen, wie sie in Obst vorkommen, und vor allem in der bei Obst gegebenen Gegenwart von Glukose kein Problem – sehr wohl aber als Zusatzstoff.

Süße Alternativen

Zucker jedweder Form gehört zu der Sorte „schnelle Kohlenhydrate", weil entweder gar keine (bei Monosacchariden) oder nur ganz wenig (bei Disacchariden) enzymatische Aufspaltung notwendig ist, um sie im Verdauungstrakt zu resorbieren und in die Blutbahn zu überführen.

Bei der DGE (Deutsche Gesellschaft für Ernährung) werden „langsame Kohlenhydrate" (also Stärke) ganz anders beurteilt als Zucker („schnelle Kohlenhydrate"). Von zu viel Zucker wird abgeraten, während langsame Kohlenhydrate das Fundament unserer täglichen Ernährung bilden sollen. Letztlich wird Stärke aber, wie schon ausgeführt, im Verdauungstrakt in Monosaccharide zerlegt und diese werden genauso behandelt wie anderer Zucker, nur dass bei Stärke die Reise vom Mund in die Blutbahn etwas länger dauert (daher „langsam"). Und so gibt es unter den Paleolanern eine gewisse Anzahl, die metabolisch gesehen keinen Unterschied zwischen Zucker und Stärke machen. Viele davon stehen beidem ablehnend gegenüber. Andere befürworten den mehr

Honig

Honig ist als Süßungsmittel unter Paleolanern recht beliebt. Wussten Sie, dass die Konsistenz von Honig davon abhängt, wie sein Mengenverhältnis von Glukose zu Fruktose ist? Je flüssiger ein Honig ist, desto mehr Fruktose enthält er (etwa Robinienhonig, oft als „Akazienhonig" bezeichnet; ein anderes Beispiel ist Waldhonig). Wenn Sie auf Fruktose sensibel reagieren, versuchen Sie es lieber mit Rapshonig oder einem anderen Honig, der bei Zimmertemperatur streichfest oder sogar hart ist. Allerdings ist jeder Honig direkt nach der Ernte flüssig, er kristallisiert nur umso schneller, je höher sein Glukoseanteil ist (maximal 1:1).

oder weniger regelmäßigen Konsum von stärkehaltigen Knollen und Wurzeln, die natürlich gegenüber Zucker mindestens den Vorzug haben, dass sie relativ nährstoffreich (reich an Vitaminen, Mineralien, Spurenelementen) sind. Haushaltszucker wird jedoch im Allgemeinen nicht benutzt. Wenn Paleolaner überhaupt Süßungsmittel verwenden, ist es in der Regel Honig, jedoch nur geringe Mengen davon.

Die Vorzüge von Honig wurden schon in der Antike und in der Ayurveda-Medizin gelobt. Wahrscheinlich geht dies auf die antimikrobiellen Stoffe im Honig zurück, die den Bienenstock davor bewahren sollen, von Schädlingen und Mikroorganismen eingenommen zu werden. Honig kann dadurch auch bei externer Anwendung die Wundheilung beschleunigen. Manche Honigsorten wirken besonders stark antimikrobiell, zum Beispiel Manukahonig. Der Grund liegt in den enthaltenen Enzymen, die bestimmte mikrobielle Proteine spalten und so etliche Bakterien und Pilze abtöten, die im Dünn-darm Ärger machen können.[99/100] Diese Enzyme werden allerdings durch Erhitzen zerstört. Daher sollte man einheimischen Honig kaufen, da die deutschen Bestimmungen vorsehen, dass Honig wenigstens nur kalt geschleudert werden darf. Darüber hinaus ist Honig direkt vom Imker auf jeden Fall vorzuziehen, weil man nur dann sicher sein kann, dass er auch nach dem Schleudern nicht erhitzt und/oder gefiltert wurde.[101] Wenn man sowieso vorhat, mit dem Honig zu kochen oder zu backen, ist dies natürlich egal. Honig enthält übrigens, anders als raffinierter Zucker, ebenfalls Nährstoffe, zum Beispiel B-Vitamine und Mineralstoffe.

Warum werden dann eigentlich nicht einfach Süßstoffe verwendet? Nun, Süßstoff gab es sicher nicht in der Steinzeit und nicht mal in der vorindustriellen Zeit. Es gibt darüber hinaus aber konkrete Anhaltspunkte, die Süßstoffen gegenüber skeptisch machen.

Für mich ist der wesentlichste Punkt der, dass Süßstoffe unser Gehirn veralbern.

Wenn unsere Geschmacksnerven etwas Süßes wahrnehmen, meldet das Gehirn dem Verdauungssystem und Stoffwechsel, dass sie sich auf Kohlenhydrate einstellen sollen. Bleiben die Kohlenhydrate aus, so meldet wiederum der Körper, dass er jetzt verdammt noch mal endlich seinen Zucker haben will.[102] Auf diese Weise entsteht, egal, wie viel schon gegessen wurde, neuer Appetit auf Kohlenhydrate und speziell auf Süßes; das Sättigungsgefühl wird außer Kraft gesetzt.[103/104] Das passiert bei synthetischen Süßstoffen genauso wie bei Stevia, weswegen ich beides nicht benutze.

Einer der beliebtesten Süßstoffe ist Aspartam, welches regelmäßig im Verdacht steht, neurologischen Schaden anzurichten, insbesondere bei Kindern.[105] Auch andere mögliche Nebenwirkungen werden sehr häufig gemeldet.

Wie viel von was und warum?

Ich habe Ihnen ja schon von der Blutzucker-Achterbahn erzählt und dass die Paleo-Ernährung aufgrund des Wegfalls von Getreide und industriell hergestellten Snacks und Fertiggerichten vergleichsweise wenig Kohlenhydrate enthält.

Die Paleo-Ernährung ist aber nicht zwangsläufig die ausgesprochene Low-Carb-Ernährung, als die sie in den Medien oft bezeichnet wird. (Der Begriff kommt von „low carbohydrate", übersetzt „wenig Kohlenhydrate".) Die Paleo-Ernährung in ihrer ganzen Bandbreite und mit ihrer Fülle an Interpretationsmöglichkeiten macht in Bezug auf die Makroverteilung – das ist die Art, wie sich unsere Nahrung in Bezug auf die Energielieferanten Fett, Protein und Kohlenhydrate zusammensetzt – keine festen Vorschriften.

Meiner Meinung nach sollte man nicht zu jeder Mahlzeit ein sehr kohlenhydratlastiges Nahrungsmittel wie zum Beispiel Kartoffeln oder Süßkartoffeln, geschweige denn süßes und stärkehaltiges Gebäck essen – egal wie paleo-konform es theoretisch ist. Das Risiko, nicht mehr ohne Weiteres aus der Achterbahn aussteigen zu können, ist zu groß.

Da, wie wir schon wissen, Protein an sich nicht dazu gedacht ist, als Energieressource „verbrannt" zu werden, und Kohlenhydrate zumindest als dauerhafte Hauptenergiequelle ungeeignet sind, ist es nun Zeit, sich noch einmal dem Fett zuzuwenden.

Ich möchte Ihnen an dieser Stelle eine Ernährung vorstellen, die zur Behandlung von Epilepsie empfohlen wird, manchmal auch bei Diabetes und Fettleibigkeit (bei Letzterem allerdings – noch – nicht in Leitlinien der Ärztegesellschaften). Als weitere Einsatzgebiete sind Niereninsuffizienz (insbesondere bei Diabetes)[106] und sogar Krebs im Gespräch. Es handelt sich um die ketogene Ernährung.

Es geht auch ohne Kohlenhydrate – die ketogene Ernährung

Die ketogene Ernährung beinhaltet den Konsum von sehr wenig oder fast keinen Kohlenhydraten, viel Fett und moderaten Eiweißmengen. Sie führt zum Zustand der

Ketose, einem Zustand, der durch einen alternativen Energiegewinnungsweg gekennzeichnet ist. Dieser Weg steht uns als Alternative zur Verbrennung von Glukose zur Verfügung, wahrscheinlich, um Hungerphasen oder lange Jagdausflüge zu überstehen. Beim Fasten kommt der Mensch automatisch in Ketose, indem er seine Fettvorräte aufbraucht. Der gesunde Mensch hat, auch wenn er schlank ist, Fettdepots, die ihm in schlechten Zeiten Energie liefern können – und zwar mehrere Wochen lang. Unser Körperfett ist eine sehr langlebige, dichte und beständige Energiereserve, deren Nutzung genetisch durchaus vorgesehen und unschädlich ist – anders als der kannibalistisch anmutende Abbau von Muskelgewebe, den ich im Zusammenhang mit dem Proteinstoffwechsel bereits angesprochen habe. Seine Langlebigkeit unterscheidet ihn auch vom Glykogenspeicher, der insbesondere bei einer kohlenhydratdominierten Stoffwechsellage von Bedeutung ist und uns nur einige Stunden mit Energie versorgt, je nach Aktivität.

Wenn der Körper keine Kohlenhydrate zur Verfügung gestellt bekommt, braucht er erst mal seine Vorräte im Glykogenspeicher auf. Wenn diese leer sind und immer noch keine Kohlenhydrate nachgeliefert werden, verbraucht er Fett, sei es das körpereigene oder, falls vorhanden, das konsumierte – oder eine Mischung aus beidem.[107]

Wir erinnern uns: Fette sind Triglyceride, Fett besteht also aus vielen kleinen Verbindungen, die wiederum aus drei Fettsäuren und einem Glycerinmolekül aufgebaut sind.

In dieser Form nehmen wir es auf, ganz egal, ob es Speck, Olivenöl oder Butter ist, und in dieser Form lagern wir es auch ein, ein bisschen in der Muskulatur, das meiste aber in spezialisierten Fettzellen.

Wenn nun auf dieses Fett zugegriffen werden soll, muss es zunächst wieder in Glycerin und die drei Fettsäuren aufgespalten werden. Die meisten Körperzellen können daraufhin Fettsäuren als Energiequelle verbrennen. Das Gehirn kann dies so gut wie gar nicht, weil insbesondere langkettige Fettsäuren nicht die Blut-Hirnschranke passieren können. Deswegen stellt unser Körper aus Fett (sowohl aus dem Glycerinteil als auch aus manchen Fettsäuren) und Protein auch extra ein bisschen Glukose her (den Prozess kennen wir schon vom Abschnitt über Protein: Glukoneogenese). Diese Glukose dient unserem Gehirn anfangs als Energiequelle. Nach ein paar Tagen aber beginnt unsere Leber ein Produkt zu nutzen, das unsere Körperzellen beim Verbrauch von Fettsäuren „abwerfen" (wer es genau wissen will: den Energieträger Acetyl-CoA), und stellt mit dessen Hilfe sogenannte Ketonkörper her. Diese können wie Glukose die Blut-Hirnschranke überwinden und vom Gehirn als Energiequelle genutzt werden. Die Nutzung von Ketonkörpern durch das Gehirn ist für das gesamte System schonender und effektiver als die Verbrennung eigens hergestellter Glukose.[108] Ein bisschen Glukoneogenese wird trotzdem weiterhin betrieben, weil die roten Blutkörperchen nur Glukose als Energiequelle verwerten können.

Solange die Ketose andauert, bleibt der Insulinspiegel die ganze Zeit konstant und sehr niedrig. Die Ketose kann also ein gutes Mittel sein, um den Insulinrezeptoren eine Auszeit zu gönnen und ihre Funktion wiederherzustellen. Aus meiner Beobachtung kann ich berichten: Manche Menschen betrachten eine Ketosediät als eine Art Kur, die man in regelmäßigen Abständen für einige Zeit durchführt, um diesen „Muskel" des Stoffwechsels zu trainieren oder um den Neustart-Knopf an der Stoffwechselmaschine zu drücken, wenn man zum Beispiel den Eindruck hat, in letzter Zeit zu oft Blutzucker-Achterbahn gefahren zu sein. Ich spekuliere ja, dass auch der angebliche Nutzen der so sehr beliebten „Entschlackungs"- und „Entgiftungs"-Kuren, die ja hauptsächlich Fastenkuren sind, vor allem auf eine zeitweise Ketose zurückzuführen ist, ebenso wie das sich dabei schließlich einstellende Wohlgefühl.

Andere Menschen, insbesondere ein Teil der Paleolaner, schwören auf die ketogene Ernährung als Dauerlösung vor allem für all diejenigen, die viele Jahre an hohem Übergewicht und/oder Insulinresistenz gelitten haben.

Ich wollte auf jeden Fall, dass Sie mal etwas von der ketogenen Ernährung gehört haben, denn falls Sie sich im Internet oder im echten Leben künftig in „Paleo-Kreisen" tummeln, werden Sie früher oder später mit der Thematik in Kontakt kommen.

Ob die Ketose einem guttut oder nicht, kann jeder einmal selbst für sich herausfinden. Wer es ausprobieren will, sollte sich wenigstens zwei Wochen Zeit geben. Die Umstellung auf die Ketose ist oft anfangs mit leichtem Unwohlsein und Kopfschmerzen verbunden (sogenannter „Carb-Kater"). Ob Sie wirklich in Ketose sind, lässt sich anhand von Ketonkörpern im Blut oder im Urin feststellen. Es gibt dafür auch Teststäbchen, die Sie sich selber in der Apotheke kaufen können. Allerdings erkennen diese Teststäbchen nur eine bestimmte Sorte von Ketonkörpern, die mit der Zeit aus dem Urin verschwindet, weil der Körper nach einer Eingewöhnungsphase immer besser darin wird, diese Ketonkörper effektiv zu verbrauchen. Wenn Sie also meinen, in Ketose zu sein, und Ihre Teststäbchen keine Ketonkörper anzeigen, kann ein Bluttest beim Arzt Klarheit bringen.

Ein kleiner Hinweis zur Fettmenge: Um in Ketose zu kommen, müssen Sie *ungefähr* 65 bis 75 Prozent Ihres Energiebedarfs (Ihrer Kalorien) durch Fett abdecken und Sie sollten nicht mehr als zehn Prozent Ihrer Kalorien aus Kohlenhydraten beziehen. Jetzt könnte man denken, dass eine solche Ernährung eine Tortur ist und man bereits zum Frühstück einen Becher Kokosöl auslöffeln müsste, so wie andere Leute Joghurt essen, und es dann zum Mittagessen ein Stück Butter mit Speck als Beilage gibt. So extrem ist es nicht, und zwar weil Fett eine viel dichtere Energiequelle als Kohlenhydrate und Protein ist. Wir erinnern uns: Auf ein Gramm Fett kommen neun Kalorien, während auf ein Gramm Kohlenhydrate beziehungsweise Protein nur jeweils vier Kalorien kommen. Sie sollen also nicht zu 75 Prozent Fett auf dem Teller haben, gewichts- oder volumenmäßig.

Alle gesunden Menschen sind ab und zu in leichter Ketose, wenn sie länger nichts essen, zum Beispiel nachts. Um die Ketose, die aus ketogener Ernährung (viel Fett, wenig Kohlenhydrate, moderate Mengen Protein, normal hohe Gesamtenergiezufuhr) resultiert, von der Ketose abzugrenzen, die vom Fasten beziehungsweise Hungern (wenig oder gar keine Kalorien) kommt, wurde von den Ernährungswissenschaftlern Stephen D. Phinney und Jeff S. Volek der Begriff „nutritional ketosis" (genährte Ketose) geprägt. Für diese Form der Ketose, die man bei der ketogenen Ernährung anstrebt, sind Ketonkörperkonzentrationen von 0,5 bis 3,0 Millimol pro Liter typisch.[109]

Ketonkörper sind zwar „sauer", aber die Nieren sind in der Lage, diese Säure abzupuffern und im Blut einen normalen pH-Wert zu gewährleisten. Ein Produkt der Ketose ist Aceton, welches über die Lunge entsorgt wird, weswegen man es insbesondere während der Umstellung auf eine ketogene Ernährung noch manchmal im Atem riechen kann. Das ist der gleiche Geruch nach fauligem Obst, den ich im Zusammenhang mit Typ-1-Diabetes schon einmal erwähnt habe. Aber keine Sorge – eine Ketose ist keine *Ketoazidose*, also nicht vergleichbar mit dem lebensgefährlichen Zustand, der bei Diabeteskranken der Grund für diesen Mundgeruch sein kann.[110]

Ich persönlich halte die Ketose trotzdem für keinen sehr geeigneten Dauerzustand und glaube auch nicht, dass sie ein natürlicher Dauerzustand des Menschen ist.

Oft ist zu lesen, dass die Eskimos permanent in Ketose leben oder früher lebten. Aber erstens befinden sich unter den Lesern dieses Buches wahrscheinlich nicht viele Eskimos. Den regionalen Aspekt empfinde ich als durchaus relevant, denn Menschen sind erwiesenermaßen genetisch an die Umweltbedingungen ihrer jeweiligen Region angepasst (beziehungsweise der Region ihrer Vorfahren). Denken wir beispielsweise an die Toleranz für Laktose und ihre Beschränkung auf bestimmte Erdteile. Und zweitens ist es fraglich, ob das tatsächlich stimmt. Die Begründung für die Annahme lautet, dass es im ewigen Eis kein Obst und Gemüse gibt und die Eskimos vor allem von fettem Fisch und fetten Meeressäugern (Robben, Walrossen, Walen etc.) lebten.

Den meisten Quellen zufolge aßen die Eskimos aber zu viel Protein und zu wenig Fett,[111/112/113] um dauerhaft in Ketose zu sein; auch eine spezielle genetische Anpassung, durch die es ihnen leichter fallen könnte, aus Protein Glukose für das Gehirn herzustellen, ist diskutiert worden.[114] Neben fetten Meerestieren jagten Eskimos auch Bären, Karibus und Wasservögel und sammelten deren Eier. Das Fleisch dieser Tiere ist vergleichsweise mager, und da das Fleisch roh verzehrt wurde, wurden beträchtliche Mengen an gespeichertem Glykogen konsumiert, also Kohlenhydrate; überraschend viel Glykogen ist auch in nahezu allen Geweben der Meeressäuger enthalten, die in kaltem Wetter und ohne Garung ungewöhnlich lange erhalten bleiben und so den Menschen zur Verfügung standen.[115/116/117] Ebenso sind in gut durchbluteten

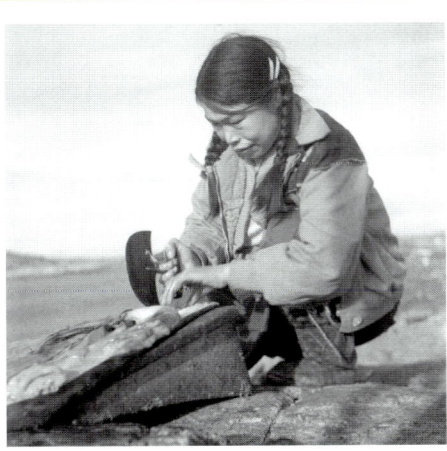

Eine kanadische Inuitfrau reinigt ein Robbenfell
Flickr Creative Commons Licence: Rosemary Gilliat, National Film Board of Canada, Photothèque, Library and Archives Canada, PA-146506.

Innereien wie Niere und Leber Kohlenhydrate (im Blut) enthalten, und Innereien sind ein wichtiger Bestandteil der Eskimonahrung. Darüber hinaus aßen die Eskimos traditionell auch den pflanzlichen, vorverdauten Mageninhalt ihrer Jagdbeute, der ebenfalls Kohlenhydrate enthält.[118] All diese Faktoren verhindern sehr wahrscheinlich eine dauerhafte Ketose bei den Eskimos.

Der Körper braucht nicht in Ketose zu sein, um Fett zu verbrennen. Er kann nur kein Fett verbrennen, wenn Sie permanent Blutzucker-Achterbahn fahren und er deswegen nicht mehr daran denkt, dass es neben der Glukose auch noch andere schöne Dinge im Leben gibt – wie zum Beispiel Fettsäuren, die man ebenfalls direkt zur Energiegewinnung benutzen kann. Sie können übrigens ohne weiteres Fett essen und gleichzeitig Körperfett verbrennen; der Körper hat kein Problem damit, beide Fettquellen gleichzeitig zu nutzen. Mit anderen Worten: Fett kann schlank machen.

Der Weg des Fettes

Fett macht jedenfalls nicht fett – das hatte ich ja schon an früherer Stelle gesagt und möchte es hier noch einmal verdeutlichen. Es wäre ein Irrtum anzunehmen, dass das Fett, was bei uns oben reinkommt, im Großen und Ganzen unverändert direkt zum Hüftgold wandert und sich dort zu den bestehenden Fettdepots gesellt. Fette, also Triglyceride, werden zunächst im Dünndarm von unserem Verdauungsenzym, der Lipase, in ihre Einzelteile zerlegt, also in einzelne Fettsäuren und Glycerinmoleküle. Diese Einzelteile werden schließlich kurz vor dem Dickdarm in die Darmschleimhaut aufgenommen, wo sie kurzerhand wieder zu Triglyceriden zusammengesetzt werden. Von dort aus geht die Reise in das Lymphsystem und schließlich ins Blut, welches die Fette überall im Körper verteilt. An dieser Stelle entscheidet sich das vorläufige Ziel der Reise. Die Fette können entweder von verschiedenen Zellen erneut zerlegt und als Energiequelle verbraucht werden, oder sie werden im Fettgewebe abgelagert. Das entscheidet aber weder die konsumierte Fettmenge noch die konsumierte Fettsorte – das entscheidet die in diesem Moment bestehende Glukosekonzentration im Blut, auch bekannt als Blutzucker. Denn hoher Blutzucker heißt viel Insulin und wird übersetzt als folgende Botschaft des Stoffwechsels:

„Nein danke, ich kann gerade keine Energie verbrauchen, hab selber schon zu viel!"; und beides zusammen heißt: Signal zum Ausbau der Fettreserven![119]

Es ist anders herum nicht einmal nötig, Fett zu essen, um Fett anzusetzen. Die menschliche Leber ist in der Lage, ganz ohne konsumiertes Fett Körperfett zu synthetisieren, wenn genug Energie (zum Beispiel aus Kohlenhydraten) und Insulin (ja, genau, wegen Kohlenhydraten) da sind.[120] Die Synthese von Fettsäuren ohne Fettvorstufen aus der Nahrung wird „de-novo"-Lipogenese genannt, wie schon erwähnt.[121] Bei Insulinresistenz und Diabetes wird verstärkt „de-novo"-Lipogenese betrieben, weil der andere Weg, Glukose aus dem Blut abzuziehen, ja nur noch sehr eingeschränkt funktioniert.

Selbst wenn Sie die Energie aus konsumiertem Fett nicht sofort verbrauchen, heißt das nicht, dass Sie direkt merklich zunehmen. Der Normalzustand ist, dass Sie ständig ein bisschen Fett verbrauchen und ein bisschen was für später einlagern und dies dann bei gegebener Zeit still und leise aufbrauchen, ohne dass Sie davor oder dabei einen Mordshunger bekommen müssen. Das klappt alles wunderbar, solange der Insulinspiegel nicht dazwischenfunkt. Insulin sendet den Fettdepots zunächst das Signal, den Fettverbrauch einzustellen, damit erst mal vorrangig der überschüssige Blutzucker verbraucht und abgebaut werden kann. Zum Problem wird dies bei Passagieren der Blutzucker-Achterbahn in einer Talfahrt, also bei einem Blutzuckerabfall, d.h. wenige Stunden nach der letzten Mahlzeit.

Sie bekommen auch dann Hunger, wenn eigentlich genug Fettreserven da wären, von denen der Körper zehren könnte. Der Körper hat es sich dann gründlich im Zuckerverbrennungsmodus gemütlich gemacht und schaltet nicht mehr so ohne Weiteres in den Fettverbrennungsmodus.

Man darf beim Weg des Fettes natürlich nicht vergessen, dass Fettsäuren neben energetischen auch strukturelle Aufgaben haben, zum Beispiel als Bestandteile von Zellmembranen. Da im Gehirn extrem große Mengen an Omega-3-Fettsäuren vorhanden sind und Omega 3 essenziell ist, also von uns nicht „de novo" synthetisiert werden kann, nimmt man auch an, dass ein gewisser Konsum von Omega 3 wichtig für das Gehirn ist. Interessanterweise ist noch wenig darüber bekannt, wie Omega-3-Fettsäuren, die ja zu den langkettigen Fettsäuren gehören, die Blut-Hirnschranke überwinden.[122] Dass sie es schaffen, konnte auf jeden Fall schon gezeigt werden.[123]

Ketose ist nicht für alle das Richtige: einiges über Hormone

Ich selber habe die ersten eineinhalb Jahre meiner Paleo-Zeit extrem low-carb gelebt, zeitweise sicher ketogen, und in dieser Zeit sehr stark abgenommen, was ich eigentlich nicht wollte, da ich ohnehin schlank war. Ich konnte es aber gar nicht verhindern; ich aß mehr als reichlich und bis zur vollständigen Sättigung, trotzdem purzelten die Pfunde. Aus meiner Erfahrung muss ich schließen, dass eine Low-Carb-Ernährung hervorragend zum Abnehmen geeignet ist.

Vor meiner Paleo-Zeit hatte ich immer recht wenig Fett gegessen (schließlich ernährte ich mich ja „gesund"), und dies hatte nie einen solchen Effekt gehabt. Da ich wieder zunehmen wollte, fing ich schließlich an, mehr stärkehaltige Knollen und ähnliches in meinen Speiseplan einzubauen, womit es mir sogar noch besser ging und ich außerdem tatsächlich etwas zulegen konnte.

Vielleicht fragen Sie sich, warum ich kein Fan einer ketogenen Ernährung als Dauerzustand bin. Überhaupt befürworte ich keine extreme Low-Carb-Ernährung auf Dauer und würde bestimmten Personengruppen davon abraten.

Die wichtigste, weil größte Personengruppe sind *Frauen*. Es gibt Hinweise darauf, dass Frauen in unserer prähistorischen Vergangenheit mehr Stärke und generell Kohlenhydrate gegessen haben als Männer.[124] Bei bestehenden Stammeskulturen ist dies zum Teil so, zum Beispiel bei den Hadza in Tansania: Dort gehen die Männer häufiger auf die Jagd, während die Frauen häufiger Früchte und wildes Gemüse ernten, also stärke- und zuckerhaltige Nahrungsmittel. Zwar ist es alles andere als erwiesen und unter pragmatischen Gesichtspunkten fraglich, dass die Rollen in der Steinzeit so streng und eindeutig zugewiesen waren, wie uns dies alte Schulbücher weismachen wollen, nämlich Männer = Jäger, Frauen = Sammler; zumal auch in bestehenden indigenen Kulturen ganz verschiedene Rollenverteilungen bezüglich der Nahrungsbeschaffung zu beobachten sind. Dennoch gibt es auch im Hinblick auf den Stoffwechsel

Hinweise, dass Frauen in der Regel mehr Kohlenhydrate brauchen als Männer. Unter den vielen US-amerikanischen Paleo-Autoren ist es die Wissenschaftlerin Sarah Ballantyne, die Paleo-Mom-Bloggerin und Autorin von „The Paleo Approach", die diesen Aspekt erstmals detailliert beleuchtet hat. In einem aktuellen Interview[125] sagt sie, dass eine ketogene Ernährung den Hormonhaushalt negativ beeinflussen könne, indem die Hypothalamus-Hypophysen-Gonaden-Achse gestört werde, insbesondere bei Frauen.

Zur Begriffserklärung: Der Hypothalamus ist ein kleiner, aber wichtiger Teil des Gehirns, befindlich ziemlich in der Mitte, also direkt oberhalb des Hirnstamms. Der Hypothalamus überwacht und steuert zentrale lebenswichtige Funktionen wie Hunger, Durst, Schlafbedürfnis, Körpertemperatur und so weiter. Direkt an den Hypothalamus angeschlossen ist die Hypophyse, auch bekannt als Hirnanhangsdrüse. Diese empfängt Kommandos vom Hypothalamus und sendet wiederum Befehle an verschiedene Hormon produzierende Organe im Körper, unter anderem auch an die Gonaden, also die Produzenten von Sexualhormonen (Östrogen, Testosteron und Progesteron); bei Frauen sind die Gonaden die Eierstöcke, bei Männern sind es die Hoden. Die Hypothalamus-Hypophysen-Gonaden-Achse bezeichnet also den Regelkreis, durch den die Ausschüttung von Sexualhormonen gesteuert wird.

Die Störung der Hypothalamus-Hypophysen-Gonaden-Achse äußere sich bei ketogen lebenden Frauen, so Ballantyne, häufig in unregelmäßigen Zyklen oder sogar dem Ausbleiben der Menstruation. Natürlich habe dies auch ungewollte Auswirkungen auf die Fruchtbarkeit. Der Grund sei ein Absinken sowohl des Östrogen- als auch des Progesteronspiegels.

Einen ganz ähnlichen Effekt könne die ketogene Ernährung auf die Versorgung des Körpers mit Schilddrüsenhormonen haben. Hier sei nicht in erster Linie die fehlende Ausschüttung des Hormons Thyroxin (auch T4 genannt) durch die Schilddrüse schuld, sondern eine mangelnde Umwandlung dieses Hormons in das stoffwechselaktive Hormon Trijodthyronin (T3). Damit kommen wir indirekt gleich zur zweiten Gruppe, nämlich der Gruppe mit *Schilddrüsenunterfunktion*. Zwischen der Gruppe der Frauen und dieser Gruppe gibt es allerdings eine erhebliche Überschneidung, da wesentlich mehr Frauen als Männer von Schilddrüsenproblemen betroffen sind. Ebenfalls interessant zu wissen: Ein Mangel des Hormons T3 kann sich wiederum negativ auf die Spiegel der Sexualhormone und die normale Funktion der Fortpflanzungsorgane auswirken; ein Zusammenhang zwischen Schilddrüsenfunktion und Fruchtbarkeit ist daher in endokrinologischen Praxen wohlbekannt. Eine solche aus einer ketogenen Ernährung resultierende Umwandlungsstörung sei, so Ballantyne, auf die mangelnde Unterstützung der Umwandlung durch Insulin zurückzuführen, welches ja bei extremer Low-Carb-Ernährung nur in geringem Umfang produziert wird.[126]

Schilddrüsenunterfunktion und Umwandlungsstörung

Die Versorgung des Körpers mit den Schilddrüsenhormonen T4 und T3 erfolgt analog zu den Sexualhormonen über die Hypothalamus-Hypophysen-Schilddrüsen-Achse beziehungsweise über den hierüber definierten Regelkreis. Der Hypothalamus überwacht den Spiegel der Schilddrüsenhormone im Blut und veranlasst bei Bedarf die Hypophyse dazu, das Thyreoidea-stimulierende Hormon (TSH) auszuschütten. Wie der Name schon sagt, stimuliert dieses Hormon die Schilddrüse, regt sie also dazu an, hauptsächlich T4 und kleine Mengen T3 zu produzieren. Die Schilddrüsenhormone werden von allen Körperzellen gebraucht, um den Stoffwechsel am Laufen zu halten.

Im nächsten Schritt wird sodann bei Bedarf das „Vorratshormon" T4 in die aktive Form T3 umgewandelt. Dies geschieht hauptsächlich in der Leber und im Darm. Die Leber produziert Enzyme namens Dejodinasen, die vom T4 eines seiner vier Jodatome abspalten, sodass T3 dabei herauskommt. Wie man unlängst herausgefunden hat, spielt für die Umwandlung im Darm das Darm-Mikrobiom (früher auch „Darmflora" genannt) eine wichtige Rolle. Es liegt also nahe, dass ein gestörtes Mikrobiom beziehungsweise ein kranker Darm die Umwandlung beeinträchtigen kann. So wird eine Vorstufe von T3 im Darm erst aktiviert, indem es von einem Enzym namens Intestinale Sulfatase gespalten wird – und dieses wird von bestimmten Darmbakterien zur Verfügung gestellt.[127]

Oft lassen insbesondere Hausärzte lediglich das TSH bestimmen, um die Schilddrüsenfunktion zu beurteilen. Leider kann dieser eine Wert die tatsächliche Versorgung eines Patienten mit Schilddrüsenhormonen oft schlecht widerspiegeln. Eine Umwandlungsstörung ist nur eines von vielen Szenarien, bei denen das TSH im normalen Spektrum liegen kann, während die Zellen jedoch sehr schlecht mit T3 versorgt sind.

Ein weiterer Effekt einer Umwandlungsstörung ist übrigens eine vermehrte Produktion eines Hormons namens rT3 (kurz für „reverses T3"). Dieses Hormon hat keine Stoffwechselwirkung, dockt aber ungünstigerweise an denselben Zellrezeptoren an wie „echtes" T3 und besetzt diese, wodurch die Zellen eines Patienten mit Umwandlungsstörung doppelt in die Röhre gucken.[128] Man kann seinen rT3-Spiegel von Labors bestimmen lassen; ist er hoch, insbesondere in Relation zum „echten" T3, so ist dies ein Hinweis auf eine Umwandlungsstörung. Allerdings sind nicht einmal alle Fachärzte sehr vertraut mit diesem Krankheitsbild; es lohnt sich also gegebenenfalls, nachzubohren.

Insgesamt ist die Versorgung von Schilddrüsenpatienten ziemlich schlecht; viele Leiden bleiben un- oder unterdiagnostiziert. Da Schilddrüsenerkrankungen als „leicht zu behandeln" gelten, werden die meisten Patienten nach der Bestimmung des TSH ohne weiteres Tamtam mit einem Rezept für L-Thyroxin (synthetisches T4) abgespeist. Manchen ist dadurch geholfen, aber Patienten mit Umwandlungsstörung gehören definitiv nicht dazu. Als Betroffene rate ich Ihnen, sich selbst umfassend zu informieren und bei der Wahl des Endokrinologen wählerisch zu sein. Bestehen Sie auf die Bestimmung der sogenannten „freien Werte", also des nicht an Transportproteine gebundenen T4 und T3! Bei Verdacht auf eine Autoimmunerkrankung der Schilddrüse müssen ferner unbedingt die relevanten Antikörper bestimmt werden.

Anzeichen für ein Schilddrüsenproblem können sein: ein Kloßgefühl im Hals, Müdigkeit, Trägheit oder sogar Depression, kalte Hände und Füße, Anämie (Blutarmut), niedriger Blutdruck, hartnäckiges Übergewicht oder – bei Überfunktion – unerklärlicher Gewichtsverlust.

Die möglichen hormonellen Auswirkungen einer extremen Low-Carb-Ernährung sind komplex und erstrecken sich auch auf die Nebennieren, wie Ballantyne weiter ausführt. Die Nebennieren haben funktionell nichts mit den Nieren zu tun, obwohl sie rein örtlich ihre Nachbarn sind. Sie sind ebenso wie die Schilddrüse und die Gonaden

Teil des endokrinen Systems, also des Netzwerks, das in Abstimmung mit den jeweils anderen Komponenten Hormone ausschüttet. In diesem System sind die Nebennieren verantwortlich für die sogenannten Stresshormone Cortisol und Adrenalin. Das Cortisol brauchen wir eigentlich immer, nicht nur, wenn wir gestresst sind. Es ist das Hormon, das uns morgens zum Aufwachen bewegt, indem es um diese Tageszeit seinen höchsten Spiegel erreicht.

Bei andauernder übermäßiger Belastung, zum Beispiel langfristigem und übermäßigem Stress sowie einem schlechten Schlaf-Wach-Rhythmus, können die Nebennieren ermüden und dann nur noch unzureichende Mengen Cortisol ausschütten.[129] Laut Ballantyne kann eine dauerhafte Low-Carb-Ernährung eine solche Nebennierenschwäche hervorrufen. Dies könne bei Frauen wiederum eine bestehende Östrogendominanz verstärken, die unter anderem Zyklusprobleme zur Folge haben kann. In diesem Fall bliebe der oft angestrebte Effekt einer ketogenen Ernährung, nämlich der Gewichtsverlust, aus. Diese Problematik würde durch die negativen Auswirkungen einer ketogenen Ernährung auf den Leptin-Regelkreis, vereinfacht ausgedrückt unsere „Hungerbremsen", noch verstärkt.

Zuletzt kommen wir zur dritten Gruppe, der ich, in Übereinstimmung mit Sarah Ballantyne, keine extreme Low-Carb-Ernährung empfehlen würde. Dies ist die Gruppe der *Autoimmunerkrankten*. Wiederum gibt es eine Überschneidung der Gruppen, da zum einen mehr Frauen als Männer an Autoimmunerkrankungen leiden und zudem viele Schilddrüsenpatienten zugleich Autoimmunpatienten sind. Das liegt einerseits an der relativ weiten Verbreitung von Autoimmunerkrankungen der Schilddrüse (Hashimoto-Thyreoiditis und Morbus Basedow) und andererseits daran, dass gerade Umwandlungsstörungen oft Hand in Hand mit Autoimmunerkrankungen des Verdauungstraktes einhergehen. (Insofern überrascht es nicht, dass ich mit meiner Darmerkrankung auch an einer Umwandlungsstörung leide.)

Laut Ballantyne gibt es viele Anhaltspunkte, die die ketogene Ernährung als wertvolle Therapie bei Krebs erscheinen lassen; jedoch ist genau der Mechanismus, der die Ketose bei Krebs wirksam macht, bei Autoimmunerkrankungen von Nachteil. Da Ballantyne sich als promovierte Biophysikerin für ihren Blog *The Paleo Mom* und ihr Buch „The Paleo Approach" äußerst eingehend und wissenschaftlich fundiert mit den Vorteilen einer Paleo-Ernährung für Autoimmunerkrankungen auseinandergesetzt hat, ist sie für mich in dieser Frage sehr glaubwürdig.

Das Immunsystem lässt sich in zwei Komponenten einteilen: das angeborene Immunsystem und das adaptive Immunsystem. Letzteres spielt sowohl bei Autoimmunerkrankungen als auch bei Krebs eine wichtige Rolle. Bei Autoimmunerkrankungen, so Ballantyne, sei eine Überaktivierung des adaptiven Immunsystems und gleichzeitig eine Unterdrückung von regulierenden Mechanismen des Immunsystems beteiligt. Bei Krebs sei es andersherum: Das unkontrollierte Wachstum von Krebszellen würde durch eine übermäßige Produktion von regulierenden T-Zellen ermöglicht, wodurch das erworbene Immunsystem in seiner Angriffskraft geschwächt würde. Aufgrund der gegensätzlichen Mechanismen seien Autoimmunerkrankte in der Regel relativ wenig krebsanfällig, sofern sie nicht eine immununterdrückende Therapie erhalten, welche oft mit einem erhöhten Krebsrisiko behaftet ist. Eine ketogene Ernährung könne das genannte Ungleichgewicht bei Krebs ausgleichen, indem es das adaptive Immunsystem aktiviere, was zu einer effektiveren Eindämmung unerwünschten Zellwachstums beitrage.

Laut Ballantyne wirkt eine ketogene Ernährung generell regulierend auf das angeborene Immunsystem ein, was Entzündungen reduzieren könne, jedoch sei ein Nutzen für Autoimmunerkrankte unwahrscheinlich, weil bei ihnen das adaptive Immunsystem den Ausschlag für die Entzündungsaktivität gebe.

Kurz: Was bei Krebs ein Vorteil ist, ist bei Autoimmunerkrankungen ein Nachteil. Ein weiterer Effekt einer ketogenen Ernährung ist das „Aushungern" des Darm-Mikrobioms. Wie wir noch sehen werden, gibt es zwischen dem Immunsystem und dem Mikrobiom des Darms eine sehr intensive und eng verknüpfte Zusammenarbeit. Viele Darmbakterien leben von Stärkeüberresten oder Ballaststoffen, und extreme Low-Carb-Ernährungen sind arm an beidem. Dies kann sich über den Umweg des Mikrobioms

wiederum negativ auf das Immunsystem auswirken.

Moderater Kohlenhydratkonsum ist die Devise

Allerdings sei auch die Blutzuckerregulierung bei Autoimmunerkrankungen wichtig, betont Ballantyne. In diesem Zusammenhang sei es interessant zu wissen, dass man abends Kohlenhydrate besser verarbeite als tagsüber; zum Beispiel enthalte unser Speichel am Abend die größte Menge des stärkespaltenden Enzym Amylase, verglichen mit anderen Tageszeiten. (Dies steht im Widerspruch zu den extrem „carblastigen" Frühstücksgewohnheiten in unserem Kulturkreis.)

Sarah Ballantyne empfiehlt aus all diesen Gründen keine ketogene Ernährung (zumindest nicht als Dauerzustand; einzige Ausnahme: Krebs!); sie empfiehlt, täglich zwischen 100 und 200 Gramm Kohlenhydrate zu sich zu nehmen, am besten aus Gemüse, also Nahrungsmitteln, die bei einer gewöhnlichen Portion kein zu großes Potenzial haben, den Blutzucker und damit das Insulin in die Höhe schießen zu lassen (dieses Potenzial nennt man auch „glykämische Last").[130/131/132] Für den typischen Vollkorndeutschen ist 200 Gramm täglich immer noch eine „Low-Carb"-Ernährung, und daher ist dies eine vernünftige und sehr moderate Richtlinie. Die Ketose hat ihren unabdingbaren Platz in der menschlichen Evolution, aber sie ist meiner Meinung nach eine faszinierende und sehr gut funktionierende Überlebensstrategie für Zeiträume von maximal einigen Wochen.

Ein Paleo-Lifestyle kann auch beinhalten, dieses Repertoire des Körpers ab und an auszuschöpfen in der Hoffnung, dass man sich dadurch dem annähert, was unser biologisches „Programm" von seiner Umwelt erwartet. Man sollte sich aber der Risiken bewusst sein und es mit der Dauer nicht übertreiben, insbesondere, wenn man einer oder mehrerer der oben genannten Personengruppen angehört.

Im Alltag schlage ich Folgendes vor: Menschen mit diagnostizierter Insulinresistenz oder Diabetes dürfen ausnahmsweise auch mal ihre Kohlenhydratportionen tatsächlich ausrechnen, für alle anderen sollte die Küche eine taschenrechnerfreie Zone bleiben. Bei Insulinresistenz oder Diabetes sollte die Kohlenhydratmenge etwas niedriger sein, eher um die 60 bis 100 Gramm pro Tag, zumindest, bis das Befinden und die Werte sich deutlich gebessert haben – erst dann kann man vorsichtig herumexperimentieren. Süßkartoffeln und andere sehr stärkehaltige Gemüsesorten sind für sie erst einmal tabu. Für alle anderen gilt: Wenn Sie jeden Tag ordentliche Portionen Gemüse essen, was ich Ihnen ausdrücklich empfehle, und sich einmal am Tag – vorzugsweise abends – eine normal große Menge einer Beilage wie Kartoffeln oder Süßkartoffeln (oder Maniok, oder Taro) gönnen, kommen Sie automatisch in die richtige „Zone".

Alkohol und Kaffee

Bei Alkohol und Kaffee gelten, ähnlich wie bei Milchprodukten, keine klaren „Regeln", aber sehr wohl gibt es Fakten, die man kennen und je nach individueller Situation berücksichtigen sollte. Alkohol verursacht wenige Zeit nach dem Konsum erwiesenermaßen „Leaky Gut".[133] Leute mit Autoimmunerkrankungen sollten Alkohol aus diesem Grund vermeiden oder nur sehr selten trinken. Ich selbst mache bei Feierlichkeiten ab und zu eine Ausnahme und bereue es grundsätzlich am nächsten Tag, da ich sofort Symptome bekomme, die ein paar Tage anhalten. Würde ich regelmäßig Alkohol trinken, würde ich damit nicht nur ein paar Tage Unwohlsein riskieren, sondern einen Schub und damit ein erneutes Aufflammen der Autoimmunaktivität – und langfristig den Verlauf der Erkrankung negativ beeinflussen. Viele alkoholische Getränke fallen bei Paleo ohnehin raus. Bier enthält Gluten und ist daher tabu, sorry, ihr Biertrinker – ich fühle mit euch. Viele Mixgetränke enthalten Zucker, Farbstoffe und/oder Aromastoffe, zu denen ich im nächsten Abschnitt noch ein paar Worte sage. Alkohol beeinflusst auch die Populationen von Mikroorganismen in unserem Darm negativ,[134] stört also das komplexe Gleichgewicht und die Verflechtungen innerhalb dieses Systems, dessen Bedeutung die Wissenschaft gerade erst zu erahnen beginnt.

Kaffee ist bei vielen Paleolanern recht beliebt, insbesondere als morgendlicher Energiekick kombiniert mit einer ordentlichen Portion Fett. Ich rede vom Butterkaffee. Ja, richtig, Kaffee mit geschmolzener Weidebutter, hübsch aufgeschäumt. Dies ist der Latte-Macchiato-Ersatz für viele Paleolaner. Allerdings hat Kaffee seine aufputschende Wirkung ja nicht von ungefähr, sondern wegen seiner Wirkung auf die Nebennieren, wobei Cortisol produziert wird, also das Stress- und Wachmachhormon. Die Nebennieren können insbesondere bei Menschen mit hormonellen Problemen wie Schilddrüsenunterfunktion oder auch bei Dauerstress oder chronischen Entzündungen ohnehin schon am Rande ihrer Belastbarkeit sein. Ein täglicher Tritt in den Hintern mittels Koffein kann erschöpften Nebennieren den Rest geben. Ein besserer Rat, um morgens wach zu werden, wäre in dem Fall, früher ins Bett zu gehen – so banal und auf gut Deutsch klugscheißerisch es auch klingen mag.

Ein dauerhaft erhöhter Cortisolspiegel, der durch häufigen Kaffeegenuss ja noch weiter erhöht wird, ist sowieso auf mehreren Ebenen schädlich. Er hemmt unter anderem das Immunsystem; außerdem wird durch die Aktivierung des sympathischen Nervensystems „Nervenenergie" vom Darm, genauer gesagt seinem eigenen Nerven-Kosmos (dem enterischen Nervensystem, kurz ENS) abgezogen, um eine „Angriffs- oder Fluchtreaktion" zu ermöglichen,[135] da das Cortisol den Körper in Alarmbereitschaft versetzt und unsere steinzeitliche Biologie dies übersetzt als „Gleich muss ich – für kurze Zeit – rennen oder kämpfen". Leider ist dies in der heutigen Zeit sehr unangemessen, da viele, wenn nicht die meisten Menschen unter Dauerstress stehen und Weglaufen und/oder physisches Kämpfen für den Stress des Büroalltags eher selten

eine gute Lösung darstellen. Zur Auflösung dieses Paradoxons praktikable Strategien zu entwickeln und zu implementieren, ist auch wichtig und übrigens sehr „paleo". Angemessene Ruhe- und Schlafphasen, Entspannungstechniken und stressabbauende Bewegung (ein Punchingball im Büro?) wären hierfür nur einige Vorschläge.

„Real Food" – Paleolaner essen keinen Industriemüll

Sicher ist dieser Punkt schon mehr oder weniger deutlich geworden: Wir essen keine industriell vorgefertigten „Lebensmittel", die aus x ominösen Zutaten bestehen, von denen wir nur die Hälfte aussprechen können. Und das trifft sogar dann zu, wenn auf dem Etikett nicht ausdrücklich „Weizen" oder „Soja" steht. Die Erfahrung zeigt, dass künstlich hergestellte Zusatzstoffe, die mal als unbedenklich galten, am Ende doch oft nicht so harmlos waren wie gedacht. Und das Argument der geringen Menge lasse ich sowieso nicht gelten, weil diese Mengen sich über die Jahre doch ganz gewaltig zusammenläppern können. Wir leben leider in einer Zeit, in der wir nicht einmal bei frischen Lebensmitteln zweifelsfrei sicher sein können, dass diese nicht durch Schwermetalle oder andere Gifte belastet sind – insbesondere, wenn die Herkunft undurchsichtig ist, was ja leider oft der Fall ist. Natürlich hat der menschliche Körper eine gewisse Toleranz für Gifte, keine Frage. Aber erstens gilt dies nicht für alle Gifte und zweitens nicht für beliebige Mengen. Wenn wir ohnehin schon in einer wenig artgerechten Umgebung leben müssen, in der Bewegungsmangel und Dauerstress eher die Norm als die Ausnahme sind, sollten wir uns dann nicht wenigstens bei der Ernährung so gut wie möglich schonen und unseren Körper keinen unnötigen Belastungen aussetzen? Eine Methode, dies zu tun, besteht darin, keine Chemikalien zu konsumieren, die unsere Steinzeitbiologie unmöglich kennen kann, die uns also zusätzlich „stressen".

Modifizierte Stärke ist dafür ein Beispiel: Maltodextrin ist eine modifizierte Stärke, die in allen möglichen Produkten enthalten ist, ganz besonders in Wurst- und Fleischmassenware, ob eingeschweißt oder an der Theke verkauft. Ein weiteres Beispiel: Guarkernmehl ist eine Zutat, die sogar in Bioprodukten sehr gern verwendet wird, wahrscheinlich weil es – anders als Gelatine, welche eine traditionelle Zutat ist – vegan ist. Guarkernmehl ist aber bekannt dafür, Verdauungsbeschwerden zu verschlimmern. Die Kunststoffverpackungen von allen möglichen Produkten, insbesondere aber die Innenbeschichtung von Blechdosen enthalten den Weichmacher Bisphenol A (BPA), der in Lebensmittel übergeht und im menschlichen Körper hormonelle Wirkungen entwickelt, welche die Fortpflanzung und den Stoffwechsel beeinträchtigen können. Sowohl Guarkernmehl als auch BPA sind ein Thema für die vielen Paleolaner, die gerne Kokosmilch trinken oder als Zutat verwenden, denn viele Marken enthalten Guarkernmehl und/oder werden in Dosen verkauft.

Eine der häufigsten „versteckten" Zutaten ist Zucker in jeglicher Form. Ich hatte schon ausführlich über Fruktosesirup berichtet. Bei vielen Lebensmitteln muss zugesetzter Zucker erst ab einer gewissen Menge deklariert werden. Überhaupt ist bei Etiketten ein gesundes Misstrauen anzuraten, da die Lebensmittelindustrie eine starke Lobby hat und demzufolge oft nicht alles auf den Etiketten stehen muss, was im Produkt drinsteckt; viele Behauptungen wie „aus der Region" sind überhaupt nicht gesetzlich geregelt. Andere verbreitete Inhaltsstoffe sind Sojalecithin als Emulgator; pflanzliche Öle, gehärtet oder ungehärtet (in beiden Fällen ungesund, da man hier die Wahl zwischen Transfetten und oxidierten Fetten hat); Zitronensäure als Säuerungsmittel (auch oft als Citrat oder Citronensäure deklariert; diese hat noch nie eine Zitrone von innen gesehen); künstliche Süßstoffe; künstliche Aromastoffe (Achtung: Auch sogenannte „natürliche" Aromastoffe werden im Labor hergestellt, zum Beispiel von Schimmelpilzen), Geschmacksverstärker (Mononatriumglutamat, oft kaschiert als „Hefeextrakt") und Konservierungsstoffe.

Außerdem sind selbst scheinbar harmlose Zutaten wie Ei und Fleisch bei Fertigprodukten insofern problematisch, als die Herkunft mehr als fraglich ist. „Ei" bedeutet beispielsweise in der Regel Flüssigei: Es handelt sich also um Eierbrei, der in großen Säcken für den Einsatz in der Industrie verkauft wird. Diese Eier stammen wohl kaum aus Freiland- oder Biohaltung, geschweige denn von kleinen Bauernhöfen, wo Hühner auch mal einen Wurm oder eine kleine Eidechse „erjagen" können – sprich, sich artgerecht ernähren und bewegen können. Schlechte Haltung schlägt sich im Fettsäurenprofil nieder, ganz vom ethisch-ökologischen Aspekt abgesehen.

Mit Zusätzen wie Fruktose, Aromastoffen und Geschmacksverstärkern erreicht die Industrie vor allem eins: dass wir mehr essen, als wir brauchen. All diese Stoffe sind geeignet, unser Gehirn auszutricksen und unser Sättigungsgefühl, unsere „Hungerbremsen", außer Gefecht zu setzen. Außerdem machen sie ohne Übertreibung süchtig, sodass wir durch sie zu „guten Konsumenten" werden. Auf das Gehirn von Laborratten haben Oreo-Kekse einen ähnlichen Effekt wie Kokain,[136] um ein Beispiel zu nennen. Das Schlimme daran für den Verbraucher ist nicht nur, dass er sein Geld verschwendet, sich überfrisst und dabei zu viel Zucker, oxidierte Öle und künstliche Zusatzstoffe zu sich nimmt, sondern auch, dass es sich um „leere Kalorien" handelt, also viel Energie und praktisch keine Mikronährstoffe. Wer Nahrungsmittel mit niedriger Nährstoffdichte isst, hat keinen Platz im Bauch und im Stoffwechsel für Nahrungsmittel mit hoher Nährstoffdichte. Deswegen ist Nährstoffdichte so wichtig: Wertlose Nährstoffquellen verdrängen hochwertige Nährstoffquellen.

Der Handel bietet nichts großartig Leckeres, das Sie nicht selber viel besser und leckerer können. So nach und nach werden Sie voller Freude und Stolz entdecken, dass Sie mit einfachen Mitteln und zunehmender Geschicklichkeit in Ihrer eigenen Küche ein Feuerwerk an Aromen entzünden können, das über Geschmacksverstärker und künstliche Aromen erhaben ist. Kaufen Sie, so oft Sie können, regional und saisonal, am besten auf dem Wochenmarkt oder auf dem Lande, direkt vom Anbieter. Eignen Sie sich Methoden der Haltbarmachung an wie Fermentation, Einkochen und, wenn Sie eine Gefriertruhe haben, Einfrieren – auf diese Weise kommen Sie auch im Winter an Ihr vorzügliches Erdbeerkompott. Sie werden überrascht sein, wie anders selbst eingekochte Früchte aussehen und schmecken. Sie sind nicht so bunt, aber auf der Zunge sehr viel komplexer und schmackhafter als alles, was uns irgendein multinationaler Konzern bieten könnte, der seine Fruchtmischung in eine umknickbare Ecke eines Joghurtbechers füllt. Das trifft insbesondere dann zu, wenn Ihre Geschmacksnerven sich erst einmal von der Reizüberflutung durch künstliche Aromen, zu viel Zucker und Geschmacksverstärker erholt haben!

Zusätzlich zu den hoffentlich hilfreichen Alltags- und Kochtipps, die Sie am Ende dieses Buches erhalten, gibt es inzwischen auch für den deutschen Sprachraum einige gute Paleo-Kochbücher, zum Beispiel die „Urgeschmack"-Kochbücher von Felix Olschewski, die beiden Kochbücher von Svenja Trierscheid sowie für Gourmets „Das Paleo-Prinzip" von Boris Leite, dem Gründer des ältesten deutschen Paleo-Restaurants.

Die Paleo-Ernährung – viele Varianten eines gemeinsamen Nenners

Wie ich schon einmal erwähnte, wird die Paleo-Ernährung in den Medien oft als Low-Carb-Abnehmdiät dargestellt und sogar mit der Atkins-Diät in Verbindung gebracht. Letztere geht auf Robert Atkins' 1972 erschienenes Buch „Diet Revolution" zurück und erlebte in den 1990ern und frühen 2000er-Jahren eine Renaissance. In Wahrheit lässt sich die Paleo-Ernährung nicht auf ein solches Konzept reduzieren; sie ist fast so vielfältig wie die Lebensformen unserer Vorfahren.

Was haben wir alle gemeinsam? Wir essen kein Getreide, keine Hülsenfrüchte, keinen industriell verarbeiteten Kram, keinen raffinierten Zucker und nur ganz bestimmte (meist fermentierte) Milchprodukte. Wir wertschätzen gutes tierisches Fett und gutes tierisches Eiweiß (beides aus artgerechter Haltung!), während wir durch den Getreide- und Junkfood-Verzicht vergleichsweise wenig Kohlenhydrate zu uns nehmen. Grob umrissen ist es das schon. Eigentlich ganz einfach, oder?

Aus einem anderen Winkel kann man auch sagen: Die Paleo-Ernährung propagiert darmfreundliches Essen, das das Immun- und Hormonsystem nicht stört, sondern bestmöglich unterstützt und dabei den Körper optimal mit Nährstoffen versorgt.

Gerade mit dem Aspekt der Darmfreundlichkeit trifft Paleo einen Nerv, da das Thema Darmgesundheit zunehmend an Brisanz gewinnt und sich in allen Sparten der Wissenschaft immer mehr die Erkenntnis durchsetzt, dass der Darm absolut zentrale Bedeutung für die Aufrechterhaltung der Gesundheit hat.[137] Wir werden uns noch ausführlich dem Thema des Darm-Mikrobioms nähern, dessen enorme Tiefgründigkeit die Wissenschaft gerade entdeckt hat und das sicherlich noch Stoff für jahrzehntelange Forschung liefert.

Ist also die Paleo-Ernährung der Versuch, die Steinzeit nachzuahmen? Die Antwort darauf kann nur ein klares und deutliches Nein sein. Es gibt die Pflanzen und Tiere nicht mehr, die es in der Steinzeit gab, außerdem wissen wir gar nicht so genau, was man in der Steinzeit gegessen hat. Wir wissen nur, was man mit großer Sicherheit *nicht* gegessen hat. Zudem umfasst der Begriff „Steinzeit", ja sogar „Altsteinzeit", einen sehr, sehr langen Zeitraum, in dessen Verlauf sich die Lebensbedingungen und damit die Ernährung immer wieder geändert haben – ganz zu schweigen von den enormen regionalen Unterschieden.

Der Name „Paleo" bzw. „Steinzeiternährung" ist wahrscheinlich nicht nur glücklich, auch wenn er klangvoll und anschaulich ist. Denn genau das Anschauliche – das „Kopfkino" von umherziehenden Steinzeitjägern und sprichwörtlichen Höhlenmenschen – kann uns Paleolanern auch auf die Füße fallen, wenn es um die Glaubwürdigkeit geht. „Geht ihr dann mit Pfeil und Bogen auf die Jagd?", müssen wir uns fragen lassen. „Warum benutzt ihr Computer und das Internet, wenn ihr wie Höhlenmenschen leben wollt?", ist eine beliebte Stichelei, die umso verlockender ist, als die Paleo-Bewegung wie keine zweite ihre Dynamik aus dem Internet und den sozialen Netzwerken speist und verbreitet. Wir wollen ja gar nicht wie Höhlenmenschen leben, welchen Nutzen sollte uns das bringen? Abgesehen davon, dass ein Steinzeitleben in der Moderne total unrealistisch ist, wollen wir einfach nur gesund sein und bleiben. Und dieses Ziel erreichen wir, indem wir unser Wissen über die Lebensweisen der steinzeitlichen und zeitgenössischen Jäger- und Sammlervölker mit Erkenntnissen der modernen Wissenschaft kombinieren.

Da allgemein viele Details über die Lebensweise unserer Steinzeitvorfahren unbekannt sind, ist für unsere Überlegungen bezüglich der Biologie des Menschen und der optimalen Voraussetzungen für seine Gesundheit auch die Beobachtung von Völkern interessant, die entweder noch heute als Jäger und Sammler leben oder, was weitaus verbreiteter ist, eine Mischform zwischen Jäger- und Sammlertum auf der einen Seite und Kleinbauerntum auf der anderen Seite kennen. Diese Betrachtungen helfen uns, unsere Wissenslücken mit Hypothesen aufzufüllen; ihnen ist daher das nächste Kapitel gewidmet.

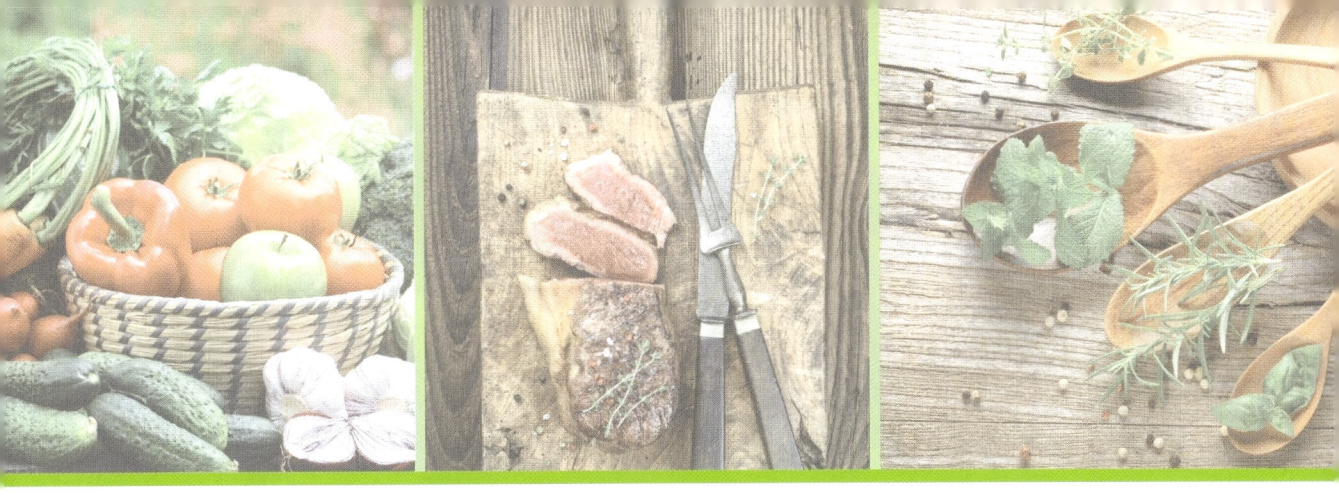

Eine anthropologische Rundumschau

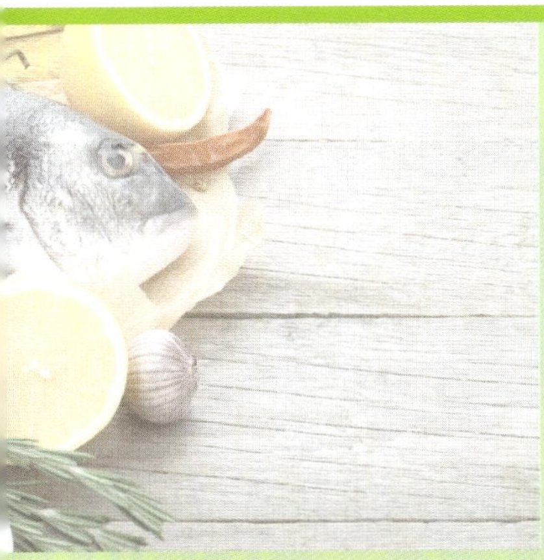

KAPITEL

3

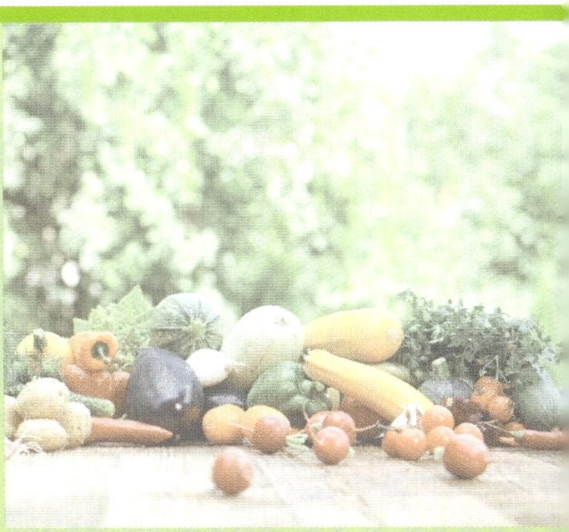

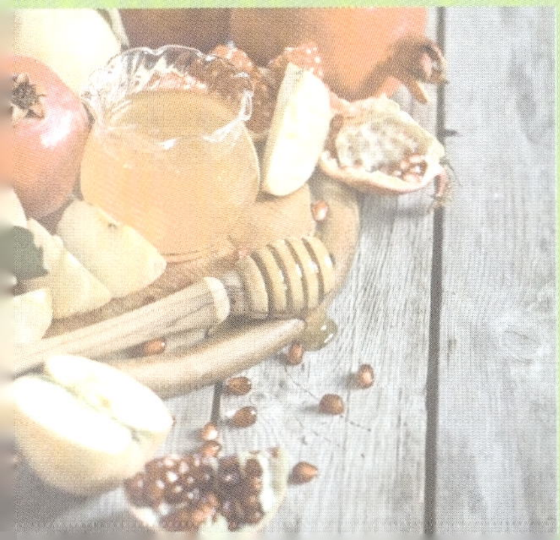

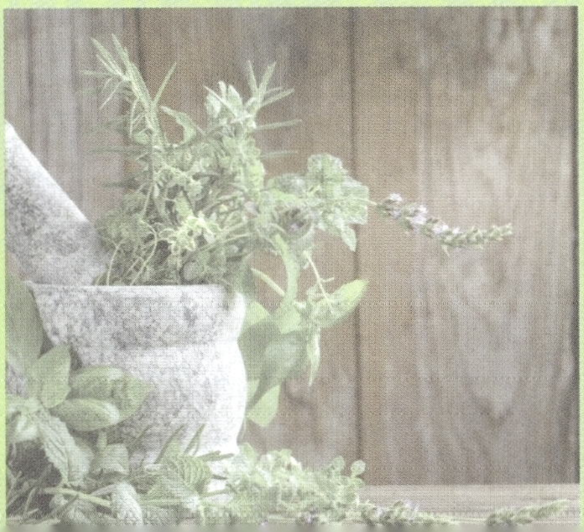

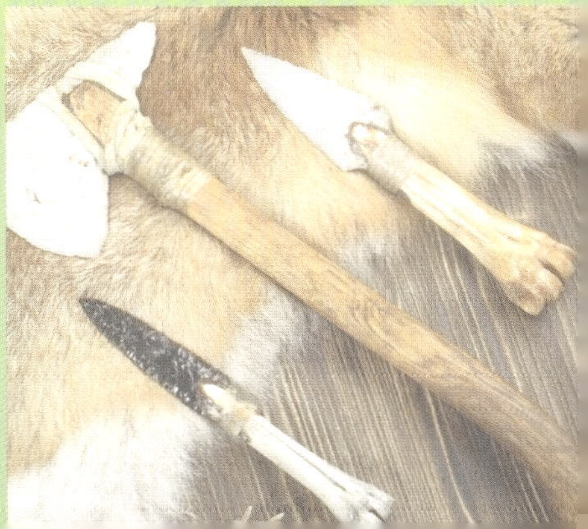

In den folgenden Abschnitten greife ich aus anthropologischen Beobachtungen und Untersuchungen ein paar Phänomene heraus, die mir interessant erscheinen und von denen wir vielleicht etwas darüber lernen können, welche Ausgestaltungen es von Paleo geben kann.

Da ich in diesem Buch öfter von „indigenen Völker" spreche, will ich kurz klarstellen, was ich damit meine. Indigene Völker sind eigentlich Ureinwohner; der Begriff stellt eine Abgrenzung zu der neu zugewanderten Bevölkerung insbesondere im Kontext der Kolonialisierung dar. Ich meine damit aber allgemein Völker, die bis zum heutigen Tag einen seit Jahrhunderten kaum veränderten Lebensstil pflegen, also einen Lebensstil, der in seiner materiellen Kultur kaum durch westliche Einflüsse wie Geldwirtschaft und Industrialisierung geprägt ist. Die religiösen Vorstellungen dieser Völker sind meistens die eines alten Ahnen- und Geisterkultes, wobei diese mit Elementen des Christentums oder anderer Religionen vermischt sein können. Eigentlich ist der Begriff „indigene Völker" im hier verwendeten Sinne nicht ganz korrekt, aber ich möchte das esoterisch geprägte Wort „Naturvölker" vermeiden. Heute existierende indigene Völker sind nicht unbedingt reine Jäger und Sammler, sondern betreiben oft eine gemischte Subsistenz von Landwirtschaft sowie Wild- und Feldbeuterei, die auch stark saisonabhängig ist.

Die Khoikhoi und der Fettsteiß in Gegenwart und Vergangenheit

Im letzten Kapitel habe ich Ihnen viel über das Verhältnis von Fett zu Protein zu Kohlenhydraten erzählt, also über die Makroverteilung bzw. darüber, welche Vor und Nachteile verschiedene Makroverteilungen haben können. Da das Thema dieses Buches die Paleo- oder Steinzeiternährung ist und diese ja aus der Beschäftigung mit Jäger- und Sammlergesellschaften entstanden ist, möchte ich Ihnen noch ein paar, wie ich finde, faszinierende anthropologische Facetten dieses Makroverteilungs-Themas näher bringen.

Die menschlichen Fettdepots haben in unserer Kultur ein denkbar schlechtes Image, und nicht wenige unserer Mitmenschen verfluchen die ihren täglich und würden sie nur zu gerne auf den Mond schießen. Indigene Völker liefern uns jedoch eindrucksvolle Beispiele für die Sinnhaftigkeit und Funktionalität unserer Fettspeicher. Vor allem unser Po kann nämlich mehr als nur Sitzpolster zu sein und anmutig zu wackeln – er ist eine genauso geniale Einrichtung wie ein Kamelhöcker. (Es ist nämlich ein Ammenmärchen, dass Kamelhöcker Wasser speichern; sie speichern Fett und schrumpfen nach längerer Hungerszeit kläglich zusammen.) Besonders von den in Afrika ansässigen Khoikhoi (früher von den Weißen als Hottentotten bezeichnet) ist bekannt, dass sie in Zeiten des Überflusses erhebliche Fettmengen in der Gesäßregion speichern können. Leider wurde dieses Phänomen unter wenig rühmlichen Umständen in Europa bekannt gemacht, nämlich als 1810, in der Kolonialzeit, eine Sklavin namens Sarah Baartman von Südafrika nach England gebracht wurde. Die junge Khoikhoi wurde bis zu ihrem frühen Tod – sie war erst Mitte 20 – fünf Jahre lang als „Hottentotten-Venus" bei Völkerschauen und „exotischen Auftritten" präsentiert; nach ihrem Tod wurde sie seziert, ein Gipsabdruck ihres Körpers und sogar einige Körperteile, insbesondere ihr Geschlechtsteil, wurden konserviert und ausgestellt. Ein in finanzielle Schwierigkeiten geratener Arzt war ursprünglich auf sie

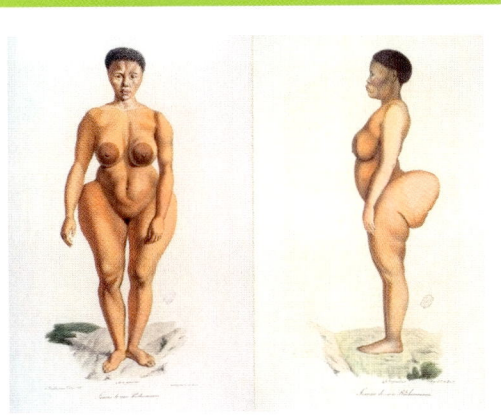

Eine zeitgenössische Zeichnung, die Sarah Baartmann darstellen soll.

aufmerksam geworden und brachte sie als Sensation nach Europa. Grund waren ihre anatomischen Besonderheiten, also ihre Rundungen und insbesondere ihr ausgeprägter „Fettsteiß", das ist der in der damaligen Zeit geprägte Begriff für die Fettpolster an Gesäß und Oberschenkeln.

Da dasselbe Merkmal bei steinzeitlichen Frauendarstellungen von ganz verschiedenen Fundorten zu erkennen ist, ist davon auszugehen, dass diese bemerkenswerte Fähigkeit, große Mengen Fett zu speichern und bei Bedarf zu verbrauchen, früher auch bei anderen Völkern verbreitet war. Im Fall der prähistorischen Figürchen wird die Darstellung der wohlgenährten Frau immer mit Ritualen in Verbindung gebracht, die Fruchtbarkeit, aber auch „gute Zeiten", also Zeiten mit üppigen Jagd- und Sammelerfolgen, bringen sollen. Diese Fettvorräte dienten insbesondere Frauen als Energievorrat für die Schwangerschaft und Stillzeit, waren aber insgesamt für längere Jagdausflüge oder Hungerperioden lebensnotwendig. Die Fettvorräte waren dabei – genau wie Kamelhöcker – nach einer Zeit der Nahrungsmittelknappheit zusammengeschrumpft.[1] All dies spricht dafür, dass zumindest unsere Vorfahren keinerlei Probleme dabei hatten, von einem gemischten Stoffwechsel, bei dem der „Motor" mit Kohlenhydraten und Fett läuft, auf einen reinen Fettstoffwechsel umzuschalten, und dass der menschliche Körper dieses Umschalten in seinem steinzeitlichen Repertoire hat. Fettpolster an sich sind eigentlich nichts Unangenehmes, sondern etwas Sinnvolles, sogar Lebensrettendes.

Ein Gesundheitsproblem können sie natürlich darstellen, wenn der Zugriff des Organismus auf den Fettspeicher versperrt ist. Dafür ist ein gestörtes Zusammenspiel verschiedener hormoneller Faktoren verantwortlich, wie ich bereits angesprochen habe. Übergewicht ist daher oft eher ein Symptom als die Ursache echter Gesundheitsprobleme. Im Kapitel über Paleo und Entzündung werde ich noch darauf zurückkommen.

Die Pima-Indianer und der „sparsame Genotyp" bzw. „sparsame Phänotyp"

Es ist auffällig, dass Angehörige indigener Völker, die erst vor wenigen Generationen damit begannen, „westliche" Ernährungsgewohnheiten zu übernehmen, nicht nur plötzlich im selben Ausmaß wie wir an typischen Zivilisationskrankheiten leiden, sondern weitaus schlimmer. Typischerweise sind bei ihnen überdurchschnittlich viele Menschen von Übergewicht und Diabetes betroffen. Diese Volksgruppen und ihre Krankheiten verkörpern beinahe eine traurige Karikatur der typisch „westlichen" Leiden.

Das vielleicht beeindruckendste Beispiel hierfür sind die Pima-Indianer im Südwesten der Vereinigten Staaten und Mexiko. Die US-amerikanischen Pima weisen die weltweit höchste Rate an Diabeteskranken auf: Die Hälfte der Erwachsenen leiden an Typ-2-Diabetes, und fast alle der Diabeteskranken sind übergewichtig.[2] Im Gegensatz dazu haben die mexikanischen Pima, die sich noch weitestgehend traditionell ernähren, die gleiche Prävalenz von Diabetes und Fettleibigkeit wie die mexikanische Durchschnittsbevölkerung.[3]

Erinnern wir uns kurz an den Grund für Diabetes vom Typ 2: Es ist genug Insulin da, aber die Rezeptoren der Zellen sind „taub" für die Botschaft des Insulin. Daher macht der Körper nicht schnell genug Glykogen aus der im Blut kursierenden Glukose, zieht also die Energie nicht schnell genug aus der Blutbahn ab. So bleibt der Insulinspiegel hoch und es wird mehr Fett eingelagert.

Da es sich im Prinzip um einen Energieüberschuss handelt, ist dies ein Problem, das nur dann *entstehen* kann, wenn man – rein kalorisch betrachtet – „wohlgenährt" ist. Auf der Suche nach möglichen Gründen für die extrem hohe Diabeteshäufigkeit unter Pima-Indianern sind unter diesem Gesichtspunkt besonders die Theorien interessant, die sich auf die Genetik stützen.

Die erste Theorie ist die des „sparsamen Genotyps" („thrifty genotype"), erstmals im Jahre 1962 durch den Genetiker James V. Neel publiziert. Dahinter steckt folgende Vorstellung: Die genetische Veranlagung, in Zeiten üppiger Kalorienversorgung rasch Fettdepots aufbauen zu können, sei für Jäger- und Sammlerpopulationen ausgesprochen sinnvoll, weil auf diese Weise für die unvermeidlichen Hungerperioden vorgesorgt würde. In einer modernen Umgebung, in der die erwartete Hungerperiode niemals kommt, würde jedoch genau diese Veranlagung zum Verhängnis. Dieser Logik zufolge wären diese Populationen beziehungsweise ihre Vorfahren also immer schon genetisch ein wenig insulinresistent gewesen, das wäre nur nie ein Problem, sondern sogar vorteilhaft gewesen, da zwischendurch immer wieder in den reinen Fettverbrennungsmodus (Hungermodus) geschaltet worden wäre.

Auf den ersten Blick eine recht plausible Theorie. Bei dem Versuch, diese mit dem Diabetesphänomen der Pima zur Deckung zu bringen, taucht aber ein Problem auf: Die Pima-Indianer sind schon seit Ewigkeiten kein reines Jäger- und Sammlervolk mehr. Sie blicken auf eine Jahrtausende alte Ackerbautradition zurück, die sogar für ihr ausgeklügeltes Bewässerungssystem bekannt ist. Dieses geht auf 300 v. Chr. zurück, eine Zeit, in der die Vorfahren der Pima, die Hohokam, dieses Gebiet bewohnten und enge Handelsbeziehungen mit den Hochkulturen Zentralamerikas pflegten.[4] Es ist unwahrscheinlich, dass die Pima regelmäßig Hungersnöte erlitten, bevor die Weißen anfingen, sie mit Industriefraß zu „versorgen" – nicht nur wegen ihrer hoch entwickelten Anbaumethoden, sondern vor allem, weil sie durch die gemischte Subsistenz (eine Mischung aus Jäger- und Sammlertum auf der einen und Landwirtschaft auf der anderen Seite) zwei Standbeine besaßen, die sie gegen Nahrungsausfälle absicherten. So kann die Theorie des „sparsamen Genotyps" nicht erklären, dass das Diabetesproblem in dieser Form erstmals bei den Pima auftauchte, die nach dem Zweiten Weltkrieg geboren wurden[5], und nicht bereits in der Zeit begann, in der die Pima noch eine traditionelle Lebensweise beibehielten – und nicht einmal in den Jahrzehnten vor dem Zweiten Weltkrieg, als sich die Pima-Lebensweise bereits deutlich unter dem Anpassungsdruck an die Weißen zu ändern begann.

Später wurde eine alternative Theorie entwickelt, die des „sparsamen Phänotyps" („thrifty phenotype"). Sie wurde im Jahre 1992 von dem Wissenschaftler David J. P. Barker publiziert. Die „sparsamer Phänotyp"-Theorie fußt auf dem Prinzip, das später als Epigenetik bekannt wurde. Die Epigenetik beschreibt das Phänomen, dass Gene an- und ausgeschaltet werden können, und beschäftigt sich mit der Frage, unter welchen Bedingungen dies geschieht. Welche der in unserem Erbgut angelegten Gene tatsächlich exprimiert werden, bestimmt unseren Phänotyp, also unsere tatsächlichen Merkmale. Besondere Beachtung finden dabei die Bedingungen, unter denen ein Kind im Mutterleib herangewachsen ist.

Ein berühmtes Beispiel ist der niederländische Hungerwinter von 1944, eine Folge von Kriegswirren und eines deutschen Embargos. Eine groß angelegte Beobachtungsstudie zeigte in den darauf folgenden Jahren, dass die Kinder der Frauen, die in der Zeit ihrer Schwangerschaft vom Hunger betroffen waren, mit wesentlich höherer Wahrscheinlichkeit später an Übergewicht und Diabetes litten.[6] Sollte tatsächlich ein kausaler Zusammenhang bestehen, wäre dieser auch sehr plausibel und sinnvoll: Die Umstände der Schwangerschaft vermitteln dem Organismus des Kindes, dass es in eine Welt kommt, in der Nahrungsmittelknappheit vorherrscht und wo man deshalb gut daran tut, bei jeder sich bietenden Gelegenheit Fett zu „bunkern". Der Organismus rechnet also nicht damit, ein Problem mit dauerhaftem Energieüberschuss zu bekommen; eine besondere Empfänglichkeit für Insulin wäre daher nicht nötig, ja sogar schädlich. Diese Kinder kamen aber in eine Welt, in der es dann sehr bald gar keine Nahrungsmittelknappheit mehr gab, und bekamen Diabetes. Der Unterschied zum „sparsamen Genotyp": Es handelte sich nicht um einen bestimmten, feststehenden Genotyp, sondern um einen dynamisch veränderten Phänotyp. Merke: Nur die *Merkmale*, also die Genexpression der Personen, wurden durch die Umstände beeinflusst! Die DNA, also das Erbgut oder auch der Genotyp, hatte sich nicht verändert.

Wieder einmal eine schöne Theorie, aber passt sie zu dem, was die Pima-Indianer anbelangt? Nicht so ganz. Die Pima-Indianer litten nicht mehr als andere US-Amerikaner unter der Essensrationierung des Zweiten Weltkriegs, jedoch ist die Prävalenz von Typ-2-Diabetes sehr viel höher als in der Durchschnittsbevölkerung.

Was sich allerdings während des Zweiten Weltkriegs geändert hatte: Die Pima hatten die westlichen Ernährungsgewohnheiten übernommen, weil sie entweder Soldaten gewesen waren oder während des Krieges in den Städten gearbeitet hatten und dort vom Lebens- und Ernährungsstil der urbanen Weißen „angesteckt" worden waren.[7]

Es ist wohl müßig zu erwähnen, dass sich die von den US-amerikanischen National Institutes of Health (NIH) betriebene Untersuchung der Diabetesproblematik bei den Pima immer noch voll auf das Fett als Schuldigen konzentriert (die NIH orientieren sich an der „Ernährungspyramide" des United States Department of Agriculture). Zu viel Fett, Bewegungsmangel und zu viele Gesamtkalorien sollen angeblich ursächlich dafür sein, dass die Pima-Indianer mit ihren speziellen Genen – denn die NIH bauen auf die „sparsamer Genotyp"-These – solche extremen Gesundheitsprobleme haben. Die Pima sollen mehr Obst und Gemüse essen und mehr Sport machen, lautet die Empfehlung. Außerdem konzentrieren sich die NIH auf Übergewicht als angebliche Ursache von Diabetes und nicht als Folge.[8] Die Pima sollen also erst einmal joggen und sich von Obst und Salat ernähren, um ihren Body-Mass-Index zu optimieren, dann ist das Diabetesproblem gelöst. Diese Ratschläge haben aber bisher keine Früchte getragen.

Schauen wir uns erst einmal an, wovon die Pima in ihrer Steppenregion traditionell lebten, als sie noch frei von Zivilisationskrankheiten waren. In dem Sammelwerk „Indianer. Die Ureinwohner Nordamerikas. Geschichte, Kulturen, Völker und Stämme" schreibt Nancy Parezo über das Leben der Pima (siehe Zitat auf der rechten Seite):

Das hört sich weder vor noch nach der Ankunft der Weißen nach regelmäßigen Hungerperioden an. Wenn die Pima weder in den Jahrhunderten vor dem Annehmen westlicher Gewohnheiten ständigen Hunger gewohnt waren noch die betroffenen Pima in der Zeit ihres Heranwachsens im Mutterleib besondere kalorische Unterversorgung erleiden mussten, sehen wir uns mal nach

> *Als die Spanier 1694 in ihr Gebiet eindrangen, lebten die Pima in sieben Dörfern am und nahe dem Gila River, dessen Wasser sie für den Anbau von Mais, Bohnen, Kürbissen, Baumwolle und Tabak nutzten, wo sie Wildfrüchte sammelten (hauptsächlich Mesquite-Schoten und die Früchte des Saguaro-Kaktus) und Hirsche und Hasen jagten. Im 18. Jahrhundert veränderte der Weizen als neue Feldfrucht die Wirtschaft der Pima, da sein Anbau bei ausreichender Bewässerung Überschüsse für den Export ermöglichte. Das Vierteljahrhundert nach 1853 (als die Amerikaner Südarizona unter ihre Kontrolle brachten) war für die Pima ein Goldenes Zeitalter. Es endete damit, dass Weiße oberhalb des Pima-Gebiets das Wasser des Gila River ableiteten, was die Wirtschaft der Pima zum Untergang verurteilte.[9]*

– Nancy Parezo

anderen Erklärungen um! Liegt es vielleicht an den Kohlenhydraten? Kommen die Pima nicht mit der kohlenhydratlastigen Ernährung zurecht, die ein westlicher Lebensstil mit sich bringt?

Die Pima lebten, wie ich eben zitiert habe, hauptsächlich von Mais, Bohnen, Kürbissen und dem erjagten Fleisch, außerdem von gesammelten (im Übrigen sehr zuckerreichen!) Früchten. Das hört sich insgesamt ganz und gar nicht nach einer Low-Carb-Ernährung an – beim besten Willen nicht, auch wenn viele Low-Carb-Anhänger sicher gerne glauben wollen, dass sich die Diabetesepidemie der Pima durch Kohlenhydrate erklären lässt. Nein, Freunde, ich fürchte, die Kohlenhydrate allein können nicht schuld sein. Und noch schwieriger wird die Erklärung für uns Paleolaner angesichts der Tatsache, dass die bei Weitem wichtigste Nahrungsgrundlage der Pima-Indianer seit Ewigkeiten ausgerechnet ein Getreide war, nämlich Mais.

Die besondere Stellung von Mais bei den Indianern Nordamerikas

Mais ist eine Kulturpflanze, die vor ungefähr 9.000 Jahren im heutigen Mexiko aus dem Süßgras Teosinte gezüchtet wurde. Die ersten Maiskolbenfunde aus dem mexikanischen Tal von Tehuacán werden auf ein Alter von knapp 7.000 Jahren datiert.[10] Angebaut wurde er zunächst von den Olmeken und den Maya in Mittelamerika. Vor ungefähr 4.500 Jahren verbreitete sich der Anbau von Mais gemeinsam mit seiner Zubereitungsmethode, der Nixtamalisierung, hin zu vielen anderen Indianerstämmen in Nordamerika, von den Stämmen im Südwesten und den Waldlandindianern an der Ostküste bis schließlich hin zu den Great Plains östlich der Rocky Mountains.[11] Sehr viele Mythen ranken sich um die Ankunft des Maises, die darauf hindeuten, dass der Maisanbau womöglich in einer Zeit der Nahrungsmittelknappheit übernommen wurde. Bei den Lakota-Sioux wurde der Mais laut Mythos von einer weißen Büffelfrau gebracht, die den Lakota vier Tropfen Milch schenkte und sie anwies, diese zu pflanzen. Aus den Tropfen wuchsen die ersten Maispflanzen. Andere Völker erzählen von einer Maismutter, die zu einem hungernden Stamm kam und ihm den Mais und Anleitungen zum Anbau brachte. Viele dieser Stämme kennen Maisgötter oder -göttinnen.

Mais gehört also schon sehr lange zur traditionellen Lebensweise vieler indigener Völker Nordamerikas und wird dort an vielen Orten bereits länger als Nahrungsmittel genutzt als Weizen in Europa. Die Indianer haben den Mais in ihre traditionelle Lebensweise integriert. Er hat sie auch nur teilweise sesshaft gemacht, und sie haben seinetwegen nie mit dem Jagen, Fischen und Sammeln aufgehört. Sie haben also den Mais, der hauptsächlich ein Energielieferant ist, noch um Nahrungsmittel ergänzt, die eine hohe Nährstoffdichte aufweisen. Auch führte die Landwirtschaft, anders als in Mesopotamien und später Europa, nicht zu einem radikalen Wandel in den Gesellschaftsstrukturen mit Arbeitsteilung und in letzter Konsequenz zu einem ganzen Wirtschaftszweig, der die Gesellschaft mit Lebensmitteln versorgt und damit eine riesige Distanz zwischen dem Menschen und der Herkunft seiner Nahrungsmittel schafft.

Die Bedeutung von Mais und auch Bohnen bei vielen Indianerstämmen ist ein Beispiel dafür, dass die Paleo-Ernährung sich letzten Endes nicht im wörtlichen Sinne an der Steinzeit orientiert, sondern individuelle Anpassungen möglich und nötig sind, wenn sie sinnvoll umgesetzt werden soll. Dabei ist die genetische Abstammung des Einzelnen ein Faktor, der möglicherweise Berücksichtigung finden muss, ehe man die typische, von meist weißen US-amerikanischen Bloggern beschriebene Paleo-Ernährung umsetzt. Ich persönlich halte nichts davon, einem gesunden Indianer auf der Suche nach der für ihn optimalen Ernährung zu sagen, dass er keinen traditionell zubereiteten Mais essen sollte, weil es sich um Getreide handelt und das nicht paleo ist, ergo nicht gesund sein kann.

Sollten indianischstämmige Menschen, die bereits an einer chronischen Krankheit leiden, dann also ruhig weiter Mais essen? Ich kann darauf keine eindeutige Antwort geben und kenne auch keine Antworten anderer Paleo-Autoren. Ich vermute aber, dass es bei chronischen Erkrankungen für alle Menschen sinnvoll ist, zunächst auf jegliches Getreide zu verzichten und mindestens bis zu einer sehr deutlichen Besserung des Befindens verwertungsfreudigere sowie nährstoffdichtere Nahrungsmittel zu bevorzugen. Wenn überhaupt, dann sollte Mais – vorzugsweise eine alte Sorte – in jedem Fall nixtamalisiert werden, also mit Lauge vorbehandelt werden, sodass der Nährwert insbesondere in Bezug auf Niacin (Vitamin B3) steigt und Toxine abgebaut werden.

Was für Indianer und Mais gilt, gilt übrigens in ähnlicher Weise für asiatische Völker und Reis. Beide Getreidesorten sind glutenfrei. Interessanterweise empfiehlt das US-amerikanische Forscherehepaar Paul und Shou-Ching Jaminet (er europäisch-, sie chinesischstämmig) in ihrem Buch „Perfect Health Diet", die Paleo-Ernährung um weißen Reis zu ergänzen. Warum ausgerechnet weißen Reis und nicht Naturreis? Weißer Reis hat zwar noch weniger Mikronährstoffe, aber auch weniger Antinährstoffe: Diese sitzen vor allem in und unter der Schale.

Nach Europa gebracht wurde Mais erst im Zuge der Entdeckung der „Neuen Welt". Heute ist Mais ein Massenprodukt wie kein zweites und macht 21 Prozent der menschlichen Nahrungsmittelversorgung weltweit aus[12] – kein geringer Teil davon sind Zusatzstoffe (Maltodextrin, Maissirup etc.) – sowie einen enormen Anteil am Viehfutter. Er ist neben Soja eines der begehrtesten Betätigungsfelder für transnationale Saatgutkonzerne, die auch genetische Modifikation betreiben.

Der süße Zahn

Vielleicht steckt der Teufel in einer bestimmten *Art* von Kohlenhydraten? Ich denke da vor allem an Haushaltszucker.

Es könnte sein. Dass der Mensch an sich so einen „süßen Zahn" hat, liegt ja nicht etwa daran, dass Süßes in unbegrenzten Mengen so gesund und gut für uns ist, sondern weil es mal gesund und gut für uns *war*, und zwar in den sehr geringen Mengen, in denen wir etwas Süßes in die Finger kriegen konnten. Damals.

Wenn wir in Ermangelung anderslautender Hinweise davon ausgehen, dass auch die Steinzeitmenschen bereits einen „süßen Zahn" besaßen, dann wäre dies durchaus eine sinnvolle Einrichtung gewesen. Die einzige Art von konzentriertem Zucker, den es in der Steinzeit gab und der erwiesenermaßen genutzt wurde, war Honig – und diesen zu erbeuten eine schwierige und oft riskante Angelegenheit, zu der sich selten und nur zu bestimmten Jahreszeiten die Gelegenheit bot. Dass man sie dann nur zu gerne nutzte und auch danach Ausschau hielt, war gut und wichtig, denn so konnte man in kurzer Zeit viel Energie zu sich nehmen: Dies half, Fettreserven aufzubauen. Die BaAka im Kongo-Becken von Afrika sind ein modernes Beispiel dafür, wie begehrt Honig bei indigenen Völkern sein kann und welche enormen Schwierigkeiten überwunden werden, um ihn zu sammeln. Die Honigsammler riskieren ihr Leben, um ihre Beute in Bienennestern in den Wipfeln der Baumriesen zu ergattern.[14]

Ich kann natürlich das Pima-Rätsel auch nicht lösen. An der Theorie zum Genotyp muss schon etwas dran sein, denn anders lässt sich eigentlich nicht erklären, warum die Pima als relativ homogenes Volk so überdurchschnittlich stark von Diabetes betroffen sind im Vergleich zu anderen Amerikanern, die sich ja auch nicht unbedingt besser ernähren. Auch die Phänotyp-Theorie ist nicht ganz vom Tisch, weil epigenetische Zusammenhänge komplex und noch nicht abschließend erforscht sind und Auswirkungen sich über mehrere Generationen erstrecken können. Unter dem Phänotyp-

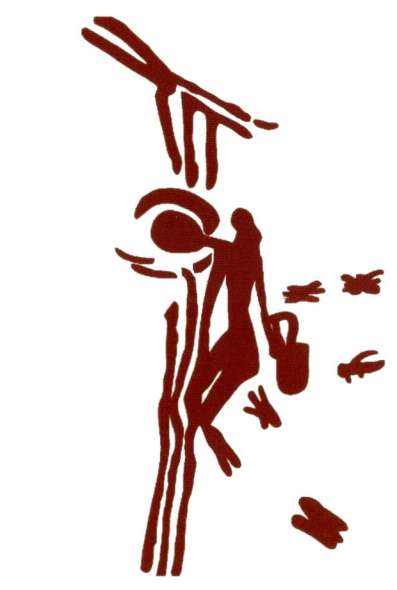

Die Honigjäger der Steinzeit taten es den BaAka gleich: Höhlenmalerei in den Cuevas de la Araña (Spanien)
By fr:Utilisateur:Achillea [GPL (http://www.gnu.org/licenses/gpl.html)], via Wikimedia Commons

Aspekt kann man daher auch den Weizen nicht als Schuldigen ausschließen. Die Pima hatten mit seinem Anbau zwar schon eine ganze Weile vor der Diabetesepidemie angefangen, diesen aber hauptsächlich in den umliegenden Städten und Armeegarnisonen verkauft (siehe Zitat oben).

Ich denke aber vor allem an Weston A. Price, der schrieb, dass die frisch in Kontakt mit der Lebensmittelindustrie gekommenen Eingeborenen teilweise ganz wild auf die bunte neue Produktwelt gewesen seien.[15] (Zu den Verlockungen der „weißen" Waren zählt auch der berühmte Whiskey – Karl Mays „Feuerwasser"; aber Alkohol ist ein trauriges Thema für sich.) Ich könnte mir daher vorstellen, dass die Pima zunächst doch sogar schlechtere Ernährungsgewohnheiten angenommen haben als der Durchschnittsamerikaner und dass diese Gewohnheiten sich sogar über ein, zwei Generationen „vererbt" haben. Mit „schlechten Ernährungsgewohnheiten" meine ich eine besondere Leidenschaft für verpacktes, industriell verarbeitetes Essen, zum Beispiel süße oder salzige Snacks und Fertiggerichte. Wir wissen über diese Art von Produkten ja schon, dass sie entzündungsfördernde Stoffe wie zum Beispiel ranzige Öle enthalten (wie Entzündung und Übergewicht zusammenhängt, erläutere ich an anderer Stelle noch genauer) und außerdem Stoffe, die dafür sorgen, dass wir immer mehr essen, als wir eigentlich vorhatten! Dazu gehören zugesetzter Zucker (insbesondere Fruktosesirup) und Geschmacksverstärker, Aromastoffe, Farbstoffe und so weiter. Man darf

auch nicht vergessen, dass die meisten US-amerikanischen Pima einfach überwiegend arbeitslos und arm sind, und bei armen Leuten ist der Junk-Food-Konsum immer höher als bei anderen Bevölkerungsteilen.

Wenn wir also davon ausgehen, dass die Pima-Indianer mit Genen auf die Welt kommen, die sie immer noch optimal darauf vorbereiten, eine Mischung aus Feldarbeit und Jagd zu betreiben, dann ist ihr Stoffwechsel vielleicht mit dem aus der neuen Lebensweise resultierenden Kalorienüberschuss tatsächlich überfordert. Und natürlich ist es auch wahr, dass der neue Lebensstil viel weniger Bewegung von den Pima fordert als der alte.

In beiden Punkten haben die NIH ein bisschen recht. Nur nützt es nichts, von den Pima zu verlangen, einfach weniger zu essen. Nährstoffdichte sollte an allererster Stelle der Empfehlungen stehen, denn nährstoffreiches Essen macht länger satt und beugt Entzündungen vor. Daher vermisse ich Fleisch unter den Empfehlungen der NIH, denn es gibt kaum etwas Nährstoffreicheres als Innereien und tierisches Fett. Und das zweite ist, dass Industriefraß auf die rote Liste für diabeteskranke Pima-Indianer gehört, denn dieser Kram sorgt dafür, dass die Hungerbremsen außer Gefecht gesetzt werden und die Betroffenen gar nicht anders können, als übermäßig viel zu essen, ganz ohne es zu merken. Und vor allen Dingen immer wieder dasselbe Zeug! Wir alle kennen ja den Drang, die ganze Chipstüte leer zu futtern, obwohl wir nur einen Chip essen wollten. Junkfood macht süchtig.

Eskimos versus Kitavaner

Ein in der Paleo-Bloggerszene beliebtes und bekanntes Beispiel dafür, dass die Makroverteilung einer artgerechten Ernährung für den Menschen ganz unterschiedlich aussehen kann, ist die Gegenüberstellung von Eskimos und Kitavanern. Ich habe im Abschnitt über die ketogene Ernährung schon ausführlich über die traditionelle Lebensweise der Eskimos berichtet und darüber, dass ihre bei Weitem wichtigste traditionelle Nahrungsgrundlage tierische Lebensmittel sind. Die traditionelle Eskimo-Ernährung gehört damit sicher zu den Ernährungsformen mit dem niedrigsten Kohlenhydratanteil weltweit, auch wenn zahlreiche Untersuchungen zu dem Ergebnis kamen, dass die alltägliche Eskimoernährung dennoch keine ketogene Ernährung ist.

Am anderen Ende der Skala stehen die Kitavaner, ein indigenes Volk auf Kitava, einer Insel in Papua-Neuguinea. Ihre Kalorienversorgung kommt zu 70 Prozent aus Kohlenhydraten! Das ist mindestens genauso „schlimm" wie bei den Vollkorndeutschen! Und dennoch erfreuen sich die Kitavaner einer beinahe unheimlich guten Gesundheit. Wie kann das sein?

Das liegt eben daran, dass Kohlenhydrate nicht böse sind und die Makroverteilung eine eher untergeordnete Rolle spielt. (Es sei denn, man leidet schon an Diabetes – dann ist der Kohlenhydratkonsum auf jeden Fall einzuschränken.)

Manche gehen sogar so weit zu sagen, dass das Beispiel Eskimos versus Kitavaner beweist, dass der Mensch unglaublich an-

passungsfähig sei und mit den verschiedensten Bedingungen klarkommen kann. Irgendwie stimmt das ja auch, denn das ist einer der Gründe, warum der Mensch sich so enorm erfolgreich vermehrt und von Afrika ausgehend den ganzen Planeten besiedelt hat, von der Wüste der Tuareg bis zum ewigen Eis der Eskimos. Ich würde aber nicht so weit gehen, zu sagen, dass dies uneingeschränkt für das Individuum gilt. Ja, der Mensch kann sich über mehrere Generationen hinweg an eine völlig neue (sofern irgendwie artgerechte) Lebensweise anpassen, inklusive einer völlig neuen Makroverteilung. Ich bin mir nicht so sicher, ob das wirklich auch innerhalb eines Menschenlebens immer so gut funktioniert. Dass die Pima solche Probleme haben, liegt sicher einerseits daran, dass die neue Ernährung einfach nicht in die Kategorie „irgendwie artgerecht" fällt; es liegt aber andererseits auch daran, dass einfach mehr Zeit für die Ernährungsumstellung nötig ist. Immerhin haben sich die meisten anderen Amerikaner wenigstens insofern an ungefähr gleiche Lebensbedingungen angepasst, als ihre, wie wir wissen, sehr hohe Rate typischer Zivilisationskrankheiten nicht an die astronomische Diabetesrate der Pima heranreicht.

Ein Ereignis, das dafür spricht, dass man innerhalb seiner eigenen Lebenszeit auch mit einer völlig anderen als der von Kindheit auf gewohnten Makroverteilung zurechtkommen kann, ist der Bericht des Polarforschers Vilhjálmur Stefánsson, der während seines Aufenthalts in der Arktis zwischen 1908 und 1918 mehrere Jahre so aß wie die Eskimos und sich 1928 sogar auf das Experiment einließ, ein Jahr lang unter klinischer Beobachtung nur von Fisch und Fleisch zu leben. Dies hatte für ihn keinerlei negative Konsequenzen, seinem Bericht nach ging es ihm damit sogar blendend.[16] Aber: Stefánsson ist zwar in Kanada geboren, jedoch waren seine Eltern erst zwei Jahre vor seiner Geburt aus Island emigriert! Stefánsson war also zu 100 Prozent isländischer Abstammung. Die traditionelle isländische Ernährung hat viel mit der Eskimoernährung gemeinsam, zum Beispiel die wichtige Rolle von Fisch sowie des Fettes und der Organe von Meeressäugern. Seine Gene „erwarteten" also vielleicht genau das, was er in der Arktis bekam.

Apropos hoher Norden: Faszinierenderweise lebte das Jäger- und Sammlertum als Lebensform in Teilen Skandinaviens bis ins Mittelalter fort, also Tausende Jahre länger als in anderen Teilen Europas. Der Lebensraum der Samen – bis circa 1500 noch nicht Rentierzüchter, sondern Trapper und Fischer – erstreckte sich sogar bis weit in den Süden, und man nimmt eine Vermischung mit anderen Teilen der Bevölkerung an.[17] Wieder interessant: Die Paleo-Szene in Skandinavien ist sehr groß und tendenziell „low carb" – ich vermute, weil das vielen Menschen dort guttut. Der bekannteste skandinavische Paleo-Befürworter ist der Schwede Andreas Eenfeldt, Arzt und Autor von „Köstliche Revolution", der sich klar zu einer LCHF-Variante (Low Carb, High Fat) von Paleo bekennt. Das passt ganz gut dazu,

dass etwa die Samen sich vor allem von Fleisch und Fisch ernährten. Ob es da wirklich einen Zusammenhang gibt, darüber kann man nur spekulieren.

Walhaut macht den Unterschied

Es fasziniert mich immer wieder, wie erfolgreich der Mensch sich an die unterschiedlichsten Lebensbedingungen angepasst hat und welche Strategien er dabei über die Jahrhunderte entwickelte. Die Eskimos beispielsweise kennen ein Gericht namens Muktuk, das aus Walfett und -haut besteht. Die Walhaut enthält Kollagen, und dieses ist wiederum ein guter Vitamin-C-Lieferant. Es gibt, abgesehen vom Mageninhalt der im Sommer gejagten Landtiere (Karibus, Moschusochsen etc.), keine pflanzliche Nahrung und damit auch keine anderen

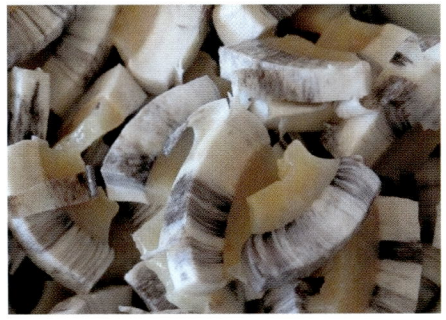

Muktuk, das traditionelle Eskimogericht aus Walhaut und dem darunter befindlichen Fett.
By Lisa Risager [CC BY-SA 2.0 (http://creativecommons.org/licenses/by-sa/2.0)], via Wikimedia Commons

Vitamin-C-Lieferanten als das Kollagen der Meeressäuger. Im 18. bis frühen 20. Jahrhundert erkrankten viele Arktis-Expeditionsteilnehmer an Skorbut, der Vitamin-C-Mangelkrankheit mit blutenden Gaumen und Wundheilungsstörungen. Ihr Vitamin-C-haltiger Proviant von zu Hause war zur Neige gegangen und sie aßen kein Muktuk. Währenddessen erfreuten sich die Eskimos bester Gesundheit. Natürlich wussten auch die Eskimos nicht, dass Muktuk Vitamin C enthält, aber sie wissen aus der Überlieferung, wie man es herstellt und dass es wichtig ist.

Die Eskimos sind aber auch ein Beispiel dafür, dass man eine bestimmte Ernährungsart nicht ohne Weiteres anderswo auf der Welt nachahmen kann. Ich hatte im Kapitel über Ketose bereits geschrieben, dass die Eskimos weitaus mehr Kohlenhydrate zu sich nehmen, als man früher oft annahm, und zwar in Form des im Muskelfleisch der Jagdbeute gespeicherten Glykogens. Diese Form der Kohlenhydrataufnahme funktioniert nur bei der entsprechenden Witterung, da das Glykogen mit Eintritt der Totenstarre zerfällt. Aber bei den in der Arktis vorherrschenden Temperaturen wird die Totenstarre lang genug aufgehalten, um die gespeicherte Energie noch nutzen zu können, wenn das Fleisch wie bei den Eskimos roh gegessen wird.[18] Abgesehen davon dürfte man sich schwertun, Meeressäugerfleisch anderswo auf der Welt aufzutreiben, das noch dazu frisch genug ist, um es roh zu essen – oder alt genug, um fermentiert zu sein. Die bei den Eskimos übliche Lagerung erjagter Robben, nämlich im Ganzen, mit Haut und Fettschicht, dürfte den Einwohner eines Industrielandes vor zusätzliche Herausforderungen stellen. Diese führte aber dazu, dass eine gewisse Menge im Fleisch enthaltener Proteine zu Kohlenhydraten fermentierte, und dies eröffnete den Eskimos für die Zeit nach dem Zerfall der Glykogenspeicher eine zusätzliche Kohlenhydratquelle, die offensichtlich Bestandteil ihrer uralten Lebensform und damit wichtig für sie war. Meeressäuger speichern darüber hinaus weit größere Mengen Glykogen in ihren Muskeln als Landtiere.[19] All diese Faktoren ersparen den Eskimos den Zustand der Ketose, der damit für kein Volk der Welt ein natürlicher Dauerzustand ist (denn kein Volk isst weniger Kohlenhydrate) und demnach wahrscheinlich auf Dauer auch nicht gesund, geschweige denn natürlich wäre. Man kann also die Eskimo-Ernährung nicht als Beleg dafür zitieren, dass eine Ernährung ganz ohne pflanzliche Bestandteile doch völlig unproblematisch wäre – nach dem Motto: „Die Eskimos machen das schon immer so, also kann ich das auch." So einfach ist es eben nicht. Würde man in unserer Gesellschaft, unter den hier vorherrschenden Bedingungen, nur von Fleisch und Fisch leben, so käme man im besten Fall in Ketose und im schlimmsten Fall – bei zu wenig Fettkonsum – in den Zustand des „Kaninchenhungers", bei dem hauptsächlich Protein zu Glukose umgewandelt wird. Außerdem wären diverse Mangelerscheinungen, nicht zuletzt an Vitamin C, ohne Nahrungsergänzungsmittel unvermeidlich.

Fast überall auf der Welt findet man noch Völker, die als Jäger und Sammler leben. Und man findet viele Völker, die auf eine andere Art „ursprünglich" leben, vielleicht ungefähr so, wie man in Europa bis zum Beginn des Mittelalters lebte. Werfen wir einen kurzen Blick zurück auf unsere Geschichte von Ackerbau und Viehzucht.

Wie ursprünglich ist ursprünglich genug?

Als wir in Mitteleuropa vor circa 5.000 Jahren anfingen, Ackerbau und Viehzucht zu betreiben, verschlechterte sich unser Gesundheitszustand zunächst radikal. Die Menschen wurden wieder kleiner, die Kindersterblichkeit wurde größer, es kam zu Fehlbildungen des Kiefers und des Skeletts, und die Bevölkerung wurde häufig von Seuchen heimgesucht. Ihre neue Sesshaftigkeit hatte sie vom Ackerbau abhängig gemacht. Bei Ernteausfällen konnten die Menschen nicht einfach weiterziehen, denn sie hatten jetzt einen Besitz, den man bewachen und verteidigen musste. Über die Jahrhunderte entwickelten die Europäer Methoden, um besser mit den neuen Nahrungsmitteln klarzukommen. Die traditionelle Sauerteigführung über mehrere Tage ist ein Beispiel dafür, welche Techniken man per Zufall entdeckte und dann verfeinerte und überlieferte, um die wehrhaften und mit ihren Nährstoffen geizenden Getreidekörner bekömmlicher zu machen. Auch das Einweichen und Keimen von Hülsenfrüchten zählt dazu. Die Sesshaftigkeit bot den nun versierteren Bauern auch Vorteile: Man konnte Vorratshaltung betreiben. Das galt nicht nur für Getreide und Hülsenfrüchte, deren große Vorteile darin lagen, dass man sie sehr gut und lange lagern konnte. Durch die festen Behausungen konnte man auch andere Dinge besser bevorraten. Fleisch und Fisch konnte man in großen Mengen räuchern und trocken und für schlechte Zeiten lagern, ebenso wie man Obst und Gemüse aus dem von jedermann betriebenen Gartenbau einkochte, trocknete oder durch Gärung haltbar machte.

Vor dem Mittelalter pflegten die meisten Menschen eine gemischte Subsistenz. Neben Ackerbau und Viehzucht wurde auch noch gejagt und gefischt, und man kannte die verschiedensten wild wachsenden Kräuter und Pflanzen und sammelte diese. Mit der zunehmenden gesellschaftlichen Stratifizierung (also der Bildung von Schichten) sowie der wachsenden Bedeutung des Handels und der Stadtbevölkerung kam es zur Abhängigkeit der Landbevölkerung, die nunmehr nicht mehr großteils Selbstversorger war, sondern einem Lehnsherren dienen musste oder dem „Markt" unterworfen war. Das Jagdprivileg des Adels und die Eigentumsrechte von Adel und Kirche machten es vielen Bauern unmöglich, weiterhin zu jagen und zu fischen. Die Zeiten waren für die Landbevölkerung eher bitter, und man war durch die Knechtschaft des Feudalsystems gezwungen, bei der Erzeugung immer mehr auf Masse zu setzen. Der Gartenbau für den Eigenbedarf war aber weiterhin ein wichtiger Bestandteil der bäuerlichen Existenz, und auch wilde Kräuter und wildes Gemüse wurden weiterhin genutzt. Die Stadtbevölkerung lebte bereits weitgehend abgekoppelt von der Natur und der Erzeugung ihrer Lebensmittel.[20]

Der Trend hin zu mehr Effizienz, zur Betonung von Quantität statt Qualität und zur Abkoppelung von den Abläufen, die zur Nahrungsmittelerzeugung gehören, beschleunigte sich um ein Vielfaches, als Mitte des 19. Jahrhunderts das Zeitalter der Industrialisierung anbrach. Grund war die zunehmende Verstädterung. Die meisten Leute lebten nun in den Städten und bauten selber keine Nahrung mehr an, jagten, sammelten und fischten nicht, außer vielleicht als „Hobby". Die Ernährung reduzierte sich nochmals stärker auf Produkte, die lange haltbar und gut transportierbar waren. Es wurde erst zum Statussymbol und dann zur Normalität, möglichst stark raffinierte Produkte wie weißes Mehl und weißen Zucker zu genießen. Erstmals wurde mehr Weizen angebaut als Roggen, Hafer und Gerste.

Nur wenige Jahrzehnte später folgte die Industrialisierung der Landwirtschaft. Man veränderte Pflanzen und Tiere in nie gekanntem Ausmaße durch Einkreuzung und Zuchtauslese, im Falle von Getreide auch durch Hybridisierung. Man setzte flächendeckend Pestizide ein, die bei Schädlingen und Krankheitserregern zu immer neuen Resistenzen führten. Seit der „Grünen Revolution" in den 1950er- und 1960er-Jahren ersetzte ein besonderer Weizen (Zwergweizen), der besonders schädlings- und krankheitsresistent war, höheren Ertrag brachte

und sich leichter maschinell abernten ließ, den seit Jahrtausenden angebauten langhalmigen Weizen. Der Trend hin zu immer resistenteren Sorten macht diese gleichzeitig schlechter verträglich für den Menschen. Die ausgelaugten Böden wurden erstmal mit synthetischen Düngern versetzt, die als einzigen Nährstoff Stickstoff enthielten. Die Nahrungsmittelvielfalt wurde weiter eingeschränkt. Die Menschen waren wie nie zuvor fixiert auf Getreide. Die Nahrungsmittelzubereitung war nun eine Frage der Effizienz und des Preises. Langatmige Methoden wie die Sauerteigführung gerieten zunehmend in Vergessenheit. Diese Entwicklung sah ihren Gipfel in der Einführung erster Fertiggerichte. Von nun an war Getreide nicht nur in Brot und Pasta vertreten, sondern auch als einer von vielen Zusatzstoffen in abgepackten Lebensmitteln.

Wenn wir uns heute umschauen, haben die Teile der Welt, die als „westlich" gelten, ungefähr diese Entwicklung durchgemacht, und andere Länder sind dabei, die letzten Schritte nachzuholen. Unter den letzten kleinen, isoliert lebenden Völkern, die von Städten, Geldwirtschaft und Bevölkerungsschichten weitgehend unberührt sind, gibt es einerseits Jäger und Sammler wie die Hadza in Tansania, dann haben wir Wanderfeldbauern wie die Yanomami im Amazonas-Gebiet oder die Korowai in West-Papua und traditionelle Ackerbauern wie die Pima (im Südwesten der USA und im Norden Mexikos) bis ins 20. Jahrhundert, die zusätzlich noch jagen, fischen und sammeln, und zuletzt gibt es Viehnomaden wie die ostafrikanischen Masai und die

Samen im Norden Fennoskandinaviens. Die Lebensweise der Viehnomaden ist alt, aber lange nicht so alt wie die der Jäger und Sammler. Die Viehnomaden sind aus Teilen der frühneolithischen Bevölkerung entstanden, die aus verschiedenen Gründen ihre Sesshaftigkeit wieder aufgegeben haben. Jede der genannten Gruppen besteht also aus Menschen, deren Lebensweise mehrere Jahrtausende alt sind und die jeweils durch altbewährte Traditionen aufrechterhalten werden, durch die ihre Mitglieder optimal genährt und gesund erhalten werden.

Wenn ich mich unter „meinen" Paleolanern so umsehe und auch lese, was die bekannten Paleo-Autoren und -blogger empfehlen, komme ich zu dem Schluss, dass die „Paleo"-Ernährung in vielen Grundzügen eigentlich eher einem frühneolithischen Ideal mit Jäger- und Sammlerelementen nacheifert – sagen wir, der Zeit des „versierten vormittelalterlichen Kleinbauern" beziehungsweise dem traditionellen Pflanzenbauer in Lateinamerika oder dem subsaharischen Afrika entsprechend. Und das finde ich auch gut so! Das ist mir ursprünglich genug, und ich bin der Überzeugung, dass wir Europäer an dieses Essen gut genug angepasst sind, *wenn* man Getreide (und Hülsenfrüchte) ganz weglässt. Wir lassen das Getreide bei Paleo ja ganz weg, und das ist deshalb gut so, weil das heute verfügbare Getreide wie Weizen und Roggen nicht mehr zum Essen geeignet ist, um es überspitzt zu sagen. Ein weiterer Grund ist der, dass es keine guten Gründe gibt, Getreide zu essen, da es weniger als alle anderen verfügbaren Nahrungsmittel zu bieten hat. Ein dritter Grund ist, dass insbesondere Menschen, die gesundheitlich aufgrund der heutzutage üblichen, sehr weit von „artgerecht" entfernten Lebens- und Ernährungsweise schon wissentlich oder unwissentlich angeschlagen sind, sicherheitshalber besser all das vermeiden, was schon immer – mal mehr, mal weniger – problematisch war. Aber alle Gemüsesorten, die wir (jedenfalls als Stadt-Paleolaner mit einer neolithischen Erwerbsarbeit) realistischerweise regelmäßig bekommen können, sind Kulturpflanzen, die es nicht gäbe, wenn es die neolithische Revolution nicht gegeben hätte. Klar gibt oder gab es Wildformen davon, die vielleicht in der Steinzeit schon existierten und auch gesammelt wurden – aber sie sind trotzdem verändert, ebenso wie die Tiere, deren Fleisch wir essen. Selbst wenn wir auf alte Haustierrassen Wert legen, haben diese ihren Ursprung in neolithischer Zucht. Dass viele Paleolaner Milchprodukte (vor allem in fermentierter Form und als Butter beziehungsweise Ghee) zu sich nehmen, passt ebenfalls hervorragend dazu, ebenso wie die Tatsache, dass die Fermentierung von Gemüse sich solcher Beliebtheit erfreut.

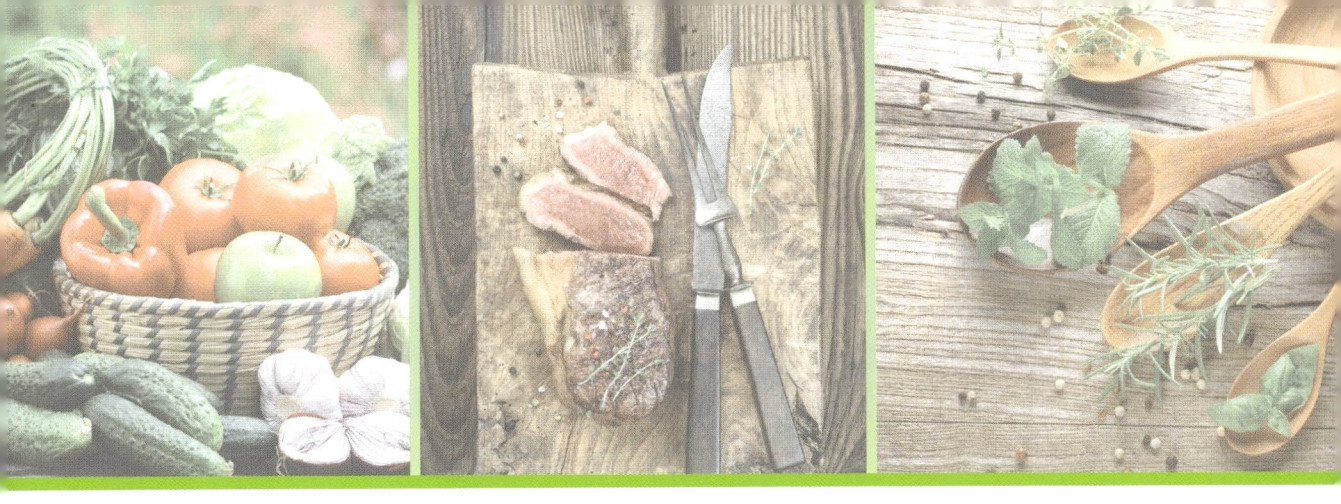

Das Mikrobiom

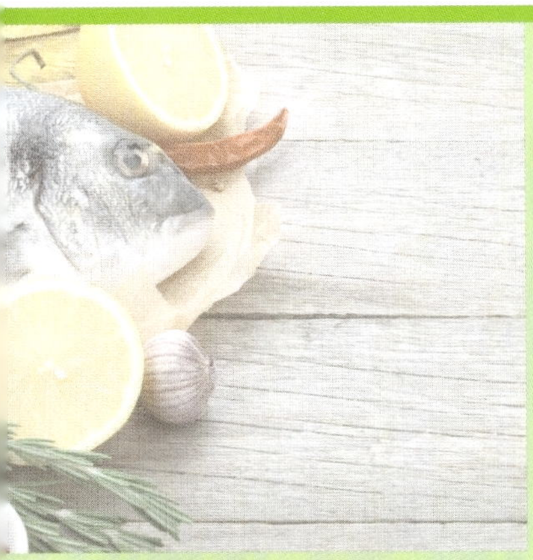

KAPITEL
4

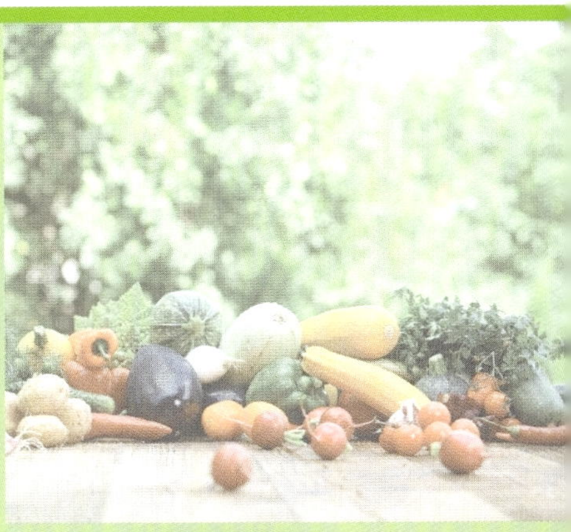

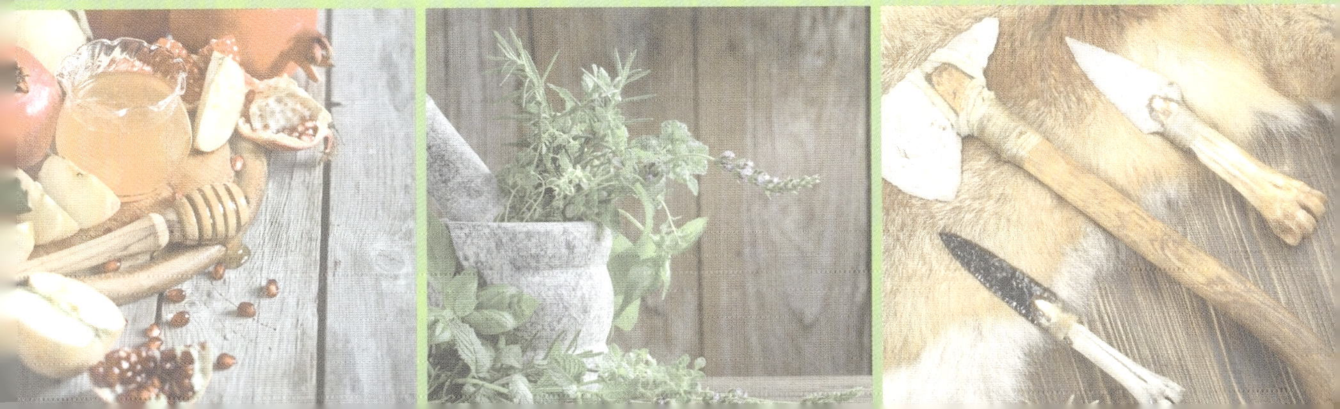

Das Mikrobiom bezeichnet die Gesamtheit der Mikroorganismen in einem bestimmten Lebensraum. Uns interessiert besonders das Mikrobiom des menschlichen Darms. Früher nannte man dieselbe Sache „Darmflora". Das Wort „Flora" bedeutet aber „Pflanzenwelt", und es handelt sich ja bei unseren Darmbewohnern um keine Pflanzen, sondern um Mikroorganismen. Seit ein paar Jahren wird dem Darm als Lebensraum vormals ungeahnte Beachtung geschenkt, und seitdem findet der Begriff „Mikrobiom" konsequent Verwendung.

Der Zoo in uns – ein Superlativ

Was lebt alles in unserem Darm? Nun, zunächst mal Bakterien und Pilze, aber auch Viren und manchmal Parasiten. Viren und viele Parasiten zählen nicht zu den Mikroorganismen, werden also manchmal gar nicht berücksichtigt, wenn vom Mikrobiom die Rede ist. Obwohl sie auch eine ganz wichtige Rolle spielen, lasse ich die Viren links liegen, da sie den Rahmen dieses Buches sprengen würden.

Am meisten Beachtung bekommen die Bakterien geschenkt, und die sind auch am zahlreichsten. 100.000 Milliarden Bakterien sollen es sein, die unseren Darm bevölkern! Eine gigantische Zahl. Die Arte-Dokumentation „Der kluge Bauch – unser zweites Gehirn" von Cécile Denjean legt noch eins drauf mit dem Vergleich: „In jedem von uns leben 1.000-mal mehr Bakterien, als die Galaxie Sterne hat." Und dann ist da auch noch die unglaubliche Tatsache, dass die Bakterien in unserem Darm zusammen mehr Gene haben als ihr Wirt. Nicht ein paar mehr. 360-mal so viele. Oder auch diese Zahl: 90 Prozent der Zellen in unserem Körper sind Bakterien. Wir wissen noch nicht, wie viele Arten es genau sind, aber auf jeden Fall mehrere Tausend.[1]

All das ist ziemlich atemberaubend, vor allem, wenn man bedenkt, dass die Medizin und Humanbiologie sich bis jetzt fast ausschließlich mit der Sorte Zellen in unserem Körper beschäftigt hat, die eindeutig in der Unterzahl sind. Die Wissenschaft weiß immerhin schon genug über die Bakterien in unserem Körper, um zu erkennen, dass sie im Prinzip sehr wenig weiß, und das will ja schon was heißen.

Wo leben die Bakterien denn genau? Die allermeisten leben im Dickdarm, also auf den letzten eineinhalb Metern des Verdauungstraktes, wo sie unsere Essensreste verwerten; zum Beispiel Ballaststoffe, die wir selbst nicht verdauen können. Früher dachte man, dass im Gegensatz dazu der Dünndarm mehr oder weniger steril wäre, aber inzwischen weiß man, dass auch er von Bakterien bevölkert ist. Allerdings leben dort weniger und andere Bakterien, was damit zu tun hat, dass diese Umgebung ganz anders beschaffen ist als die des Dickdarms.

Allein schon der pH-Wert variiert enorm zwischen den Darmabschnitten. Im Magen ist es sauer, das ist ja klar: wegen der Magensäure. Die ist übrigens unter anderem dafür „gedacht", Bakterien abzutöten. Schließlich sollen nicht alle Bakterien, die

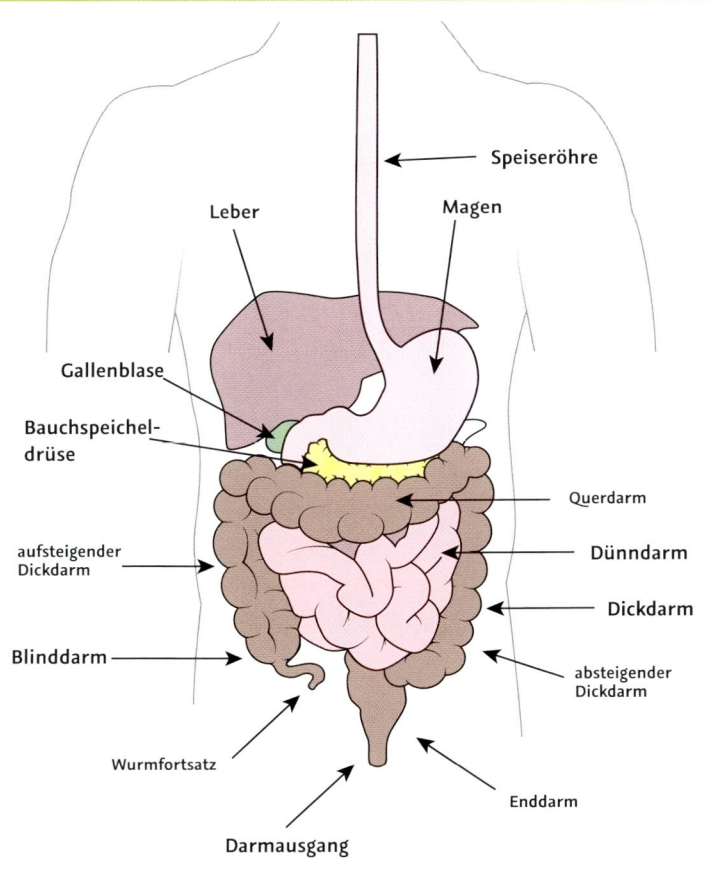

Speiseröhre

Leber **Magen**

Gallenblase

**Bauchspeichel-
drüse**

Querdarm

Dünndarm

**aufsteigender
Dickdarm**

Dickdarm

Blinddarm

**absteigender
Dickdarm**

Wurmfortsatz

Enddarm

Darmausgang

Der menschliche Verdauungstrakt.

säuerlich, was an den Bakterien liegt, die dort mittels ihrer Stoffwechselprodukte ihr eigenes Milieu erzeugen.

Wie die überhaupt da hinkommen konnten bei all den Hürden, die man als Bakterium auf dem Weg überwinden musste, ist eines der Themen, die aktuell diskutiert und untersucht werden. Viele Forschungen haben gezeigt, dass das Mikrobiom von Menschen, die als Baby gestillt wurden, sich von dem derjenigen unterscheidet, die kommerzielle Babynahrung bekamen. Die Muttermilch (und möglicherweise besonders die Vormilch, also die „Tröpfchen" der ersten drei Tage) spielt dabei also eine Rolle, aber welche genau? Sie enthält auf keinen Fall alle Bakterienarten, die später im Darm zu Hause sind. Der Geburtsvorgang spielt offensichtlich auch eine Rolle, weil Kaiserschnittbabys als Erwachsene ebenfalls ein anderes Mikrobiom besitzen als Kinder, die vaginal geboren wurden. Im Geburtskanal kommt das Baby also schon in Kontakt mit ersten entscheidenden Keimen.[2] In den ersten Tagen nach der Geburt übernimmt der Säugling auch schon

auf unserem Essen sitzen, nachher auch unseren Darm bevölkern. Da ist der Körper schon ein bisschen wählerisch. Im Dünndarm wird es dann alkalisch, weil in diesem Bereich die Gallensäuren zum Einsatz kommen, und entgegen ihrem Namen sind die nicht sauer, sondern ein wenig laugenhaft. Den Bakterien, die die Magensäure überlebt haben, wird nun zum Teil noch von den Gallensäuren (und von Verdauungsenzymen) der Rest gegeben. Und im Dickdarm wird es dann wieder ein wenig alle möglichen Bakterien von den Menschen, die sich um ihn kümmern. Stuhluntersuchungen haben gezeigt, dass sich im Darm des Neugeborenen Keime der Mutter, aber auch Keime der Krankenschwestern tummeln, die mit dem Baby Kontakt hatten.[3] Es ist unklar, auf welchem Weg diese Keime in den Dickdarm kommen konnten.

Eine andere Gruppe von Forschern hat gezeigt, dass Babys schon mit einem Darm-Mikrobiom auf die Welt kommen.[4] "Vererbt" sich also womöglich das Mikrobiom der Mutter auf den Darm des Babys, vielleicht über das Fruchtwasser? Eines Tages werden wir dies sicher genauer wissen.

Warum sollten wir uns für unsere Bakterien interessieren?

Schon Hippokrates erkannte: "Alle Krankheiten beginnen im Darm", und da ist etwas dran. Welche Bakterien in unserem Darm das Sagen haben, beeinflusst unsere Gesundheit, und unsere Gesundheit sowie unsere Ernährung beeinflussen wiederum unser Mikrobiom. Es konnte zum Beispiel gezeigt werden, dass Raucher ein anderes Mikrobiom haben als Nichtraucher und dass sich das Mikrobiom verändert, wenn ein Raucher mit dem Rauchen aufhört. Wissenschaftler haben auch schon bestimmte Faktoren in unserem Mikrobiom im Verdacht, die uns, wenn vertreten, zu "guten Futterverwertern" machen, mit anderen Worten: die uns fürs Dickwerden prädestinieren.

Ein faszinierendes Thema ist der Einfluss des Mikrobioms auf unser Denken und unsere Psyche. In unserem Darm befinden sich ungefähr so viele Nervenzellen wie in unserem gesamten Rückenmark; so ist es kein Wunder, dass vom "Bauchhirn" die Rede ist und man sprichwörtlich manchmal seinem "Bauchgefühl" folgt. Dieses Bauchhirn hat jetzt auch einen wissenschaftlichen Namen, nämlich enterisches Nervensystem (ENS). Das enterische Nervensystem und das zentrale Nervensystem (unser Gehirn) kommunizieren über den Vagusnerv miteinander. Die gleichen Hormone, die in unserem Gehirn für bestimmte Stimmungen sorgen (zum Beispiel Serotonin), finden sich auch im Verdauungsapparat und damit in dem ENS. Verschiedene Forschergruppen beschäftigen sich mit dem Einfluss bestimmter Bakterienstämme auf unsere Gemütsverfassung. In Versuchen mit Mäusen konnte gezeigt werden, dass zum Beispiel das Milchsäurebakterium Lactobacillus rhamnosus die Motivation und gewissermaßen den Optimismus steigerte, was Perspektiven für die Therapie von Depressionen eröffnet.[5] Andersherum schlagen uns unsere Stimmungen auf den Bauch, und Dauerstress wirkt sich auf das Mikrobiom aus.

Die Aufgaben der Bakterien in unserem Darm sind vielfältig. Sie sind an vielen Verdauungsvorgängen beteiligt; ohne sie könnten wir nur einen Teil unserer Nahrung aufschließen und energetisch nutzen. Sie versorgen uns zum Beispiel mit kurzkettigen Fettsäuren, die wir teilweise resorbieren und die zum anderen Teil dafür sorgen, dass die Darmbarriere im Dickdarm schön stabil bleibt und nichts Unerwünschtes in die Schleimhaut oder gar durch irgendwelche Löcher in die Blutbahn dringt. Daneben bilden Darmbakterien wichtige Vitamine und andere Nährstoffe und stellen uns diese zur Verfügung. Und sie sind sogar an der Umwandlung lebenswichtiger Hormone beteiligt. Bei Schilddrüsenhormonen sorgen sie beispielsweise für die Umwandlung des Speicherhormons T4 in das stoffwechselaktive Hormon T3.

Warum machen die Bakterien das? Aus der Güte ihres Herzens heraus? Natürlich nicht; es handelt sich um eine Art Symbiose. Sie leisten für uns unverzichtbare „Arbeit", dafür bekommen sie von uns Futter und werden von unserem Immunsystem geduldet – beziehungsweise fast schon gezüchtet, indem es Konkurrenten ausschaltet und so optimale Voraussetzungen dafür schafft, dass bestimmte Bakterien sich besonders erfolgreich vermehren können. Das Zusammenspiel zwischen Immunsystem und Mikrobiom ist wohl der spannendste Aspekt überhaupt, denn die beiden beeinflussen sich gegenseitig.

Der Darm wird nicht umsonst oft das Zentrum des Immunsystems genannt, denn das ist er wirklich – etwa 80 Prozent der Aktivität des Immunsystems findet im Darm statt.[6] Durch seine komplizierte Faltung ist die Oberfläche des Darms unheimlich groß: Ausgebreitet würde die Darmschleimhaut 200 Quadratmeter einnehmen.[7] Diese enorme Fläche dient bei Weitem nicht nur als Schlauch, der Nährstoffe aufnimmt und weiterleitet, sondern steht immunologisch dauernd unter Strom. Ständig muss das Immunsystem seine Fühler ausstrecken und schauen, was da alles im Darm herumzappelt. Es nimmt sich im wahrsten Sinne des Wortes mikrobielle Kostproben aus dem Darminhalt, beäugt diese und überlegt, wie es reagieren soll.[8/9] Ist das ein Krankheitserreger oder harmlos? Gibt es hier zu viel von einer Art Bakterien, sodass andere Gefahr laufen, verdrängt zu werden? Muss man hier ein bisschen die Population dezimieren oder zumindest wachsam bleiben? Oder sollte man im Gegenteil für diese Art von Bakterien eine Toleranz entwickeln, sodass beide Ruhe haben, das Immunsystem und das Bakterium?

Außerdem übernimmt unser Mikrobiom die Funktion eines Trainingslagers für frisch „geschlüpfte" Immunzellen. Bevor diese auf unseren Körper losgelassen werden, wo sie dann Krebszellen und Viren und krank machende Keime abtöten sollen, werden ihnen in der Darmschleimhaut erst einmal diverse harmlose Bakterien „vorgestellt", damit sie sich merken, dass diese nicht angegriffen werden dürfen.[10]

Es gibt deutliche Hinweise auf einen Zusammenhang zwischen einer Dysbiose (also einem Ungleichgewicht der Mikroorganismen im Darm) und einer Entgleisung des Immunsystems mit der Folge chronisch entzündlicher Prozesse.[11] Diese Entwicklung kann neuesten Forschungen zufolge in einer Autoimmunerkrankung wie zum Beispiel der multiplen Sklerose[12] münden, und in anderen Fällen in starkem Übergewicht und sogar in der Entwicklung einer Fettleber[13].

Ein Biotop mit großer Vielfalt

Bei der Untersuchung unseres Mikrobioms steht man vor dem Problem, dass viele der in unserem Darm lebenden Bakterien obligat anaerob sind, d.h., sie vertragen keinen Sauerstoff. Man kann sie also nicht einfach wie Kolibakterien, die fakultativ anaerob sind und mit Sauerstoff zurechtkommen, in einer Petrischale züchten und auf diese Weise genau beschreiben und quantifizieren. Deshalb ist die Methode, mit der man das Mikrobiom eines Menschen bestimmt, eine genetische Analyse. Statt einer Zählung der einzelnen Organismen wird eine Bilanz der in einer Stuhlprobe vorhandenen Gene aufgestellt. Das funktioniert deswegen, weil die Erbsubstanz auch bei toten Bakterien noch vorhanden ist und die Gene mit einer Methode namens Polymerase-Kettenreaktion (PCR) vervielfältigt werden können. Das führt aber zu der etwas paradoxen Situation, dass inzwischen sehr viele Gene bekannt sind, andererseits aber viele Bakterienarten noch unbekannt. Die Zuordnung ist die große Herausforderung. Stellen Sie sich vor, man fände irgendwo ein Massengrab, in dem Hunde, Menschen und Tausendfüßler begraben sind, und Sie sollen jetzt nur anhand der Zahl der gefundenen Beine eine Aussage darüber machen, wie viele Organismen insgesamt und von jeder Sorte in dem Grab waren. So ungefähr ist es

auch mit dem Mikrobiom, denn einzelne Bakterien unterscheiden sich ungefähr so stark voneinander wie Menschen und Tausendfüßler. Die stetig verfeinerten Methoden zur Systematisierung der Bakterien eröffnen uns jedoch inzwischen einen recht guten Überblick über die Identität und Vielfalt unter den Spezies des menschlichen Mikrobioms. Dazu bedient man sich einer Stelle in der Erbinformation (der 16S-rDNA), die sich im Laufe der Evolution besonders langsam verändert hat und an der man daher wie an einem Kalender die Abzweigungen ablesen kann, die einen Organismus einer bestimmten Familie, Gattung oder sogar Art zuweisen.[14]

In der Biologie werden Organismen nach einer bestimmten Systematik geordnet. Auf der höchsten Ebene gehören wir Menschen zur Domäne der Eukaryoten (Zellen mit Zellkern), auf der zweiten Ebene zum Reich der mehrzelligen Tiere. Die nächste Ebene nennt sich Stamm beziehungsweise Phylum. Da „Phylum" weniger zweideutig ist, benutze ich dieses statt des Wortes „Stamm" (Letzteres kann nämlich bei Bakterien auch noch eine ganz niedrige Ebene beschreiben). Wir gehören zum Phylum der Chordatiere. Was gehört noch zu den Chordatieren? Zum Beispiel die Seescheide, ein Meeresorganismus, der als Larve eine Weile herumschwimmt und schließlich an einer festen Stelle Wurzeln schlägt, woraufhin er sein eigenes Gehirn auffrisst. Wir haben mit der Seescheide nicht besonders viel gemeinsam, stimmt's? So grob ist die Einteilung nach Phyla und so riesig die Vielfalt der Organismen, die darin enthalten sind. In unserem Darm befinden sich gleich mehrere Phyla, alle innerhalb des Reichs der Bakterien! Die wichtigsten vier Phyla heißen Firmicutes, Bacteroidetes, Proteobakterien und Actinobakterien. Darin enthalten sind unzählige Klassen, Ordnungen, Familien, Gattungen und Arten (und dann noch Stämme).

Im Jahr 2011 wurden die Ergebnisse einer europäischen Forschungsgruppe namens MetaHIT-Consortium (Metagenomics of the Human Intestinal Tract) veröffentlicht. Bereits einige Zeit zuvor hatten die Forscher sich das ehrgeizige Ziel gesetzt, einen kompletten Katalog der Gene der menschlichen Darmbakterien zu erstellen, ein sogenanntes Metagenom. Ausgehend von 124 dänischen und spanischen Probanden legten sie einen solchen Katalog im März 2010 vor. Nun kam die Gruppe zu einem weiteren spektakulären Ergebnis: Jeder Mensch, unabhängig von seiner Herkunft und seinem Geschlecht, ließe sich demnach wie einer Blutgruppe einem bestimmten Enterotypen zuweisen.[15] Drei Enterotypen ließen sich identifizieren, je nachdem, ob im Darm des Menschen die Gattung Bacteroides, Prevotella oder Ruminococcus relativ am stärksten vertreten sei. (Achtung: Hier geht es um die *Gattung* Bacteroides, nicht um das Phylum Bacteroid*etes*. Erstere ist aber ein Teil von Letzterem.) Die Wissenschaftswelt versprach sich viel von dieser Entdeckung: Man hoffte, in Zukunft anhand des Enterotyps vorhersagen zu können, welche Ernährung für jemanden am besten ist, welches Risiko für Übergewicht und bestimmte Krank-

heiten eine Person hat und welche Medikamente für sie gegebenenfalls am geeignetsten sind. Seitdem sind aber Zweifel aufgekommen, ob sich diese drei Enterotypen wirklich so klar voneinander abgrenzen lassen. Speziell die Existenz des Ruminococcusdominierten Typs ist mehrfach infrage gestellt worden.[16]

Das Mengenverhältnis der vier wichtigen Phyla zueinander ist anscheinend entscheidend. Zumindest hat man festgestellt, dass bei Autoimmunerkrankungen wie den chronisch-entzündlichen Darmerkrankungen das Verhältnis auf charakteristische Weise verschoben ist. Über diese Verschiebungen und ihre relative Häufigkeit bei bestimmten Krankheitsbildern werden gerade durch verschiedene Labors umfangreiche Statistiken erhoben, indem von Probanden eingesandte Stuhlproben analysiert und zusammen mit Fragebögen ausgewertet werden. Bei diesen Labors kann man eigene Stuhlproben einschicken und trägt so zum Aufbau dieser Datenbanken bei, während man selbst gegen eine vergleichsweise geringe Gebühr eine Auswertung der Probe erhält. Zu solchen Anbietern gehören μbiome und American Gut (von Jeff Leach gegründet, von dem ich gleich noch berichte).

In anderen Fällen ist das Mengenverhältnis der großen Gruppen untereinander gar nicht so wichtig, und es kommt mehr auf die Details an. Dass kleine Nuancen innerhalb der Verwandtschaft wichtig sein können, zeigt das Beispiel von Clostridium difficile. Die Clostridien sind eine Klasse innerhalb der Firmicutes, die mengenmäßig einen enormen Anteil (30 bis 50 Prozent) an unseren Darmbakterien ausmacht und sehr wichtig für uns sind. (Menschen mit Allergien scheinen tendenziell weniger Clostridien zu haben, wobei man wieder nicht sagen kann, ob es einen kausalen Zusammenhang gibt beziehungsweise wenn ja, was Huhn ist und was Ei.) Ob das nun ein paar Prozent mehr oder weniger sind, ist dennoch bei Weitem nicht so entscheidend wie die Tatsache, ob sich darunter das Bakterium der Art (Spezies) Clostridium difficile befindet. Nach einer Behandlung mit Antibiotika passiert es häufig, dass sich – sehr wahrscheinlich durch die Ausschaltung der Konkurrenz – bestimmte Clostridien, darunter Clostridium difficile, unkontrolliert vermehren. Eine Clostridium-difficile-Infektion verursacht eine Dickdarmentzündung und fürchterlichen Durchfall, der sehr schwer zu behandeln ist und lebensgefährlich werden kann. Jedes Jahr sterben 14.000 US-Amerikaner an einer Clostridium-difficile-Infektion![17]

Schwierige Grenze zwischen Gut und Böse

Eine Sache möchte ich deutlich herausstellen, weil ich diesem Missverständnis immer wieder begegne. Es gibt selten eine klar erkennbare Grenze zwischen „guten" Bakterien auf der einen Seite und „bösen" Bakterien auf der anderen. Selbst Clostridium difficile ist harmlos, wenn seine Population eingedämmt bleibt – und vielleicht ist seine Anwesenheit sogar nützlich? Die Zusammenhänge sind komplex, denn ein Bakterium

kann auf ganz unterschiedliche Arten nützlich sein. Schließlich interagieren unsere Darmmikroben nicht nur mit unseren körpereigenen Zellen, sondern vor allem untereinander. Der Nutzen mancher Mikroben in unserem Darm besteht darin, andere Bakterien durch ihre Stoffwechselprodukte mit Nahrung zu versorgen oder ein Milieu zu schaffen, in dem Übeltäter keine Chance haben, sich zum Beispiel nicht erfolgreich an die Darmwand anheften können. Man kann also keinen Mikroorganismus isoliert betrachten. Auch ein Mikrobiom mit zu vielen Bifidobakterien, den klassischen „probiotischen" Joghurtbakterien, steht im Verdacht, problematisch zu sein – das legt jedenfalls eine Studie nahe, bei der ein hohes Dickdarmkrebsrisiko positiv mit hoher Bifidusbesiedelung korrelierte.[18]

Ein Paradebeispiel für die schwierige Bewertung von Pathogenen (also „bösen", weil krank machenden Keimen) ist das Mikrobiom der Hadza. Die Hadza sind ein Volk in Tansania, von dem noch circa 300 Individuen als traditionelle Jäger und Sammler in relativer Isolation leben. Diese Menschen sind allen Erkenntnissen zufolge frei von Zivilisationskrankheiten. In einer im Jahr 2013 durchgeführten aufsehenerregenden Studie wurden Stuhlproben von 27 Hadza aus zwei Lagern analysiert und mit denen von Italienern aus der Stadt sowie mit Ackerbauern aus Malawi und Burkina Faso verglichen. Diese Studie schloss eine Wissenslücke, da noch keiner das Mikrobiom von Jägern und Sammlern untersucht hatte, auch nicht die Wissenschaftler, die die weltweite und her-

Der Teflon-Effekt

Viele Erreger müssen sich an die Darmwand anheften, um sich erfolgreich zu vermehren und so zu einem handfesten Problem für den Darmbesitzer zu werden. Es gibt Substanzen, die dieses Anhaften verhindern können. Das macht man sich bei der Moro-Suppe zunutze. Die Moro-Suppe wurde nach dem Kinderarzt Dr. Ernst Moro (1874–1951) benannt, der zu seiner Zeit vielen an Durchfall erkrankten Säuglingen mit seinem genialen Rezept das Leben rettete. Durch langes Kochen von Möhren entstehen spezielle Oligosaccharide, die an die Rezeptoren von Pathogenen andocken und so verhindern, dass sich diese an die Darmwand anheften können. Die Krankheitserreger werden dann unverrichteter Dinge mit dem Stuhl ausgeschieden. Die Moro-Suppe gewinnt derzeit wieder an Popularität, da ihr einfacher Wirkmechanismus auch bei antibiotikaresistenten Keimen funktioniert; es wurde sogar vorgeschlagen, die Suppe bei EHEC einzusetzen.[19] Im Rezeptteil verrate ich Ihnen, wie man die Suppe kocht.

Ein Antihaft-Effekt ist auch Teil des Erfolgsgeheimnisses des Durchfallmedikaments mit den Markennamen Perenterol, Eubiol, Perocur oder Omniflora; es enthält nämlich Saccharomyces cerevisiae Hansen CBS 5926 (in den USA und in manchen Publikationen bezeichnet als Saccharomyces boulardii), einen Hefepilz, der zum Beispiel Escherichia coli (abgekürzt E. coli) und Candida albicans am übermäßigen Wachstum hindert. Neben dem Teflon-Effekt schaltet der Hefepilz auch noch durch andere Wirkmechanismen Durchfallerreger aus. Unter anderem unterstützt er wohl die Undurchlässigkeit der Darmbarriere und sondert außerdem Stoffe ab, die Krankheitserregern zu schaffen machen.[20/21/22]

kunftsunabhängige Existenz von Enterotypen postuliert hatten. Das Hadza-Mikrobiom unterscheidet sich radikal von bekannten Mikrobiomen. Zunächst mal ist es wesentlich diverser, d.h., es enthält mehr unterschiedliche Spezies, davon viele sogar auf Familien- und Gattungsebene unbekannte. Bakterien, deren Anwesenheit wir für selbstverständlich hielten, fehlten völlig: die Hadza haben keine Bifidobakterien in ihrem Darm. Das Phylum der Actinobakterien ist ebenfalls fast komplett abwesend. Stattdessen leben bei den Hadza jede Menge Bakterien im Darm, die wir gewöhnlich für Krankheitserreger halten, ohne dass die Hadza jedoch an einer Infektion litten.[23/24]

Bakterienvielfalt im Darm ist eine gute Sache. Es konnte immer wieder gezeigt werden, dass Allergien und chronische Erkrankungen mit einer reduzierten Biodiversität im Verdauungstrakt einhergehen. Warum aber ist das Darm-Mikrobiom in unseren westlich geprägten Gesellschaften um so vieles weniger artenreich als bei den Hadza und anderen Menschen aus nicht-industrialisierten, ländlichen Gebieten? Wissenschaftler führen dies (unter anderem) auf den flächendeckenden Einsatz von Antibiotika in unseren Gesellschaften zurück.

Das Imperium der Bakterien schlägt zurück

Jahrzehntelang wurden Antibiotika sehr sorglos verschrieben; viele Ärzte verordneten sogar dann Antibiotika, wenn sie nicht wussten, ob es sich überhaupt um einen bakteriellen Erreger handelte. Auch heute erhält fast jedes Kind bis zum Schuleintritt bereits mehrere Male Antibiotika. Das Mikrobiom des Kindes ist noch dabei, sich zu formen; bis zum sechsten Lebensjahr unterscheidet es sich noch deutlich vom Mikrobiom eines Erwachsenen. Erwachsene hingegen haben ein „fertiges" Mikrobiom, das relativ stabil ist.[25] Man geht davon aus, dass der Blinddarmfortsatz (Appendix), also das wurmförmige Etwas, das unten rechts am Dickdarm dranhängt, doch nicht so sinnbefreit ist wie früher angenommen, sondern als Mikrobenreservoir dient. Sollte dem Mikrobiom im Dickdarm etwas zustoßen, zum Beispiel indem große Teile durch eine Durchfallerkrankung „ausgeschwemmt" werden, so kann der Blinddarm mit seinem Vorrat an Mikroorganismen einen Nachschub liefern. Evolutionär sind wir wohl kaum auf eine Antibiotika-Einnahme (Antibiose) eingestellt, aber dennoch ist dieser

Mechanismus ein Grund, warum selbst nach einer Antibiose *meistens* nach einiger Zeit wieder Frieden im Darm herrscht. Das funktioniert nur nicht immer und vielleicht auch nie so ganz perfekt, weswegen die Häufigkeit von Antibiosen sicher eine große Bedeutung hat. Auch die Art der Antibiose ist wichtig, da Antibiotika immer ganz bestimmte Bakterien abtöten und andere übrig lassen, die sich dann ungehemmt vermehren können. Genau dies ist meist die Ursache für Clostridium-difficile-Infektionen. Paradoxerweise werden auch diese wieder mit Antibiotika behandelt, was leider oft misslingt: Die Patienten haben dann Rückfälle, weil Clostridium difficile nur kurz zurückgedrängt wird, um dann im konkurrenzfreien Raum erneut zu erstarken.

Aber wir pumpen nicht nur die Menschen, sondern auch unser Vieh mit Antibiotika voll – ohne Not und ganz alltäglich. Der für den Mastbetreiber ausschlaggebende Effekt ist, ist dass sie schnell wachsen und an Masse zunehmen. Der genaue Mechanismus, der dafür verantwortlich ist, ist nicht abschließend erforscht. Zum einen werden wohl durch die Antibiotikagabe schlechte Hygienebedingungen und die Haltung vieler Tiere auf engstem Raum kompensiert, indem Infekte eingedämmt werden. Zum anderen ist es so, dass bestimmte Antibiotika die Ausschüttung und Verarbeitung von Hormonen, die ein Hungersignal geben oder unterdrücken (Ghrelin, Leptin) stören und so den Appetit steigern. Beim Menschen ist die in einer Studie mit einem gegen Heliobacter pylori wirksamen Antibiotikum beobachtete sechsfach gesteigerte Ghrelin-ausschüttung insbesondere mit einer Vermehrung des Bauchfetts verbunden. Diese stellt laut Studienauswertung ein besonders hohes Risiko für Diabetes und das metabolische Syndrom dar.[26] Für den Viehzüchter ist ein metabolisches Syndrom der Tiere wirtschaftlich gesehen ein Vorteil; es ist aus meiner Sicht sehr plausibel, dass hinter der Gewichtszunahme der Tiere dieser Mechanismus steckt. Laut einer anderen These könnte die Gewichtszunahme speziell bei Geflügel auch damit zu tun haben, dass durch Antibiose die Bakterienzahl besonders im Dünndarm gering gehalten wird und dadurch die Dekonjugation (bakterielle Zersetzung) der Gallensäuren gestört wird; außerdem sollen Antibiotika die Darmschleimhaut im Dünndarm durchlässiger machen, wodurch mehr Nährstoffe aufgenommen werden. Beides sind schwerwiegende Eingriffe in den Organismus und für das Tier nicht gesund.[27]

Rückstände von Antibiotika finden sich auch im Fleisch aus Massentierhaltung wieder und dezimieren ebenfalls die Vielfalt der Bakterien in unserem Darm. Es ist ziemlich traurig, wenn man sich überlegt, welche langfristigen Auswirkungen der naive und wahllose Einsatz von Antibiotika langfristig für uns als Gesamtbevölkerung hat. Die Bakterien, mit denen neugeborene Därme besiedelt werden, müssen ja irgendwo herkommen; die entstehen ja nicht im luftleeren Raum, sondern kommen von anderen Menschen: der Mutter, dem Vater, den Spielkameraden. Aber wo keine Vielfalt

mehr existiert, da kann auch keine so ohne Weiteres entstehen. Das heißt, selbst ein Kind, das keine Antibiotika bekommt, kann nicht mehr die Artenvielfalt im Bauch bekommen, die es vor 80 Jahren gehabt hätte. Wir in den Industrieländern haben unseren Bakterienpool nachhaltig kaputtgemacht.[28/29] Maria Gloria Dominguez-Bello, Mikrobiologin an der New York University, liefert Hinweise darauf, dass wir ungefähr ein Drittel unserer kollektiven Darmbakterien seit der Ära von Antibiotika und Desinfektionsmitteln eingebüßt haben; die betreffenden Arten sind sozusagen in unseren Breiten ausgestorben.[30]

Ein weiterer Zauberlehrling-Effekt der Gießkannen-Antibiosen ist die Verbreitung sogenannter multiresistenter Erreger wie dem methicillinresistenten Staphylococcus Aureus (MRSA). Nachdem ein Erreger Kontakt zu einem Antibiotikum hatte, bleiben nur die Stämme übrig, die aufgrund einer zufälligen Mutation gegenüber dem jeweiligen Antibiotikum resistent sind; diese Stämme verbreiten sich dann umso erfolgreicher. Hatte ein Stamm Kontakt zu etlichen Antibiotika, kann er sogar gegenüber mehreren (multiplen) Wirkstoffen resistent sein, sodass diese ihm nichts mehr anhaben können. Massentierhaltungsställe, in denen Antibiotika in niedrigen Dosen zur Daueranwendung kommen, sind besonders geeignete Brutstätten für multiresistente Erreger. Diese gelangen über das Personal und die Abluft in die Umwelt und schließlich auch in die Krankenhäuser. Viele dieser Keime sind auch als „Krankenhauskeime" bekannt, weil sie sich besonders dort verbreiten, wo viele Kranke sind, wo sich Menschen mit geschwächtem Immunsystem aufhalten, wo mit Skalpellen und Kanülen hantiert wird und wo Antibiotika vermehrt eingesetzt werden. Aktuellen Schätzungen zufolge sterben allein in Deutschland ungefähr 30.000 Menschen jährlich an Krankenhauskeimen.[31] Die Erkennung der Krankenhauskeim-Problematik hat dazu geführt, dass die Hygienestandards in Krankenhäusern verschärft wurden und das Personal sich nun noch regelmäßiger die Hände desinfizieren muss. Obwohl das erwiesenermaßen sinnvoll ist, um die Verbreitung solcher Keime einzudämmen, mutet es so ein bisschen wie ein Kampf gegen Windmühlen an. Vielleicht hat uns unser Hygienewahn ja erst dahin gebracht, wo wir jetzt sind?

Laut der sogenannten Hygienetheorie ist die exzessive Bemühtheit um Sauberkeit und Hygiene, die wir unseren Kindern von klein auf angedeihen lassen, neben dem sorglosen Einsatz von Antibiotika der Hauptgrund dafür, dass das Ökosystem in unserem Bauch so eine vergleichsweise mickrige Biodiversität aufweist. Vertreter dieser These sind auch der Meinung, dass wir es bereits als Heranwachsende durch den Mangel an Kontakt zu unschädlichen Nutznießern verpasst haben, unser Immunsystem zu trainieren und vor allem Harmloses von krank Machendem zu unterscheiden. Auf diese Weise reagiere unser Immunsystem zu empfindlich auf eigentlich harmlose Substanzen. Die Folge seien insbesondere Allergien, aber auch Autoimmunerkran-

kungen sind durch die Hygienetheorie erklärt worden.[32] Darmparasiten werden hierzulande energisch bekämpft, sobald man sie in einer Stuhlprobe identifiziert. Bei manch traditionell lebendem Volk findet sich hingegen kaum ein Individuum, das keine Parasiten im Darm hat.[33]

Zu dieser Erkenntnis passt eine neuartige Therapie für Autoimmunerkrankungen, die seit einigen Jahren erforscht und heftig diskutiert wird. Es handelt sich um oral verabreichte Eier parasitischer Würmer, meistens des Schweinepeitschenwurms (Trichuris suis). Der Schweinepeitschenwurm ist ein Parasit, dessen eigentlicher Wirt das Schwein ist. Er kann den Menschen daher nicht krank machen, siedelt sich aber auch nicht dauerhaft in ihm an. In Studien war der Erfolg dieser Therapie bisher durchwachsen. In Mäuseversuchen konnte aber zum Beispiel gezeigt werden, dass die absichtliche Infektion mit diesen Würmern einen stimulierenden Einfluss auf eine bestimmte Art von T-Zellen hatte, deren Aufgabe es ist, das Immunsystem nach der erfolgreichen Bekämpfung eines Eindringlings wieder „herunterzufahren" – sogenannte T-reg-Zellen (regulatorische T-Zellen).[34]

Der Gedanke, dass hohe Hygienestandards in besonderem Maße dafür verantwortlich sein könnten, dass unser Darm-Mikrobiom uns heute schlechter gegen hartnäckige Infektionen und chronische Krankheiten schützt, ist unter dem Gesichtspunkt besonders besorgniserregend, dass die meisten Babys ihre ersten Tage im Krankenhaus verbringen, wo die Hygiene – und hier beißt sich die Katze in den Schwanz – speziell seit dem Bewusstsein für Krankenhauskeime besonders großgeschrieben wird.

Ein interessantes und bisher weltweit einzigartiges Ergebnis war der große Unterschied zwischen dem weiblichen und dem männlichen Mikrobiom bei den Hadza. Die naheliegendste Erklärung dafür sind die Unterschiede in der Ernährung. Die Frauen essen wesentlich kohlenhydratreichere Kost als die Männer, da ihre Nahrung zu einem größeren Anteil pflanzlich ist. Das liegt daran, dass Frauen und Männer getrennt auf Nahrungssuche gehen. Die Frauen jagen nicht oder kaum. Zwar bringen beide Gruppen auch Nahrung mit nach Hause, aber vieles wird schon unterwegs verzehrt. Das Mikrobiom der Frauen spiegelt den hohen Pflanzenanteil wieder, da sie mehr Bakterien besitzen, die Kohlenhydrate aufspalten. Diesen Bakterien verdanken die Hadza-Frauen, dass sie aus ihrer großteils pflanzlichen Nahrung das letzte Fitzelchen an Energie und Mikronährstoffen herausholen können. Gerade die bei Frauen verbreiteten Treponemabakterien, die wir nur als Krankheitserreger kennen, könnten den sehr schlanken Hadza-Frauen in der Schwangerschaft dabei helfen, Gewicht zuzulegen.[35] Insgesamt essen die Hadza aber um ein Vielfaches mehr Ballaststoffe als wir.

Der Hadza-Fall zeigt deutlich, dass man über die Ernährung sein Mikrobiom gut beeinflussen kann, denn es gibt keine andere plausible Erklärung für die Unterschiede der Darmbevölkerung zwischen Mann und Frau. Aber wenn ich heute anfange zu essen wie eine Hadza-Frau, habe ich trotzdem nicht morgen, in einer Woche oder gar in einem Jahr die gleichen Darmbakterien wie die Hadza-Frauen. Denn die kommen nicht aus dem luftleeren Raum, sondern müssen irgendwie in mich hineingelangen. Es gibt einen, der sah das nicht als Hindernis, sondern als Herausforderung: Jeff Leach, Blogger auf der Webseite „Human Food Project". Er lebte einige Zeit bei den Hadza und analysierte sein eigenes Mikrobiom vor und nach einer Woche, während der er genau wie die Hadza-Männer aß. Seine Motivation, der Ursache von Zivilisationskrankheiten nachzuspüren: eine Tochter, die an Typ-1-Diabetes leidet, sowie sein Beruf als Anthropologe und Archäologe. Schließlich ging er sogar so weit, sich Darmbakterien eines Hadza-Mannes in den eigenen Darm zu transplantieren. Dieses Verfahren nennt man Fecal Microbiota Transplant (FMT), also die Transplantation von im Stuhl enthaltenen Mikroorganismen. Das geht nur, indem man eine Stuhlprobe mit einer wässrigen Lösung vermengt und sich diese in den Allerwertesten einführt – deswegen heißt sie im Deutschen schlicht und einfach Stuhltransplantation.

Die Stuhltransplantation ist ein zunehmend anerkanntes Verfahren zur Heilung von Clostridium-difficile-Infektionen. Dabei wird einfach die Stuhlprobe eines zuvor auf Krankheitserreger getesteten gesunden Menschen genommen, dessen Darmbakterien sich dann in ihrem neuen Heim, also dem Darm des Empfängers, ansiedeln sollen. Der Stuhl muss frisch sein, da die anaeroben

Bakterien sonst schon vor der Transplantation absterben würden. Die Stuhllösung wird entweder über das Rektum in den Dickdarm oder über eine nasoduodenale Sonde – also via Nase und Magen – direkt in den Dünndarm eingebracht (das Duodenum ist der Zwölffingerdarm, der oberste Teil des Dünndarms). In einer Studie wurde die Wirksamkeit der Stuhltransplantation unlängst mit der Wirksamkeit der bei Clostridium difficile üblicherweise eingesetzten Antibiotika verglichen. Man brach die Studie vorzeitig ab, da sich bei der Stuhltransplantation eine nahezu hundertprozentige Heilungsquote abzeichnete und man diese enorme Wirksamkeit den anderen Studienteilnehmern nicht mehr guten Gewissens vorenthalten konnte.[36] Dieser Erfolg belegt, was ich oben schon ausgeführt habe: dass Erreger wie Clostridium difficile sich nur dann so massiv vermehren können, dass es zu einer Erkrankung kommt, wenn andere, normale Darmbewohner entweder komplett fehlen oder unterproportional vertreten sind.

Zu welchen Ergebnissen kam Jeff Leach? Nun, zunächst einmal hatte das Leben bei den Hadza und die Hadza-Ernährung die Auswirkung, dass sein Mikrobiom sich diversifizierte und neue Arten auftauchten. Die Motivation für sein FMT war folgende: Er will schauen, wie viel von seiner neu gewonnenen Mikrobenvielfalt ihm nach seiner Rückkehr in die USA, wenn er wieder einem normalen westlichen Lebensstil nachgeht, erhalten bleibt. Mit anderen Worten, ihn interessiert, ob allein die Lebensweise dazu führt, dass einige der Mikroben-

kolonien einfach wieder von der Bildfläche verschwinden oder zumindest abnehmen. Dann will er zu den Hadza zurückkehren, wieder mit ihnen und wie sie leben und essen und daraufhin sehen, ob sich die gegebenenfalls dezimierten Populationen erholen. Zum Zeitpunkt, in dem ich diese Zeilen schreibe, gibt es dazu noch nichts Neues; man darf gespannt sein.

Ich fände es ja spannend, wenn man das Mikrobiom der Masai untersuchen und mit dem der Hadza vergleichen würde. Die Masai leben ganz in der Nähe, eigentlich teilweise in der gleichen Umgebung. Sie sind aber bekanntermaßen keine Jäger und Sammler, sondern Rindernomaden, die sich ganz anders ernähren. Streckenweise leben die Masai hauptsächlich von Milch und Blut: Sie trinken gewisse Mengen Blut, ohne die Rinder dafür zu töten. Der Zugang zu Milch und Blut wird nur dadurch ermöglicht, dass die Rinderherden zahm sind – es handelt sich also um eine klassisch neolithische Lebensform. Wie Weston A. Price während seines Besuchs bei den Masai im Sommer 1935 zu berichten wusste, kannten auch die traditionell lebenden Masai keine chronischen oder degenerativen Erkrankungen. Dies haben sie mit den traditionell lebenden Hadza gemeinsam – und das, obwohl sie ganz anders leben: Die Hadza kennen beispielsweise keine Milch oder Milchprodukte. Die Masai essen auch weniger pflanzliche Nahrung als die Hadza, und schon deswegen dürfte ihr Mikrobiom ganz anders aussehen. In Afrika und auch Amerika leben und lebten viele Stämme in unmittelbarer Nachbarschaft auf völlig unterschiedliche Art und Weise, weil sie verschiedenen Ethnien angehören, verschiedene Sprachen sprechen und sich daher kaum vermischt haben – ich finde, hier kann und sollte man sich mit der Mikrobiomforschung richtig austoben.

Wie kann man über Ernährung sein Mikrobiom beeinflussen? Man weiß darüber wenig, aber der Fall der Hadza und die Erkenntnisse der bisherigen Forschung deuten darauf hin, dass Ballaststoffe eine wichtige Rolle spielen, weil diese wichtigen Bakterienpopulationen als Substrat, also als Futter dienen. Ballaststoffe sind also vielleicht nicht deswegen gut für Diabetiker, weil sie den Darm voll machen und dadurch ein Sättigungsgefühl generieren, sondern weil sie ein gesundes Mikrobiom fördern. Ein solches kann nämlich wiederum das Risiko verringern, an Diabetes zu erkranken.[37]

Zu den Ballaststoffen zählt auch die resistente Stärke (RS), die zurzeit im Fokus vieler Untersuchungen und Überlegungen steht. Anscheinend ist sie besonders wichtig für Bakterien, die Butyrat produzieren, eine der kurzkettigen Fettsäuren, die unsere Schleimhaut abdichten und schützen. Gleichzeitig haben diese Bakterien einen regulierenden Einfluss auf unser Immunsystem, indem sie die T-reg-Produktion anregen.

Zu viel und am falschen Ort

Andererseits leiden viele Menschen mit Autoimmunerkrankungen an einer Überbevölkerung des Darms (und an charakteristischen Verschiebungen der typischen Proportionen auf mehreren Ebenen der Systematik). Typischerweise haben beispielsweise Menschen mit chronisch entzündlichen Darmerkrankungen wie Morbus Crohn eine verminderte Artenvielfalt, aber eine stark erhöhte absolute Zahl an Mikroben. Gerade bei Morbus Crohn ist oft auch der Dünndarm, bei Gesunden eher spärlich besiedelt, von dieser Überbevölkerung betroffen.[38] Dieser Zustand ist auch bekannt als Dünndarmfehlbesiedelung, auf Englisch Small Intestinal Bowel Overgrowth (SIBO) genannt. Ob man an SIBO leidet oder nicht, kann man durch einen Atemtest feststellen lassen: Man bekommt eine Glukoselösung verabreicht, und wenn im Dünndarm ausreichend Bakterien sitzen, um die Glukose zu fermentieren (was nicht gut wäre), lassen sich in der Ausatemluft nach einer kurzen Zeit gewisse Stoffwechselprodukte dieser Bakterien, nämlich die Gase Wasserstoff und Methan, nachweisen. Einen ganz ähnlichen Test kann man auch mit Laktose und Fruktose machen, um zu sehen, ob die Resorption dieser speziellen Kohlenhydrate eingeschränkt ist und es dadurch ebenfalls periodisch oder dauerhaft zu einer Überfütterung der Bakterien im Dünndarm kommt. Leider hat der Test so seine Schwächen, da er eine Überpopulation in den weiter vom Mund entfernten (distalen) Bereichen des Dünndarms nicht unbedingt diagnostiziert (falsch-negatives Ergebnis).

Wenn Verdauungsbeschwerden eine Rolle spielen, wie zum Beispiel beim Reizdarmsyndrom, muss man daher auch an eine gestörte Verwertung bestimmter Kohlenhydrate denken, denn davon profitieren Bakterien auf eine für uns weniger gesunde Art und Weise. Es lohnt sich daher, testweise Nahrungsmittel zu vermeiden, die ganz besonders viel von einer ganz bestimmten Sorte Kohlenhydrate enthalten, die Reizdarmsymptome wie Bauchschmerzen, Blähungen, Verstopfung und Durchfall verursachen können. Diese besonderen Kohlenhydrate werden unter dem Begriff FODMAP zusammengefasst. Die FODMAP-reduzierte Ernährung wurde 2009 an der Monash University von Peter Gibson und Susan Shepherd zur Therapie von funktionellen Magen-Darmbeschwerden wie dem Reizdarmsyndrom entwickelt.[39] FODMAP steht für „Fermentable Oligo-, Di-, and Monosaccharides And Polyols", zu Deutsch fermentierbare Oligo-, Di- und Monosaccharide sowie Polyole. Eins nach dem anderen aufgedröselt heißt das:

- **Fermentierbar:** Das ist eigentlich schon das Schlüsselwort, denn es bedeutet, dass diese Kohlenhydrate gerne von Mikroorganismen verstoffwechselt werden, wodurch es zur Gärung und damit zur Entstehung von Gasen kommt. Für unsere eigenen Verdauungsenzyme sind diese Stoffe zum Teil gar nicht oder nur beschränkt zugänglich; vor allem aber sind es Leute mit Reizdarmsyndrom, die Probleme haben, diese Substanzen aufzuspalten und/oder zu resorbieren. Das kann an einem Mangel an bestimmten Verdauungsenzymen liegen oder, wie bei der Fruktoseintoleranz, an einem Mangel des Fruktosetransporters GLUT5. Generell ist der GLUT5-Transporter nicht der effektivste und mit großen Mengen Fruktose schnell überfordert, vor allem in Abwesenheit von Glukose. Solche Mängel führen zu einer unzureichenden Aufspaltung beziehungsweise Aufnahme der genannten Kohlenhydrate im Dünndarm, sodass diese entweder unvollständig verdaut oder unverdaut im Dickdarm landen, wo sie dann zum plötzlichen Festmahl für Bakterien werden, was Blähungen und eventuell Durchfall nach sich zieht. Im schlimmsten Fall kann es aber schon im Dünndarm dazu kommen, dass Bakterien sich durch das Nahrungsüberangebot exzessiv vermehren: Die Folge ist SIBO. SIBO kann schlimmere Symptome verursachen als „nur" ein Reizdarm. Es kann zu einer regelrechten Mangelernährung mit Gewichtsverlust kommen, weil die Aufspaltung und Aufnahme aller möglichen Nährstoffe (Kohlenhydrate, Fett, Protein und auch Vitamine) durch die Anwesenheit der Bakterien am falschen Ort durcheinandergebracht wird. SIBO kann sehr hartnäckig und schwer zu therapieren sein.[40]

- **Oligo-, Di- und Monosaccharide:** Dies bezieht sich auf die Länge der Kette, aus der das Kohlenhydrat sich zusammensetzt. Die kleinste Einheit jedes Kohlenhydrats ist ein Monosaccharid. Dazu zählen Glukose, Fruktose und Galaktose.

- Ein wichtiges fermentierbares **Mono-saccharid** im Sinne der FODMAP-Klassifizierung ist die Fruktose (siehe oben).

- Ein Kohlenhydrat, das aus zwei Monosacchariden besteht, ist ein **Disaccharid**. Prominentes Beispiel: die Sucrose, unser Haushaltszucker. Sie besteht aus einem Molekül Fruktose und einem Molekül Glukose, gehört aber nicht zu den fermentierbaren Sorten nach der FODMAP-Definition; diese richtet ihr Augenmerk auf die Laktose (bestehend aus Glukose und Galaktose). Man will mit dem Weglassen von Laktose eine eventuell verminderte Laktaseproduktion (zur Erinnerung: Laktase ist das laktosespaltende Enzym) berücksichtigen, die offensichtlich beim Reizdarmsyndrom nicht selten ist.

- **Oligosaccharide** bestehen aus einigen wenigen Monosacchariden. Die Grenze zwischen Oligosacchariden und Polysacchariden (Stärke) ist fließend. („Poly" ist griechisch für „viele", während „oligo" für „wenige" steht.) Normalerweise enthalten Oligosaccharide nicht mehr als neun Monosaccharide. Zu den im FODMAP-Sinne bedeutenden Oligosacchariden gehören die *Fruktane*. Diese bestehen aus einem Sucrosemolekül und etlichen Fruktosemolekülen.

- **Polyole:** Dies sind Alkohole, meist Zuckeralkohole. (Alkohole im chemischen Sinne; Polyole machen also nicht betrunken.) Zuckeralkohole schmecken süß und werden wegen ihres niedrigeren Kaloriengehalts gerne als Zusatz-stoff verwendet. Sie kommen aber auch in der Natur vor, vor allem in Steinobst. Zu ihnen zählen: Sorbit, Xylitol, Maltit und Isomalt.

Bei den FODMAP handelt es sich um mehr oder weniger kurzkettige Kohlenhydrate, die fast alle (Laktose ist eine Ausnahme) großteils aus Fruktosemolekülen bestehen – das Ganze hängt also eng mit Fruktoseintoleranz zusammen. Die FODMAP-reduzierte Ernährung ist meines Erachtens ein heikles Thema, weil sie die Nahrungsmittelauswahl erheblich einschränkt und zu einer Eliminierung vieler Obst- und Gemüsesorten führt, was für die Nährstoffversorgung nicht optimal ist und außerdem tendenziell zu einer sehr kohlenhydratreduzierten Ernährung führt. Außerdem haben manche der Inhaltsstoffe, die von der FODMAP-Theorie als problematisch eingestuft werden, erwiesenermaßen auch positive Eigenschaften, *gerade* wenn es darum geht, hilfreiche Bakterienpopulationen zu unterstützen. In anderen Kontexten werden nämlich besonders Oligosaccharide gern als Prebiotika bezeichnet, also als Nahrungsbestandteile oder sogar -ergänzungsmittel, die man extra zu sich nimmt, um „gute" Bakterien zu füttern. Vielleicht haben Sie schon mal etwas von dem Prebiotikum Inulin gehört? Dies ist ein Fruktan (und gleichzeitig ein löslicher Ballaststoff – zu denen komme ich gleich noch).

Ich will die FODMAP-reduzierte Ernährung dennoch nicht unerwähnt lassen, weil sie nützlich und notwendig sein kann – für eine gewisse Zeit. Aber man darf es an dieser Stelle ruhig noch einmal wiederholen: Es gibt keine klar zu ziehende Grenze zwischen „guten" und „schlechten" Bakterien, und daher ist es auch ein denkbar schwieriges Unterfangen, ganz gezielt nur die „guten" Bakterien zu füttern und die „schlechten" auszuhungern. Leider. Genauso, wie man kaum gezielt Bakterien im Dünndarm aushungern und Bakterien im Dickdarm gedeihen lassen kann.

Dennoch, wenn bei Ihnen durch einen positiven Atemtest SIBO bzw. eine gestörte Kohlenhydratverwertung festgestellt wurde,

Sie einen chronischen Blähbauch, kurz nach dem Essen unerklärliche Bauchschmerzen oder sonstige Anhaltspunkte für eine gestörte Kohlenhydratverwertung mit der Folge der Überbesiedelung haben, empfehle ich, die FODMAP-reduzierte Ernährung einige Zeit lang auszuprobieren. Wenn Sie Ihren Mikrobenbestand dann schön reduziert haben, können Sie sich behutsam wieder an die Nahrungsmittel herantasten, die Sie weggelassen haben. Dabei sollten Sie langsam vorgehen und eins nach dem anderen austesten, denn es kann gut sein, dass Sie bestimmte Nahrungsmittel einfach (auf-

Hier ist eine kleine, sicherlich unvollständige Liste von Lebensmitteln mit einem hohen FODMAP-Anteil:[41]

Gemüse:
Artischocken
Avocados
Kohl (alle Sorten)
Kokosnuss, das Fleisch
(also auch Kokosraspeln)
Pilze
Rote Bete
Sellerie
Spargel
Stangenlauch (Porree)
Zwiebeln
Knoblauch

Obst:
Äpfel
Birnen
Brombeeren
Datteln
Grapefruits
Johannisbeeren
Khakis
Litschis
Mangos
Steinobst (Pfirsiche, Nektarinen,
Aprikosen, Pflaumen, Kirschen etc.)
Wassermelonen

außerdem:
Milch und laktosehaltige Milchprodukte

grund von Enzym- und/oder Transporter-mängeln) dauerhaft schlecht vertragen und weiter weglassen müssen, während sie andere ohne Probleme wieder in den Speiseplan aufnehmen können.

Viele der auf den üblicherweise im Internet kursierenden FODMAP-Listen vermerkten Lebensmittel interessieren uns Paleolaner sowieso nicht, weil es sich zum einen großteils um Zusatzstoffe handelt und weil insbesondere Getreide und Hülsenfrüchte viele FODMAP beinhalten und daher jede Menge Hülsenfrüchte und Getreideprodukte auf diesen Listen stehen. Angesichts dessen, dass ich gerade gesagt habe, dass sich unter den FODMAP auch einige wenige Prebiotika finden, könnte man jetzt auf die Idee kommen, dass Ihnen ohne diese Nahrungsmittel vielleicht wichtiges Bakterienfutter entgeht. Ihnen entgeht gar nichts! Ihre prebiotischen Substanzen können Sie locker aus Gemüse und Obst beziehen. Eine aktuelle Studie legt sogar nahe, dass gerade die FODMAP in Getreide unserem Verdauungssystem schwer zu schaffen machen.[42] Logisch: Erst durch die Antinährstoffe Löcher in die Darmbarriere zu schießen und so das Immunsystem mit Fremdkörpern zu beschäftigen, um dann an Ort und Stelle durch FODMAP das Bakterienwachstum exponentiell zu beschleunigen, klingt nach einer ziemlichen Katastrophe für das Immunsystem und für das Gleichgewicht im Darm (die „mikrobielle Homöostase").

Pre- und Probiotika

Eine Möglichkeit, auf das Mikrobiom direkten Einfluss zu nehmen, ist die Einnahme von Probiotika. Anders als bei *Pre*biotika (Bakterien-„Futter") geht es bei *Pro*biotika um tatsächliche, lebende Bakterien. In der Regel handelt es sich um Laktobazillen (Milchsäurebakterien). Das sind Bakterien, die Zucker verstoffwechseln und dabei Laktat (Milchsäure) produzieren. Sie haben nicht unbedingt etwas mit Milch zu tun, aber entdeckt wurde die Milchsäure erstmals in saurer Milch, daher kommen die milchbezogenen Bezeichnungen; außerdem kennt man diese Bakterien und ihr Stoffwechselprodukt in der Industrie vor allem aus der Joghurt- und Käseherstellung. Durch die Säureproduktion senken die Laktobazillen den pH-Wert im Darm, was allgemein als positiv gilt, da viele bekannte Krankheitserreger, die den Dickdarm besiedeln können, mit einem so sauren Milieu ihre Probleme haben. Außerdem vermehren sie sich recht gut im Darm und verdrängen so andere, möglicherweise schädliche Bakterien. Laktobazillen haben außerdem einen sowohl stimulierenden als auch regulierenden Einfluss auf das Immunsystem.[43/44] Der Haken an der Sache: Die meisten dieser Laktobazillen siedeln sich nicht dauerhaft an, verbreiten ihre positive Wirkung daher maximal auf der Durchreise. Man muss sie also ständig einnehmen, und das geht ins Geld.

Eine bessere Möglichkeit ist daher die Herstellung eigener Probiotika, auch bekannt als Fermentation. Fermentieren können Sie alles Mögliche: praktisch jedes

Gemüse eignet sich dazu. Die Klassiker der Milchsäuregärung sind Sauerkraut und saure Gurken. Aber auch Getränke wie Kefir und Kombucha verdanken wir der Vergärung mithilfe bestimmter Kulturen. Man muss sie allerdings selber herstellen, weil die gekaufte Variante all dieser Produkte pasteurisiert ist und daher keine lebenden Mikroben mehr enthält. Diese Fermente haben nicht nur den Vorteil, dass sie lecker, nahrhaft und auf Dauer preiswerter als Kapseln sind, sondern sie enthalten auch einen besonders gehaltvollen Mix an Mikroorganismen und viel mehr von der sesshaften Variante. Ein weiterer Pluspunkt: Mit den Fermenten rutschen nicht nur Mikroorganismen in den Verdauungstrakt, sondern ihr passendes Futter und ihr bevorzugtes saures Milieu gleich mit, was ihre Überlebenschancen auf dem Weg durch den Dünndarm erhöht. Außerdem kooperieren diese Mikroorganismen – Bakterien und Hefepilze – perfekt miteinander und bilden einen stabilen Verbund, von dem alle profitieren, nicht zuletzt der Darmbesitzer.

Gemüse fermentieren funktioniert nach dem Prinzip „wilde Fermentation". Man schafft einfach den idealen Nährboden, und die Bakterien kommen ganz von selbst. Zum Teil sitzen sie schon auf dem Gemüse, zum Teil kommen sie aus der Luft und vermehren sich dann. Bei Kefir und Kombucha ist es anders – da muss man sich eine fertige Kultur besorgen und diese dann regelmäßig mit Milch beziehungsweise Tee „füttern". Fermente enthalten wichtige Vitamine wie K2 und B, und sie können sogar

Butyrat enthalten, die begehrte Substanz, die die Darmbarriere so schön abdichtet. Durch die Fermentation werden auch beispielsweise im Weißkohl schon nicht- oder schwer verdauliche Kohlenhydrate abgebaut, sodass selbst Leute, die mit FODMAP Probleme haben, meistens gut mit Fermenten klarkommen. Im Rezeptteil gibt es ein paar Tipps zu Fermenten.

Sein Mikrobiom bewusst pflegen, das geht auch, indem man Ballaststoffe und resistente Stärke zu sich nimmt. Ballaststoffe lassen sich einteilen in unlösliche und lösliche. Lösliche Ballaststoffe quellen in Wasser auf und bilden so einen gelartigen Film, der die Verdauung tendenziell etwas verlangsamt. Unlösliche Ballaststoffe hingegen quellen nicht auf, aber sie vergrößern durch ihre Anwesenheit und dadurch, dass sie nicht verdaut werden, die Masse des Darminhalts – dadurch drückt der Darminhalt mehr gegen die Darmwand, was die Darmwand wiederum veranlasst, stärkere vorwärtsschiebende Wellenbewegungen (Peristaltik) zu machen. Auf diese Weise wirken unlösliche Ballaststoffe Verstopfungen entgegen. Beide Arten von Ballaststoffen machen den Stuhl etwas weicher und erleichtern den Toilettengang. Resistente Stärke gehört eigentlich zu den unlöslichen Ballaststoffen, wird aber oft separat behandelt. Sowohl bei löslichen als auch bei unlöslichen Ballaststoffen gibt es fermentierbare und nicht-fermentierbare Ballaststoffe. Auch Menschen, die sich nicht nach weicherem Stuhl sehnen, können von Ballaststoffen profitieren! Die oben genannten „mechanischen" Eigenschaften der Ballaststoffe sind für unsere Zwecke eher nebensächlich. Wichtig ist, dass die Ballaststoffe fermentierbar sind, und das sind die allermeisten, egal ob löslich oder unlöslich. Fermentierbar heißt, dass die Ballaststoffe präbiotische Eigenschaften haben, weil sie das Wachstum oder die Funktion von Mikroorganismen befördern.[45]

Fermente sind vielleicht nicht „paläolithisch" – wer weiß das schon so genau? Aber eigentlich interessiert uns das auch nicht, weil wir ja nicht den Anspruch haben, einen ersten Preis in der perfekten Steinzeitinszenierung zu gewinnen, sondern so gesund wie möglich leben wollen: mit der Weisheit von gestern und dem Wissen von heute.

Paleo und Mikrobiompflege sind ein ideales Paar. Die Paleo-Ernährung legt immer schon viel Wert auf die Darmgesundheit und vor allem eine intakte Darmbarriere. Die Paleo-Bewegung profitiert genau genommen enorm von dem derzeitigen Hype um das Mikrobiom, weil vieles, was Paleolaner schon immer gesagt haben, nun zunehmend als stichhaltig anerkannt wird.

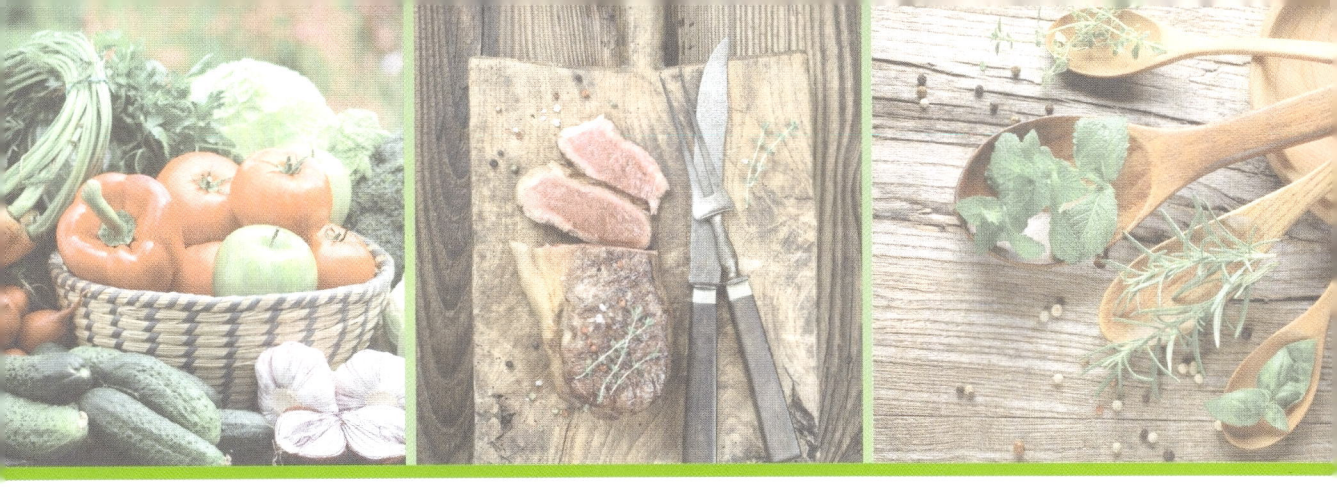

Paleo trifft
auf Entzündung

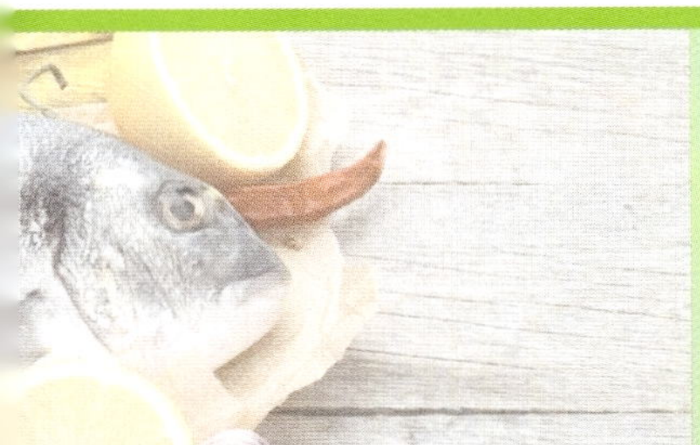

KAPITEL

5

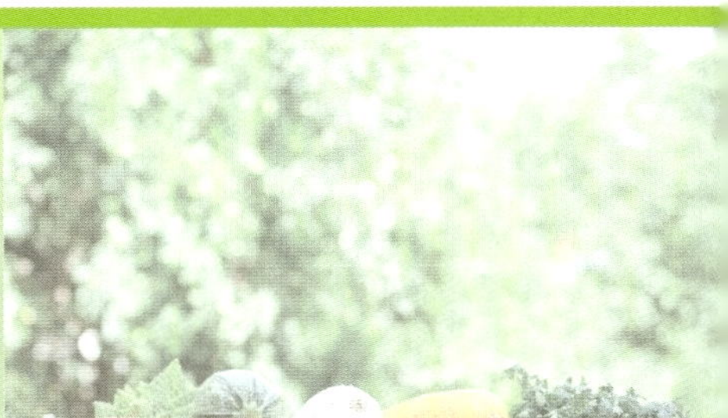

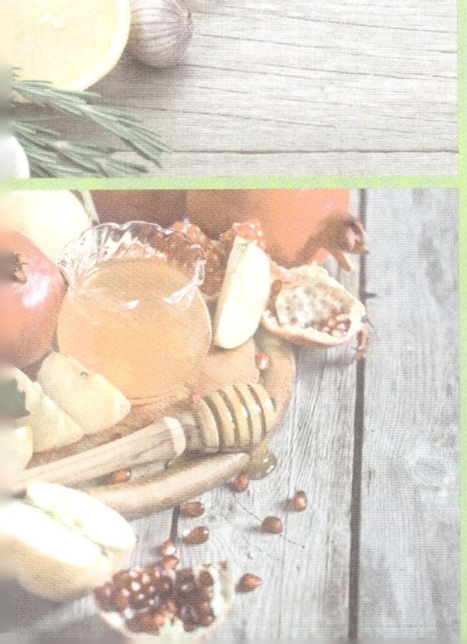

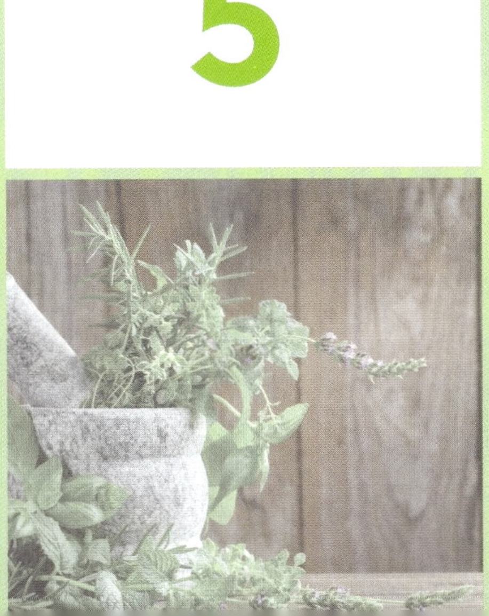

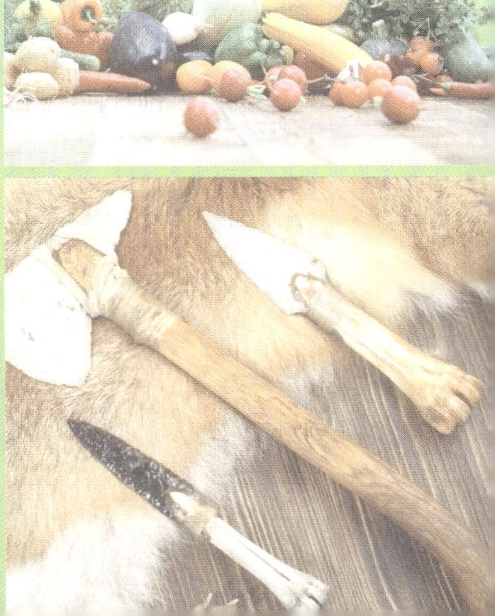

Wenn man sich unter den bekanntesten englischsprachigen Paleo-Blogs so umguckt, taucht immer wieder das Wort „Entzündung" auf. Es entsteht der Eindruck, die (chronische) Entzündung sei der erklärte Feind der Paleo-Ernährung. Dieser Eindruck ist goldrichtig! Und das gilt nicht nur für Autoimmunerkrankungen. Das Thema „Entzündung" hat ganz viele Facetten, die die meisten Leute nicht kennen und deren Bedeutung sie daher unterschätzen. Vielleicht ging es Ihnen ja bisher genauso.

Man kann zwar theoretisch Vegetarier (nicht Veganer) und gleichzeitig Paleolaner sein, aber das ist schon eher ungewöhnlich, schwierig und aus meiner Sicht alles andere als ideal. Weil das so ist und man als Paleolaner in der Regel ein „Omnivor" ist (lustig eigentlich, dass das Wort „Allesfresser" bedeutet, wo wir doch als Paleolaner gerade so wählerisch bei der Qualität unserer Lebens-

mittel sind), wir also auch Fleisch und tierische Produkte essen, kommen wir um das Thema Cholesterin nicht herum. Und weil Cholesterin so eine schöne Überleitung zum Thema Entzündung und auch zum Thema Übergewicht bietet, gebe ich Ihnen hier erstmal einen groben Überblick über die Rolle, die das Cholesterin spielt.

Cholesterin – der lebenswichtige Stoff

Viele von uns sind durch jahrzehntelangen Medien- und Gesundheitscheckterror so konditioniert, dass sie bei der bloßen Erwähnung des Wortes „Cholesterin" zusammenzucken und sich schuldbewusst an ihr letztes Rührei erinnern.

Im Biochemie-Lehrbuch (Löffler et al.)[1] stehen über das arme, in Verruf geratene Cholesterin folgende nette Worte:

Cholesterin hat eine Reihe wichtiger Funktionen:
- *Es ist Bestandteil aller zellulärer Membranen mit Ausnahme der mitochondrialen Innenmembran.*
- *Es ist die Muttersubstanz für die Biosynthese der zahlreichen Steroidhormone, die in der Nebennierenrinde sowie in den Gonaden gebildet werden.*
- *Es ist der Ausgangspunkt für die Biosynthese der D-Hormone (D-Vitamine). Es ist der Ausgangspunkt für die Biosynthese der für die Verdauungsvorgänge unerlässlichen Gallensäuren.*

– Georg Löffler

Schon hört sich das Wort „Cholesterin" nicht mehr ganz so grauenhaft an, oder? Versuchen wir, dieser wichtigen, wohlmeinenden Substanz unvoreingenommen gegenüberzutreten und sie uns genauer anzuschauen.

Cholesterin kommt in beträchtlicher Menge in allen menschlichen Zellen vor, und das ist auch gut so, denn sonst könnte es diese vielen wichtigen Aufgaben nicht bewältigen. Chemisch gesehen ist Cholesterin ein Alkohol – aber wieder nicht die Sorte, die betrunken macht, das wäre nämlich Ethanol, welches nur eine Art von Alkohol ist. Ein Alkohol ist einfach ein Molekül, das durch eine bestimmte Konstellation von Atomen gekennzeichnet ist. Wie die aussieht, ist für unsere Belange nicht weiter wichtig, wichtig ist jedoch: Cholesterin ist kein Fett (die Bezeichnung „Blutfette" für Cholesterinwerte ist also falsch). Es kann sich aber, was charakteristisch für Alkohole ist, gut mit Fettsäuren verbinden; genau gesagt bildet es mit ihnen eine Verbindung namens Ester. Ein Fett ist es also nicht, eher schon ist es in seiner Eigenschaft als Steroid so etwas Ähnliches wie ein Hormon; auf jeden Fall ist es der Vorläufer für alle Sexualhormone und für das Cortisol. Weil es so wichtig ist, kann der Körper es zum Glück selbst herstellen. 90 Prozent des Cholesterins in unserem Körper wurde von uns selbst hergestellt (synthetisiert)! Eines ist doch hier schon mal klar: Wie viele Eier wir essen oder nicht essen, ist ziemlich egal.

Hinzu kommt, dass die Cholesterinaufnahme über die Nahrung sich selbst limitiert, d. h. der Körper ist gar nicht in der Lage, mehr als 0,5 Gramm Cholesterin (von 1 bis 2 Gramm Cholesterin, die Erwachsene jeden Tag selbst synthetisieren) aufzunehmen, ganz egal, wie viel Cholesterin in unserem Essen enthalten ist. Meist sind es sogar nur 0,1 bis 0,3 Gramm Cholesterinresorption über die Nahrung pro Tag. Das entspricht nur 30 bis 60 Prozent des in der Nahrung enthaltenen Cholesterins.[2]

Die vielen Aufgaben des Cholesterins

Cholesterin ist so wichtig, dass alle Körperzellen es herstellen können.[3] Aber oft wird das Cholesterin an bestimmten Stellen besonders dringend benötigt. Um das Cholesterin in unserem Körper zu seinen diversen Zielorten, zum Beispiel zu reparaturbedürftigen Zellmembranen zu bewegen, muss es in die Blutbahn und wird dazu an Lipoproteine (Verbindungen aus Proteinen und Fettsäuren) gebunden. Diese Lipoproteine sind kugelförmige Pakete, die die Leber herstellt und in die sie alles hineinpackt, was zu den diversen Geweben soll, aber nicht wasserlöslich ist, also nicht einfach so ins Blut hineingekippt werden kann: Das sind Cholesterin, Triglyceride sowie freie Fettsäuren und fettlösliche Vitamine. Zur Erinnerung: Triglyceride ist ein anderes Wort für Fette. Sie bestehen aus je einem Teil Glycerin und drei Fettsäuren. (Kleine Randinformation: Glycerin ist auch ein Alkohol und bildet mit den drei Fettsäuren ein Ester.) Freie Fettsäuren sind Fettsäuren, die nicht an Glycerin gebunden sind. Diese Substanzen machen sich nun zum Beispiel von der Leber aus in einem Lipoprotein auf den Weg in die Blutbahn, wobei das Cholesterin sich großteils mit freien Fettsäuren verestert. Lipoproteine werden in Lipoproteine niedriger Dichte und Lipoproteine hoher Dichte eingeteilt, wobei LDL für Low-Density Lipoprotein (niedrige Dichte) und HDL für High-Density Lipoprotein (hohe Dichte) steht. Bei den Lipoproteinen, die für den Transport von der Leber weg benutzt werden, handelt es sich um LDL. LDL ist überhaupt für den größten Anteil des Cholesterintransports im Blut verantwortlich. Die LDL-Partikel bringen das Cholesterin nun zu verschiedenen Stellen im Körper, wo es für die Reparatur oder Erneuerung von Zellmembranen benötigt wird. Bald nachdem das LDL-Partikel in der Zelle angekommen ist, werden die Cholesterinester enzymatisch gespalten, sodass das Cholesterin wieder frei ist. Sobald es sich seiner Fracht entledigt hat, wird das LDL abgebaut.

Da bei verschiedenen epidemiologischen Studien eine *Korrelation* (nicht zwingend ein kausaler Zusammenhang) zwischen Arteriosklerose (Arterienverhärtung) sowie Herz-Kreislauferkrankungen auf der einen Seite und erhöhtem Cholesterin auf der anderen Seite verzeichnet wurde, kam man auf die Idee, den kausalen Zusammenhang einfach trotzdem zu behaupten und das Cholesterin als den Schuldigen auszumachen. (Komischerweise ist es beim Body-Mass-Index genau andersherum. Da wurde auch nur eine Korrelation festgestellt, aber hier wird immer der Schluss gezogen, dass Dicksein an hohem

Cholesterin schuld ist und nicht hohes Cholesterin an Dicksein. Wieso werde ich das Gefühl nicht los, dass beides nicht so richtig stimmt?) Weil das LDL den bei Weitem höchsten Anteil von Cholesterin im Plasma transportiert und außerdem von der Leber weg zu den Zellen geht, wurde das LDL als Bösewicht ausgemacht, im Gegensatz zum „guten" HDL, was überschüssiges Cholesterin zur Leber zurückführt, wo es in Gallensäuren umgewandelt wird. Irgendwie geht die Rechnung nicht auf, merken Sie schon. Es kann nicht der Hin-Transport „böse" sein und der Wegtransport „gut", denn nur was irgendwann mal hingebracht wurde, kann auch irgendwann wieder weggeschafft werden.

Was macht die Leber mit dem alten, gebrauchten Cholesterin? Sie scheidet es aus, allerdings sehr langsam. Auf seinem Weg nach draußen kann das Cholesterin sich nämlich noch einmal nützlich machen, und zwar als Vorläufer der Gallensäuren. Entgegen der verbreiteten Meinung wird die Gallenflüssigkeit nicht von der Gallenblase produziert, sondern von der Leber. In der Gallenblase wird die Gallenflüssigkeit lediglich gespeichert und eingedickt (konzentriert). Die Leber baut Cholesterin zu Gallensäuren um und führt diese der Gallenflüssigkeit zu, die außerdem noch gewisse Mengen reines Cholesterin enthält – die Menge hängt davon ab, wie viel Cholesterin gerade überschüssig ist und ausgeschieden werden soll. Bei Bedarf, also wenn Nahrung verdaut werden muss, wird die Gallenflüssigkeit dann über die Gallengänge in die oberen Regionen des Dünndarms abgegeben (sezerniert).

Die Gallenflüssigkeit enthält auch noch Lecithin, und genau wie der Zusatzstoff Lecithin (Sie kennen sicher die Angabe „Emulgator: Lecithin" auf Verpackungen) wirkt sie emulgierend, d.h. sie schafft es, Fett in Wasser zu lösen und es so für die Lipasen, also unsere Fett spaltenden Verdauungsenzyme, zugänglich zu machen. Auf diese Weise verdanken wir den Gallensäuren die Resorption sämtlicher Lipide, also nicht nur der Fette (Triglyceride), sondern auch der fettlöslichen Vitamine (A, D, E, K) und nicht zuletzt des in unserer Nahrung enthaltenen Cholesterins. (Cholesterin hilft also bei der Resorption von Cholesterin – ein Kreislauf.)

Die Gallensäuren werden auf dem Weg vom oberen in den unteren Dünndarm von Bakterien dekonjugiert, also teilweise zersetzt. Das ist auch gut so, weil sie nur so zusammen mit den emulgierten Lipiden im terminalen Ileum – im allerletzten Dünndarmabschnitt – wieder resorbiert und über die Pfortader der Leber beziehungsweise der „frischen" Gallenflüssigkeit zugeführt werden können. Ungefähr 90 Prozent der Gallenflüssigkeit wird jeweils rückresorbiert und recycelt. Der Vorgang heißt „enterohepatischer Kreislauf" („entero" steht für den Darm, „hepatisch" für die Leber, also „Darm-Leber-Kreislauf"). Gallensäuren sind zu wertvoll, um sie einfach zu verschwenden. Ist die Rückresorption der Gallensäuren gestört, kommt es zum Gallensäure-Verlustsyndrom und damit zu einer unzureichenden Fettverdauung mit Fettstühlen. Genau bei dieser Rückresorption der Gallensäuren setzt das cholesterinsenkende Medikament Colestyramin an, das Gallensäuren bindet und so für deren vermehrte Ausscheidung sorgt. Das hat zur Folge, dass die Leber ständig mehr Gallensäure neu herstellen muss, was zwangsläufig zum „Verbrauch" von Cholesterin für diese Zwecke führt und den Cholesterinspiegel senkt. Allerdings wird der Effekt teilweise kompensiert, indem der Körper einfach mehr Cholesterin synthetisiert.

Abgesehen davon, dass der Sinn medikamentöser Cholesterinsenkung sowieso sehr fraglich ist, halte ich diese Therapie für besonders schädlich, weil die Verdauung dadurch in Mitleidenschaft gezogen wird (eine häufige Nebenwirkung ist Verstopfung) und sogar ein Mangel an fettlöslichen Vitaminen auftreten kann. Außerdem kann das Medikament Gallensteine hervorrufen, weil die Zusammensetzung der Gallenflüssigkeit durcheinanderkommt. Der einzige Fall, bei dem Colestyramin sinnvoll ist, ist, wenn ein Patient sowieso kein funktionierendes terminales Ileum mehr hat, wie es bei Morbus-Crohn-Patienten manchmal der Fall ist (entweder durch die starke Entzündung dieses Darmabschnitts oder durch die operative Entfernung) – dann aber nicht zur Cholesterinsenkung, sondern um den Durchfall zu stoppen, der entsteht, wenn Gallensäuren ungebunden in den Dickdarm hineinfließen, wo sie eigentlich nichts verloren haben.

Die Cholesterinmenge reguliert sich selbst

Die Cholesterinausscheidung, -biosynthese sowie -resorption aus der Nahrung wird durch einen fein austarierten Regelkreis gesteuert, sodass der Körper nicht zu viel und nicht zu wenig Cholesterin zur Verfügung hat. Ein wichtiger Teil dieses Regelkreises ist die negative Rückkoppelung, die das Cholesterin auf seine eigene Biosynthese, also die körpereigene Herstellung, ausübt. Die Biosynthese des Cholesterins benötigt ein Enzym namens HMG-CoA-Reduktase. Die Aktivität dieses Enzyms wird umso mehr gehemmt, je mehr Cholesterin vorhanden ist. Genau hier setzt die Medikamentengruppe der am häufigsten verschriebenen Cholesterinsenker, der sogenannten Statine, an: Sie senken künstlich die Aktivität der HMG-CoA-Reduktase, sodass weniger Cholesterin synthetisiert wird.

Auch die Aufnahme in einzelne Zellen wird genau gesteuert: Hat eine Zelle genug Cholesterin (oder noch genug Vorrat in Form von gelagerten Cholesterinestern), so stellt sie einfach keine Rezeptoren her, an die das LDL andocken kann. Sobald sie wieder Bedarf hat, bildet sie LDL-Rezeptoren aus.

„Böses" LDL?

Was ist jetzt eigentlich das Problem am LDL? Warum wird LDL als das „böse Cholesterin" bezeichnet (und das, obwohl es schon mal gar nicht nur aus Cholesterin besteht)? Und ist etwas dran an dem Verdacht, dass hohes LDL zu Arteriosklerose und damit einem erhöhten Risiko für Herzinfarkt und Schlaganfall führt?

Zunächst mal kann hohes LDL ein Zeichen einer familiären Hypercholesterinämie sein, also einer Erbkrankheit, bei der

das LDL mangels funktionierender Rezeptoren nicht wie geplant in die Zellen aufgenommen wird und daher zu lange im Blut kursiert. Diese ist sehr, sehr selten, aber auch sehr gefährlich. Ich führe das im Grunde nur der Vollständigkeit halber auf, weil diese Krankheit eigentlich meistens schon im Kindesalter diagnostiziert wird und man in der Regel durch betroffene Verwandte sein Risiko kennt. Die LDL-Werte sind dann wirklich jenseits von Gut und Böse, bewegen sich also nicht innerhalb der Dimensionen, mit denen man sich normalerweise auseinandersetzt.

Im Normalfall aber ist es so: Wenn sehr viel LDL unterwegs ist, dann ist der Bedarf verschiedener Gewebe an Cholesterin offensichtlich groß. Es muss ein gesteigerter Bedarf an strukturellem Material bestehen, also an Material für Zellmembranen und Arterienwände. Irgendwas ist faul, sonst bräuchte der Körper nicht so viel Reparaturmaterial. Aber das LDL beziehungsweise das darin enthaltene Cholesterin arbeitet ja gerade hart daran, die Löcher zu stopfen! Ein statistisch hohes Aufkommen von Feuerwehrleuten bei Hausbränden ist ja auch kein Indikator dafür, dass die Feuerwehr den Brand gelegt hat. Das LDL respektive das Cholesterin bei seiner Arbeit zu behindern wäre ungefähr so, als würde man die Feuerwehr dafür verhaften, dass es irgendwo brennt.

An sich ist das LDL also eine hilfreiche Substanz, vor der man sich nicht zu fürchten braucht, die allerhöchstens ein Symptom für ein anderes Problem darstellen kann. Allerdings gibt es einen Prozess, der das LDL tatsächlich selbst zu einem Problem werden lassen kann, und das ist Oxidation. Oxidation bezeichnet den Prozess, bei dem ein Atom eines oder mehrere Elektronen an ein anderes Atom abgibt (zum Beispiel an Sauerstoff, von dem die Oxidation ihren Namen hat). Wir erinnern uns: Die LDL-Partikel enthalten neben dem Cholesterin auch noch Triglyceride und freie Fettsäuren sowie fettlösliche Vitamine. Wenn wir von der Oxidation des LDL sprechen, so kann in Wahrheit damit alles Mögliche gemeint sein.[4] Triglyceride und freie Fettsäuren können oxidieren, und das tun sie auch; ebenso das Cholesterin selber, die Fettsäuren, mit denen das Cholesterin zum Teil verestert ist, und sogar die Proteinbestandteile des LDL. Ein gewisser Teil des LDL oxidiert *immer*. Weil das so ist und weil oxidiertes LDL so schädlich ist, hat der Körper einen Mechanismus entwickelt, oxidierte LDL-Partikel aus dem Verkehr zu ziehen. Bei diesem Mechanismus werden oxidierte LDL-Partikel von speziellen Zellen unseres Immunsystems, den sogenannten Riesenfresszellen (Makrophagen), in der Blutbahn abgefangen und „geschluckt". Ab einer gewissen Menge von geschluckten LDL-Partikeln schwellen diese allerdings an und werden zu sogenannten Schaumzellen. Das Problem ist, dass diese sich, wenn sie eine entsprechende Größe erreicht haben, in der Arterienwand ablagern und zu der Entstehung von Plaques beitragen können, die letztlich an der entsprechenden Stelle zu einer Verdickung der Gefäßwand und, damit einhergehend, zu Durchblutungsstörungen führen. Diese können das Risiko für Herzinfarkt und Schlaganfall erhöhen. Hier kommt das rettende HDL ins Spiel: Es nimmt das in der Gefäßwand abgelagerte Cholesterin und andere, oft oxidierte Lipide wieder auf und führt sie der Leber zu, die dann aus dem Cholesterin Gallensäure macht oder das Cholesterin unverändert über den Gallensäureweg ausscheidet. Außerdem ist das HDL dafür verantwortlich, das Cholesterin dorthin zu bringen, wo auf seiner Grundlage Hormone gemacht werden sollen – das sind zum Beispiel die Eierstöcke, die Hoden und die Nebennierenrinde, oder auch die Haut, wo 7-Dehydrocholesterin gebildet wird[5], ein Vorläufer des Vitamin D3, welches ja ebenfalls ein Hormon ist.

Warum ist es notwendig, oxidierte LDL-Partikel zu entschärfen? Die Oxidation von Lipiden führt zu praktisch unendlich vielen potenziellen Reaktionsprodukten, die teilweise erhebliche physiologische Wirkungen haben, und diese sind unberechenbar und schädlich.[6]

Die Rolle der Fettsäuren bei der LDL-Oxidation

Wie viele LDL-Partikel oxidieren, hängt unter anderem von der Zeit ab, die das LDL im Blut verweilt. Je länger es unterwegs ist, desto mehr Fettsäuren oxidieren. Deswegen ist die familiäre Hypercholesterinämie so gefährlich, weil bei diesem Krankheitsbild das LDL extrem lange im Blut kursiert. Es hängt weiterhin davon ab, wie viel Vitamin E im LDL enthalten ist, denn das Vitamin E ist ein Antioxidans und wird vom LDL nach und nach verbraucht, um die Oxidation so lange wie möglich aufzuhalten. Und drittens hängt der Grad der Oxidation von der *Art* der Fettsäuren ab, die sich im LDL befinden. Und bei Vitamin E und Fettsäuren kommt endlich die Ernährung wieder ins Spiel. Denn ob die Fettsäuren oxidationsanfällig sind oder nicht, hängt von ihrem Grad der Sättigung ab, und somit haben Sie über die Fette und Öle, die Sie zu sich nehmen, einen erheblichen Einfluss darauf, welche Fettsäuren letztlich in Ihrem Blut kursieren. Eine Studie mit Vegetariern und Nicht-Vegetariern zeigte, dass letztere mehr DHA (wertvolles tierisches Omega 3), aber insgesamt weniger mehrfach ungesättigte Fettsäuren und vor allem weniger Omega 6 in ihrem Blut hatten, dafür mehr einfach ungesättigte Fettsäuren.[7] Das heißt, Sie können in erheblichem Maße beeinflussen, wie oxidationsanfällig letztlich ihr LDL ist. Mehrfach ungesättigte Fettsäuren (vor allem in Pflanzenölen enthalten) oxidieren erheblich schneller als die zum Beispiel in Kokosöl oder tierischen Fetten enthaltenen einfach ungesättigten oder gesättigte Fettsäuren, und auch als die einfach ungesättigten Fettsäuren (Palmitoleinsäure und Ölsäure)[8], in die unser Körper die von uns konsumierten gesättigten Fettsäuren zum Teil umwandelt.[9] Wenn Sie all das beachten, was ich schon im Kapitel über das Fett geschrieben habe, dann tun Sie schon sehr viel dafür, dass Ihr LDL so wenig wie möglich oxidiert.

Also, wir halten fest: Ein hoher LDL-Spiegel ist eher ein Symptom für ein Problem als selber ein Problem. Allerdings trägt LDL ein Oxidationsrisiko, welches man durch den Konsum von mehr gesättigten als ungesättigten Fettsäuren minimieren kann. Gute Fette, wie sie zum Beispiel in Meeresfisch enthalten sind, liefern zusätzlich noch das schützende Vitamin E. Dazu passt sehr gut ein Aufsatz von Fred A. Kummerow, Professor für Ernährungswissenschaft an der University of Illinois, der zu dem klaren Ergebnis kommt, dass es nicht das Cholesterin ist, das Arteriosklerose und in der Folge Herzversagen und Schlaganfälle verursacht, sondern oxidiertes LDL (insbesondere oxidierte Fettsäuren und oxidiertes Cholesterin) sowie Transfettsäuren.[10]

Mögliche Gründe für hohes LDL

Was kann aber der Grund dafür sein, dass der Cholesterinbedarf des Körpers erhöht ist? Ein möglicher Grund ist eine chronische Aktivierung des Immunsystems, eine sogenannte systemische Entzündung. Eine Entzündung ist systemisch, wenn nicht ein bestimmtes Organ, ein bestimmtes Gewebe oder eine bestimmte Infektionsstelle – wie zum Beispiel eine Hautverletzung – von der Entzündung betroffen ist, sondern einfach ständig erhöhte Entzündungswerte vorhanden sind. Irgendetwas alarmiert das Immunsystem und versetzt es in den Angriffsmodus, sodass bestimmte Immunzellen, zum Beispiel Zytokine, in großer Zahl im Blut kursieren. Diese beschädigen dann „aus Versehen" immer wieder körpereigene Strukturen, sodass ständig Reparaturbedarf besteht. Und hier kommen wir zu einer Weisheit, die die allermeisten Patienten mit hohem Cholesterin auch schon von ihren Ärzten gehört haben: Stress erhöht den Cholesterinspiegel. Das ergibt Sinn! Allerdings über den Umweg der Immunaktivierung und der Zellschäden, die dann das LDL-Cholesterin als Feuerwehr auf den Plan rufen.

Eine solche ständige Alarmbereitschaft des Immunsystems mit der Folge der systemischen Entzündung entsteht klassischerweise durch eine erhöhte Durchlässigkeit der Darmbarriere („Leaky Gut"), durch die Keime und körperfremde Proteine ständig in die Blutbahn gelangen.

Der Vollständigkeit halber möchte ich noch auf Cholesterin in der Ernährung eingehen. Alle Tiere einschließlich der Menschen synthetisieren Cholesterin, Pflanzen dagegen nicht. Daher ist Cholesterin nur in tierischen Lebensmitteln enthalten. Menschen mit hohem Cholesterinspiegel wird ja immer zunächst geraten, weniger Cholesterin – also: weniger Eier, weniger Fleisch – zu sich zu nehmen, bevor sie Statine verschrieben bekommen, die übrigens der Pharmaindustrie von allen Wirkstoffgruppen den höchsten Umsatz bescheren (25 Prozent der US-Amerikaner nehmen Statine)[11]. Der Rat ist in aller Regel nutzlos. Die bisher größte zum Thema durchgeführte Beobachtungsstudie, die Framingham-Studie, legt das nahe, was viele Paleolaner in meinem Umfeld genau so erlebt haben: dass eine Ernährung mit vielen gesättigten Fettsäuren und viel Cholesterin zu einer Senkung des Cholesterinspiegels führt.[12] (Andere berichten, dass das Gesamtcholesterin hoch, aber das Verhältnis sehr gut ist, also

sehr viel HDL da ist.) Allerdings möchte ich noch darauf hinweisen, dass es bei der Resorptionsrate des Cholesterins große individuelle Unterschiede gibt[13], sodass es durchaus Menschen (sogenannte Hyperresponder) gibt, die – vermutlich aufgrund einer genetischen Disposition – mehr Cholesterin aus der Nahrung aufnehmen als andere, weswegen bei diesen Menschen kurze Zeit nach dem Konsum der entsprechenden Lebensmittel die Spiegel in die Höhe schießen. Allerdings wird auch bei diesen Menschen, sofern keine familiäre Hypercholesterinämie vorliegt, einige Zeit nach der Nahrungsaufnahme der Überschuss an Cholesterin durch eine geringere Eigensynthese und eine vermehrte Ausscheidung von Cholesterin über die Galle kompensiert. Insofern können die Cholesterinwerte recht stark schwanken, je nachdem, wann gemessen wurde.

Einige neuere Studien kommen zu dem Ergebnis, dass ein sehr *niedriger* Cholesterinspiegel in allen Altersgruppen einen Risikofaktor für die Sterblichkeit sowohl durch Herz-Kreislauferkrankungen als auch durch andere Erkrankungen darstellt.[14/15/16/17] Das letzte Wort ist hier sicher noch nicht gesprochen; es ist mal wieder faszinierend, wie gegensätzlich die Ergebnisse von Studien zum selben Thema, insbesondere von Beobachtungsstudien sein können. Einen möglichen Grund für mehr schwere Herzerkrankungen bei niedrigem Cholesterinspiegel könnte man in der Tatsache sehen, dass der Körper Cholesterin zur Synthese herzwirksamer Glykoside benötigt.[18]

Statine haben zum Teil erhebliche Nebenwirkungen wie zum Beispiel Muskelschmerzen, Verdauungsbeschwerden, Depressionen, Gedächtnisverlust sowie Schlafstörungen.[19] Viele Studien stellen inzwischen den Nutzen von Statinen infrage.

Ein hoher Cholesterinspiegel kann auch die Folge einer Schilddrüsenunterfunktion (Hypothyreose) sein. Das ist zwar auf den ersten Blick ein bisschen paradox, weil die Schilddrüsenhormone eigentlich stimulierend auf die HMG-CoA-Reduktase und damit auf die Cholesterinbiosynthese wirken, woraus man schließen möchte, dass bei einem Mangel an Schilddrüsenhormonen dementsprechend ein Mangel an Cholesterin entstehen müsste. Der dennoch tendenziell deutlich erhöhte Cholesterinspiegel wird durch einen langsameren Umsatz und eine verzögerte Ausscheidung von Cholesterin erklärt, welche mit dem insgesamt verlangsamten Stoffwechsel bei Schilddrüsenunterfunktion zusammenhängt.[20] Auch hier ist der Cholesterinspiegel nur ein Symptom eines ganz anderen Problems, das nicht besser wird, indem man das Cholesterin senkt – sogar eher schlechter, wenn man bedenkt, dass das Cholesterin der Vorläufer wichtiger Hormone wie des Cortisols und des Progesterons ist, die mit den Schilddrüsenhormonen in einer Wechselwirkung stehen.

Ein weiterer Stoff, der die körpereigene Herstellung des Cholesterins stimuliert, ist das Insulin.[21] Das ist besonders für Leute mit Insulinresistenz oder ausgewachsenem Typ-2-Diabetes relevant, aber auch für alle, die Dauergast in der Blutzucker-Achterbahn

sind. Dies betrifft also sehr, sehr viele Menschen in unserer Gesellschaft, nämlich alle, die sich zu einem beträchtlichen Teil von Brot und Nudeln ernähren oder, noch schlimmer, regelmäßig Fertiggerichte oder Snacks aus dem Supermarkt essen. Das Insulin führt auch dazu, dass zugeführtes Fett nicht verbrannt, sondern eingelagert wird, und dies erhöht den dritten Wert, der fast immer unter dem Oberbegriff „Cholesterin" mitbestimmt wird, obwohl er nichts damit zu tun hat: die Triglyceride. Diese wandern ebenfalls in Lipoproteinen durchs Blut; am höchsten konzentriert sind sie in sogenannten Chylomikronen und im Very Low Density Lipoprotein (VLDL). Chylomikronen befördern gerade aus der Nahrung resorbierte Triglyceride direkt von den Epithelzellen des Darms aus zunächst in das Lymphsystem und dann ins Blut. Im Blut bringen sie die Triglyceride entweder zum Verbrauch oder zur Einlagerung in diverse Körperregionen. VLDL-Partikel transportieren Triglyceride, die in der Leber auf Kommando des Insulins synthetisiert wurden, in die Fettdepots oder in andere Körperzellen, wo sie ebenfalls als Energievorrat eingelagert werden können.[22]

Insulin und Oxidation

Zur Erinnerung: Ein hoher Insulinspiegel ist die Folge eines (zeitweisen) Glukoseüberschusses; ein dauerhaftes überkalorisches Essen wird durch die Lebensmittelindustrie willentlich gefördert, indem sie Dinge, die aus evolutionärer Sicht für uns rar sind und auf die wir deswegen mächtig Appetit haben, nämlich Zucker oder Salz, so mit der Kalorienbombe Fett (ja, auch Fett, und nicht die hochwertige Sorte!) kombiniert, dass das Essen ein extrem befriedigendes Erlebnis ist und man deswegen oft Gelüste nach dem gleichen Produkt bekommt. Eine Menge Personal arbeitet in den Labors dieser Unternehmen daran, ein Produkt genauso zu „designen", dass es möglichst stark an alle Sinne appelliert.

Fett allein hätte diesen Effekt nicht; im Gegenteil, Fett ohne Kohlenhydrate macht – selbst wenn man seine doppelt so hohe Kaloriendichte berücksichtigt – sehr schnell satt, weswegen es gar nicht so leicht ist, mit einer ketogenen Ernährung auf seine Kalorien zu kommen. Kohlenhydrate und insbesondere Zucker hingegen haben die Eigenschaft, den Appetit anzuregen; zuckerlastiges Essen verführt daher zum Überfressen. Der Wahn der letzten Jahrzehnte, möglichst fettarm zu essen, hat dazu geführt, dass die Lebensmittelindustrie, um das Wort „fettreduziert" auf ihre Verpackungen drucken zu können, tatsächlich den Fettanteil gesenkt und dafür den Zuckeranteil erhöht hat – mit fatalen Folgen für die Volksgesundheit. Die Labors der Hersteller mussten nämlich feststellen, dass das Essen nach nichts mehr schmeckt, wenn man das Fett herausnimmt. Also mussten umso mehr Aromastoffe, Geschmacksverstärker und vor allem Zucker – mit all seinen verschleiernden Bezeichnungen – in die Produkte, um den Geschmacksverlust auszugleichen.

All dies führt beim Konsumenten zu einem hohen Insulinspiegel und, weil es nicht ganz ohne Fett geht, auch zu hohen Triglyceridspiegeln im Blut, die ja durch Fett gespeist und durch das Insulin in die Höhe getrieben werden. Da der Körper in Abwesenheit von verspeistem Fett sein eigenes Fett bastelt („de-novo"-Lipogenese), wenn der Energieüberschuss hoch genug ist, ist der Konsum von Fett nicht einmal Voraussetzung für diesen Zustand. (Dazu ist nicht einmal ein hoher Insulinspiegel unabdingbar: Fruktose fördert die Lipogenese und damit einen erhöhten Triglyceridspiegel deutlich stärker als Glukose, obwohl Fruktose keine Insulinantwort provoziert.[23/24]) Hohe Triglyceridspiegel sind ein wichtiger Risikofaktor für Herz-Kreislauferkrankungen, da sind sich ausnahmsweise so gut wie alle einig. Der Grund ist vielleicht die Tatsache, dass überkalorisches und dabei kohlenhydratlastiges Essen – wovon erhöhte Triglyceridspiegel ja nur ein Marker sind – oxidativen Stress und damit eine systemische Entzündung begünstigt. Die Prozesse, die beim Stoffwechsel in den Zellen – genauer gesagt in den Mitochondrien, den „Kraftwerken der Zellen", stattfinden – führen durch Reaktionen mit Sauerstoff zur Entstehung sogenannter reaktiver Sauerstoffspezies (ROS), zu denen die freien Radikale gehören. Natürlich können wir die Entstehung von ROS nicht ganz verhindern, sie fallen immer an, egal, was wir essen; und unser Körper kann ja normalerweise auch ganz gut damit umgehen, denn er verfügt über ein „vielfältiges Arsenal enzymatischer und nichtenzymatischer Schutzmechanismen" (Löffler et al.) [25] und nutzt die ROS sogar zum Abtöten von Keimen. Aber je schneller und je höher der Blutzucker nach dem Essen ansteigt, umso mehr ROS entstehen[26], und das ist dann irgendwann nicht mehr so ganz okay. Genau diese Fieslinge sind es nämlich, die sich an die ungesättigten Fettsäuren im LDL heften und damit das LDL oxidieren! Auf diese Weise tragen sie zur Entstehung von Arteriosklerose bei. Außerdem sind ROS sehr wahrscheinlich an der Entstehung von Autoimmunerkrankungen und sogar Krebs beteiligt. Sie können nämlich die DNA schädigen, durch Oxidation von mehrfach ungesättigten Fettsäuren Zellmembranen beeinträchtigen und Proteine modifizieren. Letzteres ist zum Beispiel an der Entstehung eines Lungenemphysems bei Rauchern beteiligt.[27] Durch die Oxidation von Bestandteilen der Zellmembranen tragen ROS vermutlich sogar zu einem höheren Bedarf an Ersatzlipiden (Reparaturmaterial) und damit LDL bei.

Oxidativer Stress in den Zellen der Darmschleimhaut (Epithelzellen) fördert außerdem „Leaky Gut"[28] und somit das Eindringen von Bakterien und körperfremden Proteinen in die Blutbahn, mit den bekannten Auswirkungen auf das Immunsystem. So befeuern die oxidativen Prozesse umso mehr die geringgradige, aber permanente Entzündung sowohl der Darmschleimhaut selbst als auch des ganzen Körpers: die systemische Entzündung.

Chronische Entzündung und Leptinresistenz

Das Leptin ist ein Hormon, das erst 1994 entdeckt wurde und mit ihm eine ganz neue Rolle des Fettgewebes, nämlich seine Rolle als endokrines Organ. Ein endokrines Organ ist ein Gewebe, das Hormone synthetisieren und in die Blutbahn schicken kann.

Das Leptin spielt eine wesentliche Rolle bei der Hungerregulation. Es wird, wie eben angedeutet, von den Fettreserven selbst gebildet und signalisiert dem Körper, dass er die Energiezufuhr drosseln oder einstellen kann – mit anderen Worten, es bremst den Hunger und signalisiert Sättigung (aus Sicht der Menschheitsgeschichte könnte man vielleicht sagen, dass das Leptin meldet, dass der Fettsteiß jetzt mal groß genug ist). Die Rezeptoren für das Leptin sitzen im Gehirn, genauer gesagt dem Hypothalamus, und genau dort muss die Botschaft ankommen und verarbeitet werden. Natürlich schicken die Fettdepots nicht 24 Stunden am Tag hohe Mengen Leptin ins Blut, sonst hätten Leute mit ausreichenden Fettpolstern ja nie Hunger. Der Leptinspiegel fluktuiert und reagiert auf verschiedene Situationen. Ein hoher Insulinspiegel zum Beispiel führt auch dazu, dass das Leptin ansteigt, denn Insulin ist ein Hinweis darauf, dass eben gegessen wurde und dass Nahrung daher aktuell leicht verfügbar ist. Es besteht dementsprechend keine Notwendigkeit, den Menschen mittels eines starken Hungergefühls zur Nahrungssuche anzutreiben.

Das Leptin ist auch an der Regulierung des Energieverbrauchs beteiligt. Ist viel Leptin da, hat der Mensch Lust auf Aktivität und Bewegung, bei niedrigem Leptin (also: sehr knappen Fettreserven) wird eher Energie eingespart, indem man müde ist und im Extremfall sogar die Körpertemperatur leicht sinkt.[29]

Bei übergewichtigen Menschen werden immer erhöhte Leptinspiegel gemessen, was ja gut damit vereinbar ist, dass sie größere Fettreserven haben. Aber warum fällt es Dicken dann so schwer, abzunehmen und das niedrigere Gewicht zu halten? Eigentlich müsste das doch mit den großen Mengen Leptin ganz einfach gehen, da doch das Leptin den Hunger dämpft und zu Bewegung ermuntert.

Bei stark übergewichtigen Personen ist der Regelkreis gestört, durch den das Leptin die Homöostase (also das Gleichgewicht) bei

Energiezufuhr und Energieverbrauch herstellen will. Es kommt zu einer Reduktion der Verarbeitung von Leptin im Hypothalamus. Noch ist nicht ganz geklärt, worauf diese mangelnde Sensibilität zurückzuführen ist. Vielleicht kann das Leptin irgendwann nicht mehr die Blut-Hirnschranke passieren, oder die Rezeptoren für das Hormon selbst stumpfen ab, ganz ähnlich wie bei der Insulinresistenz.[30] Man spricht dann von einer sogenannten Leptinresistenz. Da kann das Fettgewebe so viel Leptin ins Blut kippen, wie es nur will – wenn das Gehirn taub für die Botschaft ist, dann kommt es auch zu keinem Sättigungsgefühl. Der Körper hortet weiterhin Energie durch eine niedrige Körpertemperatur, wenig Lust auf Bewegung und sogar eine eingeschränkte Fortpflanzungsfähigkeit.

Eine schwedische Studie von 2005 kommt zu dem Ergebnis, dass Lektine in der Nahrung

Erst gesund werden, dann abnehmen

Wenn ich eine Aussage nennen müsste, die in Paleo-Foren täglich mehrmals getroffen wird, so wäre das „und ganz nebenbei habe ich abgenommen". Das Abnehmen ist ein netter Nebeneffekt, der oft gar nicht im Mittelpunkt steht, wenn jemand mit Paleo anfängt. Andere machen Paleo nur deswegen. In Deutschland ist Paleo im Moment, wenn man seine Darstellung in den Mainstream-Medien betrachtet, noch so etwas wie eine Abnehmdiät. Das liegt an BILD-Artikeln über Hollywood-Stars, die mit Paleo eine Topfigur erlangt haben, und an Fernsehshows wie „Extrem schwer – mein Weg in ein neues Leben" mit Felix Klemme, der einen Paleo-Ansatz vertritt, um die Pfunde zum Purzeln zu bringen. Meiner Meinung nach kann man das Übergewicht nicht isoliert betrachten – es ist die Quelle, aber auch die Folge von Problemen. Mit Paleo folgt man eigentlich, ob man es weiß oder nicht, dem Grundsatz: „Erst gesund werden, dann abnehmen".

(also die Toxine, die sich in besonders hoher Konzentration in Hülsenfrüchten und Getreideprodukten befinden) eine Leptinresistenz begünstigen.[31] Auch ein hoher Fruktosegehalt in der Nahrung, wie er zum Beispiel durch den notorischen Einsatz von Fruktosesirup zustande kommt, kann laut Experimenten an Ratten zu einer Leptinresistenz führen.[32]

Eine Studie von 2006 zeigt, dass das C-reaktive Protein (CRP), ein wichtiger Entzündungsmarker, mit Leptin interagiert und seine Bindung an die Rezeptoren im Hypothalamus bei Mäusen komplett verhindert.[33] Auf diese Weise konnte gezeigt werden, dass zumindest bei den Nagern eine Entzündungsaktivität direkt zu einer Leptinresistenz führen kann. Was genau die Leptinresistenz bei übergewichtigen Menschen bewirkt, ist noch nicht ganz geklärt, aber es spricht viel dafür, dass eine chronische, systemische Entzündung zumindest dazu beiträgt.

Dennoch ist es meiner Meinung nach nicht von der Hand zu weisen, dass ein simples Abstumpfen, analog zur Entstehung der Insulinresistenz, auch sehr wahrscheinlich eine Rolle spielt. Zunächst muss man wissen, dass das Leptin beim gesunden Menschen ja dafür sorgt, dass das Körpergewicht über viele Jahre und sogar Jahrzehnte erstaunlich konstant bleibt. Der Mensch hat also immer genau den richtigen Appetit und ebenso genau den richtigen Energieverbrauch, um sein Gewicht zu halten. Wie es dem Körper gelingt, ein bestimmtes Gewicht als „ideal", als Sollpunkt, zu definieren

und nach welchen Kriterien dies geschieht, ist noch weitgehend ein Rätsel. Hier spielen unter anderem genetische und epigenetische Faktoren eine Rolle (man denke an den holländischen Hungerwinter). Über das Entgleisen dieses Prozesses hat sich Chris Kresser, amerikanischer Paleo-Blogger und Autor von „Your Personal Paleo Code", Gedanken gemacht. Er ist wie ich der Meinung, dass die oben schon angesprochene sehr kohlenhydrat- und zuckerreiche Ernährung, die mehr oder weniger regelmäßig durch kalorienreiche, industriell verarbeitete Nahrung und Fertiggerichte „bereichert" wird (kurz: die Ernährung, die für die westliche Bevölkerung typisch ist), bei vielen Menschen zu einem jahrelangen überkalorischen Essen führt. Dies ist wohlgemerkt kein Zeichen von Maßlosigkeit oder mangelnder Disziplin, sondern eine logische Folge der Strategien, mit denen wir von der Lebensmittelindustrie „gemästet" werden. Zum Teil ist es auch eine Folge des Stellenwerts von Nahrung in unserer Gesellschaft, denn sie muss ja vor allem billig sein – und billig sind Brot und Nudeln, die praktisch nur „leere" Kohlenhydrate enthalten, davon aber viele. Laut der Überlegungen von Chris Kresser führt jedenfalls dieses jahrelange überkalorische Essen, also ein Essen von Mengen, die über den Energieverbrauch hinausgehen, zu einem stückweisen Hochrutschen des Sollpunkts für das Gewicht.[34] Dies wäre dann eine weitere plausible Erklärung dafür, dass der Hypothalamus für das Leptin entweder gar nicht mehr empfänglich ist oder dass er trotz funktionierender

Paleo und Asthma: Jessica P.

Ich habe seit meinem 14. Lebensjahr aller-
gisches Asthma. Mein Immunsystem hat im
Sommer 2013 nach einem grippalen Infekt
verrückt gespielt und blieb dann auch
„durcheinander". In der Folge ist mein
Asthma chronisch geworden. Beim Pneumo-
logen erhielt ich die Diagnose: nur noch
gut 65 Prozent Lungenfunktion! Ich musste
mein geliebtes Hobby, das Reiten, auf-
geben, da ich im Stall durch das Asthma
schlecht Luft bekam. Nun hieß es täglich
inhalieren, unter anderem mit hohen
Dosen Kortison. Ende 2013 konnte ich bereits eine Besserung (80 Prozent Lungenfunktion) und damit eine Reduktion
der Kortisondosis verzeichnen. Das war
mir aber noch nicht genug.

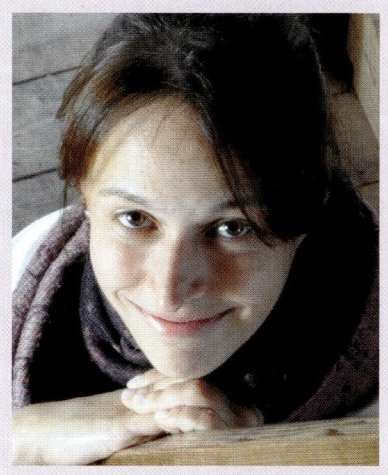

Durch eine Freundin, die mir von positiven
Auswirkungen auf das Immunsystem und
den gesamten Körper berichtete, kam ich zu
Paleo. Da ich nichts unversucht lassen wollte,
um weiter gesund zu werden, war klar:
Diese Ernährung musste ich ausprobieren!
Inzwischen hatte sich nämlich zudem
herausgestellt, dass mein Immunsystem
mittlerweile sehr heftig auf Gräser- und
Getreidepollen reagierte.
In Absprache mit meinem Arzt und nach
intensivem Einlesen startete ich dann mit
dem 30-Tage-Eingewöhnungsprogramm
„Whole 30" in mein Paleo-Leben.
Am Anfang war die Umstellung schwierig,
aber ich habe durchgehalten. Ich kann es
mir inzwischen, nach einem Dreivierteljahr,
sogar leisten, mal am Wochenende ein
Stückchen Schokolade oder eine andere
Nascherei zu genießen. Für mich ist das Teil
meiner neu gewonnenen Lebensqualität,
wieder „normaler" leben zu können. Ich
habe nebenbei 15 kg abgenommen. Ich sage
bewusst „nebenbei", da das für mich nicht
wichtig war. Für mich war es sehr wichtig,
meine Medikamente weiter senken zu
können, ohne dass mein Asthma wieder
eskaliert. Mittlerweile nehme ich nur noch
0,36 mg statt wie anfänglich 1,44 mg Kortison, was eine enorme Erleichterung ist.
Und endlich habe ich im wahrsten Sinne
des Wortes wieder die Luft, Sport zu betreiben. Bald werde ich auch versuchen,
trotz der Allergien wieder reiten zu gehen.
Paleo hat mir ein großes Stück Lebensqualität wiedergegeben. Ich bin nach wie
vor überrascht, wie viel sich durch die Ernährungsumstellung an meiner Gesundheit
verändert hat und werde es daher auch
weiter so beibehalten. Schließlich will ich
gesund werden und bleiben und bin guter
Hoffnung, irgendwann wieder ganz auf
Medikamente verzichten zu können.

Empfänglichkeit keinen Handlungsbedarf sieht: Schließlich ist er hohe Mengen Leptin gewöhnt und der Meinung, das muss so sein. Die aktuellen großen Mengen an Körperfett und damit die großen Mengen Leptin repräsentieren für ihn gewissermaßen den Idealzustand. Er würde dann einfach das Signal nicht verarbeiten und dem Körper kein Sättigungsgefühl und keinen Antrieb zum Energieverbrauch schicken.

Dies ist vielleicht kein Trost, aber eine Erklärung dafür, warum es so schwer sein kann, abzunehmen – selbst mit der Paleo-Ernährung. Ich bin mir aber sicher, dass die Paleo-Ernährung dennoch die optimalen Voraussetzungen dafür schafft:

- Sie reduziert systemische Entzündung durch die richtigen Fette.
- Sie reduziert systemische Entzündung durch Minimierung von ROS (keine übertriebene Kohlenhydratlastigkeit, keine Stoffe, die „süchtig" nach Essen machen, daher keine überkalorische Ernährung).
- Weniger Entzündung heißt auch bessere Leptinsensibilität.
- Keine überkalorische Ernährung ist an und für sich schon ein erster Schritt zum Abnehmen.

Andere Gründe für Übergewicht: Hormone

Ein verbreiteter und leider unterdiagnostizierter Faktor bei hartnäckigem Übergewicht ist eine Schilddrüsenunterfunktion (Hypothyreose). Wie ich schon an anderer Stelle beschrieben habe, liefern die Schilddrüsenhormone allen Zellen das Signal, den Stoffwechsel anzukurbeln. Sind zu wenig Schilddrüsenhormone im Blut, so fehlt den Zellen der Antrieb, und sie verlangsamen den Stoffwechsel. Gewöhnlich wird eine Schilddrüsenunterfunktion diagnostiziert (oder eben nicht), indem einzig und allein das TSH bestimmt wird. TSH steht für Thyreoidea-stimulierendes Hormon. Es ist das Hormon, das in der Hirnanhangsdrüse (Hypophyse) ausgeschüttet wird, um die Schilddrüse zur Arbeit anzutreiben. Wenn die Schilddrüse nicht mit der Arbeit (also mit der Synthese der eigentlichen Schilddrüsenhormone) hinterherkommt, muss die Hirnanhangsdrüse ständig in hohem Maße antreibende Signale senden. Das TSH wird wiederum dann gebildet, wenn der Hypothalamus (der Teil des Gehirns, der sich direkt oberhalb der Hirnanhangsdrüse befindet) einen niedrigen Spiegel der Schilddrüsenhormone im Blut „misst" und die Hirnanhangsdrüse darüber informiert. Deswegen gilt ein erhöhtes TSH als *der* Marker schlechthin für eine Schilddrüsenunterfunktion. Bei einer klassischen Schilddrüsenunterfunktion ist das TSH ja auch tatsächlich in der Regel erhöht. Klassisch heißt: Es ist wirklich die Schilddrüse, die ein Problem hat, die also zu klein ist, durch Autoimmunprozesse geschädigt ist, an einem Jodmangel leidet oder sonst wie nicht mit dem Bedarf des Körpers an Schilddrüsenhormonen mithalten kann.

Das Leptin spielt hier jedoch auch eine Rolle, denn Leptin wirkt erhöhend auf die

Synthese des Hormons TSH. Kurz gesagt: Erhöhtes Leptin regt die Schilddrüse indirekt zur Arbeit an. Das deckt sich mit der Aufgabe des Leptins, den Energieverbrauch zu erhöhen, denn genau dies tun die Schilddrüsenhormone, indem sie die Zellen dazu bringen, ihren Stoffwechsel zu beschleunigen. Es liegt nahe, dass das nur funktioniert, wenn das Leptin auch im Hypothalamus ankommt und verarbeitet wird, und genau dies zeigt auch eine Studie.[35] Die erhöhte Ausschüttung von TSH in der Hirnanhangsdrüse konnte bei lebenden Versuchsratten, denen Leptin injiziert wurde, gut beobachtet werden. Der Effekt blieb aus und wurde sogar ins Gegenteil verkehrt, wenn man herausseizerten Ratten-Hirnanhangsdrüsen Leptin spritzte. Es liegt daher auf der Hand, dass Leptinresistenz eine verminderte Ausschüttung von TSH zur Folge hat. (Wenn die Theorie stimmen sollte, dass die Blut-Hirnschranke für eine Leptinresistenz verantwortlich ist, wäre dieser Effekt umso schlüssiger, da die Hirnanhangsdrüse nämlich anders als der Hypothalamus nicht durch die Blut-Hirnschranke abgeschirmt wird; dann würde das Leptin, wie in der Studie veranschaulicht, bei bestehender Leptinresistenz sogar den gegenteiligen Effekt der TSH-Senkung haben, weil das Leptin dann den Hypothalamus nicht erreichen würde, sehr wohl aber die Hirnanhangsdrüse.) In dieser Konstellation wäre ein niedriges TSH kein Grund, eine Schilddrüsenunterfunktion auszuschließen, sondern genau die Ursache dafür, dass eine Schilddrüsenunterfunktion besteht: Es mangelt der Schilddrüse einfach an Stimulation. Natürlich ist „Schilddrüsenunterfunktion" eigentlich der falsche Begriff für diesen Zustand, weil die Schilddrüse ja (wahrscheinlich) einwandfrei funktioniert. Es handelt sich korrekt gesagt um eine Unterversorgung des Körpers mit Schilddrüsenhormonen, trotzdem spricht man auch in diesen Fällen meistens von einer Schilddrüsenunterfunktion. Dieses mögliche Szenario ist nur einer von vielen Gründen, warum die Bestimmung des TSH nicht ausreicht, um die Versorgung des Körpers mit Schilddrüsenhormonen angemessen zu beurteilen; es muss die Konzentration der eigentlichen Schilddrüsenhormone T3 und T4 gemessen werden (üblicherweise in ihrer freien, also nicht an Transportproteine gebundenen Form). Ein übergewichtiger Mensch mit Leptinresistenz, der wenig Schilddrüsenhormone hat, wird vermutlich nie abnehmen, weil es sein *Gehirn* ist, das ihn davon abhält. Es ist der Illusion verfallen, Energie sparen und die Fettreserven mit aller Macht festhalten zu müssen. Eine gut eingestellte Therapie mit Schilddrüsenhormonen könnte gegebenenfalls helfen, den Teufelskreis (hohes Leptin -> Leptinresistenz -> kein Abnehmen -> viel Fettgewebe -> hohes Leptin) zu durchbrechen.

Eine weitere Hürde beim Abnehmen ist nämlich, dass Hungern oder Fasten auch keine Lösung ist, was wieder zeigt, dass Willensstärke allein unter Umständen nicht ausreicht. Im Gegenteil, Hungern verstärkt das Problem vielleicht sogar noch, denn unterkalorisches Essen kann paradoxerweise auf lange Sicht eine Leptinresistenz verschlimmern, wie Sarah Ballantyne in ihrem Buch „The Paleo Approach" ausführt.[36] Außerdem ist Hungern für den Körper „stressig"; es erhöht das Nebennierenhormon Cortisol, was wiederum eine ganze Kaskade negativer Konsequenzen mit sich bringt, die der Gesundung und dem Abnehmen zusätzliche Steine in den Weg legen. Es verstärkt „Leaky Gut", erhöht den Blutzucker, verschlimmert eine systemische Entzündung beziehungsweise eine bestehende Autoimmunerkrankung und kann sich auch noch negativ auf die Schilddrüsenaktivität auswirken, indem es die Kommunikation zwischen Gehirn, Hirnanhangsdrüse und Schilddrüse stört. Zudem kann das Hungern einen zu niedrigen Insulinspiegel zur Folge haben, und sowohl ein Mangel an Insulin als auch hohes Cortisol bewirken beide eine schlechte Umwandlung von T4 in T3.[37] Zur Erinnerung: T4 ist die Speicherversion des Schilddrüsenhormons, T3 die stoffwechselaktive Variante, in die das T4 jederzeit, je nach Bedarf, von Leber, peripheren Geweben und Darmbakterien umgewandelt werden kann. Bei einer schlechten Umwandlung wird vermehrt reverses T3 gebildet, das selbst keine Stoffwechselfunktion, aber strukturelle Ähnlichkeit mit „echtem" T3 hat und daher auf allen Körperzellen die Rezeptoren für T3 besetzen kann, was dann zu allem Überfluss auch noch das sowieso schon knappe T3 weniger wirksam macht. All dies bedeutet in letzter Konsequenz wieder, dass der Körper weiter auf Energiesparkurs geht.

Das Autoimmunprotokoll

Für Menschen mit Autoimmunerkrankungen hat Robb Wolf in seinem Buch „The Paleo Solution" einige zusätzliche zu meidende Lebensmittel unter dem Titel „Autoimmune Caveat" (Autoimmun-Vorbehalt)[38] zusammengefasst. Diese Vorgaben wurden von Sarah Ballantyne durch ihren Blog *The Paleo Mom* unter dem Begriff „Autoimmune Protocol of Paleo" (AIP) publik gemacht und schließlich in ihrem Buch „The Paleo Approach" verfeinert und erweitert.

Ein paar einleitende Worte zu Autoimmunerkrankungen insgesamt: Alle Autoimmunerkrankungen sind dadurch gekennzeichnet, dass bestimmte „Gene" einen Menschen dafür prädestinieren, eine bestimmte Autoimmunerkrankung zu bekommen. Was ist überhaupt ein Gen? Das ist eine Stelle im DNA-Strang, die durch die Anordnung der Basenpaare ein bestimmtes Polypeptid codiert, also eine bestimmte Aneinanderreihung und Faltung von Aminosäuren, wovon die größte und komplexeste Sorte ein Protein wäre. Grob vereinfacht ist ein Gen eine Stelle im Erbgut, die eine Funktion oder eine Eigenschaft codiert. Wenn wir von „Gen XYZ" sprechen, dann ist es zunächst wichtig zu wissen, dass jeder Mensch mit einem vollständigen Chromosomensatz auf jeden Fall dieses Gen *besitzt*, denn es handelt sich ja, wie gesagt, nur um eine Stelle. Wenn wir allerdings von bestimmten Varianten dieses Gens sprechen, sprich: welche *konkrete Information* dort encodiert ist, dann ist der korrekte Begriff dafür „Allel". Bei der Eigenschaft „Augenfarbe" wäre das Gen also die Stelle in der DNA, an der die Augenfarbe festgelegt ist, und das Allel wäre dann der Code für die konkrete Farbe, also „blau", „grün" oder „braun". Bei Autoimmunerkrankungen sind die Gene, die man bisher mit dem Auftreten der jeweiligen Erkrankung in Verbindung bringen konnte, nur so etwas wie Schwachstellen. Die Betroffenen haben Allele, die die jeweilige Funktion etwas schlechter oder schwächer exprimieren. Menschen mit chronisch entzündlichen Darmerkrankungen haben zum Beispiel oft „schwache" Allele bei Genen, die für die Wiederherstellung und Wartung der Tight Junctions (der Verbindungen zwischen den Epithelzellen der Darmschleimhaut) zuständig sind.[39]

Allerdings haben Autoimmunerkrankte so gut wie nie *alle* Allele, die für ihre Krankheit typisch sind, und andersherum heißt das Vorhandensein eines oder mehrerer der für eine Krankheit charakteristischen Allele nicht, dass die Krankheit ausbrechen muss. Das bedeutet, dass andere Faktoren eine Rolle spielen; der wissenschaftliche Konsens ist heutzutage, dass Autoimmunerkrankungen eine „multifaktorielle" Krankheitsentstehung aufweisen. Auf manche davon haben wir vielleicht nie einen Einfluss gehabt – zum Beispiel auf epigenetische Faktoren wie etwa die Ernährung unserer Großeltern oder unserer Mütter während der Schwangerschaft. Ebenso wenig hatten wir ein Mitspracherecht bei der Entscheidung, ob wir per Kaiserschnitt oder Spontangeburt zur Welt kommen sollten und ob wir gestillt wurden oder nicht – die

Erstbesiedelung unseres Darms war damit außerhalb unseres Einflussbereichs. Vielleicht bekamen wir oft Antibiotika als Kind, und vielleicht hat sogar ein besonders fieser Erreger alles nachhaltig durcheinandergebracht: Eine Forschergruppe hat 2013 gezeigt, dass die Hälfte aller in der Studie untersuchten Morbus-Crohn-Patienten in ihrer Dünndarmschleimhaut MAP-Bakterien (Mycobacterium Avium Paratuberculosis) hatten, also offenkundig mit dem extrem widerstandsfähigen, über die Rindermassentierhaltung verbreiteten Erreger infiziert waren.[40] Dies unterstützt die seit Langem bestehende These, dass Morbus Crohn zumindest in manchen Fällen durch eine MAP-Infektion ausgelöst und mitverursacht wird. Bei Rindern verursacht der Erreger eine dem Morbus Crohn ähnliche Krankheit, die Johne'sche Erkrankung. Wichtig ist Folgendes, liebe Mitstreiter im Autoimmunschlachtfeld: Wir sind nicht schuld an unserer Erkrankung, selbst wenn wir irgendwann selber für unsere Lebensführung und Ernährung verantwortlich wurden und erst danach krank geworden sind. Es ist für viele von uns frustrierend zu sehen, dass andere Menschen in unserem Alter „jeden Müll" essen und trinken können und anscheinend gesund sind, während wir enorm viel Energie in das Verstehen und Besänftigen unserer Symptome stecken müssen. Wenn diese Beobachtung zu irgendetwas gut ist, dann vielleicht dafür, dass wir es eben damals, als wir noch nicht so gut auf uns achtgaben, noch nicht besser wussten – ebenso wenig, wie diese Menschen es jetzt besser wissen. Denn irgendwann kommt das Alter, wo sich ein jahrelanger Konsum von „jedem Müll" rächt. Uns hat es einfach dank unserer Schwachstellen früher erwischt.

Zusätzlich möchte ich Ihnen sagen, dass Sie Geduld mitbringen sollten. Manche Menschen haben mit Paleo sofortige Erfolge, bei manchen dauert es ein bisschen länger. Die meisten merken sofort eine Verbesserung. Ob das 30 Prozent Verbesserung sind und die restlichen 70 Prozent länger auf sich warten lassen oder andersherum, das ist ganz unterschiedlich. Ein entscheidender Faktor ist meiner Erfahrung nach, wie lange Sie schon krank sind. Die besten und schnellsten Erfolgserlebnisse haben konsequent die Leute, die direkt nach ihrer Diagnose mit der Paleo-Ernährung anfangen, das habe ich in meinen Patientenforen immer wieder mitbekommen. Wenn Sie also gerade eine Diagnose erhalten haben oder jemanden kennen, bei dem es so ist – verlieren Sie keine Zeit! Fangen Sie an oder leisten Sie, so gut Sie können, Überzeugungsarbeit, denn diese Chance kommt nie wieder. Ich selbst bin ja leider erst spät auf die Paleo-Ernährung gestoßen und erlebe – anders als die Leute, die gleich damit angefangen haben – immer noch ab und zu kleine Rückschläge.

Nun endlich will ich Ihnen sagen, worauf es beim Autoimmunprotokoll ankommt. Das AIP ist strenger und restriktiver als die Paleo-Ernährung, d.h. es fallen einige zusätzliche Nahrungsmittel heraus. Das AIP muss man vielleicht nicht sein ganzes Leben lang konsequent durchhalten. Es geht darum, das Immunsystem so weit zu be-

sänftigen und seine Aktivität auf ein normales Level zu bringen, dass man in Remission kommt, also in eine beschwerdefreie Phase – und diesen Zustand dann möglichst für immer aufrechtzuerhalten. Eine echte Heilung ist mit dem AIP nicht möglich, da das Immunsystem, um es mit Sarah Ballantynes Worten zu sagen, nun einmal etwas Falsches „gelernt" hat, was es nicht mehr so einfach verlernen kann. D. h., wenn man die Remission erreicht hat, kann man nach einiger Zeit einzelne Lebensmittel sehr vorsichtig austesten und sehen, ob der Körper darauf reagiert. Es kommt auch immer auf die Menge an.

Beim Autoimmunprotokoll fallen zusätzlich zu Getreide, Hülsenfrüchten und industriell verarbeiteten Produkten folgende Nahrungsmittel weg:

- alle Milchprodukte, auch fermentierte
- Nüsse und Samen
- Eier
- Nachtschattengewächse

Im Folgenden führe ich Ihnen dazu einige Gründe auf. Zum großen Teil decken diese sich mit Sarah Ballantynes Argumentation in „The Paleo Approach".

Milchprodukte

Auf Milchprodukte, insbesondere auf das Casein und seine Fähigkeit, einerseits Allergien hervorzurufen und andererseits die Durchlässigkeit der Darmbarriere zu erhöhen und so „Leaky Gut" zu verursachen, bin ich schon an anderer Stelle eingegangen.

In der Milch befinden sich noch ein paar andere Stoffe, die Autoimmunerkrankungen negativ beeinflussen oder sogar indirekt mitverursachen können.[41]

Zunächst enthalten sie, wie auch Getreide und Hülsenfrüchte, *Proteasehemmer*, die ebenfalls „Leaky Gut" verstärken.

Zudem erhöhen Milchprodukte, insbesondere Milch, stark den Insulinspiegel, was Entzündung anheizen und Insulinresistenz mitverursachen kann.

Milch enthält außerdem *Hormone*, die für das Kälbchen gedacht sind und diesem zum Wachstum verhelfen sollen. Bei Menschen gibt es Hinweise darauf, dass Milchprodukte das Hormon IGF-1 (insulin-like growth factor-1, auf Deutsch insulinähnlicher Wachstumsfaktor 1) erhöhen und dass ein erhöhter IGF-1-Spiegel zur Entstehung mancher Krebsarten beiträgt.

Des Weiteren können Milchprodukte zu einer *Dysbiose* (Fehlbesiedelung) des Darms führen, da die Proteine in Milch für unsere Verdauungsenzyme sehr schwer zugänglich sind und die un- oder teilverdauten Proteine im Darm ein willkommenes Futter für Escherichia coli (abgekürzt E. coli) sind. E. coli sind an sich nicht schädlich, aber wenn immer eine bestimmte Spezies bevorzugt „gefüttert" wird, führt dies zu einem Ungleichgewicht und entsprechenden Problemen. Grundsätzlich ist es immer schlecht, wenn Bakterien von etwas leben, was sich unser Körper eigentlich zuerst zunutze machen soll.

Milch fördert die Schleimproduktion, was sowohl bei Asthma als auch bei Verdauungsproblemen und chronisch entzündlichen Darmerkrankungen problematisch ist. Bei Colitis ulcerosa wird zum Beispiel im Schub sowieso zu viel Schleim im Dickdarm produziert, worin sich Bakterien unverhältnismäßig vermehren.[42]

Die Laktose wird anscheinend von vielen Menschen, die Verdauungsbeschwerden haben, nur unzureichend aufgespalten. Dazu muss keine ausgeprägte Laktoseintoleranz vorliegen; es reicht schon, wenn jemand einfach nicht besonders viel von dem Enzym Laktase produziert. Deswegen zählt die Laktose ja auch zu den FODMAP, denn sie kann zu Überbesiedelung (auch im Dünndarm) oder Fehlbesiedelung führen und zu Reizdarmsymptomen beitragen.

Es ist bekannt, dass viele der heute gut belegten negativen Konsequenzen des Milchkonsums nicht auftreten, wenn die Milch fermentiert ist wie im Falle von Kefir oder Joghurt. Trotzdem empfiehlt Sarah Ballantyne, während der Befolgung des strikten AIPs ganz auf Milchprodukte zu verzichten, sogar auf Butter und selbst gemachtes Ghee. Sie ist der Meinung, dass viele Autoimmunerkrankte, ohne es zu wissen, extrem sensibel auf Milchproteine reagieren und dass, wenn überhaupt, erst nach einer längeren Abstinenz ein Belastungstest (ein Test, wie die Autoimmunerkrankung auf den Konsum geringer Mengen Milchprodukte reagiert) gemacht werden sollte.

Nüsse und Samen

Nüsse und Samen enthalten viele der gleichen schützenden Stoffe, die auch in Getreide

Warum manche Nahrungsmittel süchtig machen

Warum haben so viele Leute einen sprichwörtlichen Milchjieper und tun sich extrem schwer damit, auf Milchprodukte verzichten? Das könnte etwas damit zu tun haben, dass Casomorphin, ein Peptid in Milch, über das Blut ins Gehirn gelangen kann und sich dort auf unsere Opioidrezeptoren setzt. Also genau dorthin, wo auch unsere körpereigenen Endorphine andocken, ebenso wie Heroin und Morphium und so weiter. Für das Stillen von Babys mag das eine sinnvolle Einrichtung sein und resultiert in der unter Eltern wohlbekannten „Milchtrunkenheit": Milch macht Babys glücklich und fördert durch die Zufriedenheit und das baldige Verlangen nach mehr die Bindung an die Mutter, die ja das Überleben des Säuglings gewährleistet.[43] Bei Erwachsenen erhöht es nur den Milchproduktekonsum – was ungünstig ist, wenn er einem nicht guttut, denn das merkt man ja nicht, bis man die Milchprodukte konsequent weglässt. Genau solche Exorphine (so heißen von außen zugeführte Stoffe, die sich an die Opioidrezeptoren binden) befinden sich übrigens auch in Gluten[44] und Soja[45]! Gerade bei Gluten liefert dies einen guten Erklärungsansatz, warum sich die Menschen so schwer damit tun, auf ein so wertloses Nahrungsmittel wie Brot zu verzichten. Die Besetzung der Opioidrezeptoren durch den Konsum von Milchprodukten und Getreide ist ein Thema, über das gerade in Bezug auf die kindliche Entwicklung des Gehirns und sogar die Entstehung von neurologischen Auffälligkeiten wie Autismus[46] und ADHS[47] viel geschrieben wurde. Es ist jedenfalls spannend, dass viele Kinder und Erwachsene, die an Zöliakie leiden, zuerst durch neurologische Probleme auffällig werden.[48] Das hängt sicher auch noch mit anderen Faktoren zusammen (Stichwort Bauchhirn beziehungsweise Darm-Hirn-Achse!), aber die Exorphine sind ein Teil des Puzzles. Es wurde in dem Zusammenhang auch beobachtet, dass sich eine bestehende Schizophrenie unter getreidefreier, milchfreier Ernährung besserte.[49] Leider konnte ich keine definitiven Erkenntnisse über den evolutionären Zweck von Exorphinen in Pflanzen gewinnen. Es existiert aber die Theorie, dass Pflanzen einfach ähnliche Botenstoffe wie wir zur Kommunikation zwischen einzelnen Zellen verwenden beziehungsweise dass diese pflanzlichen Opioidpeptide evolutionär gesehen die Vorgänger unserer körpereigenen Endorphine sind.[50]

und Hülsenfrüchten enthalten sind. Das ist auch ein Grund, weshalb es so viele Nussallergiker gibt. Diese Pflanzenbabys, die sich anders als Tiere nicht durch Weglaufen oder Kämpfen gegen den Verzehr wehren können, haben chemische Waffen, mit denen sie uns ein kleines bisschen vergiften, wenn wir sie essen. Zwar sind sie in Nüssen und

Samen, die ja eine harte, schützende Schale haben, die man nicht mitisst (außer bei Leinsamen und Chiasamen), weniger konzentriert, aber sie sind vorhanden. Bei Nüssen versucht man manchmal, diese Stoffe weiter zu minimieren, indem man sie im geschälten Zustand über Nacht einweicht, dann erst häutet und schließlich gut trocknet. Letzteres ist wichtig, um Schimmelbildung zu vermeiden. Aber beim AIP sind Nüsse erst einmal ganz tabu.

Was – zum Glück für AIPler – nicht zu den echten Nüssen zählt, ist die Kokosnuss. Die kann man also ohne Bedenken konsumieren, ebenso wie Kokosöl und Kokosmilch. Die Erdnuss hingegen wird allgemein gemieden. Sie ist ebenfalls keine Nuss, sondern eine Hülsenfrucht.

Nüsse und Samen werden von manchen Paleo-Einsteigern exzessiv verwendet, weil sie sich so schön zu Mehl mahlen lassen beziehungsweise als Mehl erhältlich sind und es inzwischen eine Fülle an Backrezepten für Nussmehle, zum Beispiel Mandelmehl, gibt. Die Rezepte sind zwar lecker, aber man sollte sich immer wieder mal vor Augen führen, welche Unmengen an Nüssen das sind, die man da in Form von Muffins oder Paleo-„Brot" zu sich nimmt. Das sind unweigerlich weit mehr, als man normalerweise essen würde, wenn einfach eine Schüssel Nüsse auf dem Tisch stehen würde. Unserem Verdauungstrakt machen diese Mengen an Lektinen und Phytinsäure schwer zu schaffen. Aber mindestens genauso schwer wiegt die Tatsache, dass Nüsse und Samen alles andere als ein optimales

Fettsäureprofil haben, um als Grundnahrungsmittel zu dienen. Sie enthalten mit Ausnahme von Macadamianüssen weit mehr Omega 6 als Omega 3 und von Letzterem natürlich die pflanzliche Sorte, also ALA (Alpha-Linolensäure), welche für unseren Körper nur mit viel Aufwand verwertet werden kann, insbesondere in Anwesenheit von Omega 6. Der hohe Gehalt an diesen mehrfach ungesättigten Fettsäuren macht sie noch dazu denkbar ungeeignet zum Erhitzen, ergo zum Backen. Denn was passiert mit ungesättigten Fettsäuren beim Erhitzen? Genau, sie oxidieren und fördern so alles mögliche Unheil im Körper.

Eier

Eier besitzen ebenfalls ein hohes Potenzial, Allergien hervorzurufen – ungefähr zwei bis drei Prozent der Amerikaner sind auf Eier allergisch, also ein riesiger Anteil der nur ungefähr sechs Prozent aller Kinder bzw. vier Prozent aller erwachsenen Amerikaner, die eine Nahrungsmittelallergie haben. Das Problem liegt vor allem im Eiweiß. Eine der Aufgaben des Eiweißes ist es, das Eigelb, also die Nährstoffquelle für das Küken, während der Brutzeit vor Mikrobenbefall zu schützen. Das tut es mithilfe eines Enzyms namens Lysozym. Das Lysozym ist sehr gut dazu geeignet, die Zellmembranen von sogenannten gramnegativen Bakterien wie zum Beispiel E. coli zu beschädigen und die Bakterien so an der Vermehrung zu hindern. (Der Begriff „gramnegativ" bezieht sich auf eine bestimmte Labortechnik zur Identifikation von Bakterien und hat mit der Beschaffenheit der Zellwände zu tun.) An sich ist das Lysozym für uns kein Problem, weil wir es selbst zur Infektabwehr produzieren. Unser Speichel und sogar der Schleim unserer Darmschleimhaut enthält Lysozyme. Das Problem entsteht dadurch, dass das Lysozym sich mit anderen im Eiweiß enthaltenen Proteinen verbindet, darunter Proteasehemmern, und mit ihnen einen sehr stabilen Komplex eingeht, der im Verdauungstrakt für viele unserer Verdauungsenzyme unangreifbar wird. So schaffen es große Mengen der Eiweißproteine unverdaut in die unteren Regionen unseres Verdauungstraktes – mit den bekannten potenziellen Folgen von Dysbiose, Immunaktivierung und „Leaky Gut". Dort angekommen fügt das Lysozym schließlich auch noch bakterielle Proteine zu dem großen Bündel Proteine hinzu. Und schließlich und endlich haben die Lysozyme die besondere Eigenschaft, durch ihre elektrische Ladung und die daraus resultierende elektrostatische Anziehung die Epithelzellen (das sind die Zellen unserer Darmschleimhaut) selbst zu durchqueren. Dabei reisen die anderen Eiweißproteine sowie die bakteriellen Proteine einfach als blinde Passagiere mit und gelangen so in die Blutbahn. Erstere sind hauptsächlich für die Allergien verantwortlich, während Letztere vor allem Menschen mit Autoimmunerkrankungen zu schaffen machen.[51]

Nachtschattengewächse

Zu den beliebtesten von Nachtschattengewächsen stammenden Lebensmitteln gehören bei uns:

- Tomaten
- Kartoffeln (aber nicht Süßkartoffeln)
- Paprikaschoten
- Gewürze aus Schoten wie Paprika, Chili, Cayenne etc.
- Auberginen

Das Problem an Nachtschattengewächsen ist – wer hätte das gedacht – dass sie die Darmbarriere übermäßig durchlässig machen und das Eindringen von körperfremden Molekülen in die Blutbahn befördern. Die dafür verantwortlichen Stoffe heißen Glykoalkaloide und gehören zu den Saponinen, die ich bereits an anderer Stelle besprochen habe. Zur Erinnerung: Saponine binden sich an bestimmte Komponenten der Zellmembranen von Epithelzellen. Genau genommen ist es das Cholesterin, das der Zellmembran Stabilität und Elastizität verleiht und mit dem die Saponine interagieren. Das Resultat sind Löcher oder „Tunnel" in der Zelloberfläche, durch die Moleküle direkt in die Darmschleimhautzelle eindringen können. Im schlimmsten Fall stirbt die Zelle dadurch ab. Die spezielle Sorte Saponine, die in Nachtschattengewächsen vorkommen, also die Glykoalkaloide, beeinträchtigen die Darmbarriere zusätzlich, indem sie die Kommunikation *zwischen* den Zellen über sogenannte Gap-Junctions stören.[52] Sobald Glykoalkaloide sich in der Blutbahn befinden, richten sie weiteren Schaden an, indem sie rote Blutkörperchen zerstören. Im Verdauungstrakt selber haben die Saponine die interessante Eigenschaft, die Gallensäuren bei der Arbeit zu stören und so die Aufnahme von Fetten, Cholesterin und fettlöslichen Vitaminen zu beeinträchtigen. Außerdem können Glykoalkaloide zu einer Überwucherung durch bestimmte Bakterien, zum Beispiel E. coli (welche oft an Dünndarmüberwucherung beteiligt sind) beitragen. Denn selbst die Epithelzellen, die durch die entstandenen Löcher nicht absterben, sondern nur geschädigt werden, verlieren für einige Zeit die Fähigkeit, Nährstoffe zu resorbieren. Auf diese Weise verbleiben die Nährstoffe länger im Darm und können so Bakterien mit übermäßig viel Energie versorgen – anstatt uns. All dies ist besonders relevant für Menschen mit Autoimmunerkrankungen, aber es gibt Hinweise darauf, dass ein Zuviel an Nachtschattengewächsen für alle Menschen problematisch ist und sogar an der Entstehung von Autoimmunerkrankungen beteiligt sein kann.[53] Meiner Beobachtung nach sind die Nachtschattengewächse diejenigen Lebensmittel, die Autoimmunerkrankte am seltensten mit Erfolg wieder in den Speiseplan aufnehmen.

Weiterführende Informationen für Autoimmunerkrankungen

Es würde den Rahmen dieses Buches sprengen, auf die Entstehung von Autoimmunerkrankungen im Detail einzugehen. Obwohl oder gerade weil so viele Zusammenhänge noch im Dunkeln liegen, könnte man darüber nämlich locker ein eigenes Buch schreiben, und ein solches allgemein verständliches Buch, brandaktuell und noch dazu in Deutsch, befindet sich auch gerade in der Entstehung. Es wird von meiner Übersetzerkollegin und Biologin Andrea Kamphuis geschrieben, die wie ich selbst betroffen ist. Es soll 2015 erscheinen. Über ihre Fortschritte und die neuesten, hervorragend aufbereiteten Erkenntnisse kann man sich auf ihrem Blog *autoimmunbuch.de* auf dem Laufenden halten. Ebenso würde es den Rahmen sprengen, auf die zusätzlichen Einschränkungen einzugehen, um die Sarah Ballantyne in „The Paleo Approach" das AIP ergänzt, daher bleibt es an dieser Stelle nur bei den „klassischen" Restriktionen, die Robb Wolf bereits in „The Paleo Solution" vom Einkaufszettel für Autoimmunerkrankte gestrichen hat. Ich kann daher für detailliertere Informationen auch sehr die Lektüre von Sarah Ballantynes Buch empfehlen, die auch die Funktionsweise des Immunsystems und seine Entgleisung bei Autoimmunerkrankungen näher beleuchtet.

Lebensführung

Ernährung ist nie alles. Dies ist zwar ein Buch über Ernährung, aber ein paar anderen Aspekten des Lebens möchte ich trotzdem Raum geben, weil sie extrem bedeutsam für Menschen mit systemischer Entzündung oder Autoimmunerkrankungen sind. Wenn wir uns einig sind, dass die Ernährung, die in unserer Gesellschaft als „normal" gilt, unserer Biologie nicht entspricht, dann stimmen Sie mir sicher zu, dass dies ebenso für die Art gilt, wie die meisten von uns ihre Tage verbringen: sitzend, ohne viel Bewegung, dafür mit dem ständigen Gefühl, dass die 24 Stunden des

Tages und die sieben Tage der Woche nicht ausreichen, um alles zu erledigen, was man von uns erwartet.

Natürlich kann ich nichts Grundlegendes daran ändern, dass Ihr Leben wahrscheinlich stressig ist. Das ist ein gesellschaftliches Problem. Ich kann Ihnen lediglich einige Hinweise dazu geben, die Ihnen helfen können, mit dem vielen Stress, der Eile und dem Druck so umzugehen, dass die Gesundheit möglichst wenig darunter leidet.

Paleo und Neurodermitis: Jasmin G.

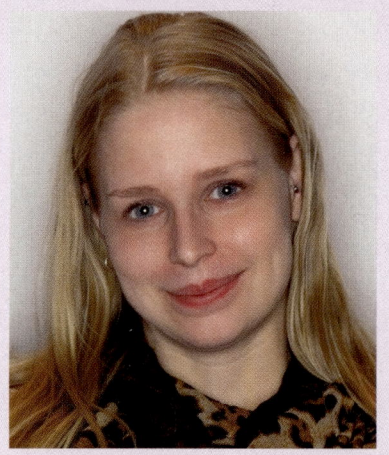

Ich bin 30 Jahre alt. Seit meinem zweiten Lebensjahr habe ich Neurodermitis. Was genau in meiner Kindheit alles an mir ausprobiert wurde, kann ich nicht genau sagen. Ich weiß nur, dass ich mit meiner Mutter sehr oft zur Kur war, an der See und im Wald. Von dieser Zeit weiß ich nur aus Erzählungen und von Fotos, die so aussehen, als wäre ich gerade in einen Topf mit heißem Wasser gefallen. Überall rot, die Haut schuppte sich ab, unerträglicher Juckreiz. Meine Hände, Arme und Beine wurden nachts in Bandagen eingewickelt. Es wurden verschiedene Diäten ausprobiert, von mehr Gemüse bis hin zum Brottrunk. Mit circa sechs Jahren habe ich von meinem damaligen Hautarzt Akupunktur mit Strom bekommen, vorher bekam ich immer eine Spritze. Was wir zu diesem Zeitpunkt nicht wussten, war, dass in der Spritze Kortison war. Mir ging es besser, ich wurde zwar etwas dicker, aber dafür ging es meiner Haut gut und das zählte für meine Eltern damals. Dass Kortison schwerwiegende Folgen haben kann, wussten wir zwar damals schon, aber wir wurden nicht darüber aufgeklärt, was er mir da spritzte. Die Erfahrung mit diesem Arzt hat mich nachhaltig geprägt: Ich bin skeptischer geworden. Heute arbeite ich selber bei einem Arzt, so kann ich selbst mein Wissen erweitern und vor allem Menschen helfen, die Hilfe brauchen. Der durchschnittliche Mediziner kennt bei Neurodermitis meiner Erfahrung nach nur die Therapie mit Kortison. Wenn man nicht weiterweiß, ist dies das Mittel der Wahl. Ich kann gar nicht sagen, wie viele verschiedene Cremes, Salben und Tabletten ich bekommen habe oder welche besser wirkte als andere. Ich weiß nur, dass meine Erkrankung sofort

schlimmer wurde, sobald das Kortison abgesetzt wurde. Kaum hatte ich einmal längere schubfreie Phasen – mit Anfang 20 – reichten Stress und Nervosität aus, um mir einen erneuten Schub zu bescheren. Vor knapp vier Jahren kam bei mir noch die Diagnose einer Dyshidrose hinzu. Die Haut an meinen Händen fing an, kleine Bläschen zu bilden und schälte sich regelrecht ab, in der Handinnenfläche, zwischen den Fingern und teilweise auch an untypischen Stellen wie Oberarm und Schulter; es schmerzte, manchmal entzündeten sich die Stellen auch. Das ständige Händedesinfizieren aus Berufsgründen wurde zu einem Hauptauslöser. Wieder lautete die einzige Lösung meines Hautarztes: eine dicke Schicht Kortisoncreme auftragen. Nachdem ein Arztwechsel und die empfohlene Therapie nicht halfen, setzte ich das Kortison einfach auf eigene Faust ab. Ich fand mich mit der Dyshidrose ab. Schön war es nicht, aber was sollte ich machen? Ewig Kortison nehmen wollte ich nicht.

Da ich Heuschnupfen und damit verbundene Kreuzallergien habe, musste ich schon immer aufpassen, was ich esse. Wenn ich etwas Falsches gegessen habe, bekam ich meistens einen Neurodermitisschub. Vor circa zwei Jahren kam ich durch eine Freundin zu Paleo. Es war kein leichter Anfang, aber die Erfolge sprachen für sich. Nachdem ich mittlerweile „mein" Paleo gefunden habe, geht es mir und meiner Haut viel besser. Ich habe kaum noch Schübe und kann das Leben wieder in vollen Zügen genießen. Witziger Nebeneffekt: Früher bekam ich von Fisch Bauchschmerzen, jetzt vertrage ich ihn.
Mit der Ernährungsumstellung bekam ich auch eine andere Lebenseinstellung. Ich ärgere mich nicht mehr so häufig, und auch dies wirkt sich positiv auf meine Erkrankung aus. Manchmal gestalten sich gemeinsame Essen mit Nicht-Paleolanern schwierig, aber die Community hat mir gut geholfen. Meiner Meinung nach stehe ich immer noch am Anfang, und dafür hat sich schon eine ganze Menge getan.

Die biologische Uhr

Wir sind evolutionär an ein Leben mit dem Tag-Nachtrhythmus gewöhnt. Das heißt, unser Körper ist darauf eingestellt, dass wir kurz nach Sonnenaufgang wach werden und einschlafen, kurz nachdem es dunkel geworden ist. Daher ist es auch ganz normal, im Winter mehr Schlaf zu benötigen als im Sommer. Kurz vor dem natürlichen Aufwachzeitpunkt steigt unser Cortisolspiegel auf den höchsten Stand des Tages an, was es uns leichter macht, in Gang zu kommen. Sobald es dunkel wird, produziert unser Körper vermehrt Melatonin, was uns schläfrig macht und dafür sorgt, dass Körper und Geist die nötige Erholung bekommen. Dank Uhren und festgelegten Arbeitszeiten können es sich die wenigsten Menschen leisten, wirklich mit dem Sonnenaufgang zu erwachen. Im Winter klingelt der Wecker gerne zwei bis drei Stunden vor Sonnenaufgang. Das künstliche Licht verhindert dafür abends, dass wir um die biologisch richtige Tageszeit müde werden. Noch schlimmer als die normale Zimmerbeleuchtung sind dabei bestimmte Leuchtstoffröhren oder das Licht des Computerbildschirms, die ein sogenanntes „kaltes", weißes beziehungsweise bläuliches Licht verströmen, da diese Lichtfarbe unserem Gehirn signalisiert, dass es heller Tag ist. Fernsehen hat ungefähr den gleichen Effekt. Unsere biologische Uhr ist flexibel und korrigiert sich selbst ständig anhand externer Hinweise auf die tatsächliche Tageszeit. Dies kann man gut daran ermessen, dass es möglich ist, sich nach dem Flug in eine andere Zeitzone an die Lokalzeit anzupassen – natürlich nicht ohne ein paar Tage lang mit dem Jetlag zu kämpfen. Genau als ein solcher externer Hinweis dient aber auch das künstliche Licht am Abend. Aus diesem Grund führt künstliche Beleuchtung und das abendliche Arbeiten am Computer dazu, dass unser Gehirn meint, es wäre früher, als es tatsächlich ist. Wir werden nicht müde, und selbst wenn unser Verstand uns endlich zwingt, ins Bett zu gehen, haben wir noch nicht genug Melatonin produziert, um auch schnell einzuschlafen.

In den letzten Jahren wurde viel darüber recherchiert, welche gesundheitlichen Auswirkungen eine Störung der biologischen Uhr hat. Es konnte gezeigt werden, dass die Auswirkungen enorm sind. Da die Gene, die die biologische Uhr steuern, an verschiedensten Prozessen des Körpers beteiligt sind, wird nun vermutet, dass eine dauerhafte Störung oder auch eine Störung in entscheidenden Lebensphasen (zum Beispiel im Mutterleib oder als Jugendlicher) sogar zur Entstehung von Krebs beitragen kann. Das hat damit zu tun, dass diese Gene unter anderem den Lebenszyklus von Körperzellen kontrollieren, was wichtig für die Vermeidung bösartigen Zellwachstums ist.[54] Auch die Entstehung von Diabetes und Übergewicht wurden überzeugend in Zusammenhang gebracht mit einer Störung des biologischen Rhythmus. Solche Störungen – wie sie zum Beispiel für Schichtarbeit typisch sind – verändern die Insulinsensibilität und können langfristig zu Gewichtszunahme sowie Bluthochdruck und systemischer Entzündung beitragen. Dies ist umso stärker der Fall, wenn zu ungewohnten Zeiten gegessen wird. Praktisch alle Hormone des Körpers einschließlich der Sexualhormone und Insulin sowie Leptin unterliegen einer natürlichen Tagesrhythmik, deren Störung weitreichende Folgen haben kann.[55]

Einige Tipps, die Ihnen dabei helfen könnten, wieder zu einem gesunden Tagesrhythmus zurückzufinden:

- Wenn Ihre Umstände es nicht erlauben, auf einen Wecker zu verzichten: Verwenden Sie einen Tageslichtwecker. Dies ist im Prinzip eine Tageslichtlampe – also eine Lampe mit weißem, „kaltem" Licht, die sich zu einem von Ihnen festgelegten Zeitpunkt anschaltet. Sie kann auch so programmiert werden, dass sie einen Sonnenaufgang simuliert, der dann schon einige Zeit vor dem gewünschten Aufwachzeitpunkt beginnt. So kommt ihre Cortisolproduktion rechtzeitig in Schwung.

- Wenn Sie unbedingt abends am Computer arbeiten müssen, installieren Sie ein kostenloses Programm wie f.lux. Dieses verändert die Lichtfarbe Ihres Monitors automatisch und nach und nach, sodass er tagsüber weißes Licht und abends „warmes", gelb-rotes Licht abgibt. Auf diese Weise produzieren Sie abends rechtzeitig Melatonin und bleiben nicht künstlich lange hellwach.

- Optimalerweise installieren Sie in den Räumen, in denen Sie sich sowohl abends als auch tagsüber aufhalten, zwei Arten von Zimmerbeleuchtung – eine Quelle weißen Lichts für morgens und tagsüber, und eine Quelle gelbroten Lichts für abends. Die Lichtfarbe, von der hier die Rede ist, heißt eigentlich Farbtemperatur und wird in der Maßeinheit Kelvin angegeben. Weißes Licht hat eine Farbtemperatur von 5.000 Kelvin oder mehr, während warmes Abendlicht nur 3.000 Kelvin oder weniger besitzt. Das abendliche Licht sollte auch nicht so hell sein, das Leuchtmittel sollte also eine geringere Wattzahl haben. Konventionelle Glühlampen mit 40 Watt produzieren ein Licht mit ungefähr 2.600 Kelvin; Halogenlampen mit zwölf Watt eines mit ungefähr 3.000 Kelvin. Diese beiden Optionen sind also für die Abendbeleuchtung geeignet. Für die Morgen- oder Tagesbeleuchtung brauchen Sie Tageslichtleuchten, die es heutzutage in vielen verschiedenen Ausführungen gibt, ob als Deckenleuchte oder Schreibtischlampe.

- Versuchen Sie, einen gleichmäßigen Tagesrhythmus beizubehalten. Wer am Wochenende drei Stunden länger schläft und vier Stunden länger aufbleibt als während der Woche, mutet seinem Körper viel Stress zu und wird sich außerdem mit ziemlicher Sicherheit am Montagmorgen verfluchen …

- Egal, wie viel Arbeit noch zu tun ist: Lassen Sie keine Mahlzeiten (zum Beispiel das Mittagessen) aus. Die Essensaufnahme ist neben der Lichteinstrahlung der zweite wichtige Hinweis für Ihren Körper, was für eine Tageszeit gerade ist. Verschobene Essenszeiten bringen Ihren Hormonhaushalt und damit die Art, wie Ihr Körper die Energie verwertet, durcheinander.

Ich selbst wurde unlängst völlig überrumpelt von den Auswirkungen, die eine Änderung des Tagesrhythmus auf mich hatte. Meine Tochter wurde vor einigen Monaten eingeschult, und wir müssen jetzt fast zwei Stunden früher aufstehen, als es die ganzen letzten Jahre der Fall war. Es dauerte ungelogen sechs Wochen, bis mein Stoffwechsel sich halbwegs auf den neuen Rhythmus eingetaktet hatte. Während dieser sechs Wochen hatte ich ständig Hunger. Und ich meine nicht ein bisschen Appetit.

Ich hatte das Gefühl, komplett ausgehungert zu sein, und das nur wenige Minuten nach dem letzten Essen. Ich war völlig ratlos und echt besorgt, weil ich mir darauf keinen Reim machen konnte und nach so langer Zeit auch nicht mehr darauf vertraute, dass das noch weggehen würde. Aber es ging weg – zum Glück, sonst würde ich wohl immer noch den Kühlschrank plündern, anstatt an diesem Buch zu schreiben.

Cortisol und Kaffee

Die Folge des Melatoninmangels zur Abendzeit ist häufig chronischer Schlafmangel. Und was unternimmt man in der Regel, wenn man tagsüber todmüde ist und arbeiten muss? Man trinkt Kaffee. Kaffee bringt die Hypophyse dazu, mehr ACTH zu produzieren – das ist das Hormon, das die Nebennieren zur Synthese von Cortisol anregt. ACTH ist sozusagen das Äquivalent des TSH für die Nebenniere. Indirekt treibt Kaffee also den Cortisolspiegel in die Höhe. Genau dies bringt den „Hallo-wach"-Effekt. Ein regelmäßiger Kaffeekonsum über den ganzen Tag hinweg führt dementsprechend dazu, dass die Nebennieren laufend zur Cortisolproduktion angeregt werden. Ein ständig erhöhter Cortisolspiegel hat negative Konsequenzen für die Gesundheit. Problematisch ist unter anderem sein Einfluss auf das Immunsystem. Einerseits wird das Immunsystem (oder ein Teil davon) durch die Suggestion einer „Kampf-oder-Flucht"-Situation heruntergefahren, was die Infektanfälligkeit erhöht. Andererseits korrelierte selbst mäßiger Kaffeekonsum in einer Studie[56] mit gesunden Probanden mit erhöhten Entzündungsmarkern (C-reaktives Protein, weiße Blutkörperchen, bestimmte entzündungsfördernde Zytokine) – Anzeichen einer geringgeradigen systemischen Entzündung. Eine Meta-Analyse[57] von Studien über die Auswirkungen von Stress auf das Immunsystem zeigt, dass chronischer Stress (und damit eine chronische Erhöhung des Cortisolspiegels) mit einer Schwächung der adaptiven Immunabwehr einhergeht. Dadurch wird im Verhältnis zum adaptiven Immunsystem das angeborene Immunsystem umso stärker. Dies kann ein bei Autoimmunerkrankungen bestehendes Ungleichgewicht noch verstärken.

Ich bin nicht grundsätzlich gegen Kaffee, aber gerade Menschen mit Autoimmunerkrankungen oder anderen chronischen Krankheiten empfehle ich aus diesen Gründen nicht mehr als eine Tasse pro Tag – nicht zuletzt, weil die Kaffeebohne ein Samen ist und daher wie alle anderen Samen ein kleines Arsenal an Stoffen enthält, die sie davor schützen sollen, verdaut zu werden.

Gerade die Ergebnisse der Metaanalyse verdeutlichen sehr gut, wie wichtig effektives Stressmanagement ist. Ein geeignetes Mittel zur Stressreduktion, das ich Ihnen empfehlen möchte, ist Meditation. Zur Meditation zähle ich auch Entspannungstechniken wie Autogenes Training, Progressive Muskelrelaxation oder Yoga-Übungen zur Entspannung. Etliche Studien konnten in den letzten Jahren nahelegen, dass nur wenige Minuten Meditation pro Tag gesundheitliche Vorteilen in folgenden Bereichen bringen: Senkung des erhöhten Blutdrucks[58], verbesserte Konzentration und niedrigeres Stresslevel auch bei Angststörungen[59], Besserung von Depression[60], verbesserte Regulation des Immunsystems und damit Besserung der Symptomatik bei Autoimmunerkrankungen[61/62] sowie Besserung einer Reizdarmsymptomatik[63]. Meditieren kann man in Kursen und Seminaren lernen, zum Beispiel an der Volkshochschule. Probieren Sie einfach verschiedene Arten der Meditation aus, bis Sie etwas finden, das Ihnen zusagt. Die einfachste Art zu meditieren, für die man keinerlei Vorbildung braucht, ist sicher das Zählen von Atemzügen, zum Beispiel: erst 50-mal das Ausatmen zählen, dann 50-mal das Einatmen zählen; dabei langsam atmen und bewusst wahrnehmen, wie sich die Bauchdecke hebt und senkt.

Eine gute Balance zwischen Arbeit auf der einen Seite und Spiel und Spaß auf der anderen ist wichtig.

Stress und Bewegung

Eine andere wichtige Methode zur Stressreduzierung ist Bewegung. Diese muss nicht unbedingt furchtbar anstrengend sein, weswegen ich das Wort „Sport" an dieser Stelle vermeide. Viele Paleolaner sind fanatische Crossfit-Anhänger. Die Paleo-Szene profitiert vom Crossfit-Trend und umgekehrt, weil Crossfit-Trainer die Paleo-Ernährung empfehlen und Paleo-Webseiten oft Crossfit als die ultimative Sportart anpreisen. Crossfit ist ein Sport, bei dem klassische Fitnessübungen wie Kniebeugen, Klimmzüge, Liegestützen sowie Kraftsport (Gewichtheben) und vertikale Sprünge aus dem Stand in einer Art Parcours praktiziert werden. Jeder Teilnehmer, ob Anfänger oder Fortgeschrittener, macht denselben Parcours durch. Es gibt allerdings Möglichkeiten, die Übungen so zu modifizieren, dass sie auch für Anfänger machbar sind, indem man beispielsweise bei den vertikalen Sprüngen eine geringere Sprunghöhe wählt. Jede Übung wird über eine bestimmte Zeitdauer ausgeführt, zum Beispiel eine Minute. Dann wird gewechselt und die nächste Station ist dran. Wie der Parcours aufgebaut ist und wie lang die Übungen gemacht werden, ist bei jeder

Crossfit-Stunde anders. Dieses Programm wird durch den Trainer unter dem Motto „Workout of the Day (WOD)" vor der Stunde festgelegt und meistens auf eine Tafel geschrieben.

Was ich an Crossfit gut finde, ist, dass die trainierten Bewegungsabläufe im weitesten Sinn natürlich sind. Zumindest dann, wenn man Crossfit mit dem Training im Fitnessstudio an Geräten vergleicht, wo der Aktionsradius der Maschinen den – meist linearen – Bewegungsablauf vorgibt. Bei dieser Art des Trainings wachsen zwar die Muskeln, aber die Koordination bleibt auf der Strecke. Da die Maschine die Bewegung vorgibt, braucht der Mensch sich nicht um Kontrolle oder Stütze zu kümmern. Das ist bei Crossfit selbstverständlich ganz anders. Crossfit trainiert dadurch auch mehr Muskelgruppen, und dies in ihrem natürlichen Zusammenspiel.

Unter den Paleo-Bloggern sind es vor allem Chris Kresser[64] und Sarah Ballantyne[65], die auch einmal die potenziellen Nachteile von Crossfit für Menschen mit chronischen Erkrankungen offengelegt haben. Der Grund, warum sie zur Vorsicht raten, ist, dass Crossfit eine extreme körperliche Beanspruchung darstellt, die erstens zu einer Ausschüttung von großen Mengen Cortisol führt und zweitens vorübergehend „Leaky Gut" verursacht. Beides ist bei bestehenden Entzündungsproblemen, ob es sich nun um konkrete Organe oder die systemische Ebene handelt, sehr problematisch. Auch bei hormonellen Problemstellungen wie zum Beispiel einer unbehandelten oder schlecht eingestellten Schilddrüsenunterfunktion sind große körperliche Belastungen nur schädlich, weil es dem Körper nun mal unmöglich ist, mit dem bei Sport erhöhten Bedarf an Schilddrüsenhormonen mitzuhalten.

Wie immer ist es wichtig, die eigene Situation individuell zu bewerten und es mit dem Ehrgeiz nicht zu übertreiben. Vor allem sollte man es langsam angehen lassen und sich erst nach und nach steigern. Ich denke, dass Bewegung wichtig ist und gerade Menschen mit Erkrankungen davon profitieren. Wie man eine Tätigkeit erlebt und was sie einem bedeutet, ist ganz entscheidend. Für die einen ist Sport ein zusätzlicher Stressor; ein anderer kann der gleichen Tätigkeit enorm viel Freude und Erfüllung abgewinnen. Meine persönliche Vermutung ist, dass das subjektive Erleben für die gesundheitliche Wirkung dieser Tätigkeit absolut entscheidend ist und dass deswegen jeder vor allem etwas finden sollte, das ihm Spaß macht. Die Ausübung eines Sports, der keinen Spaß macht, hält man sowieso nicht lange durch, und das ist wahrscheinlich auch gut so.

Kinder muss man nicht dazu auffordern, sich zu bewegen – es ist eher schwierig, sie davon abzuhalten. Als Erwachsene haben wir „gelernt", mit unserer Energie hauszuhalten, sie zu zähmen und sie in Dinge zu stecken, die uns nicht unbedingt Spaß machen. Mein Ziel ist es, die Freude an der Bewegung wiederzuentdecken und dabei Perfektionismus, Technik und sogar den Gedanken an die Gesundheit hintanzustellen. Wer sich traut, kann damit zum Beispiel auf einem Kinderspielplatz anfangen – vielleicht abends, wenn die meisten Kinder schon im Bett sind. Klettern, hüpfen, sogar schaukeln, all das, was uns früher einmal Spaß gemacht hat, können wir als Erwachsene immer noch genauso gut gebrauchen.

Kann ein Problem sein, muss aber nicht: Histamin

Ich kann natürlich nicht auf alle denkbaren Nahrungsmittelunverträglichkeiten eingehen, weil uns dies vom eigentlichen Thema der Paleo-Ernährung wegführen würde. Aber da es in diesem Kapitel um Entzündung geht und weil die Histaminintoleranz ein recht verbreitetes Problem insbesondere unter Menschen mit Autoimmunerkrankungen und Allergien ist, widme ich ihr hier ein paar Absätze.

Histamin ist ein Stoff, den unser Körper selbst aus der Aminosäure Histidin herstellt und den er in Gewebezellen (vor allem in sogenannten Mastzellen) und Blutzellen (in sogenannten basophilen Granulozyten, die ein Bestandteil des Immunsystems sind) sowie Nervenzellen speichert. Bei Bedarf werden die erforderlichen Mengen Histamin von diesen Zellen freigesetzt und befinden sich dann in der Blutbahn. Histamin ist an der Entzündungsreaktion beteiligt. Wenn es darum geht, in den Körper eingedrungene Krankheitserreger zu bekämpfen, ist das Histamin aus Mastzellen und Granulozyten zur Stelle, um die Kapillaren (kleine Blutgefäße) durchlässiger zu machen. So können weiße Blutkörperchen und Plasma-

proteine (zum Beispiel Antikörper) in das betroffene Gewebe eindringen, um die Krankheitserreger zu bekämpfen. Histamin verursacht Juckreiz, Rötung, Schwellung und die Kontraktion der glatten Muskulatur, zum Beispiel in den Bronchien und der Gebärmutter. Während der Schwangerschaft produziert die Plazenta große Mengen Diaminoxidase, die den Spiegel des Enzyms im Blut auf das Tausendfache seines Normalwerts steigern können. Dies geschieht sicherlich, um den Fötus vor einer Fehl- oder Frühgeburt zu schützen, die unweigerlich die Folge einer Überbelastung mit Histamin wäre. Viele Frauen mit Allergien oder Histaminintoleranz berichten daher, dass sie in der Schwangerschaft komplett symptomfrei waren und die Beschwerden erst nach der Geburt wiederkehrten.[66]

Histamin ist sehr vielseitig in seiner Fähigkeit, sich an verschiedene Rezeptoren zu binden, und daher an den unterschiedlichsten Prozessen im Körper beteiligt. Es wirkt unter anderem als Neurotransmitter; es kann an bestimmten Rezeptoren im Gehirn andocken und damit Übelkeit und Erbrechen auslösen. Wie man erst 2004 herausfand, ist Histamin der Grund für die Seekrankheit. Die Seekrankheit tritt nicht nur auf hoher See auf, sondern immer dann, wenn der Gleichgewichtssinn längere Zeit starke Bewegungen zu verarbeiten hat (englisch: „motion sickness"). Verstärkt wird der Effekt, wenn es einen Konflikt zwischen den Wahrnehmungen verschiedener Sinnesorgane gibt, typischerweise zwischen dem, was das Auge sieht und dem, was der

Gleichgewichtssinn uns mitteilt. Wenn wir bei starkem Wellengang unter Deck sind, nimmt unser Auge keine Bewegung wahr, der Gleichgewichtssinn jedoch ein ausgeprägtes Schunkeln, Schütteln und Hin- und Hergleiten. Die Bewegung und gegebenenfalls der Wahrnehmungskonflikt führen zu einer starken Histaminfreisetzung im Gehirn, und bei den meisten Menschen über kurz oder lang zu Übelkeit und Erbrechen. Daher lautet der Rat in diesen Situationen, lieber auf Deck zu bleiben oder wenigstens aus dem Bullauge zu sehen, um die Sinneswahrnehmungen in Einklang zu bringen. Dasselbe Prinzip gilt auch für das Lesen im Auto, das bei vielen Menschen zu Reiseübelkeit führt, und das deshalb vermieden werden sollte. Der Fahrer eines Autos sowie der Steuermann eines Schiffes leiden bezeichnenderweise fast nie an Übelkeit, vermutlich weil für sie die Bewegungen noch am ehesten voraussehbar sind. Bei rauer See ist es ferner hilfreich, sich in der Schiffsmitte aufzuhalten, da dort die Intensität der Bewegung am schwächsten ist.[67]

Auch Bakterien produzieren Histamin, und so ist Histamin in allen Lebensmitteln enthalten, die mit Beteiligung von Bakterien hergestellt wurden – oder einfach nicht frisch sind und daher von Bakterien „angefressen" wurden. Das betrifft natürlich alle milchsauren Fermente sowie Käse, Wein, Bier sowie Salami und getrockneter Schinken. Histamin wird im Körper über zwei Wege abgebaut. Im Falle von exogen zugeführtem Histamin läuft der erste Weg über das Enzym Diaminoxidase (DAO). Die Epithel-

zellen der Dünndarmschleimhaut sind in der Lage, dieses Enzym zu produzieren und geben sogar gewisse Mengen davon in das Darmlumen ab, wenn histaminhaltige Speisen dort ankommen. So wird bereits viel Histamin gespalten und damit neutralisiert. Das restliche Histamin wird dann beim Durchqueren der Darmbarriere abgebaut, weil dieser Weg durch die Epithelzellen führt, die mit weiteren Dosen Diaminoxidase aufwarten. Sollte danach immer noch etwas übrig sein, so gelangt es in die Leber, wo der zweite Mechanismus greift: das Enzym N-Methyltransferase. Dieses spaltet das Histamin ebenfalls, wobei seine Hauptaufgabe der Abbau des körpereigenen Histamins ist. Die N-Methyltransferase ist auch im Gehirn aktiv, um Histamin abzubauen, welches unter anderem dort produziert wird.

Histamin ist eine Substanz mit beträchtlichen physiologischen Wirkungen, weshalb der Körper sehr effektive Maßnahmen haben muss, um sich vor einer Überbelastung mit Histamin zu schützen. Große Mengen Histamin führen zum anaphylaktischen Schock mit einem steilen Absinken des Blutdrucks und einer Atemlähmung. Dies ist ein akut lebensbedrohlicher Zustand.

Viel deutet darauf hin, dass Autoimmunerkrankungen immer im Darm anfangen, mit Dysbiose und „Leaky Gut"; d. h. es besteht bei jedem Autoimmunerkrankten eine sehr hohe Wahrscheinlichkeit, dass die Epithelzellen des Darms nicht ganz einwandfrei arbeiten oder zumindest eine erhöhte Anfälligkeit für Störungen aufweisen. Bei chronisch entzündlichen Darmerkrankungen ist sogar erwiesen, dass die Darmschleimhaut weniger Diaminoxidase produziert als bei Gesunden. So kann mehr Histamin in den Blutkreislauf gelangen.

Wer auf histaminhaltige Speisen mit Symptomen reagiert, hat eine Histaminintoleranz. Typische Symptome nach dem Verzehr solcher Speisen sind: Kopfschmerzen, Ausschlag (Nesselsucht), insbesondere an Hals, Gesicht und Brust, beschleunigter Herzschlag und Herzrhythmusstörungen, niedriger Blutdruck, Atemnot, Schleimhautschwellungen (zum Beispiel in der Nase) sowie Durchfall.

Grund für eine Histaminintoleranz sind Probleme beim Abbau dieser Substanz, also eine verringerte Bildung entweder von Diaminoxidase oder N-Methyltransferase. Zusätzlich gibt es noch die seltene Erkrankung der Mastozytose, bei der die Patienten einfach zu viele Mastzellen haben, also selbst zu viel Histamin speichern und auch freisetzen.[68]

Dummerweise sind es ja gerade die Fermente, die einen wichtigen Baustein bilden können, wenn es darum geht, einer Dysbiose abzuhelfen – und diese sind nun bei einer Histaminintoleranz nur sehr begrenzt verträglich. Wenn man also dennoch vorhat, diesen Weg zu gehen, muss man sich langsam vorantasten, in der Hoffnung, dass die Fermente ihren Job machen und indirekt dabei helfen, die Diaminoxidaseproduktion und -sekretion der Epithelzellen zu normalisieren.

Neben bestimmten Nahrungsmitteln müssen Menschen mit Histaminintoleranz auch bestimmte Medikamente meiden. Diese Medikamente hemmen entweder die Diaminoxidase oder steigern, z. B. bei Allergikern, die Histaminfreisetzung aus den Mastzellen. Dazu gehören Acetylsalicylsäure (z. B. Aspirin), Ibuprofen (z. B. Nurofen), Diclofenac (z. B. Voltaren) sowie Kontrastmittel bei Röntgenuntersuchungen.[69]

Gegen die Symptome einer Histaminüberbelastung helfen Antihistaminika, deren Wirksamkeit darauf beruht, dass sie einen oder mehrere Typen von Histaminrezeptoren blockieren. Antihistaminika kennt man vor allem als Mittel gegen Allergiebeschwerden: Allergien gehen nämlich – unter anderem – mit einer Freisetzung körpereigenen Histamins einher, was hauptsächlich für die Allergiesymptome verantwortlich ist. Mittel gegen Übelkeit sind oft in Wirklichkeit ebenfalls nichts anderes als Antihistaminika. Ihre Wirkung beruht darauf, dass sie im Gehirn Histaminrezeptoren blockieren und so das Signal zur Entstehung von Übelkeit und Brechreiz im Keim ersticken. Ein solches Antihistaminikum muss in der Lage sein, die Blut-Hirnschranke zu überwinden. Ein Beispiel für einen solchen Stoff ist Diphenhydramin, das früher als Mittel gegen Allergiebeschwerden eingesetzt wurde und heute vor allem unter dem Markennamen Vomex, einem Medikament gegen Übelkeit und Erbrechen, bekannt ist. Es wird in Zäpfchenform auch gern für Kinder verschrieben. Eine bekannte Nebenwirkung aller Antihistaminika, die die Blut-Hirnschranke überwinden, ist Müdigkeit. Das liegt daran, dass Histamin als Neurotransmitter unterschiedliche Aufgaben hat; Übelkeit und Erbrechen herbeizuführen ist nur eine davon. Es ist auch an der Regulation des Schlaf-Wach-Rhythmus beteiligt. Allergiemittel müssen ja nicht ins Gehirn, um ihre Wirkung zu entfalten; daher werden moderne Allergiemittel extra so entwickelt, dass sie nicht die Blut-Hirn-schranke passieren und so die Müdigkeit als Nebenwirkung vermeiden. Bei Vomex wird diese Nebenwirkung abgemildert, indem das Diphenhydramin mit einem stimulierenden Wirkstoff kombiniert wird.

Menschen mit Histaminintoleranz sollten auf eine ausreichende Vitamin-B6-Versorgung achten, da das Vitamin B6 ein Coenzym, also ein Helfermolekül des Enzyms Diaminoxidase ist, d. h., es muss in ausreichender Menge vorhanden sein, damit die Diaminoxidase ihre Wirkung voll entfalten kann. Empfehlenswerte Nahrungsmittel zur Deckung des Vitamin-B6-Bedarfs sind unter anderem Leber, Gänsefleisch, Lachs, Sardinen, Forellen, Makrelen, Hummer, Avocados, Bananen, Holunder, Süßkartoffeln, Walnüsse, Haselnüsse oder Esskastanien.[70]

Mythen der Wissenschaft

Die Paleo-Ernährung betont den gesundheitlichen Wert von Fleisch, insbesondere von Innereien. Das gilt genauso für das Autoimmunprotokoll. Dies steht in einem krassen Gegensatz zu den Empfehlungen vieler Ärzte und der weitverbreiteten Meinung, dass eine fleischlose Ernährung am gesündesten sei und dass dies insbesondere bei Rheuma und anderen Autoimmunerkrankungen gelte. Zwei Stichworte fliegen einem Paleolaner hier oft um die Ohren: Arachidonsäure und die China Study.

Arachidonsäure

Die Arachidonsäure soll entzündungsfördernd sein. Sie ist nur in tierischen Produkten enthalten. Barry Sears nannte die Arachidonsäure in seinem 1995 erschienenen Buch „Die Zone-Diät" sogar den „schlimmsten biologischen Albtraum". Daher sollte man wohl nur Pflanzen essen, richtig? Die enthalten schließlich keine Arachidonsäure. Der Witz an der Sache ist, dass unser Körper (genau wie andere tierische Organismen) Arachidonsäure selber herstellt, und zwar aus der Omega-6-Fettsäure Linolsäure. Arachidonsäure ist selbst eine Omega-6-Fettsäure. Und genau davon wollen wir ja möglichst wenig zu uns nehmen, indem wir mehr auf tierische Fette zurückgreifen und weniger auf pflanzliche Öle, wo Linolsäure in aller Regel in solchen Unmengen vorhanden ist, dass das bisschen Arachidonsäure in Fleisch niemals mithalten kann.

Aber zur Ehrenrettung der Arachidonsäure sollte auch gesagt werden, dass sie lebenswichtig ist – sonst würden wohl weder wir noch die Tiere, die wir essen, sie synthetisieren. Die Arachidonsäure ist genau wie das Cholesterin ein natürlicher Bestandteil von Zellmembranen. Die Zellmembran enthält außerdem noch EPA und DHA, die verlängerten Formen der Omega-3-Fettsäure, sowie gesättigte Fettsäuren und DGLA, einen Vorläufer der Arachidonsäure. Die Zusammensetzung der Zellmembran kann variieren, je nachdem, welche Fettsäuren durch die Nahrung zur Verfügung gestellt werden. Die Arachidonsäure ist in der Tat unter anderem dafür verantwortlich, eine Entzündungsreaktion zu initiieren – ein absolut lebensnotwendiger Prozess, um Krankheitserreger abzuwehren, ohne den keiner von uns seine ersten Tage auf Erden überlebt hätte. Diese Entzündungsreaktion beginnt damit, dass betroffene Zellen die Botenstoffe vom Typ Prostaglandine, Thromboxane und Leukotriene ausschütten (zusammengefasst: Eikosanoide). Diese Botenstoffe sind zwar hormonähnlich, wirken aber anders als „richtige" Hormone überwiegend in der unmittelbaren Nachbarschaft, also entweder in der ausschüttenden Zelle selbst (autokrin) oder in Zellen der Umgebung (parakrin). Ihre Wirkung ist nicht ausschließlich entzündungsfördernd. Es gibt von Prostaglandinen, Thromboxanen und Leukotrienen jeweils mehrere unterschiedliche Typen und zusätzlich auch noch für jeden Typ mehrere verschiedene Rezeptoren, sodass die Wirkung alles andere als einheitlich ist.

Um vorerst bei der Entzündungsreaktion zu bleiben, haben Prostaglandine der Sorte Prostaglandin I2 ähnlich wie das Histamin die Aufgabe, die Einwanderung von Immunzellen in das Gewebe zu erleichtern, indem sie die Durchlässigkeit des Endothels (der Wände von Blutgefäßen) erhöhen. Prostaglandin E2 erweitert die Gefäße und ermöglicht eine vermehrte Stoffwechselaktivität (z. B. schnellere Synthese von Antikörpern) im betroffenen Gewebe. Prostaglandin E2 erhöht auch die Temperatur und trägt sogar über den Umweg von Hypothalamus und Gehirn zu einem eventuellen Fieberanstieg bei. Die „2" im Namen der beiden genannten Prostaglandine bedeutet, dass diese beiden zu den Serie-2-Prostaglandinen gehören, die allgemein als entzündungsfördernd gelten. Andere Prostaglandine haben völlig andere und auch gegensätzliche Wirkungen. Die Gegenspieler der Serie-2-Prostaglandine, die unter anderem dafür verantwortlich sind, die Entzündungsprozesse wieder zurückzufahren, sind Serie-1- und Serie-3-Prostaglandine. Serie-1- und Serie-3-Prostaglandine werden von den Zellen nicht aus Arachidonsäure synthetisiert, sondern aus DGLA und EPA.[71] DGLA ist eine Omega-6-Fettsäure und die letzte Zwischenstufe auf dem Weg von pflanzlichem Omega 6 aus der Nahrung (Linolsäure) und Arachidonsäure, wie ich schon im Abschnitt über die Bedeutung von Fett in der Paleo-Ernährung erläutert hatte. Zur Erinnerung: Man kann anscheinend den Anteil von DGLA im Körper erhöhen, indem man Gamma-Linolensäure – unter anderem in grünem Blattgemüse und Borretschöl enthalten – zu sich nimmt. Gamma-Linolensäure ist bei der Verwertung von Omega 6 die Zwischenstufe zwischen Linolsäure und DGLA. Der Weg ist: Linolsäure -> Gamma-Linolensäure -> Dihomogamma-Linolensäure (DGLA) -> Arachidonsäure. EPA dagegen ist eine der beiden Arten „tierischer" Omega-3-Fettsäure, die wir aber auch selbst (mit relativ hohem Aufwand) aus pflanzlicher Omega-3-Fettsäure (Alpha-Linolensäure) herstellen können.

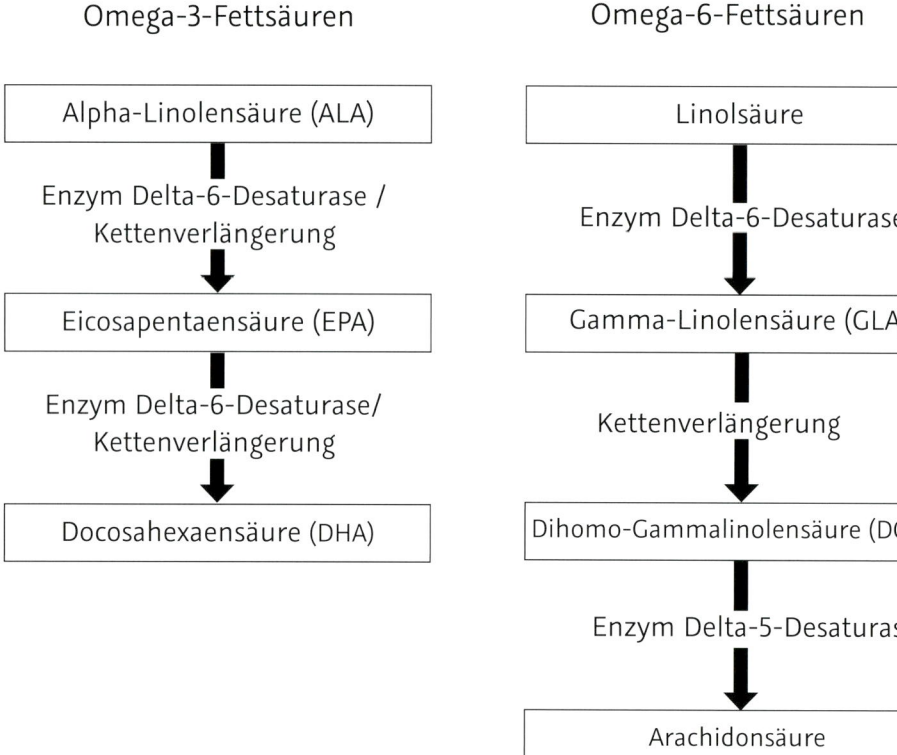

Omega-3-Fettsäuren	Omega-6-Fettsäuren
Alpha-Linolensäure (ALA)	Linolsäure
Enzym Delta-6-Desaturase / Kettenverlängerung	Enzym Delta-6-Desaturase
Eicosapentaensäure (EPA)	Gamma-Linolensäure (GLA)
Enzym Delta-6-Desaturase/ Kettenverlängerung	Kettenverlängerung
Docosahexaensäure (DHA)	Dihomo-Gammalinolensäure (DGLA)
	Enzym Delta-5-Desaturase
	Arachidonsäure

Neben den Prostaglandinen der Serie 2 ist die Arachidonsäure auch der Rohstoff für Thromboxane und Leukotriene. Thromboxane entstehen bevorzugt in Blutplättchen (Thrombozyten) und sorgen vor allem für eine Verengung der Gefäße und eine verstärkte Gerinnung, um bei Verletzungen weiteren Blutverlusten vorzubeugen und Wunden zu versiegeln. Sein Gegenspieler ist ausgerechnet ein Serie-2-Prostaglandin (Prostaglandin I2), das aus demselben Rohstoff hergestellt wird. Leukotriene sind entzündungsfördernd. Sie verursachen ähnlich wie das Histamin eine Kontraktion der glatten Muskulatur und spielen wahrscheinlich bei Asthmaanfällen eine Rolle. Die genaue Aufgabe von Leukotrienen ist noch nicht bekannt.[72]

Sie sehen schon, es ist alles andere als simpel! Die Entzündungsreaktion, für die die Arachidonsäure zuständig ist, ist lebenswichtig und für sich genommen bestimmt keine Krankheitsursache. (Nicht umsonst wird auch die Omega-6-Fettsäure als essenziell, also lebensnotwendig, bezeichnet.) Die Produktion dieser autokrinen beziehungsweise parakrinen Stoffe ist eigentlich Bestandteil eines selbstregulierenden Systems mit Spielern und Gegenspielern. Gerade deswegen ist es sehr wichtig, auf einen ausgewogenen Konsum von Omega 3 (unbedingt vom Typ EPA und DHA) und Omega 6 zu achten, weil eine ausgeglichene Bestückung der Zellmembranen mit den Fettsäuren dieser Sorten wichtig für eine korrekte Funktion der Zelle und ihrer Reaktionen ist. Die Arachidonsäure auf der einen, DGLA auf der anderen und EPA/DHA auf der dritten Seite können sich gegenseitig verdrängen. Da, wie gesagt, die typische westliche Ernährungsweise nicht mehr dem entspricht, was unser Körper „erwartet", weil sie arm an Omega 3 und sehr reich an Omega 6 ist, gilt es, den Omega-6-Konsum bewusst zu reduzieren (zum Beispiel durch den Verzicht auf Getreide) und auf eine ausreichende Zufuhr von tierischem Omega 3 (zum Beispiel aus dem Fett von Weiderind und Fisch) zu achten. Ein ausgeglichener Fettsäurenhaushalt ist besonders bedeutend für Zellen, die auf die körpereigene Abwehr *spezialisiert* sind wie zum Beispiel Phagozyten (Fresszellen, das sind unter anderem Makrophagen und neutrophile Granulozyten, die erste Verteidigungslinie des Immunsystems). Der Einbau von EPA und DHA in die Zellmembran solcher Fresszellen steigert ihre Flexibilität und Fluidität und erlaubt ihnen, effizienter zu arbeiten und eine erfolgreiche Eindämmung einer Infektion im Anfangsstadium zu gewährleisten. Dies verhindert, dass das Immunsystem schwerere Geschütze auffahren muss wie zum Beispiel Zytokine zu produzieren, die immer mehr Immunzellen rekrutieren, die dann wieder Zytokine produzieren. Erst diese Kettenreaktion ist es, die bei Autoimmunerkrankungen aus dem Ruder laufen kann.[73]

Die China-Studie

Der Begriff „China-Studie" bezieht sich auf eines von zwei Dingen: entweder auf das 2005 erschienene Buch „China Study" von T. Colin Campbell (mit seinem Sohn Thomas M. Campbell als Co-Autor) oder auf das China-Cornell-Oxford-Projekt, eine in den 1980er-Jahren in 65 ländlichen chinesischen Regionen durchgeführte Beobachtungsstudie, die von der Chinesischen Akademie für Präventive Medizin, der Cornell University und der University of Oxford durchgeführt wurde.

Das Buch von Campbell, das weit bekannter ist als die eigentliche Studie, gehört wenig überraschenderweise zum Standardarsenal der Veganer-Argumentation; der deutsche Untertitel lautet „Die wissenschaftliche Begründung für eine vegane Lebensweise". Der Autor argumentiert, dass die vegane Ernährungsweise die gesündeste sei und dass ein eindeutiger Zusammenhang zwischen dem Konsum tierischer Produkte (inklusive Milchprodukten) und dem Auftreten chronischer Erkrankungen existiere. Dabei beruft er sich auf die genannte Beobachtungsstudie. Besonderen Auftrieb erhielt das Buch durch die öffentlich erklärte Unterstützung Bill Clintons, der die Tipps des Buchs befolgte und eine Zeit lang vegan lebte. Interessanterweise hat sich Bill Clinton inzwischen von der veganen Ernährung abgewandt und befolgt nun auf Anraten seines Arztes praktisch eine Paleo-Ernährung, unter anderem, um weniger Kohlenhydrate und ausreichend hochwertiges Protein zu sich zu nehmen.[74]

Das Buch „China Study" bekräftigt auch den angeblichen Zusammenhang zwischen dem Konsum tierischer Produkte und dem Anstieg des Cholesterins, und es betont die Korrelation des Cholesterins mit Krebs. Dabei sei die Ursache zwar zum Teil das im Essen enthaltene Cholesterin und das gesättigte Fett, aber mehr noch das tierische Protein.

Denise Minger, Autorin von „Death by Food Pyramid" und Bloggerin auf Raw Food SOS, hat sich wie niemand anders mit den Rohdaten der Studie und den Schlussfolgerungen der Campbells auseinandergesetzt. Obwohl T. Colin Campbell an der Durchführung der eigentlichen Studie federführend beteiligt war, trifft er in seinem Buch viele unzulässige Aussagen. Minger hat diese in zahlreichen Artikeln einer unbestechlichen und haarscharfen Analyse unterzogen (die T. Colin Campbell sogar dazu zwang, eine Stellungnahme zu verfassen). Daher nehme ich hier auf diese Analysen Bezug.

Zunächst einmal erfolgt auch hier der Hinweis: Korrelation ist nicht gleich Kausation! Das heißt, nur weil B mehr wird, wenn A mehr wird, heißt das nicht, dass A der Grund für B ist. Es kann auch sein, dass B der Grund für A ist oder dass beide, A und B, durch einen dritten Faktor bedingt werden. Ein Beispiel: Bei der chinesischen Beobach-

tungsstudie korrelierte der Fleischkonsum im Durchschnitt der untersuchten Regionen mehr oder weniger stark mit folgenden Faktoren: Alkohol- und Schnupftabakkonsum sowie Konsum von Eiern, Milch, raffinierter Stärke und Zucker. Das heißt, dass das Auftreten von Krankheiten, die mit dem Fleischkonsum korrelieren, in Wirklichkeit genauso durch Alkohol- oder Zuckerkonsum verursacht werden könnten, da diese Phänomene vielerorts gemeinsam mit dem höheren Fleischkonsum auftraten. Das Buch „China Study" hat jedoch in Bezug auf diese Störvariablen Scheuklappen auf und fokussiert sich ausdrücklich auf die tierischen Produkte als angebliche Ursache von Krankheiten.

Die 65 ländlichen chinesischen Regionen wurden ausgewählt, weil zu dieser Zeit in diesem Teil der Welt die Menschen meist ihr ganzes Leben an einem Ort und mit einer bestimmten Ernährung verbrachten und man die Ernährung und ihre späteren Auswirkungen daher hier besonders gut beobachten konnte. Außerdem variierte der Anteil des tierischen Ursprungs an der Ernährung sehr stark; von null Gramm Fleisch pro Tag in der Provinz Jingxing bis 121,1 Gramm Fleisch pro Tag in der Provinz Tuoli war alles dabei. Zunächst einmal fällt auf, dass die Provinz Tuoli in vielen Auswertungen von T. Colin Campbell nicht auftauchte – angeblich, weil die dort verbreitete fleisch- und milchbasierte Ernährung so stark vom Rest der beobachteten Bevölkerung abwich. Aber das hätte ja für eine Studie, die Aussagen über den Konsum tierischer Nahrungsmittel machen will, gerade interessant sein müssen. Die Rohdaten über den Gesundheitszustand der Tuoli-Einwohner hätten die Aussage von Campbells Buchs allerdings zunichte gemacht. (Das erinnert uns ein wenig an Ancel Keys, oder?) Im Vergleich zu den 13 chinesischen Provinzen, in denen der Anteil tierischen Proteins unter ein Gramm pro Tag betrug, hatten die Tuoli-Einwohner sehr wenige Todesfälle durch Herzinfarkt oder Schlaganfall und wenige durch Krebs zu beklagen. Tatsächlich gab es in Tuoli – unabhängig von der Todesursache – insgesamt weniger Todesfälle in der Altersgruppe unter 65 Jahren als in elf der 13 praktisch vegan lebenden Regionen Chinas.[75]

Die Rohdaten der chinesischen Beobachtungsstudie lassen gerade in Bezug auf Krebs nicht den Schluss zu, den T. Colin Campbell in seinem Buch zieht. Tatsächlich korrelierte der Fleischkonsum *negativ* mit Krebs insgesamt – und das, obwohl der chinesische Fleischkonsum vielerorts mit einer Reihe ungesunder Gewohnheiten einherging. Eine negative Korrelation heißt: Je mehr Fleisch gegessen wurde, umso weniger Krebs gab es. Bei vielen Krebsarten war diese negative Korrelation zwar nicht statistisch signifikant. Das bedeutet, dass die erhobenen Daten zum Beispiel aufgrund ihrer Streuung nicht sicher gewährleisteten, dass es sich nicht um eine zufällige Korrelation handelte. Die einzige Krebsart, bei der die negative Korrelation zwischen dem Fleischkonsum und dem Auftreten der Krankheit statistisch signifikant war, ist der Speiseröhrenkrebs. Allerdings bestand ebenfalls

eine statistisch signifikante negative Korrelation zwischen Fleischkonsum und Leberzirrhose sowie Herzinfarkten und koronaren Herzerkrankungen – eine Tatsache, die Campbell in seinem Kapitel über Herzerkrankungen unerklärlicherweise unterschlägt.

Zwischen anderen Krebsarten und dem Fleischkonsum existierte eine statistisch nicht signifikante positive Korrelation, darunter Mastdarmkrebs (zehn Prozent Korrelation), Dickdarmkrebs (20 Prozent) sowie bösartige Hirntumore (19 Prozent). Die Korrelation ist schwach im Vergleich zu derjenigen zwischen beispielsweise Dickdarmkrebs und dem Konsum von Meeresgemüse (56 Prozent). Ein wichtiger Faktor, der mit dem Fleischkonsum einhergehen kann, ist eine Infektion mit dem Parasiten Schistosomiasis. Eigentlich korreliert eine solche Infektion am stärksten mit dem Konsum von Meeresgemüse (74 Prozent!), aber da chinesische Fleischesser tendenziell auch mehr Meeresgemüse zu sich nahmen, besteht auch eine Korrelation des Parasitenbefalls mit dem Fleischkonsum. Und siehe da: Mastdarmkrebs und Dickdarmkrebs korrelieren beide stark und sehr statistisch signifikant mit einer Schistosomiasis-Infektion, nämlich jeweils zu 88 und 72 Prozent; bösartige Hirntumore immerhin noch zu 36 Prozent. Aus diesem Grund wertete Minger einmal bezüglich der Darmkrebsarten nur die Daten der Provinzen aus, die keine Infektionen mit Schistosomiasis kennen: Dort schwand die Korrelation zum Dickdarmkrebs zur Bedeutungslosigkeit, während der

Mastdarmkrebs sogar recht deutlich *negativ* mit dem Fleischkonsum korrelierte.[76]

Um den Anschein eines Zusammenhangs zwischen tierischem Protein und Krebs zu erwecken, schaltete Campbell in seinem Buch den Faktor Cholesterin dazwischen. Und tatsächlich: Es existierte in China eine positive Korrelation zwischen dem Konsum von tierischem Protein und der Höhe des Cholesterinspiegels, und es existierte auch eine positive Korrelation zwischen der Höhe des Cholesterinspiegels und dem Auftreten von Krebs, jeweils statistisch signifikant. (Zur Erinnerung: Dies sagt nur aus, dass die Korrelation nicht zufällig ist, es sagt nichts darüber aus, ob es einen kausalen Zusammenhang gibt!) Dies führt Campbell als Hinweis darauf an, dass tierisches Protein die Entstehung von Krebs begünstigt. Der kausale Zusammenhang ist jedoch mehr als fraglich, denn die statistische Signifikanz verschwindet völlig, wenn das Cholesterin aus der Gleichung herausgenommen wird. Mit anderen Worten, die Krebsrate in einer Provinz war *nicht* umso höher, je mehr tierisches Protein gegessen wurde. Bei den meisten Krebsarten verkehrte sich das Verhältnis sogar leicht ins Negative.

Ein Cholesterinanstieg ging übrigens ebenfalls häufig mit den Infektionen einher, die als Risikofaktoren für bestimmte Krebsarten (für genau diejenigen Krebsarten, bei denen noch tatsächlich eine relevante positive Korrelation zwischen Cholesterin und Erkrankung bestand) bekannt sind, nämlich der Hepatitis-B-Infektion und der Schistosomiasis-Infektion. Das Cholesterin könnte

als Reaktion auf die Infektion ansteigen, oder sowohl der Cholesterinanstieg als auch die erhöhte Infektionsrate könnten Folgen einer bestimmten Lebens- und Ernährungsweise sein, die unter anderem Fleisch oder Fisch enthält. (Der Fischkonsum korrelierte deutlich mit Hepatitis B, aber das lag nicht am Fisch, sondern an den Küstenregionen, in denen logischerweise viel Fisch gegessen wird, und den dortigen Lebensverhältnissen.[77])

Mingers Katalog der Kritikpunkte an Campbells selektiver Darstellung und seiner verzerrenden Interpretation der Daten aus der chinesischen Beobachtungsstudie ist lang und meine Auswahl hier nur sehr klein – aber das Muster wiederholt sich. Es werden Korrelationen angedeutet, wo keine sind, es werden Störvariablen ausgeblendet, und es werden unpassende Korrelationen einfach ignoriert – vor allen Dingen statistisch sehr signifikante und sehr starke Korrelationen zwischen Krankheiten und veganen Nahrungsmitteln. Zum Beispiel ist die Korrelation zwischen der Sterblichkeit an Krebs insgesamt und dem Konsum von pflanzlichem Protein viermal höher als die Korrelation „Tod durch Krebs – tierisches Protein", jedoch lässt Campbell diese Tatsache komplett unter den Tisch fallen.[78]

Denise Minger ist natürlich nicht die Einzige, der die vielen Ungereimtheiten in Campbells Buch aufgefallen sind; es gibt eine Menge Kritiker. Darüber hinaus existieren einige in Wissenschaftszeitschriften veröffentlichte und durch Peer-Review begutachtete Artikel, die die chinesische Beobachtungsstudie ganz anders interpretieren, als Campbell dies in seinem Buch tut. Überraschenderweise war Campbell selbst Ko-Autor bei einigen dieser Artikel. So veröffentlichte 1990, 15 Jahre vor Erscheinen des Buches, das *American Journal of Clinical Nutrition* einen Artikel mit dem Titel „Erythrocyte Fatty Acids, plasma lipids, and cardiovascular disease in rural China".[79] Das Forscherteam (darunter Campbell selbst) bewertete die Rohdaten der Beobachtungsstudie und kam zu dem Ergebnis, dass „weder das Gesamtcholesterin noch das LDL-Cholesterin mit Herz-Kreislauferkrankungen korrelierte" und dass „die Ergebnisse es nahelegen, dass die geografischen Unterschiede innerhalb Chinas bezüglich der Sterblichkeit an Herz-Kreislauferkrankungen hauptsächlich durch Faktoren bedingt werden, die nichts mit konsumiertem oder im Blut enthaltenem Cholesterin zu tun haben". Außerdem gäbe es „keine signifikanten Korrelationen zwischen den verschiedenen Cholesterin-Arten und den drei untersuchten Todesursachen" (koronare Herzerkrankungen, Herzerkrankung durch Bluthochdruck, Schlaganfall). Die Menge der in den Zellmembranen roter Blutkörperchen vorhandenen Triglyceride andererseits korreliere zwar signifikant mit koronaren Herzerkrankungen sowie Herzerkrankungen durch Bluthochdruck, jedoch nicht mit Schlaganfällen. Der Konsum von Weizenmehl und Salz jedoch korreliere „positiv mit allen drei Krankheiten". Nicht zuletzt befand das Team, dass „im Gegensatz zu dem, was man nach Studien an westlichen Pro-

banden erwarten durfte", keine *negative* Korrelation zwischen in roten Blutkörperchen enthaltenen mehrfach ungesättigten Fettsäuren und Sterblichkeit an Herz-Kreislauferkrankungen; im Gegenteil, diese mehrfach ungesättigten Fettsäuren, „speziell Omega-6-Fettsäuren, korrelierten positiv mit koronaren Herzerkrankungen sowie Herzerkrankungen durch Bluthochdruck".

Bezeichnend finde ich an dieser Stelle, dass man überrascht war, dass ein hoher Gehalt an mehrfach ungesättigten Fettsäuren im Blut – typisch für eine Ernährung mit mehr pflanzlichen als tierischen Fetten – in China eher mit Krankheit einherging als mit Gesundheit. Vielleicht hat dies ja etwas damit zu tun, dass man im ländlichen China, anders als in den bis dato untersuchten westlichen Industrieländern, noch Tiere aß, die „normal" gehalten wurden, also ohne Antibiotika und mit ihrem natürlichen Futter? Das könnte ein Teil der Erklärung sein, weshalb tierische Fette besonders in China mit einer besseren Herzgesundheit einhergingen.

Warum hören Sie so etwas nicht von Ihrem Arzt?

Ich werde mich jetzt nicht an den üblichen Verschwörungstheorien beteiligen, laut denen die gesamte Ärzteschaft von der Pharmaindustrie bestochen ist, um Patienten möglichst lange möglichst krank und medikamentenabhängig zu halten. Der Pharmaindustrie traue ich jede Schandtat zu – das sind profitorientierte Wirtschaftsunternehmen, für die Ethik genauso eine große Rolle spielt wie für andere profitorientierte Wirtschaftsunternehmen, also praktisch gar keine. Ich glaube aber fest daran, dass die meisten Ärzte ihre Patienten am liebsten heilen würden. Ärzte müssen sich aber bei der Behandlung von Patienten mit einem bestimmten Krankheitsbild an die Richtlinien halten, die von der entsprechenden Ärztevereinigung für dieses Krankheitsbild herausgegeben wurden, und diese Richtlinien orientieren sich an groß angelegten Studien. Da die Durchführung groß angelegter Studien enorm kostspielig ist, werden sie bevorzugt von solchen Organisationen durchgeführt, die erstens viel Geld haben und für die sich die „Investition" lohnt. Das sind in aller Regel Pharmaunternehmen. Nun muss man wissen, dass Pharmaunternehmen verschiedene Methoden anwenden, um dafür zu sorgen, dass die publizierten Studienergebnisse so aussehen, wie es dem Wunsch des jeweiligen Unternehmens entspricht. Die einfachste Methode ist das „Publication Bias": Man macht viele Studien und veröffentlicht nur die Ergebnisse derer, die das gewünschte Resultat gebracht haben. Es gibt noch etliche weitere Möglichkeiten, Studienergebnisse zu verzerren, die oft und gern genutzt werden. Diese Gepflogenheiten hat der Mediziner und Forscher Ben Goldacre in seinem Buch „Die Wissenschaftslüge" eindrucksvoll enthüllt.

Das größte Problem, das sich jedem stellt, der die Nützlichkeit einer bestimmten Ernährungsweise wissenschaftlich belegen möchte, ist, dass man keine placebokontrollierten, randomisierten und doppelt-blinden Studien über Ernährung machen kann. Wie sollte das Placebo aussehen? Man kann einem Menschen schlecht verheimlichen, ob er gerade ein Steak oder ein Yes-Törtchen zu sich nimmt. Das zweitgrößte Problem ist, dass man jemanden dazu kriegen müsste, eine solche Studie zu finanzieren – und wer sollte daran ein ausreichendes wirtschaftliches Interesse haben, dass Menschen sich auf natürliche Weise, ohne Industrieprodukte ernähren, und dabei womöglich noch Medikamente einsparen? Eben, niemand.

Aufgrund des Placeboproblems existieren über Ernährung praktisch nur Beobachtungsstudien. Und was daraus wird, sieht man ja bei Ancel Keys und der chinesischen Studie. Die Ergebnisse weisen zwar jede Menge Korrelationen auf (bei der chinesischen Studie waren es über 800 statistisch signifikante Korrelationen), aber es ist so gut wie unmöglich, sichere Schlüsse bezüglich Ursache und Folge zu ziehen. Es wird natürlich trotzdem gemacht. Es werden mit großem Selbstbewusstsein kausale Zusammenhänge behauptet, und diese werden in der Wissenschaftswelt zum Selbstläufer und beeinflussen nachhaltig, was man bei weiteren Studien überhaupt für untersuchenswert hält und welche Schlüsse aus diesen wiederum gezogen werden.

Bei der Mehrheit der Beobachtungsstudien werden zudem Populationen in westlichen Industrieländern analysiert. Zusätzlich zu den zahlreichen Problemen von Beobachtungsstudien kommt hier noch Folgendes ins Spiel: Wenn hier Omnivoren untersucht werden, so sind dies in aller

Regel ja keine Menschen, die sich ausschließlich von Weidefleisch, das frei von Antibiotikagaben ist, ernähren. Zumindest was etwaige angebliche Nachteile des Fleischkonsums angeht, ist es unmöglich festzustellen, welche Faktoren tatsächlich auf den Fleischkonsum und welche vielmehr auf die Perversionen der Massentierhaltung zurückzuführen sind.

Und die von Ministerien oder staatlich geförderten Einrichtungen herausgegebenen offiziellen Ernährungsempfehlungen? Die beruhen entgegen der allgemeinen Annahme nicht unbedingt auf sorgfältigen Recherchen und Überlegungen von Gesundheits- und Ernährungsexperten. Die Ernährungspyramide der DGE wurde in Anlehnung an die des USDA (United States Department of Agriculture) aus dem Jahre 1992 geschaffen. Die Entwicklung der USDA-Pyramide mit ihrem gewaltigen Fokus auf Getreideprodukte wie Brot und Pasta (diese bilden die Basis der Pyramide) geht auf die späten 1970er Jahre zurück, in der die Ernährungsempfehlungen der USDA bereits inhaltlich diese Gewichtung annahmen. Und das kam so, dass innerhalb der USDA ein hochqualifiziertes Team von Ernährungswissenschaftlern, damals unter der Führung von Luise Light, den Auftrag bekam, erstmals eine Ernährungsrichtlinie für das amerikanische Volk herauszubringen, die das zunehmende Problem chronischer Krankheiten und des Übergewichts in Angriff nehmen sollten. Light und ihr Team entwarfen eine ziemlich vernünftige Richtlinie: viel Gemüse und Obst, reichlich pflanzliches und tierisches Protein sowie hochwertige Öle (Olivenöl und Leinöl waren die Favoriten). Produkte aus raffiniertem Mehl kamen in die Kategorie „zu vermeiden", zusammen mit anderen leeren Kalorien, also allen Fertig- und Industrieprodukten. Getreide sollte nur in Form von Vollkorn verzehrt werden, und für die meisten Menschen, nämlich die nicht übermäßig körperlich aktiven, lautete die Empfehlung, die Menge eines Sandwiches pro Tag (entsprechend „zwei Portionen Getreide") nicht zu überschreiten. Zucker sollte maximal zehn Prozent der Tageskalorien ausmachen.

Als die Richtlinie fertig war, musste sie noch vom Agrarminister abgesegnet werden. Der schickte eine „verbesserte" Version zurück: Die empfohlene Getreidemenge von *maximal* zwei bis drei Portionen täglich hatte sich beinahe vervierfacht, und die Empfehlung, raffiniertes Mehl zu meiden, war verschwunden. Die Zuckerbeschränkung war weggefallen; an ihre Stelle war die vage Empfehlung getreten, Zucker „moderat" zu konsumieren. Die Milchprodukte hatten an Bedeutung gewonnen, und die Fette waren von der Bildfläche verschwunden. Light warnte, dass „niemand so viel Brot und Getreide am Tag braucht, es sei denn, er ist Hafenarbeiter oder Footballspieler" und dass dieser Freifahrtschein für unbegrenztes Stärke-Futtern eine beispiellose Epidemie von Übergewicht und Diabetes lostreten würde. Letztlich hatten die restlichen Mitarbeiter des Teams aber keine andere Wahl, als ihre nicht wiederzuerkennende Richtlinie zu unterzeichnen.[80]

Die Begründung, die Light und ihr Team damals erhielten, war, dass die „verbesserte" Version die Verpflegung armer Leute durch Essensmarken – also durch den Staat – verbilligen würde. Schließlich sei frisches Obst und Gemüse teuer, und Getreide sei ja fast dasselbe, nur eben wesentlich günstiger. Später machte noch die Industrie mehrfach ihren Einfluss geltend, denn bis zur Entstehung der tatsächlichen Pyramide ging noch viel Zeit ins Land. Letztlich ist das USDA eben ein Agrarministerium und kein Gesundheitsministerium. Seine erste Verantwortung gilt der Agrarwirtschaft, es ist den Bauern und ihren Interessen verpflichtet. Die lukrativsten Agrarprodukte sind leider oft die am meisten verarbeiteten und am wenigsten gesunden.[81]

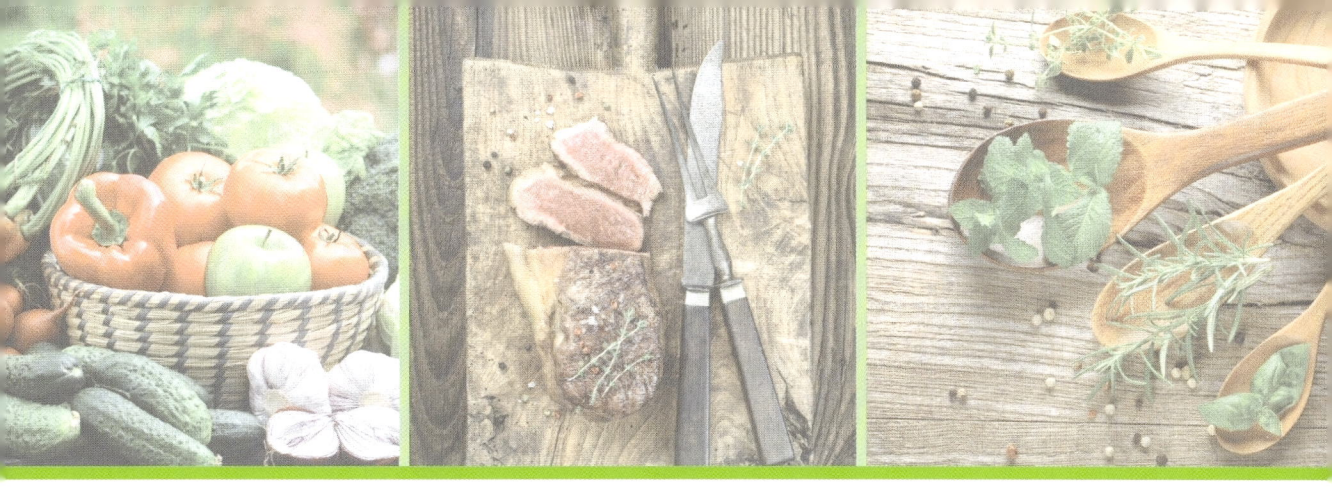

Wie passt Paleo
in unsere Zeit?

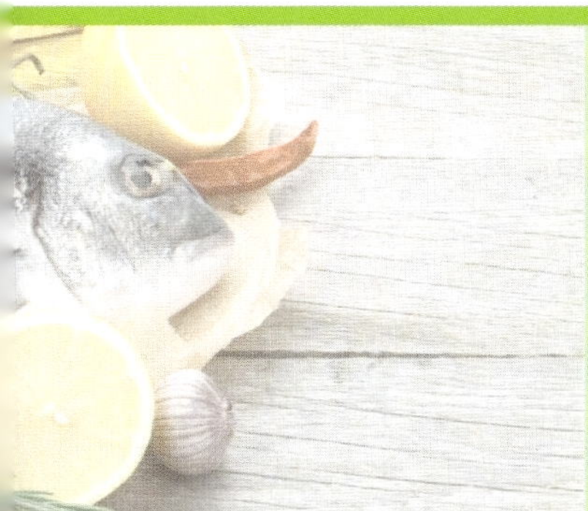

KAPITEL 6

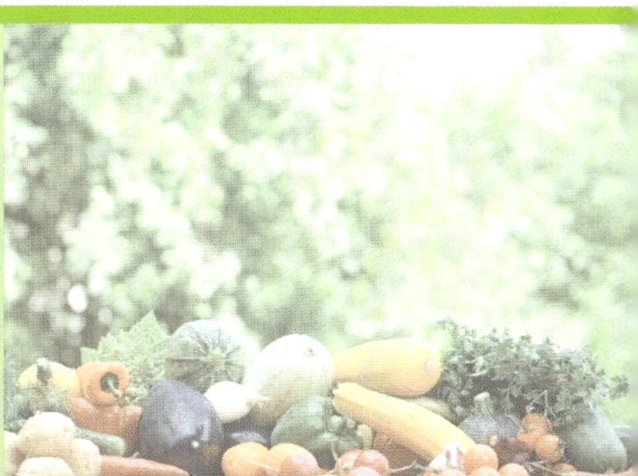

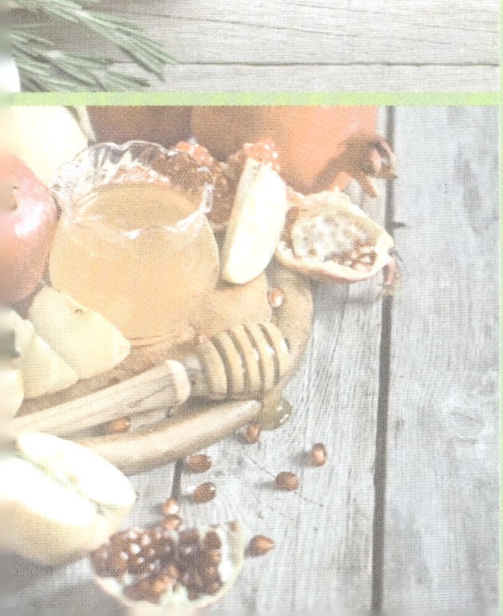

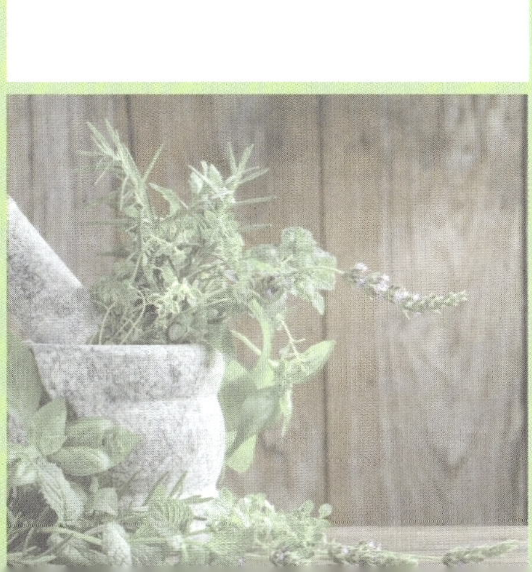

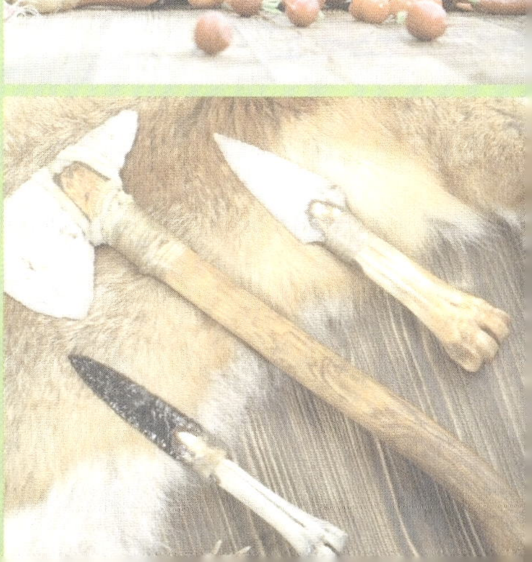

Leider ist die Paleo-Ernährung weithin bei Sympathisanten und Gegnern gleichermaßen bekannt als die Ernährung, bei der man haufenweise Fleisch isst. Ich hoffe, ich konnte bereits deutlich machen, dass ich nicht zur Fraktion „Gemüse ist nur Garnitur" gehöre, und ich bin der Überzeugung, dass die meisten versierten Paleolaner mehr als reichlich Gemüse essen, weil es wichtig ist und weil es einfach auch gut schmeckt. Dennoch: Die Paleo-Ernährung betont unverhohlen den Wert von tierischem Fett und Protein, und das allein ist heutzutage Grund genug, ein paar Worte zum Status dieser Ernährung im heutigen „Klima" zu verlieren.

In einem Artikel der Süddeutschen Zeitung über die Paleo-Ernährung habe ich gelesen, dass Paleolaner angeblich keinen Gedanken auf Dinge wie Umwelt und Nachhaltigkeit verschwenden, und dass sie sich auch nicht darum scheren, ob die Paleo-Ernährung für alle Menschen auf der Welt machbar ist.[1] Das steht im groben Kontrast zu meinem Eindruck von der deutschen Paleo-Community: die paleobegeisterten, aktiv im Internet diskutierenden, engagierten Leute. Paleo nur für wenige, gar nur für Reiche? Das entspricht nicht unserer Überzeugung. Wir würden ja nicht glauben, dass Paleo die gesündeste, weil „artgerechteste" Ernährung für den Menschen ist, wenn wir auf der anderen Seite der Meinung wären, dass nur wenige Privilegierte so essen sollten.

Wenn ich den Diskurs über Hunger in der Welt, Bevölkerungswachstum und Perspektiven zur Schaffung zukünftiger und nachhaltiger Nahrungsmittelressourcen verfolge,

so fällt mir ein besorgniserregender Trend auf: Es geht immer weniger um reichhaltige, hochwertige Lebensmittel mit einer hohen Nährstoffdichte und stattdessen immer mehr um billige, hochkalorische, kohlenhydratlastige, ertragsreiche, widerstandsfähige Sattmacher. Quantität statt Qualität. Dieser Trend ist nichts anderes als die Fortsetzung dessen, was wir genau genommen seit Beginn des Neolithikums betreiben. Zuerst haben wir unser Jäger- und Sammlerdasein zugunsten der vermeintlichen Sicherheit einer festen Behausung und der Versorgung durch Ackerbau und Viehzucht aufgegeben – viel unserer Energie (Kalorien) kam fortan aus Getreide, und wir wurden zunächst kleiner und kränker, bekamen schwächere Knochen und schlechtere Zähne, wurden weniger alt. Als nach und nach nur noch diejenigen übrigblieben, die am ehesten mit den neuen Gegebenheiten klarkamen, und wir unsere Zubereitungsmethoden perfektioniert hatten – als also die Biologie der Menschen und ihre Ernährungsgewohnheiten sich einander angenähert hatten –, vermehrten sich die Menschen wie nie zuvor. Die Population des Homo sapiens dehnte sich im Verlauf der Jahrhunderte über alle Erdteile aus. Seit der Industrialisierung der Landwirtschaft, speziell seit den 1950er-Jahren, bei der auch bereits die Bekämpfung des Hungers in der Welt einen hohen Stellenwert einnahm, hat sich der Fokus beim Anbau von Getreide einmal mehr und mit besonderem Nachdruck auf Widerstandskraft und Ertragssteigerung verschoben; was diese Widerstandskraft für unseren Verdauungstrakt bedeutet, spielte damals keine Rolle, genauso wenig, wie man sich Gedanken über die Nährstoffdichte und -verfügbarkeit der neuen Arten machte, wie man unter anderem an der Einführung des Zwergweizens und der damit einhergehenden schlechteren Verträglichkeit des Weizenglutens ermessen kann.

Billige „Grundnahrungsmittel" sollen es richten

Brot ist unser „Grundnahrungsmittel". Die Basis, auf die der Brotaufstrich kommt oder die Wurst oder der Käse. Als Grundnahrungsmittel muss man offensichtlich keine Mikronährstoffe enthalten, es reicht, wenn man satt macht. Auch so ein schönes Wort: „Sättigungsbeilage". Das sind all die Dinge, die vom Nährwert her betrachtet fast wertlos sind: Nudeln, Reis, Kartoffeln, Polenta (Maisbrei) und so weiter. (Das, was auf dem Teller neben den echten Lebensmitteln herumkullert.) Aber wehe, man isst die Wurst ohne das Brot oder das Steak ohne die Kartoffeln! Dann schimpft Mutti. Das ist Verschwendung. Man kann sich doch nicht einfach nur den Luxus, das Leckerste herauspicken und das „Vernünftige" liegen lassen. Diese Wertung von Lebensmitteln zieht sich durch alle Lebensbereiche, vom Mittagessenteller bis hin zur Entwicklungspolitik.

Was soll die Welt satt machen? Was soll den Hunger in der Welt besiegen? Die Antwort lautet immer: Weizen, Reis, Mais, Soja oder Amaranth, oder irgendein anderes Wundergewächs, das angeblich unglaublich ertragreich ist und praktisch überall wächst. Inzwischen treten die Konzerne, die genetisch modifizierte Sorten herstellen und Geld damit verdienen, dass sie Bauern jedes Jahr das neueste patentierte Hybrid-Saatgut verkaufen, als angebliche Retter der Dritten Welt auf, die den Hunger mit ihren Hochleistungssorten ein für alle Mal aus der Welt schaffen wollen. Natürlich geht es nicht etwa darum, noch mehr Menschen von sich abhängig zu machen, um den Profit zu maximieren. (Schon jetzt wird ja mit Nahrungsmitteln auf dem Weltmarkt spekuliert wie früher nur mit Gold oder Diamanten – auf Kosten der Hungernden.) Wo soll das alles noch hinführen? Die Antwort kann nicht darin liegen, dass wir im Westen – egal ob von Non-Profit- oder For-Profit-Seite – den armen Entwicklungsländern den Heiligen Gral in Form von neuen Saaten, neuen Sorten und neuen Anbaumethoden bringen oder ihnen neue Strukturen überstülpen. Es gehört schon eine Menge Selbstüberschätzung und Hochmut dazu, zu meinen, die Menschen in diesen Ländern bräuchten unser Know-how, unsere Instruktionen für ein selbstbestimmtes Leben. Die kamen ganz gut ohne uns klar, bevor ihre heimische Wirtschaft durch internationale Handelsbeziehungen kaputtgemacht wurde (und noch besser, bevor die Kolonialisierung die Völker ausbeutete, bestehende Strukturen zerstörte und im Nachgang Despoten an die Macht brachte). Es ist nicht unsere Pflicht, „den Planeten zu ernähren", und schon gar nicht mit minderwertigen Nahrungsmitteln, die auf Quantität statt Qualität setzen.

Omnivoren als Buhmänner

Wir, die wir unter anderem Fleisch essen, sollen ja für die Entstehung all des Elends in der Welt die Hauptverantwortung tragen, so steht es in vielen Zeitungsartikeln und auf den Webseiten der Umweltschutzorganisationen. Die Kühe, die wir essen, rülpsen die Atmosphäre mit Methan voll und tragen so zum Treibhauseffekt bei, der in der Dritten Welt eine Dürre nach der anderen heraufbeschwört. Der weitaus größte Teil des weltweiten Soja- und Maisanbaus dient nicht der menschlichen Versorgung, sondern wird aus armen Ländern, die dafür ihre dringend benötigten Anbauflächen opfern, in reiche Industrieländer importiert, also zu uns – und wir verschwenden diese kostbaren Ressourcen an die Mast von Nutztieren. Angeblich werden dafür auch Unmengen von Wasser verschwendet, badewannenweise wird das Wasser von jedem einzelnen Gramm Steak gierig aufgesogen, das ansonsten Menschen in der Dritten Welt vor dem Verdursten bewahren könnte. Und um das Maß voll zu machen, verseucht die Gülle aus den Tierfabriken vor Ort das Grundwasser.

Ihnen, den Lesern dieses Buches, brauche ich es wohl an dieser Stelle nicht extra noch einmal zu sagen: Paleolaner lehnen Massentierhaltung ab. All die Kritikpunkte, die ich eben nannte, beziehen sich auf die „moderne", industrielle Mästung von Nutztieren. Leider ist es heutzutage kaum mehr möglich, einen von der Massentierhaltung losgelösten Diskurs über die ökologischen und ökonomischen Auswirkungen des Fleischkonsums zu führen, da alle irgendwie zu denken scheinen, Billigung der Massentierhaltung und Fleischkonsum seien gleichzusetzen. Komischerweise wird außerhalb der Paleo-Szene gerade von den größten Kritikern der Massentierhaltung diese als der Normalzustand vorausgesetzt, wenn man vom Fleischessen spricht. So finden wir Paleolaner uns laufend in der Situation wieder, Vorwürfe abwehren zu müssen, die eigentlich gegen die Zustände der Tierhaltung in den Industrieländern gerichtet sind, welche wir mindestens genauso beklagenswert finden wie diejenigen, die uns diese an den Kopf werfen.

Wir lehnen die Massentierhaltung zum einen aus den allseits bekannten ethischen und ökologischen Gründen ab, aber auch, weil wir besser als die meisten anderen wissen, dass Fleisch aus Massentierhaltung gegenüber Fleisch aus artgerechter, sprich Weidehaltung weit weniger gesundheitlichen Nutzen für uns als Konsumenten bringt (und uns womöglich sogar schadet). Und genau deswegen ist es ziemlich absurd, einen Paleolaner vom Fleischessen abbringen zu wollen, indem man uns irgendetwas von Soja- und Maisimporten erzählt, die dafür verantwortlich sind, dass Menschen in der Dritten Welt versklavt werden und hungern. Das ist deshalb so betonenswert, weil Veganer im Internet dies immer wieder versuchen und auch nach wiederholten Erklärungen in die Richtung des eben Genannten nicht davon ablassen.

Ein gutes Beispiel hierfür sind die Ereignisse, die sich in der Folge des Blogartikels

„Verursachen Vegetarier mehr Blutvergießen als Fleischesser?" von Felix Olschewski, Autor der Kochbuchreihe „Urgeschmack", abspielte.[2] Er stellte die folgenden Fakten in den Raum: dass auch durch die in industrialisierten Ländern üblichen Methoden der Flächenbewirtschaftung Tiere, nämlich Wildtiere, verdrängt würden, litten oder sogar, vom Mähdrescher überrascht oder durch Herbizide oder Pestizide vergiftet, ihr Leben ließen. Man brauche also kein Omnivor zu sein, um Tierleben auf dem Gewissen zu haben und Tierleid hervorzurufen; im Gegenteil, ein Fleischesser, der ausschließlich auf Weidefleisch zurückgreife, habe weniger Blutvergießen auf dem Gewissen als ein Vegetarier oder Veganer. Des Weiteren führte er aus, dass immer jemand beziehungsweise etwas sterben müsse, damit jemand oder etwas anderes es essen könne.

Das Prinzip träfe zu, egal, ob es sich bei dem Gegessenen um einen Säuger, ein Insekt oder eine Pflanze handele. Die Grenzziehung zwischen leidensfähigen Tieren und angeblich nicht leidensfähigen Kreaturen, die zudem von vielen Vegetariern

> Die Lösung ist relativ einfach. Sie liegt darin, zu akzeptieren, dass beim Essen immer jemand das Nachsehen hat. Pflücke ich eine Heidelbeere, kann ein Vogel sie nicht mehr essen. Pflücke ich einen Salat oder auch nur ein Wildkraut, hat das Kaninchen nichts mehr zu essen. Lege ich einen Acker an, zerstöre ich ein Ökosystem und den Lebensraum für andere Tiere. Auch das Haus, in dem ich wohne, belegt Fläche, die sonst Lebensraum für andere Tiere wäre. Das ist das Leben, der Kreislauf aus Gedeih und Verderb, Fressen und gefressen werden, Leben und Tod. Die Realität. Frutarier meinen, die einzig richtige Ernährung könne auf Basis von Obst erfolgen, da nur dies von der Natur für den Verzehr vorgesehen sei. Solange sie auf eine Toilette gehen, unterbrechen aber auch sie die Weiterverteilung der Samen.
>
> – Felix Olschewski

und Veganern durchgeführt würde, sei willkürlich und fragwürdig. Hinzu käme, dass der Anbau von Pflanzen in Monokulturen die Umwelt in keinem geringeren Maße zerstöre als dies bei der Viehhaltung der Fall sei, während Weidehaltung sogar wichtige Vorteile für die Umwelt und das Klima mit sich bringe.

Diese Darstellung rief einen wahren Ansturm aufs Äußerste empörter Vegetarier und Veganer auf den Plan, die den Blogeintrag innerhalb kürzester Zeit mit einem Shitstorm solcher Dimensionen belegten, dass Olschewski zunächst in beschwichtigenden Antworten wiederholt versuchte, die Kommentatoren zum *sorgfältigen* Lesen anzuhalten, damit ihnen nicht die ausdrückliche Feststellung entginge, dass es gerade *nicht* um eine Rechtfertigung der Massentierhaltung mit all ihren schädlichen und unmenschlichen Folgen ginge. Innerhalb von zwei Tagen sah er sich dennoch genötigt, die Kommentarfunktion zu deaktivieren. Diese Eskalation zog sogar das Interesse des *Jetzt-Magazins* der *Süddeutschen* auf sich, die darüber berichtete und Olschewski recht gab.[3]

Jeder „weiß": Rinder sind schuld am Flächenverbrauch durch Getreide und Soja

Zurück zu unseren Kritikpunkten am Fleischkonsum. Worüber ich einfach nicht hinwegkomme, ist, dass selbst unter augenscheinlich vernünftigen, gebildeten Leuten der Anbau von Mais und Soja mit

dem resultierenden Flächenverbrauch und den Begleiterscheinungen von Monokulturen *das* Hauptargument gegen die Rinderhaltung darstellen soll. Haben die Leute vergessen, dass Rinder *eigentlich* auf der Weide stehen und den ganzen Tag Gras rupfen, wenn sie nicht gerade wiederkäuen? Waren die als Kinder nie auf einem Bauernhof oder mal auf einer Alm? Haben die den Biounterricht verschlafen, als von den vier Mägen der Kuh die Rede war und vom Wiederkäuen? Wiederkäuer sind für den Konsum von Grünzeug und für nichts anderes gebaut. Grünzeug, das Menschen nicht essen und nicht verdauen können. Grünzeug, das eigentlich überall wächst, von der Nordsee bis zu den Alpen, von der Tundra bis in die Prärie, das keine Pflege und keinen Dünger braucht, das sprichwörtlich wie Unkraut überall sprießt, wo man es lässt. Dieses wunderbare Grünzeug heißt Gras. Ab und zu gesellen sich ein paar Wiesenkräuter darunter. Dafür hat die Kuh vier Mägen: Damit dort fermentiert werden kann bis zum Abwinken, um dem störrischen, harten Gras seine Nährstoffe abzutrotzen. Ausgediente Bakterien werden ab und zu ein bisschen mitverdaut, so kommt die Kuh zu einer Extraportion Protein. Die Kuh ist ökologisch und wirtschaftlich betrachtet ein perfekter Katalysator, der nichtnutzbare Flächen mit nichtnutzbaren Pflanzen in gehaltvolles, wohlschmeckendes und gesundes Fleisch verwandelt (und natürlich in Milch, wenn man Milchprodukte konsumiert). Die Kuh ist nicht der Nahrungskonkurrent des Menschen, im

Gegenteil! Beim Weiden erhält die Kuh – am besten funktioniert dies im Wechsel mit anderen Weidetieren, zum Beispiel nach dem Modell Permakultur – ihre eigene Nahrungsquelle, indem sie sie düngt und Grassamen mit den Hufen in den Boden tritt. Und die Weideflächen, die durch die Weidehaltung ja genutzt und dadurch erhalten werden, sind ein wichtiger Kohlenstoffspeicher (d. h., sie entziehen der Atmosphäre CO_2) und – wenn auf Herbizide verzichtet wird – ein Ort der Artenvielfalt, wo etwa Brennnesseln und Disteln Schmetterlingen einen Nistplatz finden. Viele Weiden sind ohnehin Flächen, die sich für den Ackerbau nicht eignen und nicht umgebrochen werden sollten, weil sie zu trocken, zu feucht oder zu steil sind. Das Umbrechen der Krume erhöht die Gefahr der Erosion durch Wind und Wasser nämlich dramatisch. Der Wachstumsimpuls, der durch das Abweiden gegeben ist, fördert hingegen den Erhalt einer geschlossenen Pflanzendecke und damit die Bildung von neuem Humus. Pro Tonne neuen Humus werden der Atmosphäre 1,8 Tonnen CO_2 entzogen. Das ist genau das Gegenteil, was beim Anbau einer Pflanze wie Mais passiert, der humuszehrendsten Pflanze in unseren Breiten.[4] Wer sich für eine Erhaltung der Landschaft und gegen zunehmenden Raubbau an der Natur einsetzt, dem müssen der Schutz und die Ausweitung der Weidehaltung am Herzen liegen.

Kleine Rinderkunde

In der industriellen Fleischproduktion existieren im Wesentlichen zwei Züchtungen von Rindern: das Milchrind und das Fleischrind. Diese sind schwerlich zu verwechseln. Eine typische Milchkuh ist großrahmig, mit langen Beinen, eingefallenen Hüften – weil die gesamte Energie in die Milchproduktion geht, kann sie kein Fett ansetzen – und einem riesigen Euter. Das Fleischrind ist eher gedrungen, sehr bullig, mit massivem Muskelansatz an Brust und Hinterteil. Eigentlich macht Getreide Rinder krank: Es stört das Mikrobiom ihres Verdauungstraktes, übersäuert ihn und fördert die Entwicklung von Magengeschwüren.[5] Besonders alt würde so ein Rind nicht werden, aber ehe es noch ernsthaft erkranken kann, wird es in der Regel geschlachtet. Unter beiden Viehzüchtungen sind heutzutage einzelne Rassen durch die auf Gewinnmaximierung bedachte Zucht so veranlagt, dass sie das nicht-artgerechte „Kraftfutter", wie Getreide wegen seiner Energiedichte genannt wird, paradoxerweise brauchen, um ihren Hunger zu stillen.[6] Dieser Energiebedarf entsteht bei Fleischrindern durch das enorme Muskel- und Knochenwachstum, das innerhalb sehr kurzer Zeit stattfindet, um das Tier in nie gekannter Geschwindigkeit zur Schlachtreife zu führen, und bei Milchkühen durch die absurden Mengen an Milch, die produziert werden wollen: bis zu 50 Liter am Tag. Ein Kalb bräuchte maximal acht Liter pro Tag, und darauf waren Mutterkühe früher einmal eingestellt. Auch die Bevölkerung braucht nicht die 30 Millionen Tonnen jährlich in Deutschland produzierter Milch.[7] Durch die kriterienlose Subventionierung der Landwirtschaft wird bekanntlich von allem viel zu viel produziert.

Alte Rassen dagegen bezeichnet man heutzutage als „Mehrnutzungsrinder", weil es bei diesen keine Differenzierung in Milch- und Fleischvieh gibt. Diese kann man problemlos das ganze Jahr über draußen halten. Sie heißen „Mehrnutzungsrinder" und nicht „Zweinutzungsrinder", weil man sie traditionell auch noch als Last- oder Zugtiere benutzte. Natürlich wachsen diese Rinder sehr viel langsamer und bringen auch keine vergleichbare „Leistung". Die Haltung solcher langsam wachsenden Rassen auf der Weide bezeichnet man als extensive Haltung, in Abgrenzung zur „intensiven" Haltung. Gerade diese Rinder eignen sich also besonders zur ganzjährigen Weidehaltung; wenn Sie einen Züchter einer alten Rinderrasse in Ihrer Gegend ausfindig machen können, dann unterstützen Sie ihn, indem Sie Fleisch und gegebenenfalls Milchprodukte direkt ab Hof kaufen!

Ja, die Massentierhaltung ist die Regel, die artgerechte Tierhaltung die Ausnahme. Aber wie wollen wir das jemals ändern, wenn wir nicht die Nachfrage nach artgerecht gehaltenem Tier steigern? Kein Bauer erhält eine Weide nur zum Spaß, wenn man stattdessen dort etwas anbauen könnte, das

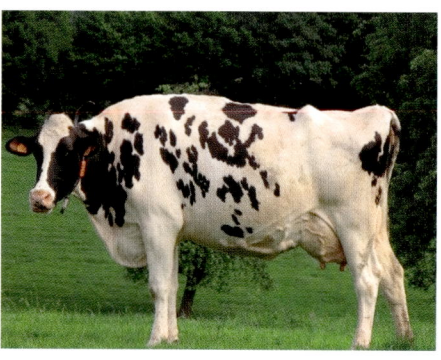

Eine Milchkuh der Rasse Holstein
Les Meloures at lb.wikipedia [GFDL (http://www. gnu.org/copyleft/fdl.html) or CC-BY-SA-3.0 (http:// creativecommons.org/licenses/by-sa/3.0/)], via Wikimedia Commons

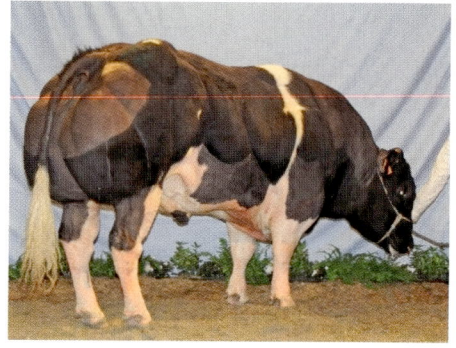

Fleischrind: Ein Zuchtbulle der Rasse Weiß-Blauer Belgier
"Kamp- Bambino vd ijzer copy" by agriflanders - originally posted to Flickr as Kamp- Bambino vd ijzer copy. Licensed under CC BY 2.0 via Wikimedia Commons - http://commons.wikimedia. org/wiki/File:Kamp-_Bambino_vd_ijzer_copy. jpg#mediaviewer/File:Kamp-_Bambino_vd_ijzer_copy.jpg

sich gut – zum Beispiel als Kraftfutter – verkaufen lässt oder womit man eine Biogasanlage lukrativ betreiben könnte. Weidehaltung muss sich lohnen, und das tut sie, indem man darauf Nutztiere hält, deren Erzeugnisse natürlich auch mehr kosten dürfen als die eines Turborindes aus der Massentierhaltung.

Was wirklich unnachhaltig ist

Die Spaltung der Gesellschaft in Leute, die jeglichen Fleischkonsum verteufeln und solche, die kritiklos Fleisch nach dem Motto „Hauptsache, billig" kaufen, ist kontraproduktiv. In der Zwischenzeit lachen sich die Massentierhaltungsbetriebe trotz hierzulande gesunkener Nachfrage ins Fäustchen und exportieren ihre Produkte einfach zu-

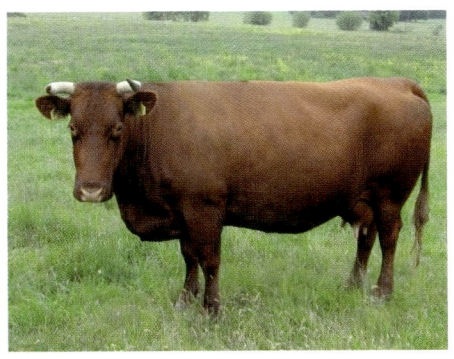

Mehrnutzungsrind: Rotes Höhenvieh
By Martin Lindner (Own work) [CC BY-SA 3.0
(http://creativecommons.org/licenses/by-sa/3.0)],
via Wikimedia Commons

nehmend ins Ausland. Eine Pressemitteilung des BUND vom Dezember 2014 konstatiert dies mit dem ernüchternden Titel: „Deutsche essen weniger Fleisch, zugleich nimmt Massentierhaltung stark zu". Natürlich ist hier vor allem die Politik gefragt. Die EU subventioniert ja nicht nur die Erzeugung landwirtschaftlicher Produkte, sondern zusätzlich noch deren Export. Damit richten wir nicht nur zu Hause enormen Schaden an, sondern ruinieren in armen Ländern auch noch die heimischen Bauern, weil diese nicht mit den EU-gesponserten Dumpingpreisen für unsere exportierten Turbohähnchen mithalten können.

Nun will ich kurz noch die anderen oben genannten Kritikpunkte am Fleischkonsum abhaken. Bei der Rinderhaltung geht es ja immer wieder um das Thema Methan. Es ist wahr, dass Rinder Methan ausdünsten. Und nein, das wird nicht weniger, wenn Rinder ausschließlich auf der Weide gehalten anstatt mit Getreide gemästet werden. Im Gegenteil, grasgefütterte Kühe rülpsen mehr Methan. Aber getreidegefütterte Kühe emittieren dafür Lachgas, und das ist viel schädlicher für die Atmosphäre als Methan (etwa 300-mal so klimaschädlich wie Kohlendioxid). Außerdem wirkt die Beweidung andererseits durch Bindung von Kohlenstoff im Boden dem Treibhauseffekt so stark entgegen – mehr noch als das Brachlegen von Flächen – dass die Methanemissionen nur noch eine Seite der Bilanz darstellen.[8/9] Methan wird im Kuhmagen durch anaerobe mikrobielle Gärung produziert. Der Kohlenstoff, den die Bakterien dabei nutzen, wird aber zunächst einmal als CO_2 der Atmosphäre entzogen, und zwar bei der Photosynthese, die das Gras betreibt. Der im Gras gebundene Kohlenstoff wird dann von Bakterien im Magen der Kuh zur Energiegewinnung genutzt, wobei Methan entsteht. Wenn dieses Gas die Kuh verlässt und in der Atmosphäre landet, oxidiert es schließlich wieder zu CO_2. Da durch die Beweidung wesentlich mehr Gras zum Wachstum angeregt wird als bei einer Brachfläche, wird auch mehr Kohlenstoff gespeichert – nicht nur in den Pflanzen, sondern auch im Boden.

Außerdem sparen Weiderinder an anderer Stelle jede Menge Treibhausgase ein, und zwar, indem ihr Futter nicht von einer Ecke der Welt zur anderen verschifft und gekarrt werden muss – es wächst sprichwörtlich direkt vor ihrer Nase. Regionaler kann ein Futterkreislauf nicht sein. Und wenn wir dann auch noch möglichst regional einkaufen und damit die Weidehaltung von Bauern vor Ort wirtschaftlich unterstützen, tun wir sehr viel für das Klima.

Die Lachgasemissionen, die aus der Getreidemast resultieren, sind die Folge der künstlichen Düngung beim Futteranbau. Ebenso resultieren die hohen Nitratkonzentrationen in der Gülle von getreidegefütterten Rindern aus dem Gebrauch von Kunstdünger bei der Erzeugung des Futters. Nimmt man das Getreide aus der Gleichung und damit die Intensivbewirtschaftung in Monokultur, das Auslaugen der Böden und den Bedarf an künstlicher Düngung, so fällt der Nitratüberschuss weg.[10] Die Zahlen, die bezüglich des Wasserverbrauchs für ein Kilo Rindfleisch (15.000 Liter für ein Kilo Rindfleisch?) in Zeitungsartikeln kursieren, sind völlig übertrieben: Dabei wird auch das Wasser mitgezählt, das hier in Deutschland, wo nun wahrlich kein Wassermangel herrscht, vom Himmel auf die Weide fällt, wo eine Kuh grast. Bei der Weidehaltung ist dies so ziemlich das einzige Wasser, das „verbraucht" wird, das Wasserargument läuft also ins Leere.[11]

Der Fleischkonsum an sich ist nicht unnachhaltig! Was unnachhaltig ist: Monokulturen und Massentierhaltung. Sprich: die industrielle Landwirtschaft in ihrer heutigen Form. Wenn man, wie viele Veganer, sich zu einem beträchtlichen Teil von Getreide und Soja ernährt, tut man aber nichts gegen Monokulturen – und dank der Exportoption auch nichts gegen Massentierhaltung. Beweidung muss so lukrativ werden, dass intensiv bewirtschaftete Flächen wieder zu Grünland umgewandelt werden. Natürlich wäre hier auch die Politik gefragt, viel gezielter zu subventionieren.

Tiere töten, Tiere essen

Tiere zu töten, ist nicht schön. Veganer meinen, wenn Fleischesser ihre Tiere selber töten müssten, würden sie alle freiwillig und ganz von selbst auf Fleisch verzichten. Ich kann aus erster Hand bestätigen, dass dies nicht so ist. Ich selbst bin ein typisches Stadtkind, und wie viele Paleolaner habe auch ich in meiner Jugend eine Phase des Vegetarismus durchlebt. Mein Mann hingegen kommt vom Land, ist sein ganzes Leben lang überzeugter Fleischesser gewesen und hat schon früh gelernt, Kaninchen und Tauben zu halten und auch fachgerecht zu schlachten; natürlich war er auch regelmäßig bei Hausschlachtungen von Großtieren dabei, auf dem eigenen Hof oder einem der vielen Dorfnachbarn. Nun darf man aber nicht denken, dass ihm das Töten von Tieren egal ist. Extra für dieses Buch bin ich nun auch einmal beim Schlachten dabei gewesen (als kompletter Laie selber Hand anzulegen, wäre unverantwortlich gewesen), und wie es nicht anders zu erwarten war, hat es auch mich tief beeindruckt. Nein, es ist nicht „schön", ein Tier zu töten. Ich hatte zwar schon oft von Kaninchen mitgegessen, von denen ich wusste, dass ich sie wohl schon mal lebend im Stall meines Schwiegervaters gesehen haben musste, aber noch nie eines, dessen Tötung ich miterlebt hatte. Und bis zu meinem 27. Lebensjahr kam Fleisch für mich aus dem Kühlregal oder maximal von der Theke des Fleischers. Bei meinem Mann ist das ganz anders: Für ihn sind der Akt des Tötens und der Akt des Essens schon immer miteinander verbunden gewesen. Ohne Schlachten gibt es eben kein Fleisch. Und für ihn stellte sich *gerade daher* noch nie die Frage nach dem schlechten Gewissen. Die Hausschlachtung von einem Schwein war immer ein großes Ereignis für Groß und Klein, das ein bisschen gruselig, aber gleichzeitig auch sehr festlich war. Die gesamte Nachbarschaft kam für den ganzen Tag zusammen, um bei der Wurstherstellung zu helfen und anschließend die „Wurstsuppe" – die Brühe, in der die Wurst gekocht wird – aufzuteilen. Und es versteht sich von selbst, dass sämtliche Teile jedes Tieres verwertet wurden – nicht nur die mageren Muskelfilets. Alles andere wäre Verschwendung und respektlos dem Tier gegenüber. Die Tierhaltung und -schlachtung ist genau wie die Bestellung des eigenen Gemüsegartens ein wichtiger Teil des Dorflebens. Diese Dinge sichern die Existenz und halten die Gemeinschaft zusammen.

Und was ist, wenn der Mensch sowieso tierische Produkte braucht, um optimale Gesundheit zu erlangen? Veganismus basiert zu hundert Prozent auf Ideologie und nicht auf gesundheitlichen Überlegungen. Natürlich werden dem Veganismus auch eine Menge gesundheitlicher Vorteile zugeschrieben, welche aber ebenfalls ideologischen Ursprungs sind und allenfalls auf biologischen Missverständnissen beruhen. Diese angeblichen Vorteile sind eher beseelt von der Hoffnung, dass etwas, das in der Vorstellung von Veganern so durch und durch rein und gut ist und den Planeten heil macht, für den Menschen ebenfalls heilend sein müsste. So heißt es, Fleisch, Verzeihung, „totes Tier", verrotte beziehungsweise verwese im Darm und würde den Menschen auf diese Weise irgendwie krank machen (und nebenbei für ausgesprochen schlechten Atem und Körpergeruch sorgen). Dabei ist es doch in Wirklichkeit so, dass *alles*, was wir essen, spätestens im Dickdarm Gärungsprozessen unterworfen ist. Das ist nun wahrlich kein besonderes Merkmal von Fleisch, sondern im Gegenteil: Fleisch hat daran den geringsten Anteil, da es wenig Futter für Bakterien liefert.

Bakterien ernähren sich hauptsächlich von Kohlenhydraten unterschiedlicher Länge und Komplexität, wozu auch die Ballaststoffe gehören. Von all dem ist in Fleisch wenig vorhanden. Ob das nun ein Vorteil oder ein Nachteil von Fleisch ist, darüber kann man immer noch streiten; meiner Meinung ist es weder das eine noch andere. Es zeigt einfach nur, dass es im Normalfall besser ist, neben Fleisch auch noch reichlich Gemüse zu essen, unter anderem, um das Darm-Mikrobiom mit Nährstoffen zu versorgen – allerdings kann man sich bei einer mikrobiellen Überwucherung diesen „Mangel" an Ballaststoffen, Zucker und Stärke auch eine kurze Zeit lang zunutze machen, indem man eine reine Fleischkur macht. Die allermeisten Fleischbestandteile werden jedenfalls bereits im Dünndarm resorbiert, da ist nicht viel mit Verrotten oder Verwesen.

Jedes Mal, wenn ich mich in einem Buchladen in die Nähe des Regals mit den Kochbüchern verirre, habe ich den Eindruck, dass doch mindestens die Hälfte der Deutschen inzwischen Veganer sein müssen, so überwältigend ist das Angebot an veganen Koch- und Backbüchern. In Wirklichkeit sind es wohl nicht ganz so viele, aber die Nachfrage nach den Kochbüchern muss wohl entsprechend groß sein. Man ist sich hierzulande unter aufgeklärten Menschen ziemlich unisono einig, dass es gut wäre, zumindest weniger Fleisch zu essen; auf Nachfrage antworten erschreckend viele Menschen, dass sie ein sehr schlechtes Gewissen dabei haben, „noch" nicht den kompletten Fleischverzicht vollzogen zu haben.

Die Fleischeslust als Sündenfall? Kommen wir mal wieder auf den Boden der wissenschaftlichen Tatsachen zurück!

Ich brauche wohl nicht wieder von Amino- und Fettsäuren sowie fettlöslichen Vitaminen anzufangen. Das kennen Sie alles schon. Aber wie sieht es denn aus anthropologischer Sicht aus? Wie natürlich ist eine fleischlose Ernährung für den Homo sapiens? Gibt es überhaupt in der Menschheitsgeschichte Belege für erfolgreich befolgten Veganismus? Die kurze Antwort: nein. Wir sind mit Fleisch evolviert. Es spricht sogar viel dafür, dass wir mit dem Fleischkonsum zum Menschen wurden – dass das Wachstum unseres Hirns erst ermöglicht wurde und wir erst menschliche Züge und Verhaltensweisen annehmen konnten, als wir anfingen zu jagen.[12/13/14] Veganer argumentieren gern, dass unsere nächsten Verwandten im Tierreich, die Schimpansen, reine Pflanzenfresser wären. Das ist kein gültiges Argument, da Schimpansen eben keine Menschen sind und ihr Verdauungstrakt, obwohl vom Aufbau grundsätzlich unserem gleich, in den Längenverhältnissen der einzelnen Darmabschnitte stark von den unseren abweicht. Unser Verdauungstrakt ist sogar ein ziemlich klarer Hinweis darauf, dass wir Omnivoren sind, denn unser Dünndarm, der für die Aufnahme leicht verdaulicher Nährstoffe wie derjenigen aus Fleisch zuständig ist, ist sehr lang. Dagegen ist der Dickdarm, der bei uns wie bei Menschenaffen hauptsächlich unverdauliche pflanzliche Reste sammelt, ihnen das letzte Wasser entzieht und ihnen mittels des Fermentationstricks noch Energie und Nährstoffe entlockt, bei uns Menschen sehr kurz, viel kürzer als bei reinen Pflanzenfressern. Unser Innerstes offenbart die Wahrheit: Wir sind keine geborenen Veganer.[15]

Auch existiert kein einziges indigenes Volk, das rein vegan lebt. Auf der Seite der Weston A. Price Foundation gibt es von Christopher Masterjohn einen Artikel mit dem schönen Titel „Weston Price Looked for Vegans But Found Only Cannibals" (übersetzt „Weston Price suchte nach Veganern, fand aber nur Kannibalen"). Es geht um einen Reisebericht über die Südseeinseln, den Weston A. Price 1935 im Magazin „Dental Cosmos" veröffentlichte.

Da die Nahrungsquellen auf den besuchten Südseeinseln in eine von zwei Kategorien fielen, nämlich zum einen Meerestiere und zum anderen pflanzliche Nahrungsmittel, drang Price tief ins Landesinnere vor, um zu erforschen, ob es dort mangels Zugang zum Meer vegan lebende Gruppen gäbe. Seine Nachforschungen ergaben, dass die im Landesinneren lebenden Menschen im regen Tauschhandel mit den Küstenbewohnern standen, um regelmäßig an Meerestiere zu kommen. Wo dies nicht reibungslos funktionierte, gab es erbitterte Kämpfe zwischen Küsten- und Inlandsbewohnern, da letztere aus Erfahrung wussten, dass sie nicht bei guter Gesundheit länger als drei Monate überleben konnten, ohne Verpflegung aus dem Meer zu erhalten. Es kam im Rahmen dieser Kampfhandlungen oder während Zeiten der Not sogar dazu, dass Küstenbewohner überfallen, getötet und selbst gegessen wurden. Angeblich waren die Fischer als Jagdbeute besonders begehrt, da die Inlandsbewohner wohl davon ausgingen, dass diese aufgrund ihres Berufs und, damit einhergehend, ihrem Zugang zu Meerestieren besonders nahrhaft wären.[16]

Die meisten Veganer wissen, dass ihre Ernährung ihnen nicht alle lebensnotwendigen Nährstoffe in ausreichendem Maße zur Verfügung stellt, und ergänzen diese wenigstens durch Vitamin-B12-Präparate. (Die Mikroben in unserem Darm können zwar Vitamin B12 auch aus pflanzlichem Substrat selbst synthetisieren, der Dickdarm kann diesen Nährstoff aber nicht effektiv resorbieren; wir Menschen müssen Vitamin B12 zusätzlich im Dünndarm aus der Nahrung aufnehmen, und zwar aus tierischen Quellen.) Es mag auf den ersten Blick haarspalterisch erscheinen, aber wenn man es genau nehmen würde mit dem Verzicht auf Ausbeutung und Tötung von Tieren, dann müsste man sich überlegen, ob Vitamin-B-12-Tabletten ethisch sind, wird das Vitamin B12 doch durch Mikroben hergestellt. Diese konnten sich ebenso wenig wie zum Beispiel Honigbienen beim Imker dieses Schicksal aussuchen – gezüchtet, vermehrt und schließlich entsorgt nur zum Wohle der Menschen. Hefen und Bakterien sind aber keine fühlenden Wesen – oder doch? Wo soll man die Grenze ziehen? Bei Garnelen? Bei Heuschrecken? Bei Algen? Oder doch erst bei der Möhre?

Was Felix Olschewski in seinem Blogartikel angesprochen hat, möchte ich noch einmal zu bedenken geben. Jedes Mal, wenn wir etwas essen, nehmen wir einem anderen Lebewesen etwas weg. Wir können nicht anders. Wir nehmen Leben, um selbst leben zu können – auch die Möhre ist nicht gewachsen, *damit* wir sie essen, auch sie hatte andere Pläne; auch die Getreideähre hat keine Samen hervorgebracht, damit diese zu feinem Staub zermahlen, verbacken und gegessen werden. Aber wir können uns damit trösten, dass es uns damit nicht allein so geht. Alle Lebewesen existieren auf diese Weise, und im Tierreich akzeptieren wir dies auch. Zwar drücken wir bei Tierreportagen der Gazelle die Daumen, dass sie dem Angriff der Löwin entfliehen kann; wenn sie es jedoch nicht schafft, trösten wir uns damit, dass die Löwin nun ihre Jungen ernähren kann.

Kein Fleisch ist auch keine Lösung

Wir sind, biologisch gesehen, Tiere. Wir stehen somit nicht über dem Tierreich, sondern sind ein Teil davon. Zum Glück für uns behaupten wir uns erfolgreich an der Spitze der Nahrungskette. Mit diesem Privileg und mit unseren speziellen Fähigkeiten, also unserem Großhirn und dem damit verbundenen Bewusstsein, geht eine besondere Verantwortung einher. Aber wir sind dennoch noch tierische Organismen mit biologischen Bedürfnissen, an denen wir bei allem Bewusstsein und aller Verantwortung nichts ändern können. Wir können uns bewusst dafür entscheiden, Tieren so wenig Leid wie möglich zuzufügen und die Umwelt nicht

zu zerstören. Aber wir können uns nicht gegen unsere Biologie entscheiden. Veganer und Vegetarier haben hehre Ziele, die ich durchaus nachvollziehen kann. Leider bedeutet dies nicht unbedingt, dass Veganer und Vegetarier sich dank ihrer Tierliebe auch grundsätzlich durch besondere Menschlichkeit auszeichnen. Ein bekanntes Beispiel hierfür ist der Vegetarismus Adolf Hitlers und der strenge Tierschutzgedanke des NS-Regimes.[17] Es braucht schon ein bisschen Demut und ein wenig Freundlichkeit zu sich selbst und anderen Menschen, um zu akzeptieren, dass wir, als Teil der Natur, bei aller Willenskraft nicht den Bedürfnissen unseres Körpers entfliehen können. Solange wir auf dieser Erde weilen, sind wir ihren Gesetzen unterworfen, denselben Gesetzen, die auch für andere Tiere gelten. Wenn wir optimale Gesundheit und ein langes Leben erreichen wollen, dann können wir nicht auf tierische Produkte verzichten. Selbst wenn es ökologisch und ökonomisch vernünftig *wäre* (was es nicht ist): Wem soll damit geholfen sein, dass die Menschheit komplett auf vegan umstellt, wenn dies bedeutet, dass wir unser körperliches und geistiges Potenzial nicht mehr voll entfalten können? Man darf das vermeintliche Tierwohl meiner Überzeugung nach nicht über das menschliche Wohl stellen.

Erschreckend finde ich in diesem Zusammenhang den Überlegenheitsgedanken, dem ich bei Veganern oft begegnet bin, wenn jemand als Argument gegen Veganismus die Abwesenheit dieser Ernährungsform bei indigenen Völkern ins Feld führte. Man konterte, dass diese Menschen eben unwissend wären und dass man ihnen beibringen müsste, wie man vegan lebt. Diesen Gedanken finde ich sehr abstoßend. Diese indigenen Völker leben seit Urzeiten, wie man so schön sagt, im Einklang mit der Natur. Sie zerstören die Natur nicht, nehmen sich nur, was sie brauchen. Ganz anders als wir, die wir ja so klug und gebildet sind, so gut über die Zusammenhänge Bescheid wissen, dabei gleichzeitig unsere Landschaft zerstören und die ausgezehrten, erodierten Böden mit Pestiziden, Herbiziden und Kunstdünger verseuchen. Die obige Aussage ist ein Phänomen von Entfremdung, gepaart mit moralischer Überheblichkeit. Die Tierliebe und die Wertschätzung von Tierrechten sind in westlichen Industrieländern über die letzten Jahrzehnte stark gewachsen, ebenso der alltägliche Wahnsinn im Umgang mit Tieren. Ich fühle mich in diesem Zusammenhang an das Paradoxon erinnert, dass die Waffen der Menschheit im Laufe der letzten hundert Jahre immer verheerender und tödlicher wurden, während die Menschen parallel dazu stetig zunehmende Skrupel vor dem Töten bekamen. Es ist wohl leichter, von einem Flugzeug aus per Knopfdruck hunderttausend Menschen zu vernichten, als einem Gegner das Bajonett in die Brust zu rammen. Wir denken, wir sind aufgeklärt, und in Wirklichkeit tun wir mit unseren Bedenken und unserem Know-how nichts anderes, als das Unangenehme möglichst weit wegzuschieben, dahin, wo wir es nicht mehr sehen müssen. Im Moment ist das Unangenehme gut verschlossen in den

Tierfabriken und Schlachthäusern (und teilweise außer Landes). Ein Hadza-Jäger hingegen soll etwas von *uns* über Ethik lernen? Weil er sich nicht zu schade ist, mit eigenen Händen gerade so viele Tiere zu erlegen, wie er für sich und seine Angehörigen zum Überleben braucht? Er soll etwas von *uns* über Ernährung lernen, obwohl sein Volk ein Leben führt, das unermesslich viel gesünder ist als das unsere?

Mein Eindruck ist auch, dass viele Veganer eine romantisch verklärte Vorstellung von Tieren und ihrem Verhältnis zu uns haben. Oft ist in Internetkommentaren die Rede davon, dass Tiere keine Nahrung, sondern „Freunde" wären. Nein, Tiere sind keine Freunde, wir sind ihnen herzlich egal. Die einen würden uns selbst fressen, wenn sie könnten, und die anderen sind froh, wenn wir sie in Ruhe lassen. Wenn wir nicht viele Tierarten für Fleisch, Milch oder Dienste bei der Jagd domestiziert und von uns abhängig gemacht hätten, würden sie nie nah genug herankommen, dass man sie streicheln könnte.

Im Prinzip basieren Veganismus und Massentierhaltung auf der gleichen Grundannahme: Der Mensch steht als Krone der Schöpfung über der natürlichen Ordnung. Dieses Dogma hat sich seit der erfolgreichen Expansion der abrahamitischen Religionen praktisch auf der ganzen Welt verbreitet, bildete den ausbeuterischen Nährboden für die industrielle Massentierhaltung und ist im Kern auch verantwortlich für den aktuellen Umgang mit Tieren. Dabei scheint es nur zwei große Tendenzen zu geben. Entweder negiert man das Tierleid in den großen Mast-fabriken oder man vermenschlicht die Beziehung zu Tieren und weist ihnen damit die gleichen Bedürfnisse zu wie dem von der Natur entfremdeten Menschen. Die Ausbeutung der Pflanzen spielt in dieser Welt übrigens gar keine Rolle mehr. Deshalb hier in Kürze ein religionsphilosophischer Ausflug: Für die ersten Bauern des Neolithikums war klar, dass sie die Früchte des Feldes erst töten mussten, bevor sie als Nahrung dienen konnten. Während die Jäger und Sammler im Vergleich nur wenige Leben nahmen, war jede Ernte ein unerhörter Tötungsakt, dem weltweit mit den unterschiedlichsten „Erntedankfesten" gedacht wurde. Was den meisten heute absurd vorkommt, war Jahrtausende lang bei allen Bevölkerungsgruppen Common Sense: Der Mensch ist Teil einer belebten und beseelten Natur aus Pflanzen, Tieren und unterschiedlichsten Naturerscheinungen, und keines dieser Teile hat irgendwelche „Sonderrechte". Das Überleben des Menschen als Bestandteil dieses Systems ist abhängig davon, dass er dieses fragile Gleichgewicht nicht zerstört. Auch heute gibt es noch Menschen, die dieses Prinzip befolgen, ob sie nun Teil einer traditionellen Kultur sind oder einfach nur dem gesunden Menschenverstand folgen. Die Protagonisten der „modernen" Massentierhaltung, der Discounterfleisch-Käufer, der Hühnerbrust-Gourmet und auch der Veganer haben diesen Weg schon längst verlassen.

Grundsätzlich will ich zum Veganismus sagen: Die vegane und selbst die vegetarische Ernährung sind nicht natürlich, son-dern, sofern es überhaupt solche Traditionen gibt, Lebensweisen der Entsagung, die den Menschen aufgrund religiöser Vorschriften übergestülpt wurden, wie es in manchen Schulen des Buddhismus und Hinduismus der Fall ist. Selbst diese erlauben aber Milchprodukte, entsprechen also nicht den Regeln des Veganismus, sondern lediglich denen des Vegetarismus.

In den letzten Jahren haben sich einige prominente Veganer aufgrund ihrer sich dramatisch verschlechternden teils körperlichen, teils psychischen/mentalen Gesundheit vom Veganismus abgewandt und öffentlich hierzu Stellung bezogen. Neben Angelina Jolie[18] und Anne Hathaway[19] gehören dazu Alexandra Jamieson, die als vegan kochende Freundin des Protagonisten im Dokumentarfilm „Super-Size Me" bekannt wurde und als Fernsehköchin und Gesundheitsberaterin einen Ernährungsblog betreibt, auf dem sie sich 2013 dazu bekannte, schon länger nicht mehr rein vegan zu leben, dies aber aus Scham geheim gehalten zu haben[20]; außerdem Rhys Southan, der nun, als Omnivor, den einflussreichen Blog *Let them Eat Meat* führt.[21/22] Beide wurden nach ihrer Abkehr von der veganen Ernährung durch die vegane Community teilweise scharf angegriffen und des Verrats bezichtigt. In die Reihe der Ex-Veganer gehören auch Denise Minger, die hier schon öfter zitierte Autorin von „Death by Food Pyramid" und Bloggerin auf *RawFoodSOS*[23], sowie die Foodbloggerin und -autorin Kristen Suzanne[24]. Zu den prominenten Abtrünnigen zählt weiter Lierre Keith, 20 Jahre lang selbst Veganerin, die

Die „selbst-Schuld"-Mentalität

Wenn Ex-Veganer öffentlich darüber berichten, dass die vegane Ernährung ihnen nicht gut getan hat, dass sie sogar depressiv wurden oder haufenweise Karies bekamen, kann man eine reflexartige vegane Gegenreaktion beobachten: die spöttische Behauptung, dass diejenigen, die sich bei einer veganen Ernährung nicht bester Gesundheit erfreuen, ja wohl ganz klar etwas falsch gemacht haben, sprich: die vegane Ernährung nicht korrekt befolgt hätten.

Diese „selbst-schuld"-Mentalität ist leider sehr verbreitet in Ernährungsforen. Ich rate Ihnen, sich von Leuten fernzuhalten, die so reagieren, denn keine Ernährungsform (auch nicht die Paleo-Ernährung) ist über jede Kritik erhaben – und wenn etwas für *Sie* nicht funktioniert, dann ist etwas an der Ernährung falsch und nicht etwa an Ihnen selbst. Vielleicht muss man tatsächlich nur an Details schrauben, aber vielleicht sind auch Kompromisse und Abweichungen nötig. Ein Ernährungsprogramm ist für die Menschen da, nicht anders herum! Leider vergessen die Menschen dies in ihrem Idealismus manchmal. Der Veganismus ist dafür besonders anfällig, da diese Ernährungsform ja nicht in erster Linie das Wohlergehen des Menschen zum Ziel hat.

2009 das Buch „The Vegetarian Myth: Food, Justice, and Sustainability" herausbrachte, in deutscher Übersetzung und Bearbeitung durch Ulrike Gonder mit dem Titel „Ethisch Essen mit Fleisch" erschienen – ein sehr empfehlenswertes Buch für alle, die sich genauer mit den ökologischen Folgen des Vegetarismus und Veganismus beschäftigen möchten. Denn dieses Buch zeigt konsequent auf, dass diese Ernährungsformen keine Lösung für das Schlamassel bieten, in das wir uns mit der modernen Landwirtschaft und der Vermarktung ihrer Produkte hineingeritten haben. (Lierre Keith hat ihre Meinungsäußerungen damit bezahlt, dass wütende Veganer sie bei einem Vortrag mit Torten bewarfen, die überdies noch mit Chili „gewürzt" waren.[25])

Der moderne Veganismus ist eine Reaktion auf die Zustände: in erster Linie die Massentierhaltung und die unmenschlichen Bedingungen, die sie geschaffen hat. Diese Reaktion ist nicht nur verständlich; es ist sogar ausgesprochen sympathisch, etwas dagegen unternehmen und zu diesem Zweck im eigenen Leben etwas ändern zu wollen. Veganer und Paleolaner teilen dieses Ziel. Neben der grundsätzlichen Haltung zum Fleischkonsum haben wir aber auch in anderen Fragen unterschiedliche Prioritäten beim Lebensmitteleinkauf. Die Industrie ist mit Fertigprodukten wie Tiefkühl-Grünkernbratlingen,

Soja-Chorizos und Seitan-Burgern voll auf den veganen Markt eingestiegen, und die Nachfrage gibt ihr recht. Die Inhaltsstoffangaben dieser Produkte, die nun die Regale der Biomärkte bevölkern, lesen sich wie das Who's who der Lebensmittelchemie. Statt des Naturprodukts Honig, der ja von Bienen hergestellt wird und deshalb nicht akzeptabel ist, empfehlen Veganer-Rezeptblogs als Süßungsmittel bevorzugt Agavendicksaft, der einen sehr hohen Prozentsatz Fruktose enthält und damit ungefähr genauso „gesund" ist wie Maissirup. Analog dazu führt die Ablehnung von Wolle und Leder bei Veganern zum vermehrten Einsatz von minderwertigen, hautunfreundlichen Synthetikmaterialien.

Vom Veganer zum Paleolaner: Ashena K.

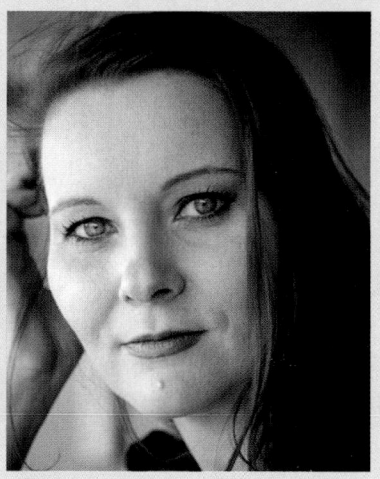

Für mich bestand gesunde Ernährung immer aus einem ausgewogenen Verhältnis der Nahrungsmittel. So wurde ich von klein auf auch beim Kochen von meiner Mutter und meinen Großeltern eingebunden. Mein Opa schlachtete seine Hasen und Hühner. Mein Vater hatte Schafe, Hühner, Enten und, eine Zeit lang, Rinder. Bei allem war ich von Kindesbeinen an dabei und lernte das Schlachten und Ausnehmen, das Rupfen und Zubereiten. Auch war ich hin und wieder beim Angeln dabei und bereitete meine selbst gefangenen Fische zu. Im Laufe der Jahre passierte das Übliche: Der Job wurde stressig, und Fertiggerichte hielten Einzug in meine Küche. Unzufrieden mit dieser Entwicklung, lernte ich durch meinen damaligen Freund die vegane Ernährung kennen. Ich informierte ich mich auf den einschlägigen Internetseiten darüber und nahm mir die Inhalte zu Herzen. Ich beschloss, Veganerin zu werden. In einem veganen Café gab es einen Veganerstammtisch, bei dem ich sehr freundlich aufgenommen wurde. Immer wieder fragte ich nach, ob ich denn alles richtig machte. Die Gruppe bestärkte mich in meinem Weg und lobte mich dafür, dass ich fast ausschließlich frisch kochte, nur ein paar Snacks aus dem veganen Supermarkt mit zur Arbeit mitnahm sowie beständig versuchte, mich weiterzubilden.

Nach gut vier Monaten veganem Essen bemerkte ich körperliche Veränderungen an mir. Meine Verdauung spielte verrückt, ein

Wechseln zwischen schmerzhafter Verstopfung und Durchfall. Der Durchfall war besonders schlimm: Ich aß etwas, ging an meinen Arbeitsplatz und nach ein paar Minuten musste ich auf die Toilette rennen, wo ich mich unter Krämpfen entleerte. Auch meine Migräne nahm zu. Früher hatte ich sie nur im Rahmen meiner damals üblichen Menstruationsbeschwerden. Nun erwischte sie mich wöchentlich für ein bis zwei Tage. Am Veganerstammtisch bekam ich zu meinen Beschwerden zu hören, dass ich mich wohl „nicht richtig vegan" ernährte oder mein Körper „sich vom Aas befreien" müsste. Bei „richtiger" veganer Ernährung würde das alsbald verschwinden. So war ich plötzlich auf mich allein gestellt.

Nach einem halben Jahr veganer Ernährung passierte es. Ich kam von der Arbeit mit Krämpfen, Migräne und Übelkeit. Mein Freund drängte mich, einen Arzt aufzusuchen. Da es schon abends war, kontaktierte ich einen befreundeten Arzt, und dieser riet mir, sofort ins Krankenhaus zu fahren. Dort wurde mir leider nicht geholfen – man wollte mich auf die Gynäkologie schicken, und obwohl ich mittlerweile vor Schmerzen schrie, erhielt ich keine Linderung. Ich entließ mich selbst, nahm Schmerzmittel, konnte etwas schlafen und rief am nächsten Morgen den befreundeten Arzt an. Er tippte auf Magenschleimhautentzündung und drängte mich, meine Hausärztin aufzusuchen. Diese konnte über die Notaufnahme nur den Kopf schütteln und schickte mich zur Magenspiegelung. Richtig, ich hatte eine fortgeschrittene Magenschleim-

hautentzündung, die bereits beträchtliche Schäden hinterlassen hatte. Bei der Auswertung sagte ich meiner Ärztin, dass ich Veganerin sei. Sie schüttelte erneut den Kopf. Die nächsten Wochen verbrachte ich dann mit Knochenbrühe und Schonkost. Oft vertrug ich nicht mehr als eine Handvoll Essen über den Tag verteilt, meist ein wenig gut gegartes Gemüse in Knochenbrühe. Ich bekam Infusionen, um meine Nährstoffmängel zu beheben. Durch mein Kranksein konnte ich nicht arbeiten gehen, mir wurde gekündigt. Vor der Erkrankung hatte ich kurz vor einer Beförderung gestanden. Bei einem letzten Veganerstammtisch berichtete ich von meinen Desaster. Die Reaktion traf mich härter als erwartet: Ich wäre „zu dumm, um vegan zu leben", hätte „alles falsch gemacht" und wäre eine „Lügnerin". Dass ich Knochenbrühe zu mir nahm, wurde als „Verrat" betrachtet. Durch die Arbeitslosigkeit hatte ich Zeit, mich intensiv auf meine Genesung zu konzentrieren. Mithilfe meiner Ärztin und meiner eigenen Nachforschungen identifizierte ich die krank machenden Übeltäter: Getreide, Soja, Zusatzstoffe, die drei Dinge also, die bei einer veganen Ernährung häufig auf dem Speiseplan stehen. Ich hatte oft zu Brot und Brötchen mit veganem Brotaufstrich aus Soja und Seitan (Weizengluten) mit Zusatzstoffen für den Geschmack gegriffen. Der Stammtisch hatte mich darin zusätzlich bestärkt, da den Aufstrichen „wichtige Nährstoffe" zugesetzt wären. Zudem hatte ich häufig Rohkost gegessen, immer, wenn es schnell gehen musste, *was meine Verdauung zusätzlich belastete. Die Erkenntnis, dass ich mich durch die falsche Ernährung selbst so krank gemacht hatte, war erschütternd. Monatelange Schmerzen und die Befürchtung, nie wieder gesund zu werden, stießen mich in starke Depressionen. Meine Schilddrüse spielte ebenfalls verrückt, und meine Ärztin ließ mich jeden Monat zu einem umfangreichen Bluttest antreten, mit der Aussicht, dass ich mein Leben lang Schilddrüsenhormone nehmen müsste, wenn die Werte sich nicht besserten.*

Bei meinen Nachforschungen im Internet stieß ich auf Paleo. Diese Ernährung kam völlig ohne die Verursacher aus, begründete logisch und wissenschaftlich, warum bestimmte Nahrungsmittel nicht gesund sind, und ich erfuhr, dass Soja wahrscheinlich zu meinen Schilddrüsenproblemen beigetragen hatte. Ich besprach dies mit meiner Ärztin, die Paleo vorher noch nicht gekannt hatte. Nachdem sie sich eingelesen hatte, bestätigte sie mir, das Paleo eine gesunde, ausgewogene Ernährung sei. Wir erstellten einen Ernährungsplan. Nach drei Monaten Paleo, vorsichtshalber nach dem Autoimmunprotokoll, konnte ich Eintöpfe und lang Gekochtes essen. Meine Nährstoffversorgung und meine Schilddrüsenwerte besserten sich. Wir arbeiteten einen Sechsmonatsplan aus, und ich führte ein Ernährungstagebuch. Meine Beschwerden ließen deutlich nach, ich kam wieder zu Kräften und konnte mehr und mehr Lebensmittel in meinen Speiseplan aufnehmen. Nach den sechs Monaten zogen wir das

Fazit: Glutenintoleranz, Laktoseintoleranz, Histaminintoleranz, Überempfindlichkeit auf Aromastoffe und den Geschmacksverstärker Glutamat.

Vor der veganen Ernährung hatte ich diese Dinge nie bemerkt, obwohl sie vielleicht latent vorhanden waren. Denn durch meine Umstellung auf Paleo verschwanden auch Beschwerden, die ich bereits vorher in geringerem Maße gehabt hatte: Migräne, Menstruationsbeschwerden, unreine Haut, zeitweise Depressionen, Stimmungsschwankungen und ähnliche Dinge, von denen man mir teilweise seit der Pubertät immer wieder gesagt hatte, dass ich mit ihnen leben müsste. Nun bin ich schmerzfrei und muss keine Medikamente einnehmen. Meine Magenschleimhaut ist vernarbt, meine Darmzotten dauerhaft geschädigt. Ich werde wohl für den Rest meines Lebens etwas von meiner Erkrankung zurückbehalten und kann nicht „mal einfach so" etwas essen. Aber ich weiß, was ich meiden muss, und durch die Paleo-Ernährung kann ich beschwerdefrei leben.

Ich kann nur vor einer Ernährung warnen, die mehr auf die Befolgung von Dogmen als auf das Wohlergehen des Menschen abzielt. Die Tiere sind mir nicht egal, ich achte sehr auf artgerechte Haltung und fahre gern auf die Höfe zum Einkaufen. Aber ich liebe mich selbst und mein Leben zu sehr, als dass ich noch einmal solche Schmerzen erleiden oder gar sterben möchte. Ich habe mir selbst versprochen, jetzt alles zu hinterfragen, mich selbst zu informieren, mir eine eigene Meinung zu bilden und immer auf meinen Körper zu hören!

Beweidung: eine globale Perspektive

Nun habe ich viel über Weidefleisch und artgerecht gehaltene Tiere geschrieben und behauptet, dass die Beweidung einen wichtigen Lösungsansatz für ethische und ökologische Probleme darstellt. Ist das überhaupt weltweit machbar und müsste man dafür nicht enorme Flächen opfern, die gar nicht zur Verfügung stehen? Einige Fakten sprechen dagegen. Eine Studie von 2010, die die Lebensgewohnheiten westafrikanischer, äthiopischer und kenianischer Nomadenhirten in der heutigen Zeit untersuchte, kam zu dem Ergebnis, dass die nomadische Viehhaltung mehr Geld pro Hektar generierte als die Farmen, die in den letzten 50 Jahren in derselben Gegend aus dem Boden geschossen sind und die Nomaden zunehmend verdrängen, indem sie ihnen zum Beispiel den Zugang zu Wasser erschweren und ihre allgemeine Bewegungsfreiheit einschränken. Das auf Wanderschaft befindliche Vieh lieferte mehr und besseres Fleisch als das der konventionellen Landwirtschaft; daneben verbesserte es auch noch die Bodenqualität durch Düngung, und das alles bei vergleichsweise minimalen Investitionen. Dabei ist diese Art der Viehhaltung umweltverträglicher als die sesshafte Variante und weniger abhängig von Klima- und Bodenbedingungen.[26] Die Förderung von Nomadenhirten durch die jeweiligen Staaten stellt also einen wichtigen Baustein dar und wird von der Studie dringend angeraten. Dies könnte zum Beispiel erfolgen, indem man Nomaden den Zugang zu beziehungsweise die Durchreise durch Nationalparks gestattet, deren Entstehung den Nomaden ebenfalls das Leben erschwert hat.[27] Eine Nachahmung des Nomadentums beziehungsweise der Wanderschaft wilder Herden wurde auch schon experimentell durch den Biologen Allan Savory in verschiedenen Teilen Afrikas und Argentiniens durchgeführt, um zu zeigen, wie man auf diese Weise effektiv der Wüstenbildung (Desertifikation) von Landstrichen entgegenwirken kann. Die Wüstenbildung, also der komplette Verlust von bodendeckender Vegetation, ist ein Problem, für das ursprünglich die Viehhaltung oder auch angebliche Überpopulationen wild lebender Tiere verantwortlich gemacht wurden, aber man muss heutzutage zunehmend anerkennen, dass die Nutzung des Landes durch Tiere den Prozess eher aufhält: Sie wirkt durch Düngung des Bodens, Erneuerung der Vegetation und Verbreitung der Samen dem Oberflächenabtrag (Erosion) und der Verdunstung entgegen. Dort, wo man den Vieh- oder auch den Wildbestand dezimiert hat, um vermeintlich der Umwelt etwas Gutes zu tun, ist laut Savory, der in Zimbabwe geboren ist und sein ganzes Forscherleben lang in Afrika, den USA und Lateinamerika aktiv war, konsequent das Gegenteil eingetreten, nämlich eine stärkere Wüstenbildung als je zuvor. Dies konnte man zum Beispiel in Nationalparks beobachten, deren Gebiet nach ihrer Einrichtung für Viehhirten tabu gemacht wurde. Die Wüstenbildung trägt auch in enormem Maße zum Klimawandel bei, da nackter Boden seinen gespeicherten Kohlenstoff abgibt und auch fortan keinen mehr speichern kann. Die schrittweise Wüstenbildung ist im Übrigen ein Prozess, der den Großteil der Erde betrifft, sie ist also ein enorm wichtiger Faktor für den Klimawandel. Da heutzutage in den entsprechenden Regionen nicht mehr die großen Wildherden existieren, unter deren Einfluss das Grasland einst entstand, sieht Savory die einzige Lösung zu seiner Erhaltung darin, Vieh in großen, wandernden Herden auf diesen Flächen weiden zu lassen.[28] Joel Salatin, ein Bauer, der zusammen mit seinem Betrieb Polyface Farms durch den Autor und Journalisten Michael Pollan bekannt gemacht wurde, hat Allan Savorys Ideen erfolgreich umgesetzt und ist nun der wohl bekannteste Ökolandwirt Amerikas. Er hat aus einem unwirtschaftlichen Bauernhof einen Modellbetrieb gemacht.[29] Darüber berichtet Pollan ausführlich in seinem Buch „Omnivore's Dilemma", auf Deutsch erhältlich mit dem Titel „Das Omnivoren-Dilemma: Wie sich die Industrie der Lebensmittel bemächtigte und warum Essen so kompliziert wurde".

Die für Sie wichtigste Frage für die praktische Umsetzung ist sicher: Wo finde ich überhaupt solches Fleisch? Und ist das nicht wahnsinnig teuer? Es ist wahr: Biofleisch ist sehr teuer. Normalverdiener können nicht konsequent „bio" essen, wenn Fleisch nicht nur ein äußerst seltener Luxus sein soll. Und dann ist Biofleisch noch nicht einmal unbedingt aus artgerechter Haltung. Nehmen wir zum Beispiel einmal Hühner (und deren Eier). Artgerechtes Futter für Hühner enthält ganz sicher kein Soja; Biohühner dürfen aber durchaus mit Soja gefüttert werden. Woran außerdem kaum mehr gedacht wird, ist die Tatsache, dass Hühner eigentlich von Natur aus keine Vegetarier sind. Sie brauchen gelegentlich einen Wurm, einen Käfer oder eine Eidechse. Die Gelegenheit, nach ihrem Futter auf dem Misthaufen zu scharren und dort solche Funde zu machen, bekommen Hühner auch nicht in den großen Bio-Mastbetrieben (obwohl sie dort wenigstens auf der Wiese scharren können). Am besten und finanziell günstigsten ist es eigentlich immer, wenn Sie in der Region einen Bauernhof oder einen kleinen Viehzüchter ausfindig machen können, der noch sein eigenes Futter produziert und ansonsten Weidehaltung betreibt. Manchmal haben solche Betriebe sowieso Hofläden oder sogar eine Niederlassung in der Stadt. Vielleicht können Sie ja sogar in Ihrer Region einen Bauern für Weidehaltung begeistern! „Mein" Weidebauer vor Ort kann sich vor Nachfrage kaum retten, seit er zwei Fleischereifilialen in der Stadt eröffnet hat. Dies gibt mir Hoffnung, dass immer mehr Menschen heutzutage die artgerechte Tierhaltung wertschätzen und fördern.

Vorsicht, Nebenwirkungen!

Für viele Paleolaner ist Paleo nach einer Weile nicht nur eine Ernährungsform, sondern ein Lebensstil. Man setzt bei allen Anschaffungen auf Nachhaltigkeit oder stellt sogar Dinge wie Seifen und Kosmetika selber her. Man fängt an, im Garten statt Rasen Gemüse auszusäen. Wer keinen Garten hat, beginnt, nach einem Kleingarten Ausschau zu halten. Man denkt über Kleinviehhaltung nach und tut sich mit anderen zusammen, um diese zu realisieren. Oder man träumt sogar vom eigenen Selbstversorgerhof und schmiedet Pläne zur Gründung einer Paleo-Kommune auf dem Land.

Die Beschäftigung mit einer Ernährung, die der Natur des Menschen möglichst gerecht wird, erstreckt sich schnell auf andere Lebensbereiche und macht Lust auf naturnahes Handeln im Allgemeinen. Man möchte selbst in Fühlung stehen mit dem Wachsen und Werden unserer Nahrungsquellen und kein abstraktes Verhältnis mehr zu ihnen haben.

SCHLUSSWORT

Bevor ich den theoretischen Teil abschließe und Ihnen ein paar Quellen zum Bezug von Lebensmitteln sowie Kochtipps an die Hand gebe, möchte ich noch ein paar abschließende Worte zu Papier bringen. Ich hoffe, dass Sie sich über einige biologische Zusammenhänge informierter fühlen als vor der Lektüre und keine Scheu haben, sich auch zukünftig weiter zu informieren. Falls Sie in ärztlicher Behandlung sein sollten, ist es immer gut, ein mündiger Patient zu sein. Das macht das Leben Ihres Arztes nicht unbedingt einfacher, aber das soll nicht Ihr Problem sein, denn es geht um Ihre Gesundheit, Ihr Leben. Ich hoffe außerdem, dass Sie zukünftig vollmundigen Behauptungen irgendwelcher Krankenkassen-Zeitschriften oder auch seriöser Publikationen bezüglich „eindeutig erwiesener Zusammenhänge" eine gesunde Skepsis entgegenbringen, falls Sie das nicht schon immer getan haben. Wenn es mal wieder heißt, „internationale Experten sind sich einig", dann können Sie sich schon mal sicher sein, dass das gelogen ist. (Im Magazin meiner Krankenkasse steht diesen Monat, dass internationale Experten der DGE zustimmen, dass die Low-Fat-Ernährung die gesündeste ist; dabei steht die DGE damit bald auf verlorenem Posten.) Und auch wenn mal wieder ein völlig unabhängiges Forschungsinstitut unter der Leitung von Dr. Oetker et al. zweifelsfrei feststellt, dass Pudding die Lebenserwartung verlängert, dann werden Sie sicher mit dem Paleo-Fernglas erkennen, dass das nur Blödsinn sein kann. Es ist immer gut, die Quellen jeder Behauptung sorgsam zu prüfen. Ich selbst versichere Ihnen, dass ich keinen Deal mit irgendeiner Gemüsebauern- oder Weiderinderzüchtervereinigung habe. Aber bitte, Sie dürfen das gerne nachprüfen! Richtig so.

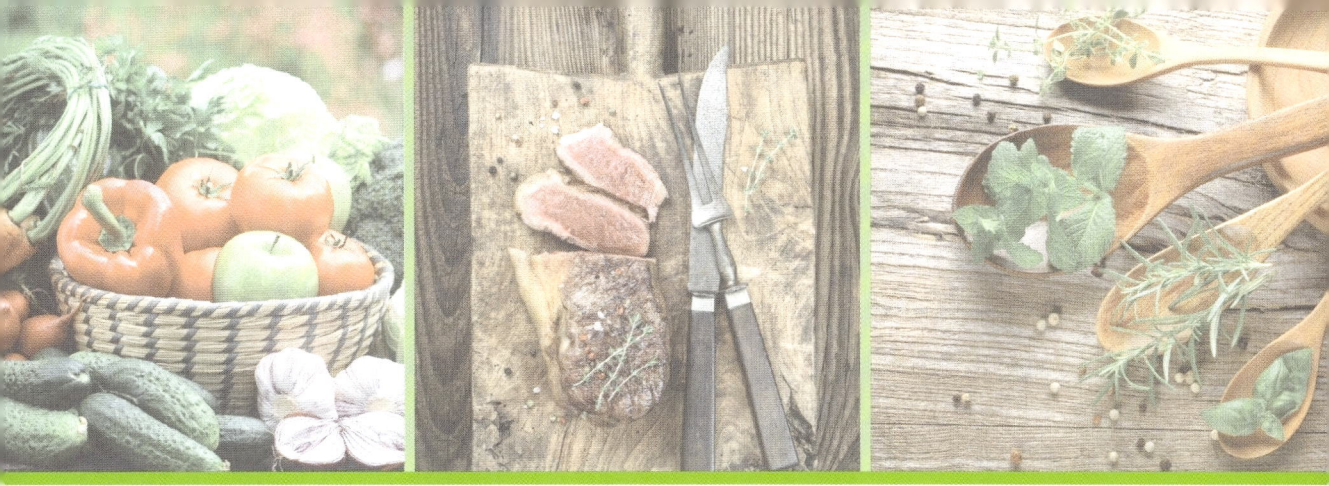

KOCHTIPPS

Die folgenden Rezepte sind mehr Anregungen als streng zu befolgende Anweisungen. Die meisten Gerichte sind auch eher einfach und können je nach Belieben verändert oder verfeinert werden.

Das Ziel dieses Kapitels ist es, dem Paleo-Neuling ein paar Basics zu zeigen, die man immer wieder braucht, sowie Zubereitungsideen mit auf den Weg zu geben.

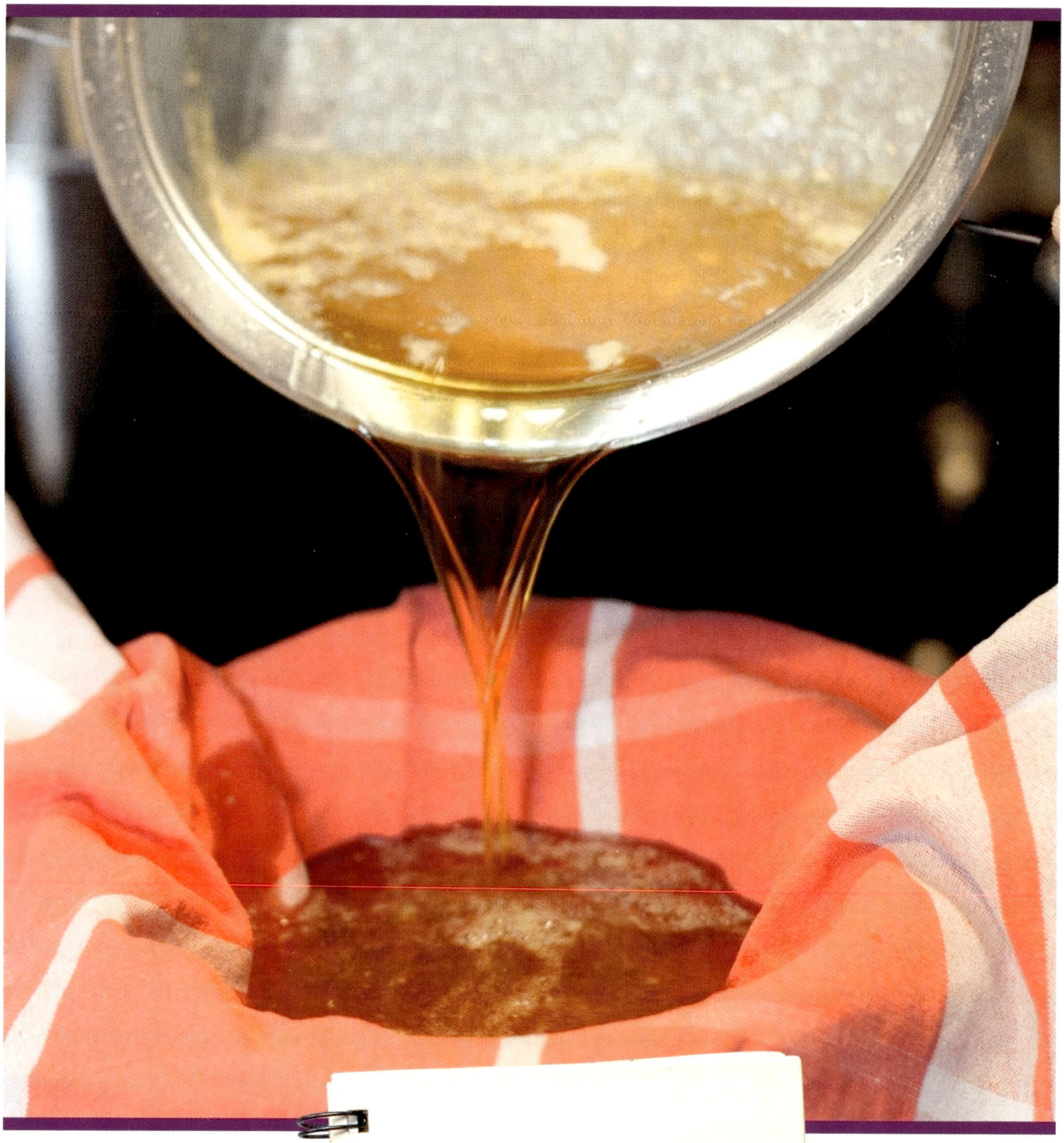

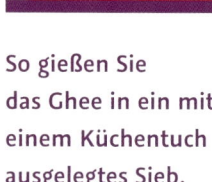

So gießen Sie
das Ghee in ein mit
einem Küchentuch
ausgelegtes Sieb.

ZUTATEN

circa 2 kg Butter

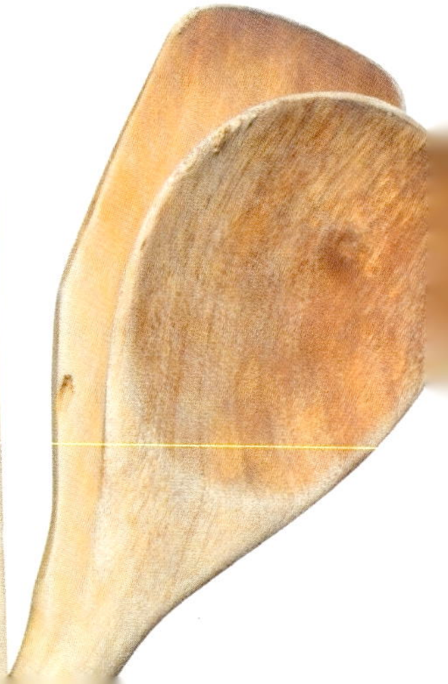

BASICS

GHEE

Ghee (Aussprache: „Gi") zu machen, ist eine stetig wiederkehrende Aufgabe. Ich mache immer drei große Gläser auf Vorrat, dafür brauche ich sieben Packungen Butter, also fast 2 kg. Man kann natürlich auch mehr oder weniger machen, an der Zubereitung ändert dies nichts. Ich nehme Schraubgläser, die Sorte, in der man zum Beispiel Salzheringe kauft. Diese sollten sehr sauber sein, um jegliches Schimmelrisiko auszuschließen.

ZUBEREITUNG

1. Stellen Sie einen großen Topf mit schwerem Boden bei niedriger Hitze auf den Herd. Schneiden Sie die Butter in grobe Stücke, ungefähr jeden Block in 8 Stücke, und geben Sie diese nach und nach in den Topf.

2. Warten Sie, bis die Butter vollständig geschmolzen ist. Rühren Sie ab und zu mit einem Holzlöffel um.

3. Wenn der gesamte Topfinhalt flüssig ist, schalten Sie die Hitze hoch. Lassen Sie die Butter kurz heftig aufkochen – sie wird kräftig blubbern. Warten Sie eine Minute ab, dann stellen Sie die Hitze wieder niedrig ein.

4. Ab jetzt nicht mehr rühren. Die Butter muss nun ca. 45 bis 60 Minuten leise vor sich hin köcheln. Sie sollten ungefähr alle 10 Minuten einmal einen Blick auf den Topf werfen, um zu sehen, ob dies der Fall ist. In dieser Zeit verdampft das Wasser, und das Milcheiweiß setzt sich am Topfboden ab.

5. Den Schaum auf der Butter können Sie abschöpfen, aber das muss nicht sein, denn der verschwindet gegen Ende fast völlig. Erst wenn die Flüssigkeit ganz klar ist und Sie ohne Probleme den Topfboden sehen können, ist das Ghee fertig.

6. Stellen Sie eine große, hitzebeständige Schüssel auf die Arbeitsplatte. Am praktischsten ist es, wenn diese einen Ausguss hat. Hinein kommt ein Sieb, das gut in bzw. auf der Schüssel hält. In dieses legen Sie ein sauberes Küchentuch. Gießen Sie nun das Ghee langsam durch das Sieb. Das Küchentuch hält kleine Milcheiweißpartikel auf, die noch herumschwimmen.

7. Wenn das gesamte Ghee durchgelaufen ist, sollten Sie es direkt in die Gläser füllen und diese verschließen – je heißer, desto besser, denn die Hitze tötet im Glas verbliebene Keime ab. Fertig! Nun lassen Sie das Ghee einfach stehen. Nach circa 12 Stunden ist es undurchsichtig und hart. Sie brauchen es nicht in den Kühlschrank zu stellen.
Viele stellen das Ghee auch dann nicht in den Kühlschrank, wenn es angebrochen ist, ich mache das aber doch. Schließlich enthält Ghee aus Weidemilch viel Omega 3, und das ist im Kühlschrank besser vor Oxidation geschützt.

KNOCHENBRÜHE

Knochenbrühe ist ein bewährtes Mittel gegen Erkältung und so ziemlich jedes andere Zipperlein. Dieses bewährte Rezept war lange Zeit in Vergessenheit geraten und erlebt, wie so viele alte Hausmittel, gerade ein Comeback. Knochenbrühe ist sehr nahrhaft und leicht verdaulich, außerdem werden ihr aufgrund der vielen enthaltenen Gelatine darmheilende Eigenschaften nachgesagt. Man kann sie auf Vorrat machen und einfrieren oder auch in Gläsern einkochen. Knochenbrühe existiert in unendlich vielen Varianten. Man kann sie wirklich nur aus Knochen, ganz ohne Fleisch, kochen, und sie dann sehr stark reduzieren, also viel Wasser verdampfen lassen, sodass der Rest stark konzentriert ist. Dann kann man sie zum Beispiel in Eiswürfelbehälter füllen und diese einfrieren – so hat man jederzeit „Brühwürfel" zur Verfügung, die man für Soßen oder Suppen verwenden kann. Für viele Paleolaner gehört zum Frühstück eine Tasse Knochenbrühe, auch dafür ist diese Art der Bevorratung praktisch. Die Garzeit variiert ebenfalls sehr stark von Rezept zu Rezept. Manche kochen die Knochen über 24 Stunden oder länger, teilweise im Slow Cooker (ein elektrisches Kochgerät mit sehr niedrigen Temperaturen). Meine Knochenbrühe ist mit Fleisch und schmeckt am besten, wenn man sie „nur" 4 bis 5 Stunden kochen lässt.

ZUBEREITUNG

1. Schälen Sie die Möhren und schneiden Sie sie in Scheiben. Den Knollensellerie ebenfalls schälen und in kleine Würfel schneiden.

2. In einem großen Topf (Fassungsvermögen möglichst 6 l oder mehr) bei mittlerer Hitze etwas Ghee zum Schmelzen bringen. Dann geben Sie das Gemüse hinzu und braten dieses circa 5 Minuten an. Währenddessen können Sie im Wasserkocher so viel Wasser wie möglich zum Kochen bringen.

3. Legen Sie die Beinscheiben und die Markknochen in den Topf und geben Sie das kochende Wasser behutsam dazu. Wiederholen Sie die Prozedur, bis ungefähr 4 l Wasser im Topf sind, allerdings sollte der Topf nicht zu mehr als drei Viertel voll sein. Zuletzt kommt noch ein Schuss Essig ins Kochwasser – dieser soll den Knochen zusätzliche Mineralien entlocken. Zu diesem Zeitpunkt noch nicht salzen.

4. Wenn das Wasser lebhaft kocht, drehen Sie die Hitze niedrig und legen Sie den Deckel auf. Die Suppe darf nun 4 bis 5 Stunden köcheln. Ab und zu sollten Sie kontrollieren, ob die Hitze noch zum Köcheln ausreicht beziehungsweise ob es nicht zu sehr kocht. Ist dies der Fall, kann die Suppe leicht überkochen, und das ist gerade am Anfang nicht sehr appetitlich, da zu diesem Zeitpunkt viel Eiweißschaum auf dem Kochwasser schwimmt.

5. Ungefähr eine halbe Stunde bevor die Garzeit um ist, können Sie salzen. Geben Sie erst 2 TL Salz zum Kochwasser und schmecken Sie dann nach ein paar Minuten ab.

6. Nach Ende der Garzeit müsste das Fleisch praktisch zerfallen. Falls noch größere Brocken dabei sind, können Sie diese vor dem Essen in mundgerechte Stücke schneiden.

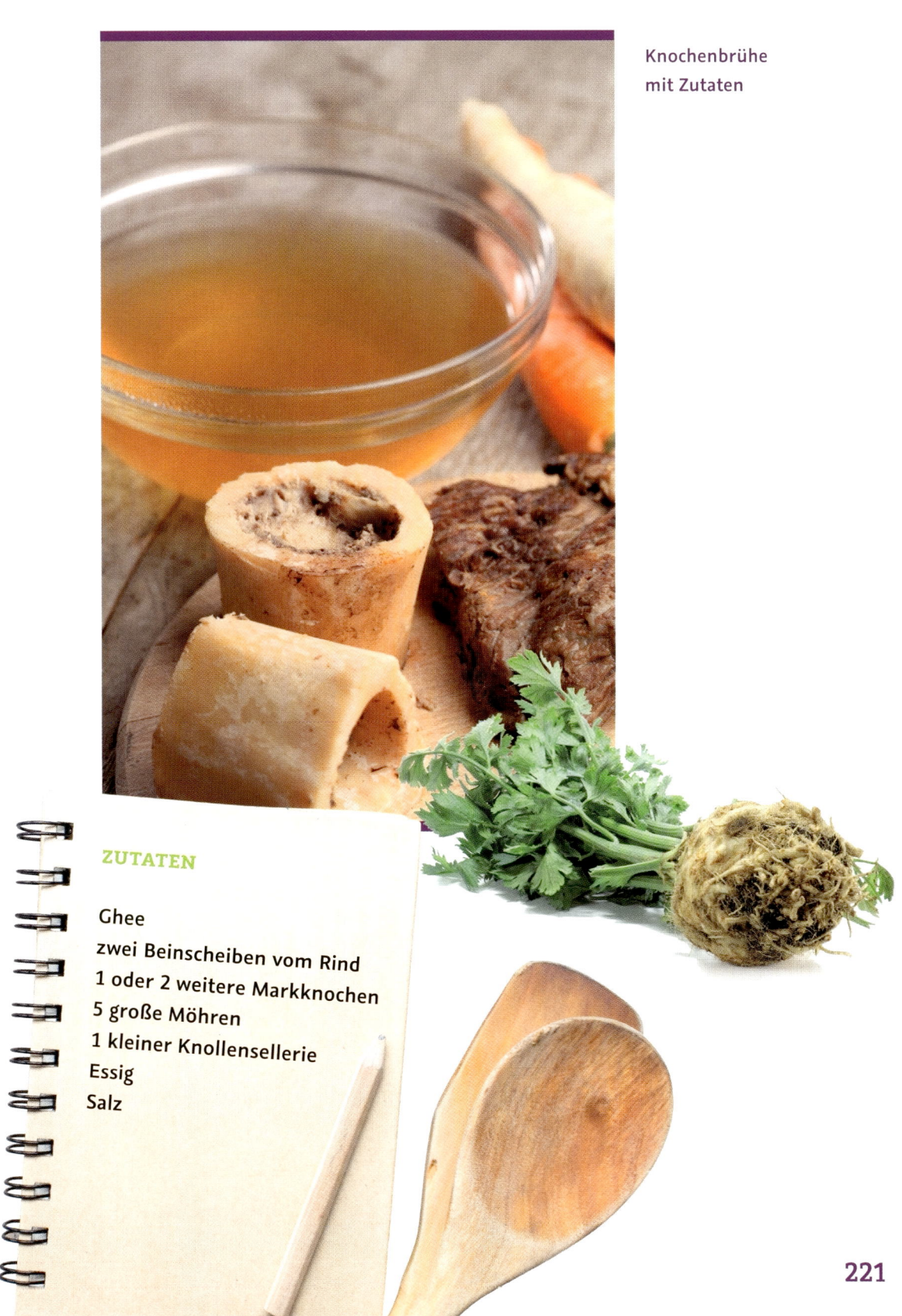

ZUTATEN

Ghee
zwei Beinscheiben vom Rind
1 oder 2 weitere Markknochen
5 große Möhren
1 kleiner Knollensellerie
Essig
Salz

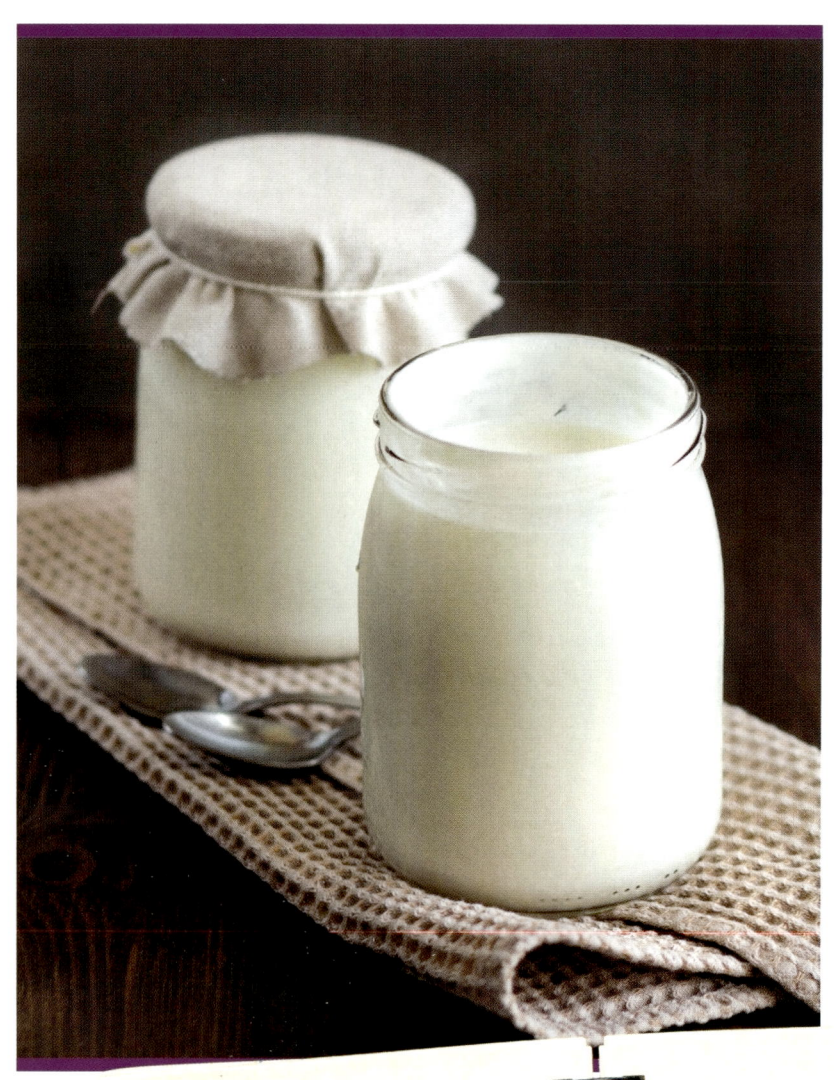

Selbst gemachter
Joghurt

TIPP:

Aus dem Joghurt lässt sich auch
ganz leicht ein Ersatz für Frischkäse
herstellen. Dafür legen Sie einfach
ein Sieb mit einem sauberen
Küchentuch aus und kippen ca. 500
g selbst gemachten Joghurt hinein.
Das Ganze lassen Sie etwa
3 Stunden stehen.

In dieser Zeit läuft die Molke
ab und zurück bleiben die festen
Bestandteile des Joghurts.
Diese können Sie noch nach
Geschmack salzen und dann
in Rezepten verwenden,
in denen Frischkäse
vorkommt.

JOGHURT

Milchprodukte wie Joghurt sind ja eine Grauzone in der Paleo-Ernährung, aber bei den Paleolanern, die gerne Milchprodukte essen, ist die Herstellung von eigenem Joghurt beliebt. Um den Joghurt auf natürliche Weise laktosefrei zu bekommen, muss er 24 Stunden lang fermentieren, und so gibt es ihn eben nicht zu kaufen. Als Starter nehme ich einen Bio-Vollfett-Naturjoghurt aus dem Supermarkt ohne Zusätze. Wählt man die Bio-Eigenmarke der Supermarktketten, enthält dieser Joghurt meistens die Standard-Joghurtkulturen Streptococcus thermophilus und Lactobacillus bulgaricus und weiter nichts. Andere Joghurts enthalten oft zusätzlich Bifidobakterien und/oder Lactobacillus acidophilus. Man muss einfach ausprobieren, was einem am besten schmeckt und vielleicht auch, was man am besten verträgt. Der Trick bei der Joghurtherstellung ist einfach nur die richtige Temperatur. Diese sollte zwischen 35 und 45 Grad liegen, und zwar für eine Dauer von nicht unter 6 Stunden. Dafür kann man einen Joghurtbereiter verwenden oder den Ofen. Ich beschreibe hier die Herstellung laktosefreien Joghurts im Ofen. Da die Fetttröpfchen bei H-Milch so stark zerkleinert werden und ich ihre Verträglichkeit daher kritisch sehe, verwende ich Frischmilch, obwohl H-Milch mir das Abkochen ersparen würde.

ZUTATEN (für circa 1 l Joghurt):
1 kleiner Becher Joghurt (150 g)
1 l Bio-Frischmilch

ZUBEREITUNG
1. Die Frischmilch in einen Topf füllen und auf dem Herd zum Kochen bringen. Vorsicht, dass sie nicht überkocht. Sie soll 5 Minuten lang eine Hitze von 70 Grad halten, dann ist sie gründlich abgekocht und es können keine Bakterien mit der Starterkultur konkurrieren (in dem Falle würde der Joghurt wässrig).
2. Den Milchtopf zum Abkühlen in eine Schüssel mit kaltem Wasser stellen.
3. Den Starter-Joghurt zur Milch geben und mit dem Schneebesen gründlich unterrühren.
4. Das Gemisch in Joghurtgläser füllen oder im Topf in den Ofen stellen. Als Wärmequelle stellen Sie nur die Lampe des Ofens an. Nach 24 Stunden ist die Laktose komplett verstoffwechselt und der Joghurt ist laktosefrei. Genießen Sie ihn pur, mit Honig oder selbst gemachter Marmelade (siehe Rezept).

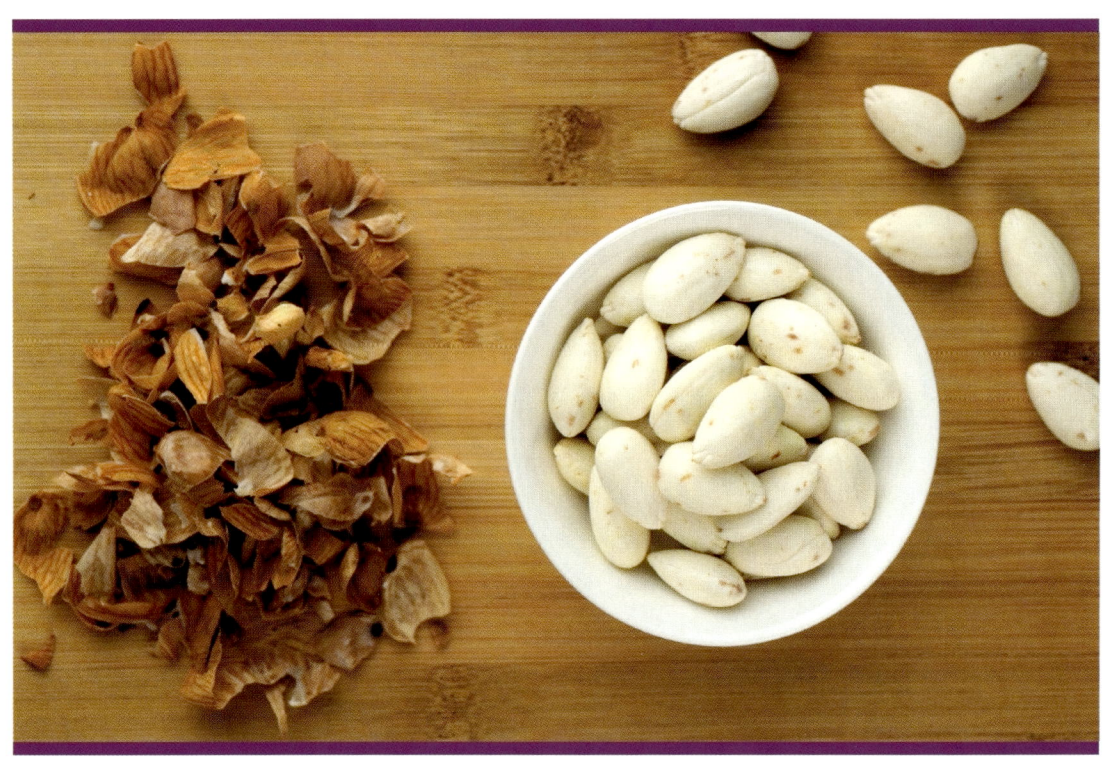

Gehäutete Mandeln, nachdem sie zuvor im Wasser eingeweicht wurden.

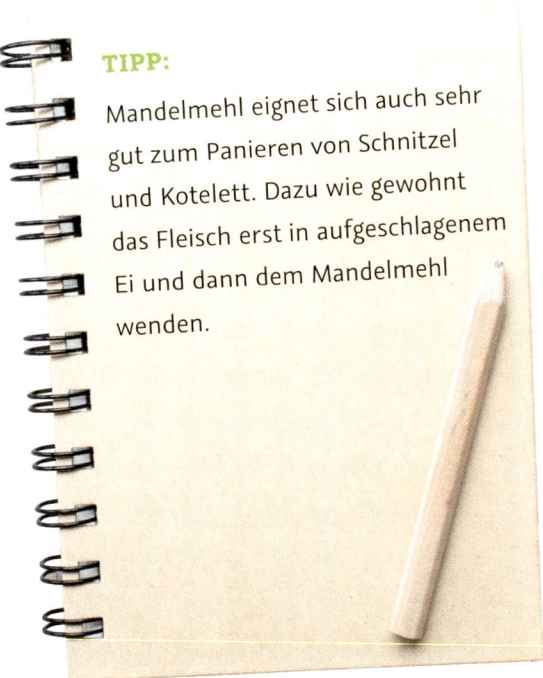

TIPP:

Mandelmehl eignet sich auch sehr gut zum Panieren von Schnitzel und Kotelett. Dazu wie gewohnt das Fleisch erst in aufgeschlagenem Ei und dann dem Mandelmehl wenden.

MANDELN EINWEICHEN

Wozu sollte man Mandeln einweichen? Zum Beispiel, um daraus in einem zweiten Schritt Mandelmilch und Mandelmehl zu machen. Oder auch, um besonders lektinarme gemahlene Mandeln selber herzustellen – so zubereitet gibt es sie nämlich nirgendwo zu kaufen.

ZUTATEN

Mandeln ohne Schale, aber mit Haut

ZUBEREITUNG

1. Die Mandeln in eine große Schüssel geben und ungefähr doppelt so hoch mit Leitungswasser auffüllen.

2. Die Mandeln 12 Stunden einweichen lassen, dann das Wasser abgießen.

3. Jetzt werden die Mandeln enthäutet. Das ist viel einfacher, als man auf den ersten Blick vermutet – bei einer gewissen Menge aber trotzdem zeitaufwendig. Nehmen Sie eine Mandel zwischen Daumen und Zeigefinger und drücken Sie kräftig. Die nackte Mandel „schießt" an der spitzen Seite regelrecht aus ihrer Haut. Also Vorsicht, dass Sie niemanden damit bombardieren.

4. Wenn Sie die Mandeln mahlen wollen, müssen Sie sie vorher wieder gründlich trocknen, damit sie nicht schimmeln. Trocknen Sie sie dazu bei 50 Grad über Nacht im Ofen oder, falls vorhanden, im Dörrgerät. Das Trocknen nimmt circa 12 Stunden in Anspruch.

MANDELMILCH UND MANDELMEHL

Mandelmilch und Mandelmehl stellt man immer gleichzeitig her, weil das eine beim anderen anfällt. Mandelmilch ist ein leckeres Getränk, das man noch mit Honig und Zimt verfeinern kann. Das Mandelmehl können Sie gut zum Backen verwenden. Allerdings Vorsicht: Wenn in amerikanischen Rezepten von „almond flour" die Rede ist, sind gemahlene Mandeln gemeint. Dadurch, dass es entölt ist, hat Mandelmehl jedoch ganz andere Backeigenschaften. Sie bräuchten weniger davon und dafür mehr Fett. Die Backeigenschaften sind eher mit Kokosmehl, also „coconut flour" vergleichbar. Dieses ist ebenfalls entölt.
Für dieses Rezept braucht man die eingeweichten und gehäuteten Mandeln aus dem vorigen Rezept, und zwar im noch feuchten Zustand. Da die Mandeln in den Mixer müssen und der Mixerbecher in der Regel sowieso Maßstriche für das Volumen besitzt, verwende ich hier auch bei den Mandeln Volumenangaben. Zur Orientierung: 800 ml eingeweichte Mandeln entsprechen einem Ausgangsmaterial von ungefähr 350 g uneingeweichten Mandeln.

ZUTATEN (für 1 l Mandelmilch):

800 ml eingeweichte, gehäutete Mandeln
400 ml Wasser

ZUBEREITUNG

1. Die Mandeln und das Wasser in den Mixer geben und diesen so lange betätigen, bis die Mandeln komplett zerkleinert sind und das Wasser weiß aussieht.
2. Ein Sieb in einer Schüssel einhängen und dieses mit einer Mullwindel oder, falls vorhanden, einem Käseleinen auslegen. Zur Not geht auch ein großporiges Küchentuch. Die Mandelmilch langsam in das Sieb abgießen. Wenn der Fluss ins Stocken gerät, das abgelagerte Mandelmehl mit einem Teelöffel ein wenig von der Tuchmitte wegschaben.
3. Wenn alles abgegossen ist, nehmen Sie das Tuch aus dem Sieb und drücken Sie es vorsichtig aus. Nun das Mandelmehl entweder auf ein Backblech oder, falls vorhanden, auf die entsprechenden Vorrichtungen Ihres Dörrgeräts gleichmäßig auftragen. Wenn Sie den Ofen benutzen, lassen Sie das Mandelmehl bei 50 Grad über Nacht im Ofen trocknen. Wahrscheinlich dauert es etwa 12 Stunden, bis es ganz trocken ist. Eine gründliche Trocknung ist sehr wichtig, um Schimmelgefahr auszuschließen.

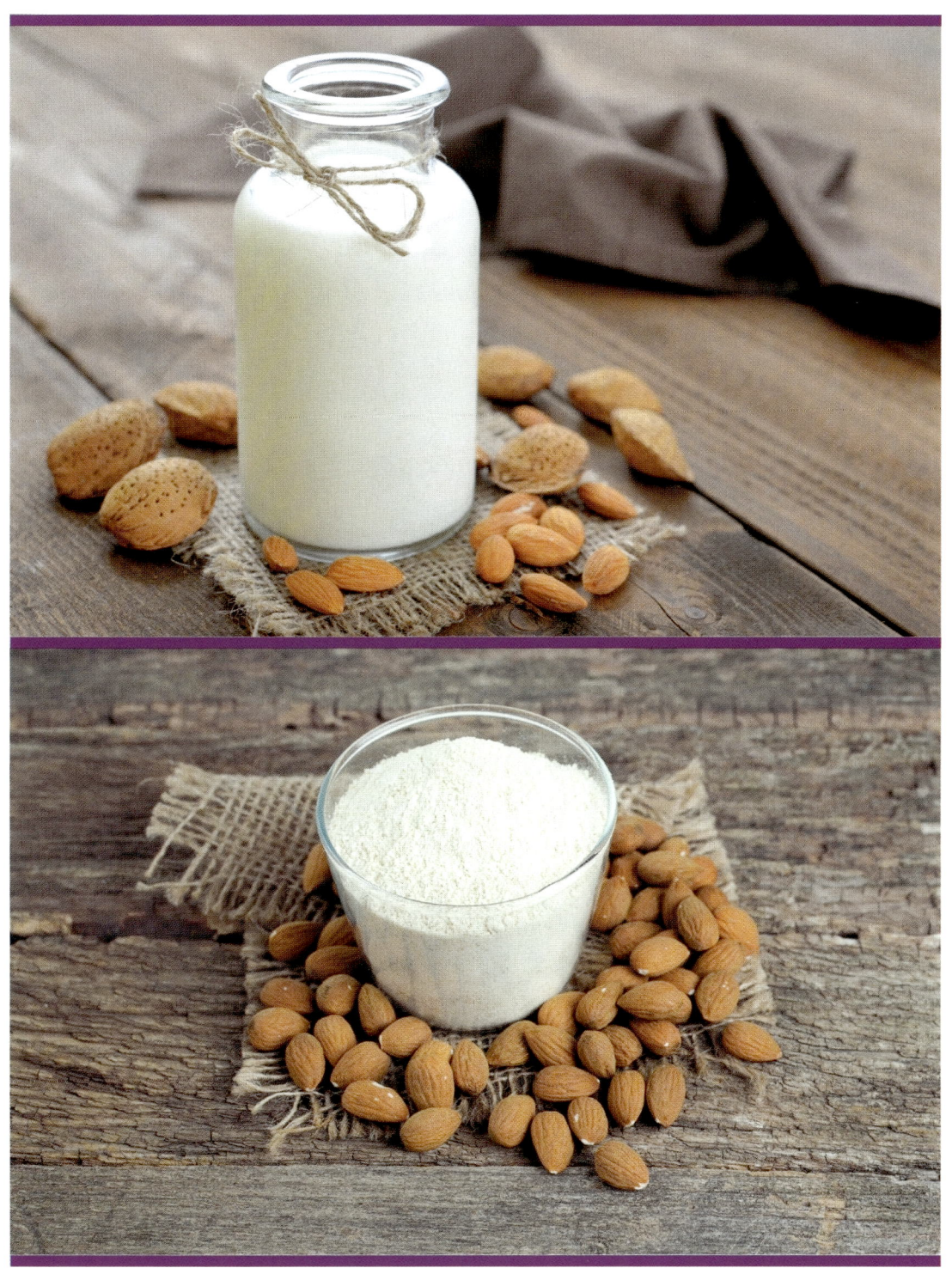

Gemahlene Mandeln und Mandelmilch

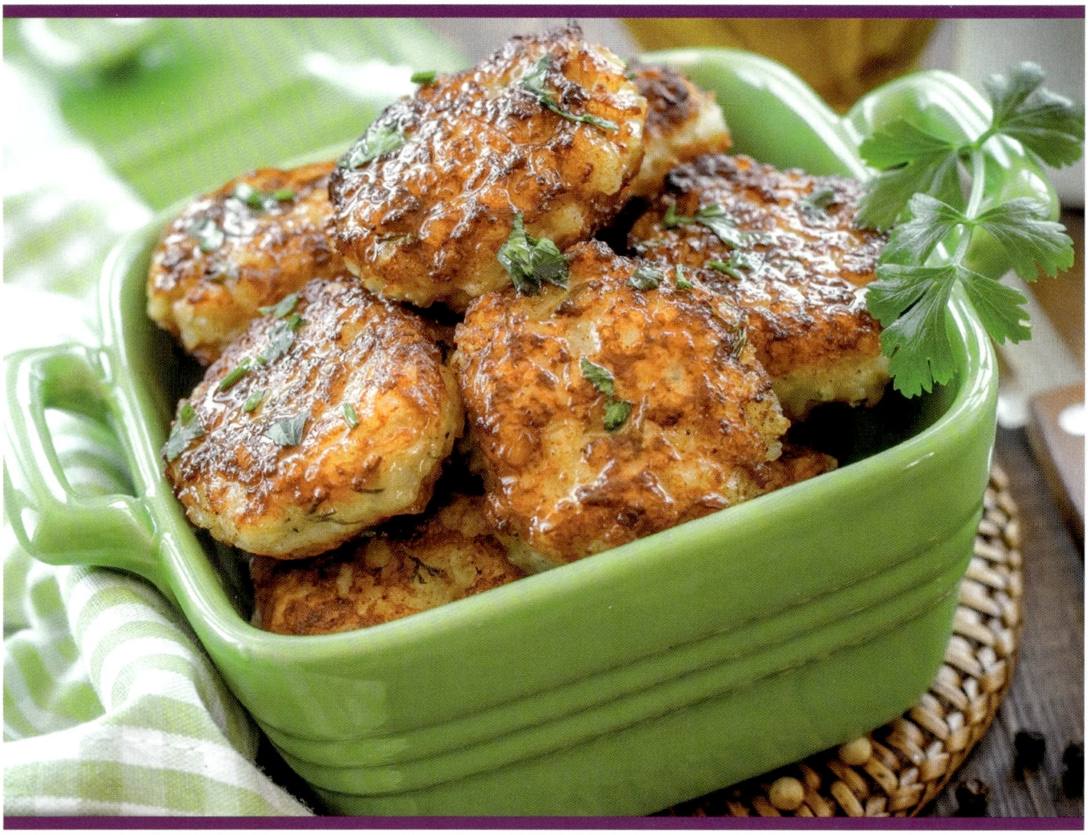

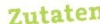

Fertige Frühstücksklopse

Zutaten

1 kg Schweinehackfleisch
ca. 1 ½ TL Salz
etwas Pfeffer aus der Mühle
½ TL gemahlener Zimt
½ TL Fenchelsamen, gemörsert
3 Kugeln Piment, gemörsert

¼ TL gemahlene Nelken
1 TL getrockneter Thymian
1 Zehe Knoblauch, durch die
Knoblauchpresse gedrückt
2 TL Honig
Bratfett

HERZHAFTES

FRÜHSTÜCKSKLOPSE AUS SCHWEINEFLEISCH

Diese Frühstücksklopse werden in den USA „breakfast sausages" genannt, weil dort alles eine sausage ist, was aus gewürztem und gegartem Hack besteht. Wer sich Fleisch zum Frühstück nicht vorstellen kann – mit diesen Klopsen klappt's bestimmt. Kein Wunder, dass breakfast sausages in Amerika auch bei Nichtpaleolanern beliebt sind. Die fertigen Klopse friere ich ein, nehme morgens oft einen oder zwei aus der Tiefkühltruhe und wärme sie auf.

ZUBEREITUNG:

1. Das Hackfleisch in eine große Schüssel geben, in der Mitte eine Kuhle formen, alle Zutaten hineingeben, mit den Händen verrühren beziehungsweise verkneten, bis alles gut verteilt ist.

2. Formen Sie gleich große Kugeln aus dem Hackfleisch und drücken Sie diese leicht platt.

3. Stellen Sie eine große Pfanne auf den Herd, erhitzen Sie die Kochstelle auf eine mittlere Temperatur und schmelzen Sie darin ein Bratfett Ihrer Wahl (ich bevorzuge für dieses Rezept Ghee), sodass der Boden bedeckt ist.

4. Legen Sie die Klopse hinein, aber so, dass sie etwas Platz haben (sie dürfen sich nicht berühren, sonst werden sie nicht gut gar). Wenn die Seiten nicht mehr rot, sondern grau-braun sind, ist es Zeit zu wenden. Die Klopse sollten auf beiden Seiten leicht angebräunt sein. Zum Test ist es ratsam, einen Klops aufzuschneiden, um sicherzugehen, dass er auch innen durchgegart ist.

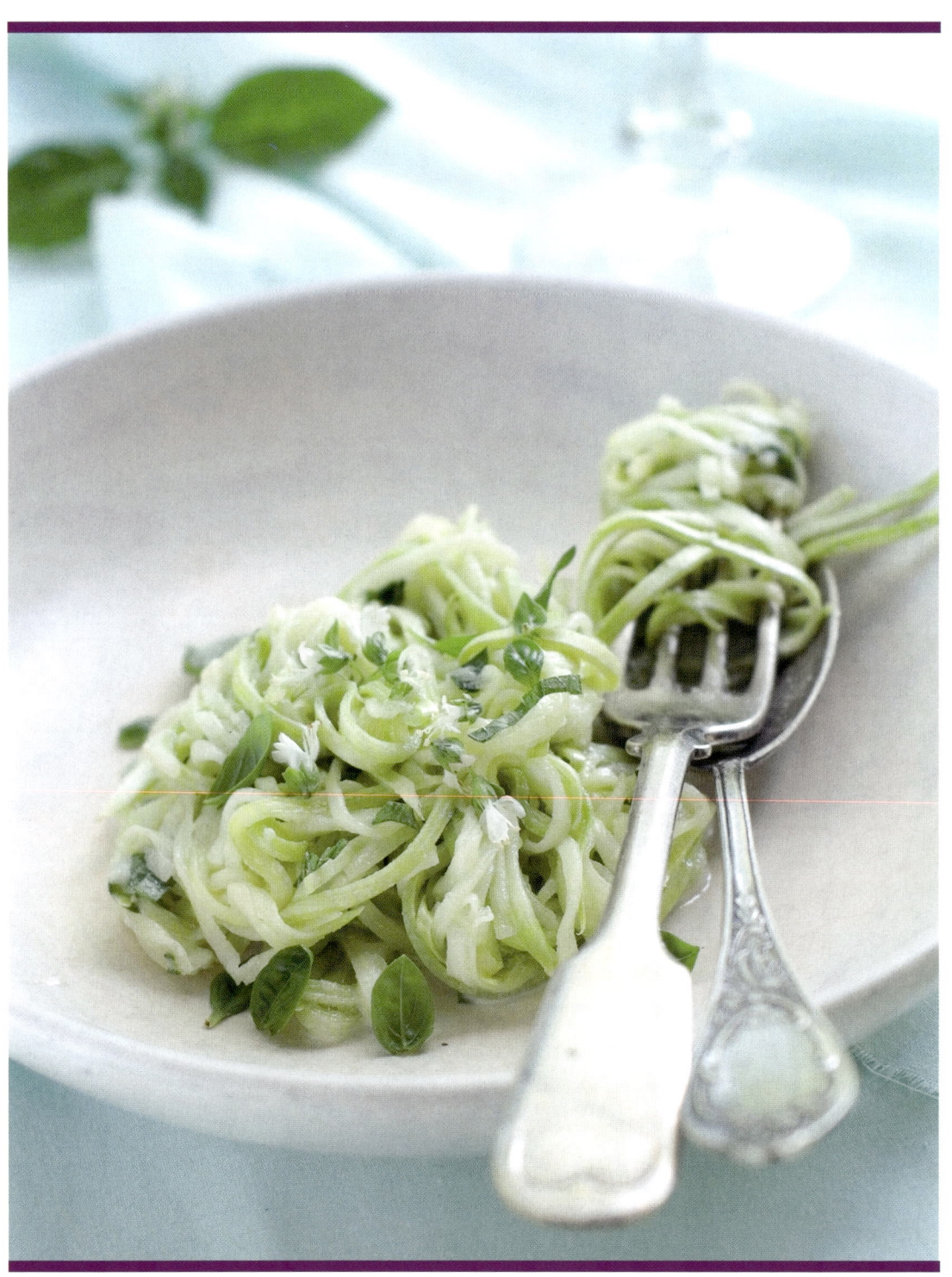

Zucchini-Nudeln

ZUCCHINI-NUDELN

Diese „Nudeln" sind perfekt für alle, die nach der Umstellung auf Paleo nicht wissen, wohin mit ihrer geliebten Bolognese-Soße. Allerdings braucht man für diese Nudeln entweder einen Spiralschneider oder sehr viel Geduld plus einen guten Sparschäler beziehungsweise einen Julienne-Schneider. Ich habe mich für den Spiralschneider entschieden, eine nicht sehr teure und gute Investition, wie ich immer noch finde.

ZUTATEN (für 3-4 Personen)

3 möglichst gerade Zucchini, mittelgroß
(funktioniert am besten mit
Spiralschneider),

dazu alle Zutaten für eine selbst gemachte Soße, zum Beispiel alla Bolognese oder Carbonara

ZUBEREITUNG

1. Bereiten Sie in einer Pfanne Ihre Soße so weit vor, dass sie nur noch etwas köcheln oder sogar nur noch warm gehalten werden muss.

2. Die Zucchini in kleine Streifen „nudeln", entweder in Spaghetti- oder in Tagliatelle-Breite. Kinder lassen sich anfangs leichter von Zucchini-Nudeln überzeugen, wenn man vorher noch die grüne Schale entfernt – wegen der Optik und des leicht bitteren Geschmacks.

3. Falls ein Spiralschneider benutzt wurde, nun die Nudeln noch auf die gewünschte Länge bringen.

4. Geben Sie die Nudeln zu der warmen Soße in die Pfanne und bringen Sie alles zusammen für etwa eine Minute zum Köcheln. Die Nudeln werden sehr schnell „al dente". Es ist auch möglich, die Nudeln roh auf den Teller zu geben und sie erst dort mit der heißen Soße zu vermengen.

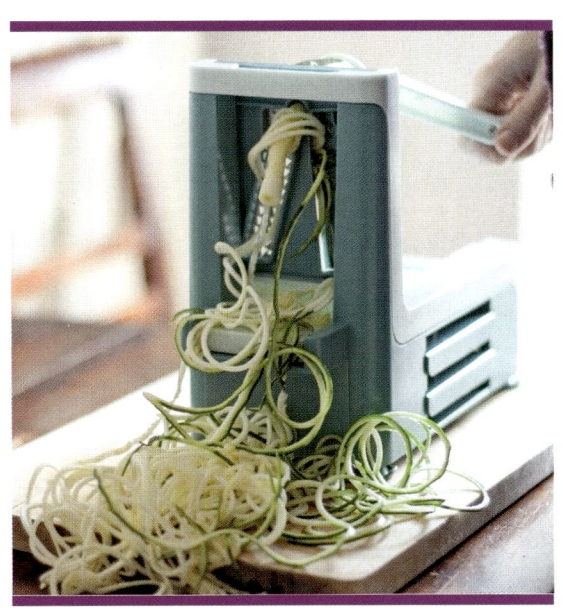

So gelingt das Nudeln mit dem Spiralschneider.

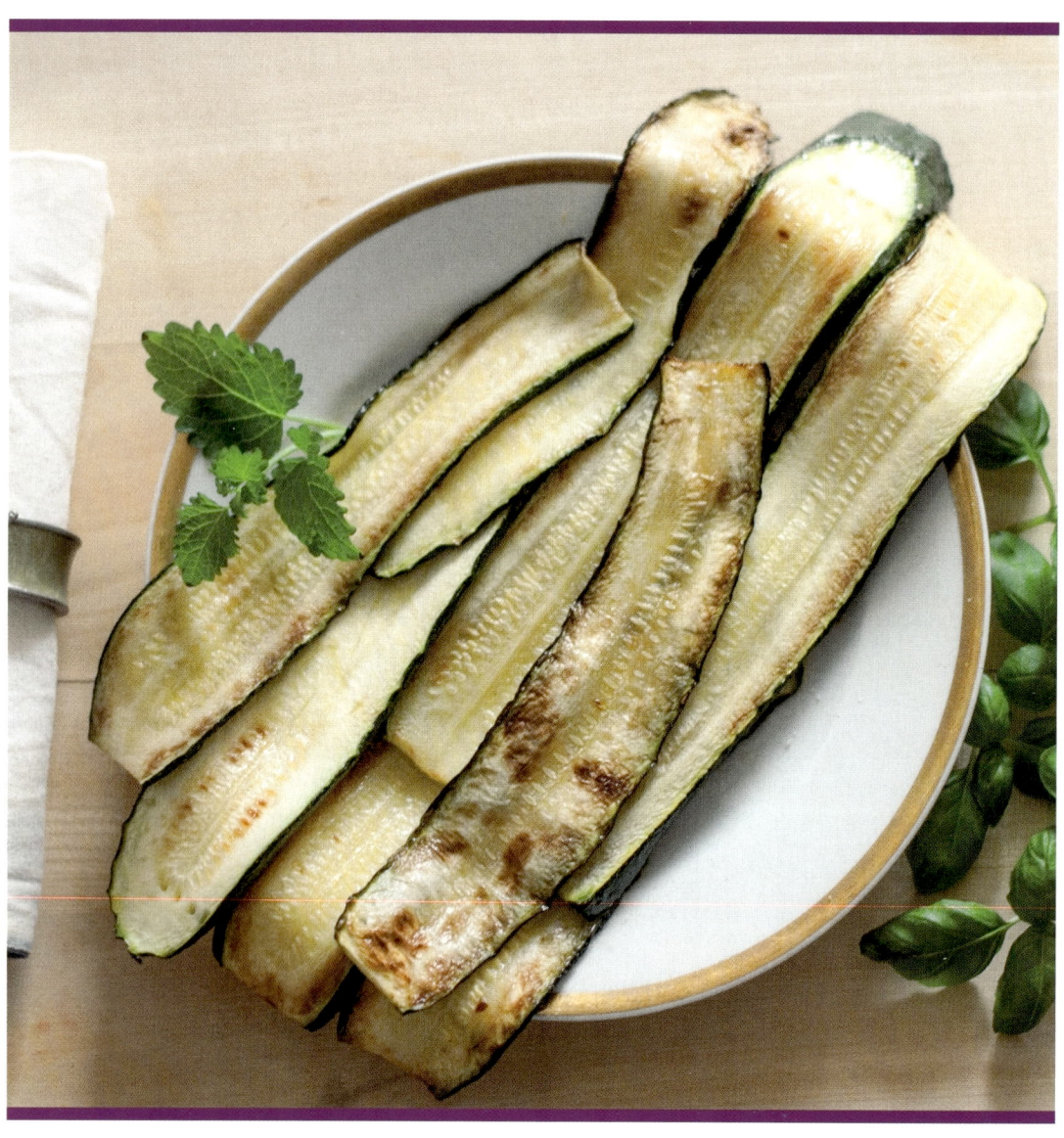

Zucchini – schnell gebraten und herzhaft

ZUCCHINI-STREIFEN

Dies ist die einfachste und beste Beilage aller Zeiten, meiner bescheidenen Meinung nach. Diese Art der Zubereitung bringt die Aromen der Zucchini völlig anders und besser zur Geltung als jede andere mir bekannte. Und das bei minimalem Aufwand.

Zutaten (für 3-4 Personen):
3 mittelgroße Zucchini
Ghee
Meersalz, mittelgrob

ZUBEREITUNG

1. Die Zucchini waschen, vom Stiel befreien und der Länge nach in etwa einen halben Zentimeter dicke Streifen schneiden.
2. In einer großen Pfanne (rechteckig wäre ideal) so viel Ghee bei mittlerer Hitze zum Schmelzen bringen, dass der Boden bedeckt ist.
3. Die Zucchini-Streifen so lange von beiden Seiten braten, bis sie weich und leicht golden sind. Ein bisschen Bräune ist auch okay, aber damit sollte man es nicht übertreiben, da die Streifen dann schnell verbrannt schmecken.
4. Fertige Zucchini-Streifen auf einen Teller legen und nach Geschmack mit Salz bestreuen. Leicht grobes Meersalz macht sich dabei am besten, da es beim Essen so schön „knuspert".

RINDERZUNGENRAGOUT

Anders als man vielleicht auf den ersten Blick erwarten würde, ist die Rinderzunge eine Delikatesse. Es handelt sich um sehr zartes und schmackhaftes Fleisch. Die Größe einer Rinderzunge variiert natürlich, aber die hier beschriebene Menge reicht bestimmt für 4 Personen. Achtung, für die Zubereitung dieses Gerichts müssen Sie ungefähr 3 Stunden einplanen, da die Rinderzunge erst von ihrer rauen Haut befreit werden muss, und dafür muss sie zunächst 2 Stunden am Stück gegart werden.

ZUTATEN

1 Rinderzunge

Salz

Pfeffer aus der Mühle

2 Lorbeerblätter, getrocknet

5 Wacholderbeeren, getrocknet

1 große Zwiebel

3 Möhren

300 g Champignons

Ghee

ZUBEREITUNG

1. Reinigen Sie die Rinderzunge mit Wasser und einer Bürste.
2. Legen Sie die Rinderzunge in einen großen Topf und geben Sie Wasser hinzu, bis der Wasserspiegel etwa 10 cm über der Rinderzunge steht. Dazu geben Sie etwa 2 gehäufte TL Salz und die Lorbeerblätter sowie die Wacholderbeeren. Bringen Sie das Wasser zum Kochen und reduzieren Sie dann die Hitze. Die Rinderzunge muss jetzt zugedeckt etwa 2 Stunden kochen.
3. Nach dieser Zeit nehmen Sie die Rinderzunge aus dem Wasser und testen, ob sie sich mit einem Kartoffelschälmesser häuten lässt. Die Haut sollte ganz leicht abgehen; ist dies nicht der Fall, muss die Zunge noch etwas länger kochen. Sobald es klappt, häuten Sie die Zunge zu Ende. Kippen Sie das Kochwasser nicht weg.
4. Schneiden Sie das Fleisch in mundgerechte Stücke.
5. Würfeln Sie die Zwiebel. Waschen und schälen Sie die Möhren und schneiden Sie sie in dünne Scheiben. Putzen Sie die Champignons und schneiden Sie diese ebenfalls in Scheiben.

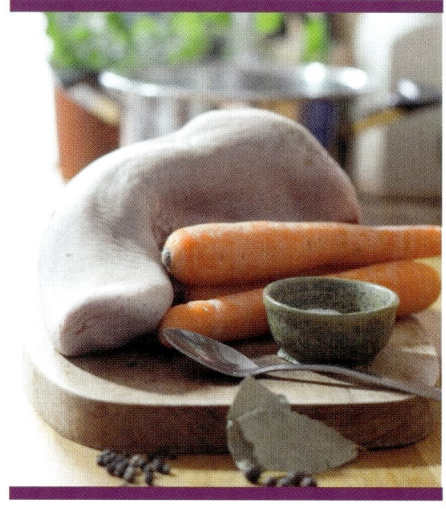

Die Zutaten für das Rinderzungenragout

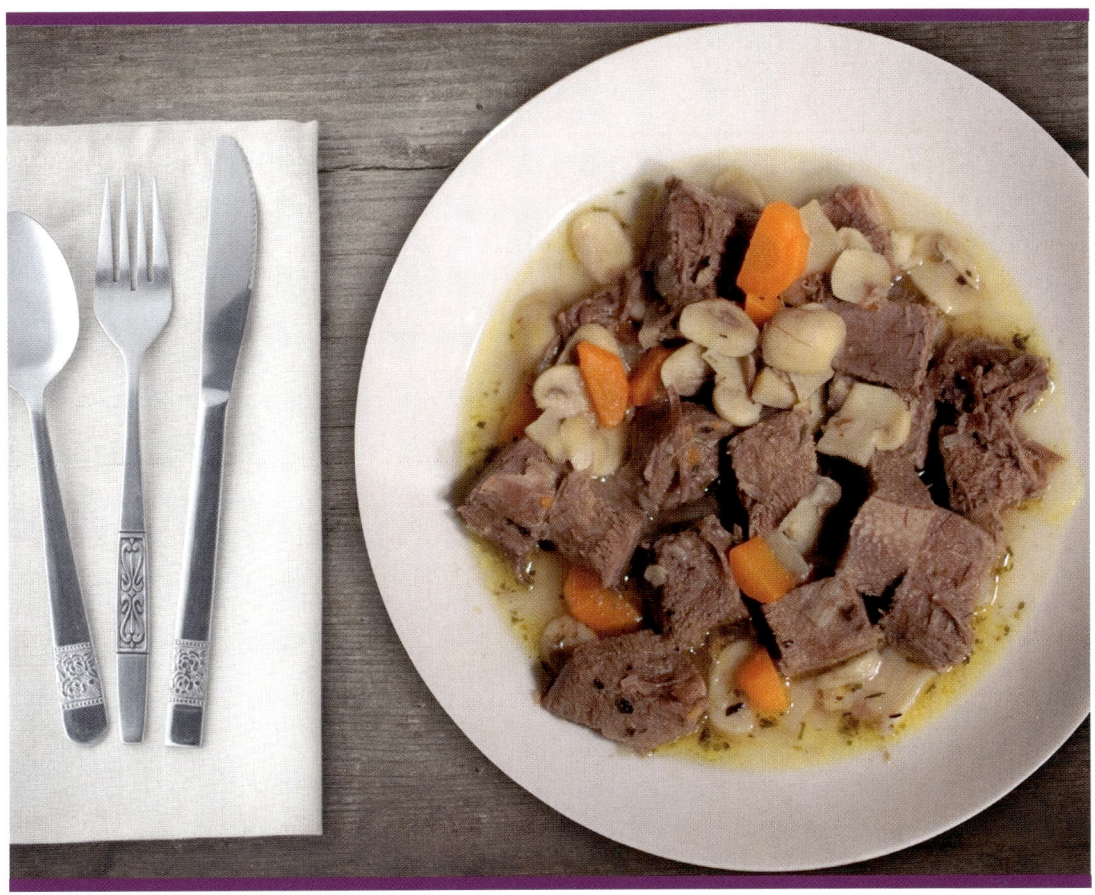

Perfekt für kühle Tage: ein deftiges Rinderzungenragout

6. Schmelzen Sie so viel Ghee bei mittlerer Hitze in einer Pfanne, dass es reichlich den Boden bedeckt.

7. Wenn das Ghee heiß ist, braten Sie die Zwiebelwürfel an, bis sie glasig sind (maximal 1 Minute).

8. Geben Sie die Möhrenscheiben und die Champignons hinzu und braten Sie diese unter häufigem Rühren für 10 Minuten. Gegen Ende dieser Zeit geben Sie 1/2 TL Salz in die Pfanne und rühren es gut unter.

9. Schöpfen Sie 200 ml von dem Kochwasser ab und geben Sie dies in die Pfanne. Geben Sie die Fleischwürfel dazu und dünsten Sie alles unter häufigem Rühren weitere 10 bis 15 Minuten. Schmecken Sie zwischendurch mit Salz und Pfeffer ab.

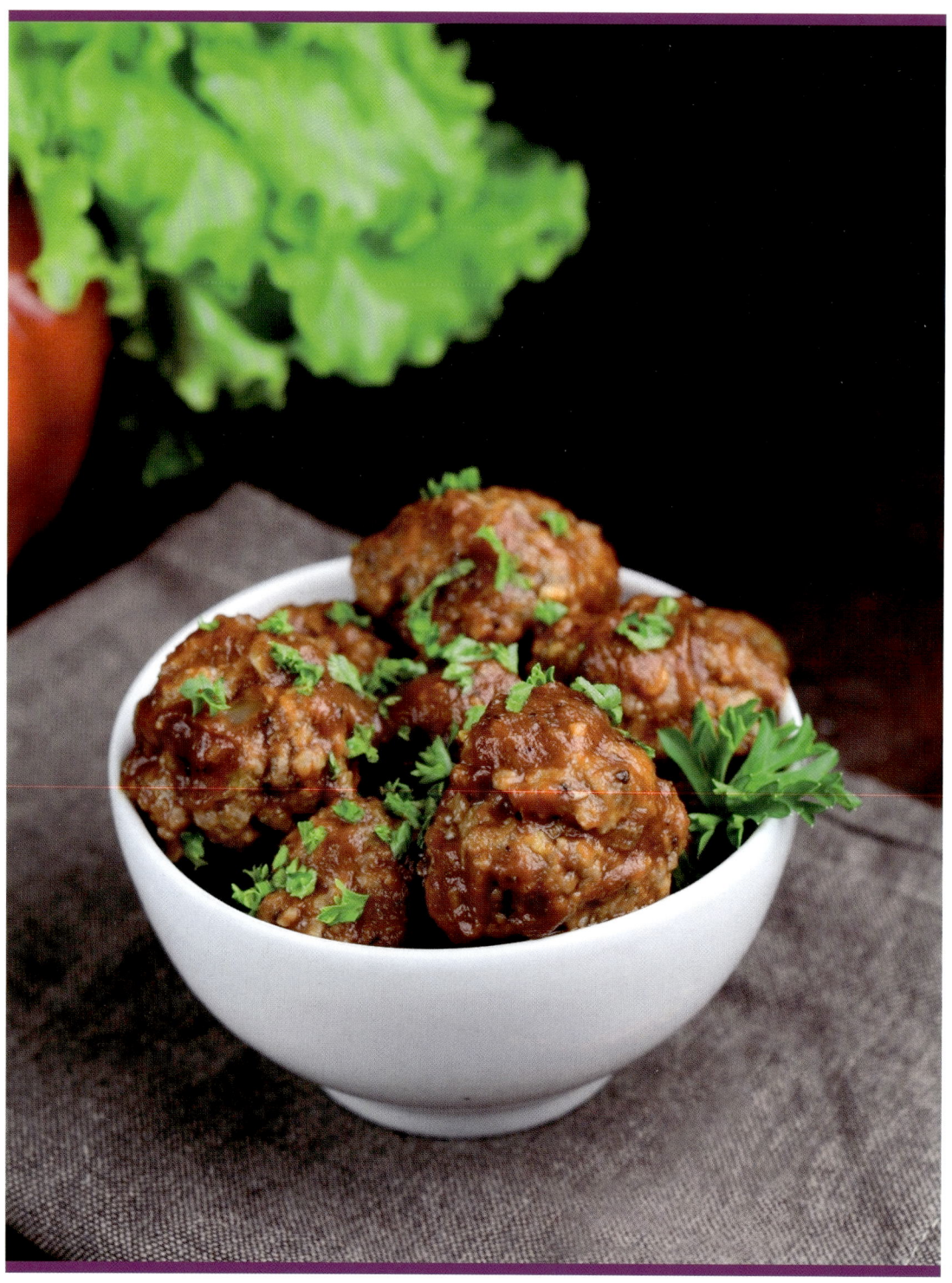

Daheim- und Unterwegs-Klopse aus Rindfleisch

MEINE DAHEIM- UND UNTERWEGS-KLOPSE AUS RINDFLEISCH

Diese Klopse liebe ich einfach und mache sie entsprechend häufig, vor allem, wenn es schnell gehen muss. Sie lassen sich auch prima mitnehmen, zum Beispiel zum Wandern, auf Ausflüge oder auch als schnelles Mittagessen für die Uni oder Arbeit, denn sie schmecken warm und kalt hervorragend.

ZUTATEN

750 g Rinderhackfleisch
circa 1 ½ TL Salz
1 gehäufter TL Koriandergrün, getrocknet

½ TL Kreuzkümmelsamen, gemahlen
etwas Pfeffer aus der Mühle
Kokosöl, duftend

ZUBEREITUNG

1. Das Hackfleisch in eine große Schüssel geben, in der Mitte eine Kuhle formen. Salz und alle Gewürze in die Kuhle hineingeben. Die Masse mit den Händen verrühren beziehungsweise verkneten, bis alles gut verteilt ist.
2. Formen Sie gleich große Kugeln aus dem Hackfleisch und drücken Sie diese leicht platt.
3. Stellen Sie eine große Pfanne auf den Herd, erhitzen Sie die Kochstelle auf eine mittlere Temperatur und schmelzen Sie darin genug Kokosöl, dass der Boden reichlich bedeckt ist.
4. Legen Sie die Klopse hinein. Sie müssen etwas Abstand zueinander haben, um gut durchzugaren. Wenn die Seiten nicht mehr rot, sondern grau-braun sind, ist es Zeit, zu wenden. Die Klopse sollten auf beiden Seiten leicht angebräunt sein. Zum Test ist es ratsam, einen Klops aufzuschneiden, um sicherzugehen, dass er auch innen durchgegart ist.

MÖHRENSUPPE NACH DR. MORO GEGEN MAGEN-DARM-INFEKTE

Diese im Mikrobiom-Kapitel beschriebene Suppe gibt es in vielen verschiedenen Abwandlungen, aber das Prinzip ist immer das gleiche: Möhren mindestens 1 Stunde kochen, dann pürieren. In meiner Variante ist Ingwer dabei, damit sie ein bisschen interessanter schmeckt. Bei Kindern würde ich den Ingwer weglassen, es sei denn, Ihr Kind ist ein ausgewiesener Ingwerfan.

ZUTATEN (für 2 Personen)
7 mittelgroße Möhren
Salz
1 Stück frischer Ingwer, ca. 1 cm lang

ZUBEREITUNG
1. Möhren waschen und schälen, in etwa 1 cm dicke Scheiben schneiden.
2. Legen Sie die Scheiben in einen mittelgroßen Topf und geben Sie etwa 2 l kaltes Wasser dazu. Bringen Sie das Wasser mit den Möhren zum Kochen. Zu diesem Zeitpunkt noch nicht salzen.
3. Wenn das Wasser kocht, reduzieren Sie die Hitze und legen Sie den Deckel auf. Die Möhren dürfen jetzt gut eine Stunde köcheln.
4. Gegen Ende der Garzeit können Sie schon einmal 2 l Wasser in den Wasserkocher geben und diesen anstellen.
5. Befreien Sie 1 cm Ingwer von seiner Haut, und raspeln Sie das Stück klein.
6. Nach Ende der Garzeit gießen Sie das Kochwasser ab und kippen Sie die Möhrenscheiben zurück in den Topf. Geben Sie etwa 200 ml des frischen kochenden Wassers sowie 2 TL Salz und die Ingwerraspeln zu den Möhren. Pürieren Sie die Möhren mit einem Pürierstab (alternativ geht es natürlich auch im Mixer). Wenn das Möhrenpüree fertig ist, kippen Sie das restliche Wasser dazu und verrühren es. Noch mit Salz abschmecken, fertig. Gute Besserung!

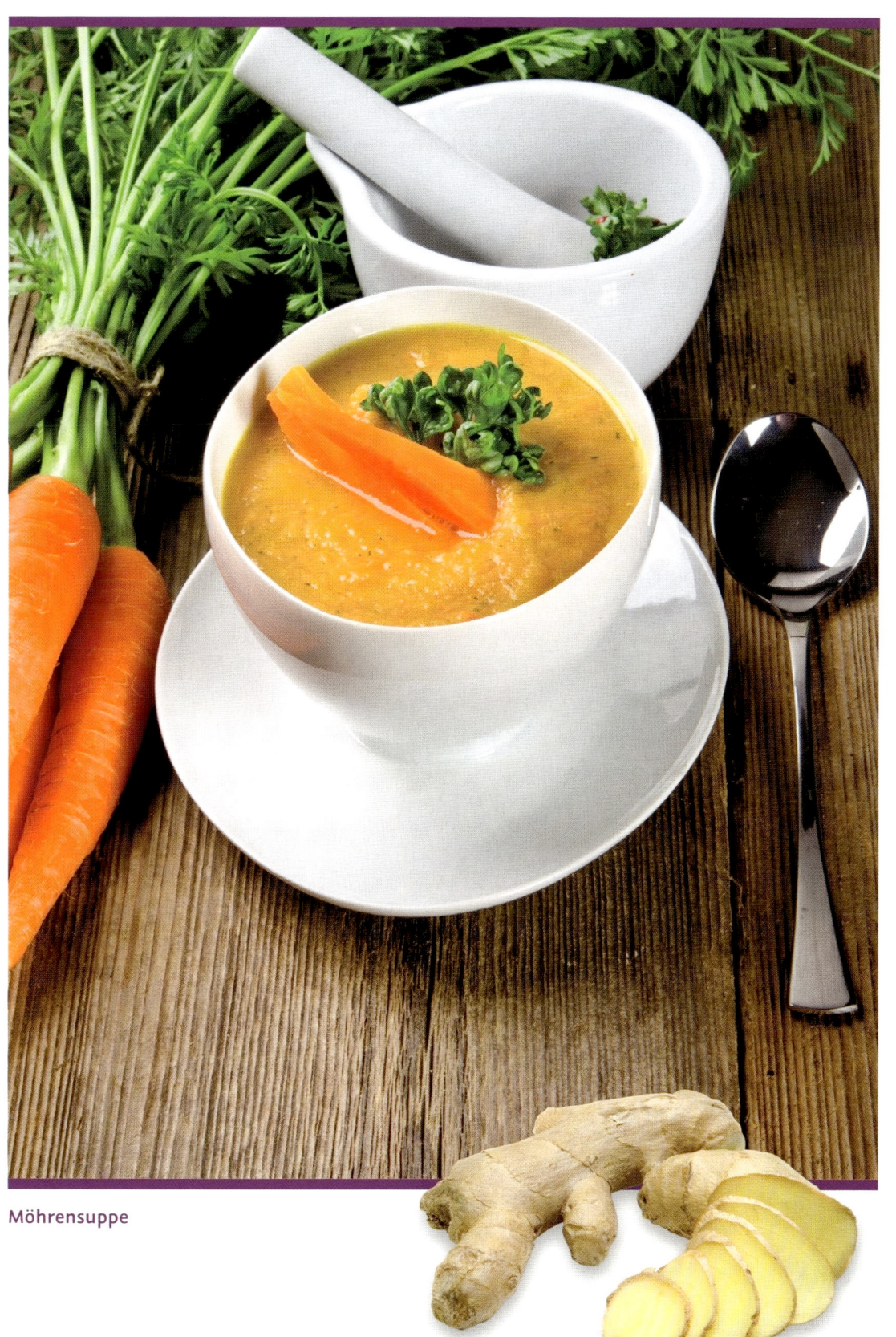

Möhrensuppe

LEBERWURST

Leberwurst ist die perfekte Leber-„Verpackung" für all jene, die sich nicht so recht mit anderen Zubereitungsformen von Leber anfreunden können. Die einzige Frage, die sich dann noch aufdrängt, ist: Worauf soll ich die Leberwurst essen? Nun, man kann alle möglichen Gemüsesorten hineindippen, zum Beispiel Möhren- oder Selleriesticks. Oder man dörrt im Backofen (bei 50 Grad) oder im Dörrautomaten Scheiben oder Längsstreifen von unreifer Banane oder Kochbanane und benutzt diese als Unterlage. Alternativ kann man die Leberwurst auch à la Schlachtplatte zu warmem oder kaltem Sauerkraut mit Kartoffeln oder anderem Wurzelgemüse genießen. Das Rezept für Sauerkraut gibt es gleich im Anschluss. Zum Einkochen der Leberwurst empfehlen sich Weckgläser, Bügelgläser oder fest schließende Schraubgläser. Da die selbstgemachte Leberwurst ja keine Konservierungsstoffe enthält und daher nach dem Anbrechen relativ schnell schlecht wird, empfehle ich, möglichst kleine Gläser zu nehmen. Für dieses Rezept brauchen Sie ungefähr 10 kleine Gläser. Außerdem benötigen Sie unbedingt entweder einen Fleischwolf oder eine leistungsfähige Küchenmaschine, die entweder über eine Drehscheibe zum feinen Raspeln verfügt (muss sehr scharf sein!) oder vom Typ „Food Processor" ist, also einen flachen Zylinder mit einem langen, scharfen Drehmesser hat.

ZUTATEN (für 2 Personen)

1 kg Leber (egal von welchem Tier,
  gut ist beispielsweise eine Mischung
  von Kalbs- und Schweineleber)
800 g Schweinebauch, roh (nicht gepökelt)
200 g reines Griebenschmalz
15 g Salz
80 g Zwiebeln

4 g Pfeffer aus der Mühle
2 g Muskatnuss, gerieben
2 g Pimentkugeln, gemörsert
6 g Majoran
1 g Thymian
Ghee

ZUBEREITUNG

1. In einer Pfanne bei mittlerer bis hoher Hitze Ghee schmelzen und die kleingehackte Zwiebel anbräunen. Die Pfanne vom Herd nehmen.

2. Einen großen Topf mit Wasser befüllen und bei hoher Hitze auf den Herd stellen. Den Schweinebauch in etwa 2 cm breite Streifen schneiden und dazugeben. Das Wasser auf 90 Grad erhitzen, dann die Hitze reduzieren, sodass diese Temperatur konstant bleibt. Etwa 10 Minuten stehen lassen, sodass der Schweinebauch gut angebrüht ist. Das Fleisch herausnehmen und abkühlen lassen. Das Brühwasser nicht wegkippen.

3. Die Leber putzen, in etwa 2 cm breite Streifen schneiden und für 5 Minuten in eine Schale mit kaltem Wasser legen.

4. Jetzt müssen Schweinebauch und Leber durch den Fleischwolf gedreht beziehungsweise geraspelt oder sonst wie fein zerkleinert werden. Sie dürfen dabei ruhig schon vermischt werden.

5. Zum Schluss Griebenschmalz, Salz, Gewürze und die gebräunte Zwiebel unterrühren. Falls ein Food Processor im Einsatz ist und Sie die Zwiebel gerne in kleinere Stücke zerteilt haben möchten, können Sie alles auch hinzugeben, solange sich die Masse noch im Food Processor befindet. Ansonsten empfiehlt sich eine große Schüssel, um alles kräftig unterzurühren. Geben Sie so viel Brühwasser hinzu, wie nötig ist, um der Masse eine breiige Konsistenz zu verleihen.

6. Nun alles in die sauberen Gläser füllen – diese sollten randvoll sein, also wählen Sie die Glasgröße so, dass es so gut wie möglich aufgeht. Die Gläser fest verschließen (bei Weck-gläsern die Klammern schließen) und in einen großen Topf stellen. Den Topf ungefähr 5 cm tief mit Wasser füllen, den Topfdeckel auflegen und die Hitze hoch einstellen. Sobald das Wasser kocht, die Temperatur reduzieren, sodass es nur noch leicht köchelt. 80 Minuten köcheln lassen, dann ist die Leberwurst fertig und kann aus dem Wasserbad genommen werden. Wenn Metalldeckel verwendet werden, wölben diese sich beim Abkühlen nach innen. Das muss so sein und ist ein gutes Zeichen – also nicht erschrecken, wenn es Stunden nach der Zubereitung laut aus der Küche knackt.

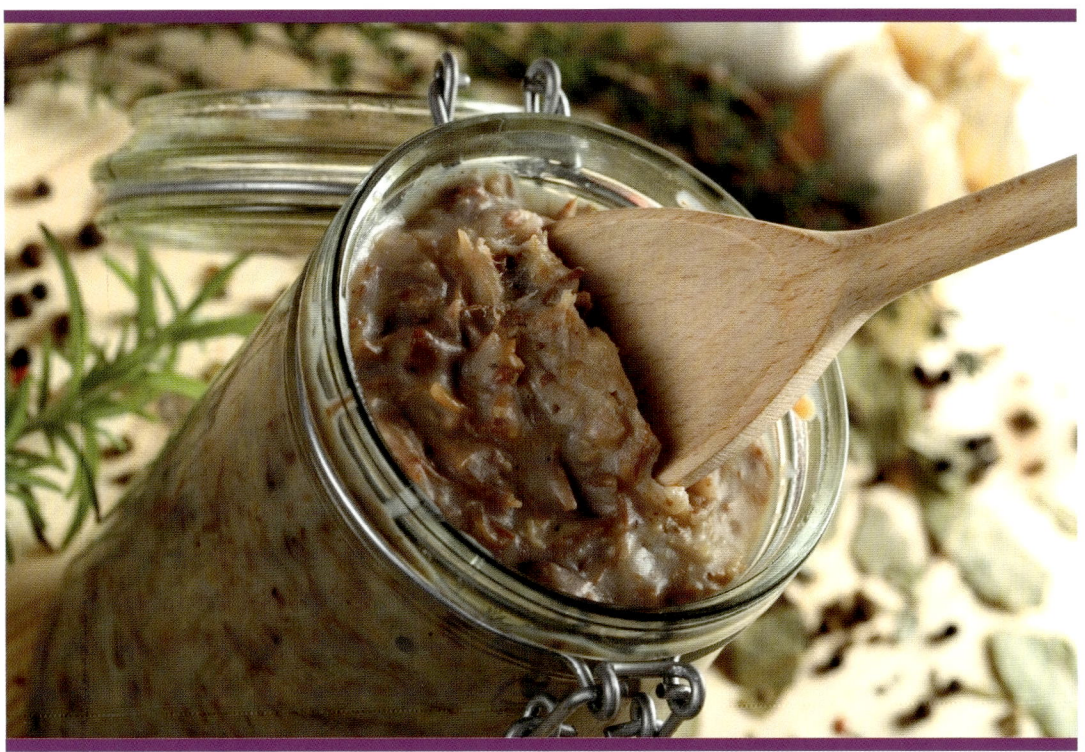

Bügelgläser eignen sich zum Einkochen ebenso wie Weck- oder Schraubgläser.

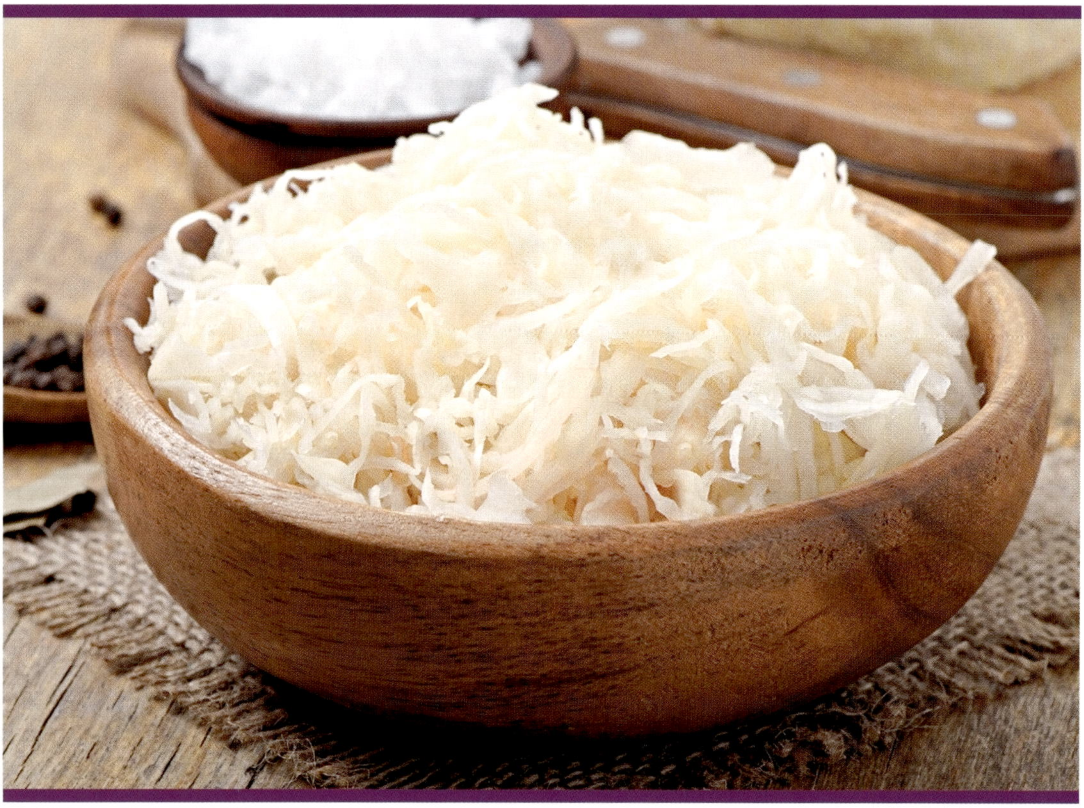

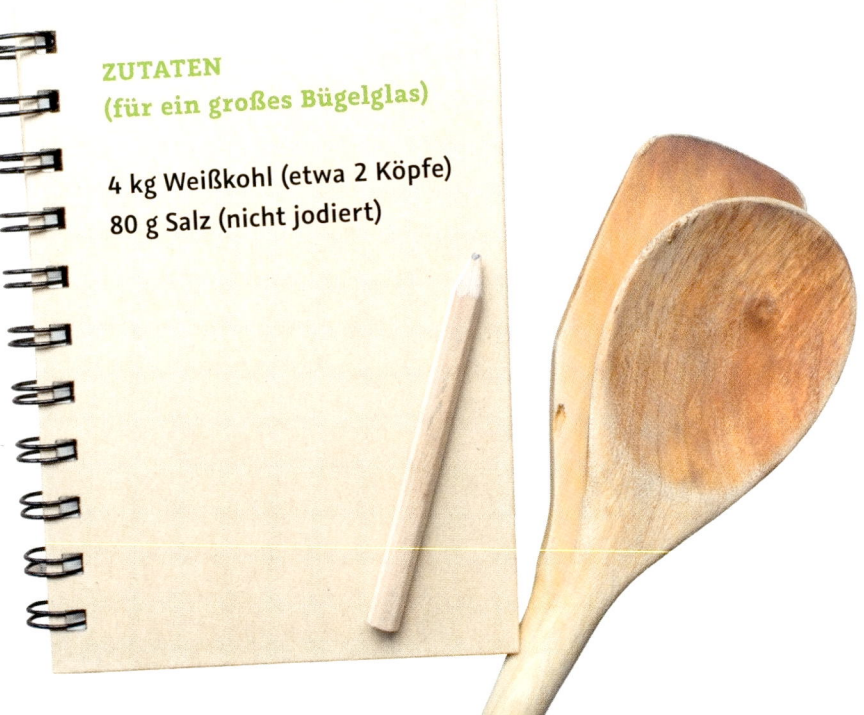

Selbst gemachtes Sauerkraut – roh und gekocht ein gesunder Genuss

ZUTATEN
(für ein großes Bügelglas)

4 kg Weißkohl (etwa 2 Köpfe)
80 g Salz (nicht jodiert)

SAUERKRAUT

Sauerkraut braucht ungefähr 6 Wochen, bis man es essen kann, und ist danach mindestens für weitere 3 bis 4 Monate haltbar, wenn man es richtig lagert. Wer gerne Sauerkraut isst, der sollte die Zubereitung so eintakten, dass ihm das alte Sauerkraut erst ausgeht, wenn das neue gut ist. Sauerkrautrezepte enthalten oft würzende Zutaten wie zum Beispiel Knoblauch; da jeder nach dem eigenen Geschmack über solche Extras entscheiden kann, stelle ich hier mein absolutes Grundrezept vor. Als Ausstattung empfehle ich einen Krauthobel.

Wir benutzen eine dünn einzustellende Brotschneidemaschine, das funktioniert ebenso gut. Endlich ist die Brotschneidemaschine wieder zu etwas nütze! Daneben brauchen Sie ein oder mehrere große Bügelgläser. Das traditionelle Gefäß ist eigentlich ein Sauerkrauttopf aus Keramik mit einem sogenannten Wasserschloss („Schloss" wie „Vorhängeschloss", nicht wie „Königsresidenz") – das ist eine Rinne, die rund um die Öffnung verläuft und in der der Rand des Deckels aufliegt. Diese Rinne wird mit Wasser gefüllt. Auf diese Weise ist nach dem Aufsetzen des Deckels der Inhalt nach außen hin absolut luftdicht abgeschlossen, während das Wasserschloss gleichzeitig wie ein Überdruckventil funktioniert – das heißt, wenn durch die Gärung im Inneren des Topfes ein Überdruck an Gasen entsteht, so können diese durch das Wasser in der Rinne in Form von blubbernden Bläschen entweichen. Wenn Sie einen solchen Topf haben und dieser die richtige Größe hat (das ist wichtig, denn bei einem zu großen Topf ist gegebenenfalls zu viel Luft vorhanden, was die Schimmelgefahr deutlich erhöht), nehmen Sie ihn. Wichtig sind in diesem Fall passende Gewichte, ebenfalls aus Ton, die das Sauerkraut schön unter der Salzlake halten. Außerdem muss man in die Rinne regelmäßig Wasser nachkippen, da es nach und nach verdampft. Allerdings gibt es eine beliebte Marke solcher Töpfe, die man auch im Internet bestellen kann, bei der im Rand des Deckels mehrere Aussparungen vorhanden sind, was den ganzen Sinn des Wasserschlosses zunichtemacht. Da ich einen solchen Topf mein eigen nenne und mehrere Schimmeldesaster hinter mir habe, bin ich irgendwann auf Bügelgläser ausgewichen und habe solche Probleme seither nie mehr gehabt. Gut schließende Bügelgläser sind luftdicht, während der Gummiring ebenfalls als Überdruckventil fungiert. Falls Sie einen Keramiktopf benutzen, brauchen Sie auch einen Krautstampfer; für Bügelgläser ist dieser optional.

Die folgenden Mengenangaben sind nur Beispiele, man kann natürlich so viel oder wenig machen, wie man möchte. Wichtig ist das Mengenverhältnis, also 2 Prozent Salz in Bezug auf das Gewicht des Weißkohls. Ich habe es auch schon mit 3 Prozent probiert, finde aber, dass ein Salzgehalt von 2 Prozent den besten Erfolg verspricht. (Danke, Ute!) *Wichtig beim Salz*: Es darf kein zugesetztes Jod enthalten. Der natürliche Jodgehalt von Meersalz ist in Ordnung. Zugesetztes Jod würde das Bakterienwachstum behindern.

Wo soll das Kraut stehen? Wenn es Sie nicht stört, dass es in Ihrer Wohnung gelegentlich etwas nach Sauerkraut riecht, kann es dort bleiben. Meiner Erfahrung nach ist es am besten an einem Ort aufgehoben, der eine etwas geringere Zimmertemperatur hat (circa 16 bis 18 Grad). Das ist vor allem nützlich, wenn man es über die Zeit der Gärung hinaus dort lagern will. Ein Vorratskeller ist natürlich ideal.

ZUBEREITUNG

1. Den Kohl gegebenenfalls von äußeren vertrockneten Blättern befreien. Ansonsten einmal kurz abspülen. Halbieren und den harten Strunk entfernen.
2. Schneiden Sie den Kohl in sehr feine Streifen – Sie wissen ja in etwa, wie schmal Sauerkrautfäden sind. Je feiner, desto besser „saftet" das Kraut.
3. Jetzt wird geknetet, was das Zeug hält, und zwar mit den Händen. Geben Sie dazu erst eine kleine Menge Kraut in eine große, saubere Schale, fügen Sie einen Teil des Salzes hinzu, und fangen Sie mit dem Kneten an, bevor Sie nach und nach mehr Kraut und mehr Salz hinzufügen. Kneten Sie so kräftig und so lange, bis das Kraut fast schon in seinem eigenen Saft „schwimmt".

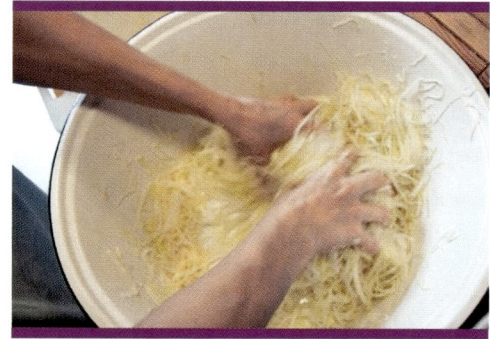

4. Jetzt geben Sie das Kraut zusammen mit dem ausgetretenen Saft (der Lake) in das saubere Bügelglas. Verdichten Sie das Kraut mit den Händen, einem Krautstampfer oder einem anderen Werkzeug – es sollte ein wenig Lake über dem Kraut stehen. Falls nötig, kann man das Kraut mit einer Tasse oder einem flachen Keramik- oder Glasgegenstand beschweren. Verschließen Sie das Bügelglas. Stellen Sie das Sauerkraut für mindestens 6 Wochen in einen Raum, der eine relativ konstante Temperatur von nicht über 20 Grad hat. Nach 4 Wochen können Sie kosten, um abzuschätzen, wann es so weit ist. Wenn das Kraut fertig ist, kann es auch kühler stehen, zum Beispiel im Kühlschrank, aber nach wie vor in einem luftdichten Behälter. Achten Sie nach dem Entnehmen von Sauerkraut immer darauf, es erneut zu verdichten, sodass es stets von Lake bedeckt ist.
5. Genießen Sie das Kraut am besten ungekocht, maximal leicht gewärmt – so kommen Sie und Ihr Darm in den Genuss der guten Bakterien. Wer einen empfindlichen Darm hat, sollte es dabei aber langsam angehen lassen.

GUACAMOLE

Guacamole ist mexikanisches Avocadomus. Sie passt super zu Grillfleisch und ist daher eines unserer Standardmitbringsel zu Grillpartys. Aber auch als Dip, zum Beispiel in Kombination mit Kochbananenchips, ist die Guacamole ein Hit, und noch dazu ein sehr gesunder.

ZUTATEN

2 reife Avocados

2 Knoblauchzehen

4 TL selbst gemachter Joghurt

1 gestrichener TL Salz

Pfeffer aus der Mühle

1 TL frischer Zitronensaft

2 mittelgroße, reife Tomaten (optional)

ZUBEREITUNG

1. Die Knoblauchzehen schälen und mit der Knoblauchpresse zerdrücken.
2. Die Avocados halbieren, den Kern entfernen und das Fruchtfleisch aus der Schale in eine Rührschüssel löffeln. Je nach Geschmack entweder mit der Gabel zerdrücken oder mit dem Pürierstab pürieren. Bis auf die Tomaten alle anderen Zutaten dazugeben und unterrühren.
3. Falls gewünscht, Tomaten grob in Scheiben schneiden, die Kerne entfernen, dann würfeln und in die Guacamole geben, verrühren.

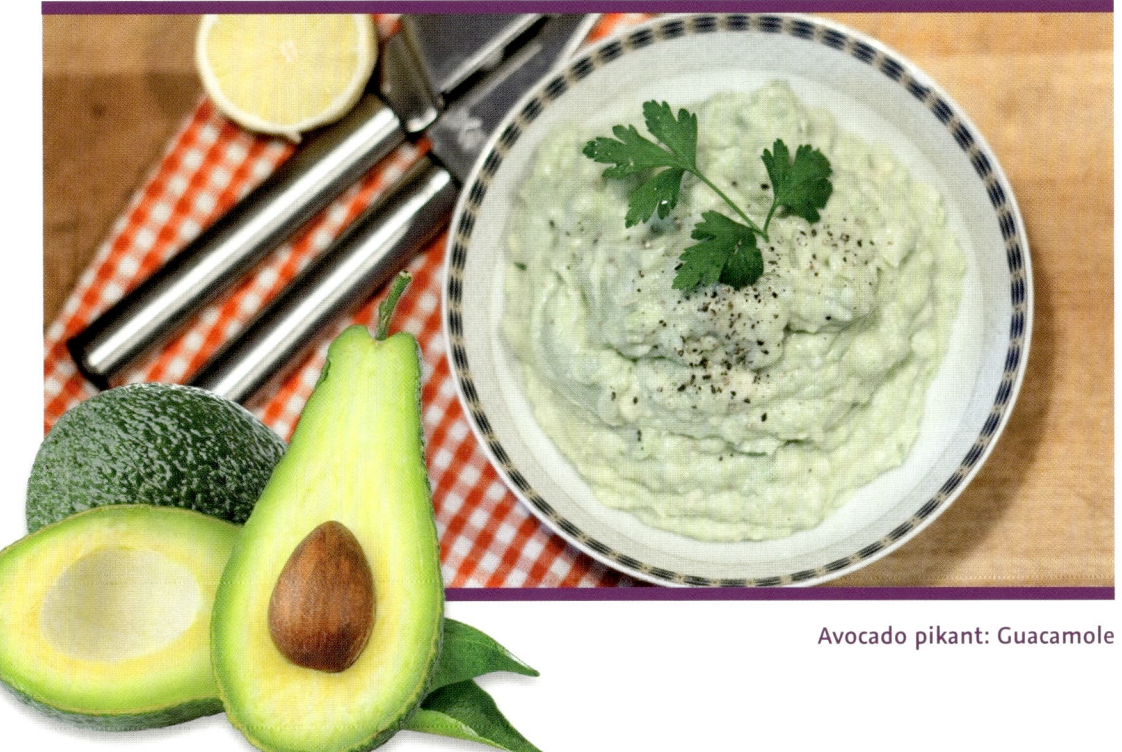

Avocado pikant: Guacamole

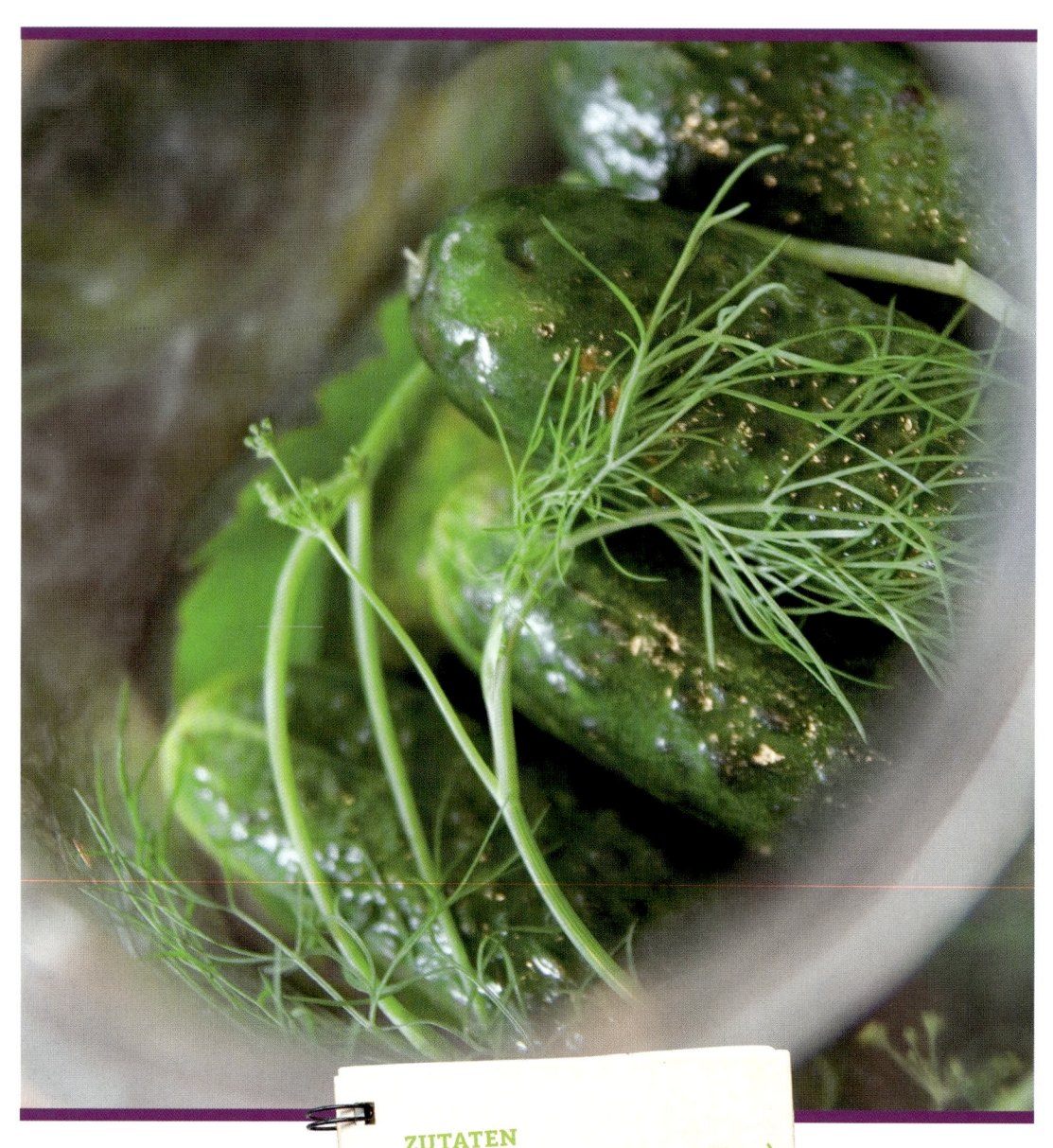

Einlegegurken mit Dill

ZUTATEN
(für 4 mittelgroße Bügelgläser)

2 kg Einlegegurken

2 l (entspricht 2 kg)
    Leitungswasser

100 g Salz

8 Knoblauchzehen, geschält

4 Stiele frischen Dills

8 Weinblätter

SALZ-DILL-GURKEN

Für Salz-Dill-Gurken gilt bezüglich der Behältnisse das Gleiche, was ich schon über Sauerkraut gesagt habe – auch hierfür eignen sich die Keramiktöpfe mit dem Wasserschloss. Ich finde jedoch, dass sie immer etwas zu groß sind, es sei denn, man isst wirklich Unmengen an sauren Gurken. Wenn die Gurken fertig sind, werden sie nämlich relativ schnell weich und sind dann nicht mehr so lecker. Daher empfehle ich hier mittelgroße Bügelgläser, die von der Höhe her später auch noch bequem in den Kühlschrank passen – die eben ungefähr die Größe kommerzieller Saure-Gurken-Gläser haben oder etwas größer sind. Für Gurken verwende ich eine 5-prozentige Lake – also 5 Prozent Salz bezogen auf das Gewicht des Wassers.

Einlegegurken gibt es ungefähr von Juli bis September auf dem Wochenmarkt – meistens ist der frische Dill gleich am selben Stand zu haben – und auch im Supermarkt. Die Weinblätter enthalten Tannine und dienen dazu, die Gurken möglichst lange knackig zu halten. Alternativ eignen sich auch Sauerkirschenblätter.

ZUBEREITUNG

1. Das Wasser in einen Topf geben. Salz abwiegen und hinzugeben. Nun den Topf auf den Herd stellen und die Temperatur hoch einstellen, bis das Wasser kocht, dann Hitze reduzieren. Kurz köcheln lassen, dabei umrühren, sodass sich das Salz komplett löst. Den Topf vom Herd nehmen und das Wasser abkühlen lassen, bis es Zimmertemperatur hat.

2. Die Gurken eng an eng senkrecht in die Gläser schichten, dabei in jedes Glas 1 Stiel Dill, 2 Knoblauchzehen und 2 Weinblätter geben.

3. Wenn das Wasser abgekühlt ist, füllen Sie die Gläser mit diesem auf. Die Gurken werden nach oben schweben, aber das ist nicht schlimm – nach circa zwei Tagen gehen sie von allein wieder unter. Verschließen Sie die Gläser. Die Gurken dürfen in der Küche stehen bleiben. Bei 20 bis 25 Grad Zimmertemperatur sind sie nach 5 bis 6 Tagen fertig.

SPARGEL MIT SAUCE HOLLANDAISE

Vermutlich wissen Sie, wie man Spargel zubereitet, aber der Vollständigkeit halber erkläre ich es trotzdem. Da die wenigsten Menschen heutzutage noch echte, sprich selbst gemachte Sauce hollandaise kennen, ist dies der eigentlich interessante Teil an diesem Rezept.

ZUTATEN (für 4 Personen):

1 kg frischer weißer Spargel
250 g Butter
Salz
3 Eier

1 TL frischer Zitronensaft
1 Messerspitze Cayennepfeffer
1 Prise Salz

ZUBEREITUNG

1. Den Spargel gut waschen, dann schälen. Die Schalen aufheben. In einem Topf oder Bräter, in den die Spargelstangen alle nebeneinander hineinpassen, Wasser mit den Schalen zusammen zum Kochen bringen. Die Schalen mit einem Sieb herausfischen und entsorgen. Nun den Spargel hineinlegen und ein Viertel der Packung Butter sowie 2 TL Salz in das Wasser geben. Sobald das Wasser wieder kocht, die Hitze reduzieren, sodass es nur noch köchelt. Der Spargel braucht je nach Dicke zwischen 15 und 30 Minuten, bis er gar, aber noch nicht matschig ist. Gartest: Eine Stange mit einer Gabel herausheben – wenn die Stange sich leicht biegt, ist sie gar.

2. Zerlassen Sie die restliche kleingeschnittene Butter in einem Wasserbad oder in der Mikrowelle. Schmelzen Sie die Butter in einem Gefäß mit Ausguss oder füllen Sie sie direkt nach dem Schmelzen in ein solches um. In einer kleinen Pfanne oder einem kleinen Topf mit einem schweren Boden 3 Eigelbe mit 3 EL Wasser mittels eines Schnee-besens verrühren. Eine Prise Salz dazugeben und bei niedriger Hitze auf den Herd stellen, dabei stetig mit dem Schneebesen rühren. So lange weiterrühren und erhitzen, bis die Masse merklich andickt und der Schneebesen Spuren auf dem Pfannenboden hinterlässt. Dann sofort die Pfanne vom Herd nehmen, aber eine Minute lang weiterrühren.

3. Die zerlassene Butter nun zunächst tröpfchenweise zur Eigelbmischung hinzugeben, dabei die ganze Zeit kräftig mit dem Schneebesen weiterrühren. Wenn die Mischung langsam eine soßige Konsistenz annimmt, den Rest der Butter in einem sehr dünnen Strahl hineingießen, dabei ebenfalls kräftig rühren.

4. Zuletzt würzen Sie Ihre Sauce Hollandaise noch nach Geschmack mit einem Spritzer frischen Zitronensafts und dem Cayennepfeffer. Vor dem Servieren empfiehlt es sich, den Spargel sehr gut abtropfen zu lassen, sonst „verwässert" die Sauce Hollandaise auf dem Teller.

5. Wie man eine misslungene Hollandaise rettet, steht im folgenden Mayonnaise-Rezept unter dem letzten Punkt.

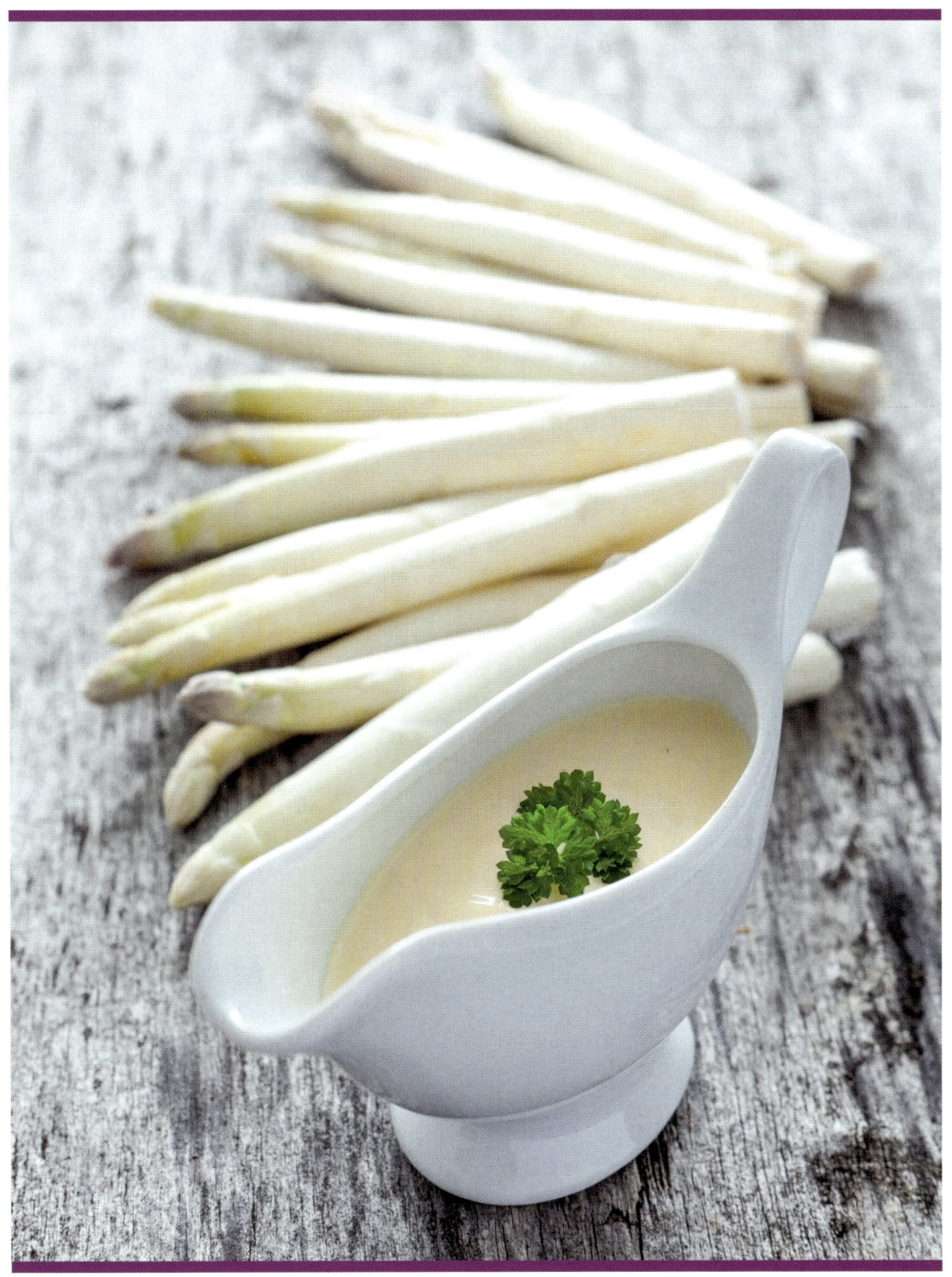

Spargel mit Sauce Hollandaise

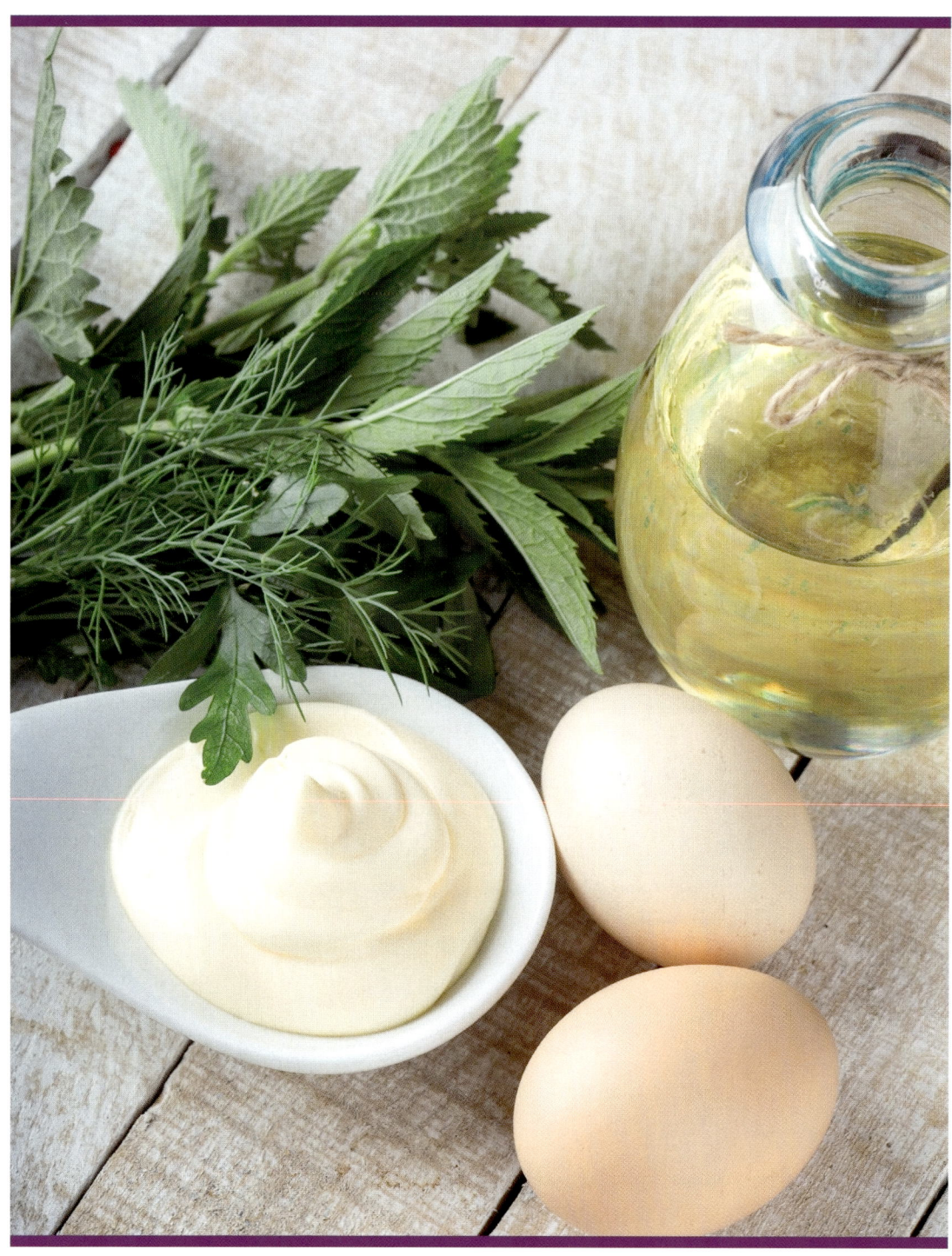

Mayonnaise besteht im Wesentlichen aus Eigelb und Öl.

MAYONNAISE

Mayonnaise aus dem Laden ist alles, nur keine echte Mayonnaise. Die selbst gemachte hat natürlich den Nachteil, dass sie nur so circa 3 Tage haltbar ist. Aber das ist wiederum auch kein echtes Problem, da es maximal 5 Minuten dauert, sie zu machen. Im Internet gibt es viele Rezepte für den Pürierstab, bei dem man ein Vollei nimmt – die gehen noch schneller. Aber ich finde mein Rezept besser, nicht zuletzt, weil es durch den Verzicht auf Eiweiß erstens originaler und zweitens etwas AIP-freundlicher ist. Das Senfpulver und der Essig beziehungsweise der Zitronensaft dienen vor allem dem besseren Emulgieren. Wenn die Mayo eher eine abgewandelte Aioli werden soll/darf, so kann man diese beiden Zutaten auch durch eine zerdrückte Knoblauchzehe ersetzen, die hat den gleichen Effekt.

ZUTATEN (für 4 Personen):

2 Eigelb
1 Prise Salz
1 Messerspitze Senfpulver

1 TL Apfelessig
oder 1 TL frischer Zitronensaft
ca. 50 ml Bio-„Bratöl" (Sonnenblumenöl
   der Sorte „High-Oleic")
ca. 50 ml Macadamianussöl

ZUBEREITUNG

1. Sie brauchen eine kleine bis mittelgroße Rührschüssel. Da Sie diese später beim Einrühren des Öls nicht mehr festhalten können, sollte sie entweder schwer genug sein, um stehen zu bleiben, einen Gummiring am Boden besitzen, der sie auf der Arbeitsfläche haften lässt, oder so beschaffen sein, dass Sie sie gut sitzenderweise zwischen den Knien festhalten können. In diese Schüssel geben Sie die Eigelbe, das Salz, das Senfpulver sowie den Essig beziehungsweise den Zitronensaft und verrühren alles gut mit einem Schneebesen.

2. Öffnen Sie die Flasche Macadamiaöl und schätzen Sie ab, wie hoch der Spiegel in der Flasche sein wird, wenn Sie 50 ml entnommen haben – eine ungefähre Schätzung reicht. Geben Sie nach und nach kleine Spritzer davon zu der Eigelbmischung, während Sie mit dem Schneebesen alles sofort verrühren. Wenn sich die Konsistenz verändert und dickflüssiger wird, können Sie in einem dünnen Strahl fortfahren, das Öl hinzuzugeben – aber immer fleißig rühren. Wenn Sie ungefähr 50 ml des Öls in die Mischung geschüttet haben, nehmen Sie das Bratöl und gießen davon ebenfalls ca. 50 ml in dünnem Strahl in die Mischung, wobei Sie es weiterhin gleich mit dem Schneebesen unterrühren. Fertig!

3. So retten Sie eine Mayonnaise, die nicht emulgiert ist oder sich wieder separiert hat: Fangen noch einmal von vorne an, mit nur einem Eigelb und einer entsprechend kleinen Menge der Emulgierhilfen (Essig /Zitronensaft und Senfpulver). Dann geben Sie die misslungene Mayonnaise in sehr kleinen Schritten hinzu und rühren Sie diese schwungvoll unter. Das gleiche Prinzip gilt für Sauce Hollandaise.

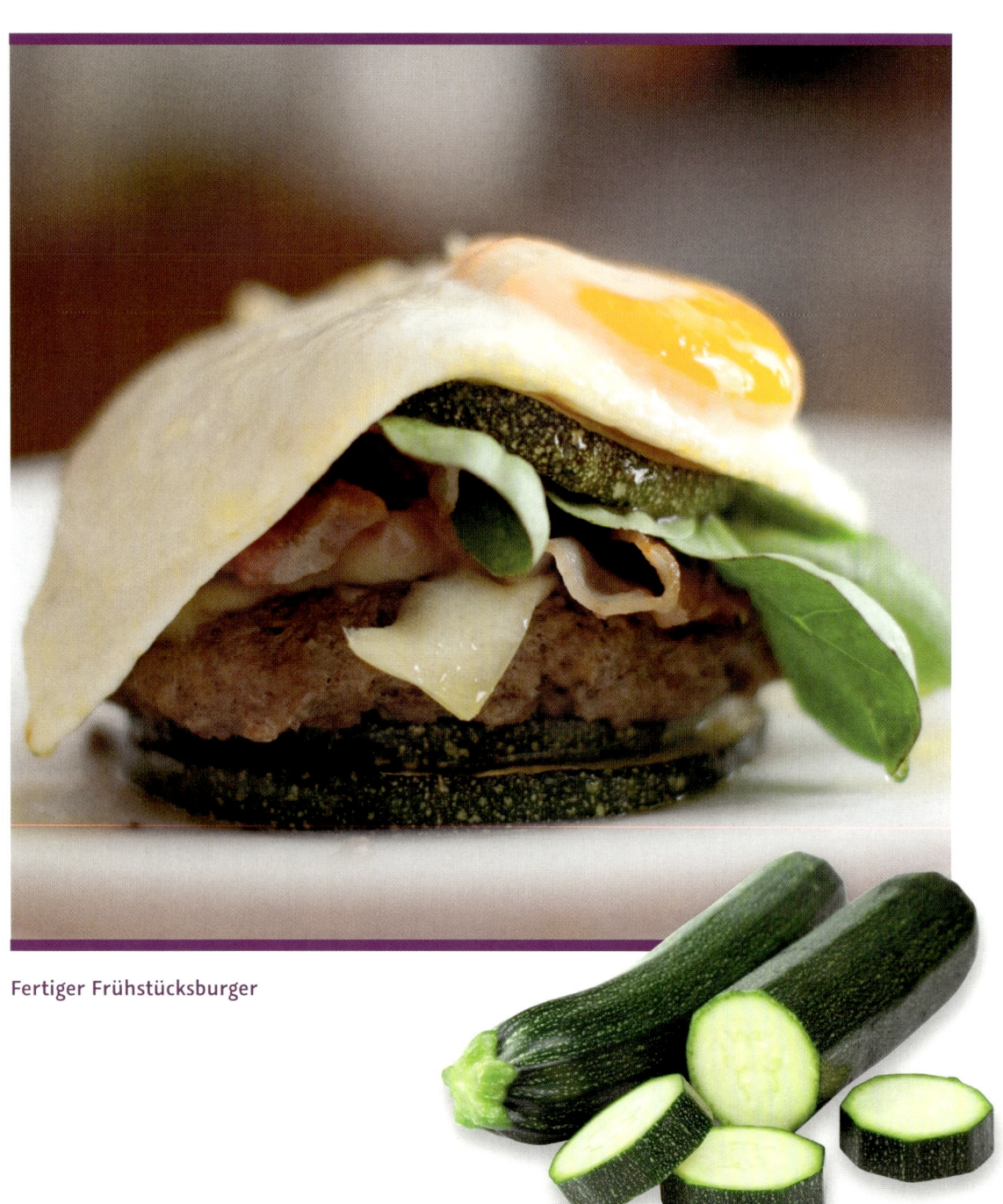

Fertiger Frühstücksburger

FRÜHSTÜCKSBURGER

Solche Frühstücks-„Stapel" sind in unendlich vielen Varianten denkbar. Diese Anregung soll Sie inspirieren, wenn Sie mal keine Idee fürs Wochenendfrühstück haben.

ZUTATEN (für 4 Personen):

500 g Schweinehackfleisch
4 Scheiben Rohmilchkäse
  (zum Beispiel Appenzeller)
100 g Bacon (dünne Scheiben
  gepökelten Schweinebauchs)
8 Eier

einige Salatblätter
(zum Beispiel Baby-Romana), gewaschen
2 dicke Zucchini
1 gestrichener TL Salz
Pfeffer aus der Mühle
Ghee

ZUBEREITUNG

1. Den Bacon bei mittlerer Temperatur in der Pfanne anbraten, dabei mehrmals wenden, bis er gewellt und leicht kross ist. Im Ofen warm halten.

2. Das Hackfleisch in eine Schüssel geben, mit Salz und etwas Pfeffer aus der Mühle würzen und mit den Händen gut durchkneten. Aus der Masse gleich große Kugeln formen und diese platt drücken. Geben Sie in die Baconpfanne, in der sich noch das ausgelassene Fett befindet, zusätzlich noch etwas Ghee und braten Sie darin die Hackfleischfladen von beiden Seiten gut durch.

3. Während die Hackfleischfladen brutzeln, schneiden Sie die Zucchini in Scheiben und braten diese in einer zweiten Pfanne in Ghee von beiden Seiten an.

4. Schließlich noch für jeden Burger zwei Spiegeleier braten. Zwei Eier können jeweils gemeinsam in eine kleine Pfanne.

5. Zucchinischeiben und Spiegeleier sparsam mit Salz und Pfeffer würzen. (Der Bacon ist durch das Pökeln meist schon ziemlich salzig.) Dann alles, inklusive Käse und Salatblätter, nach Belieben stapeln und servieren.

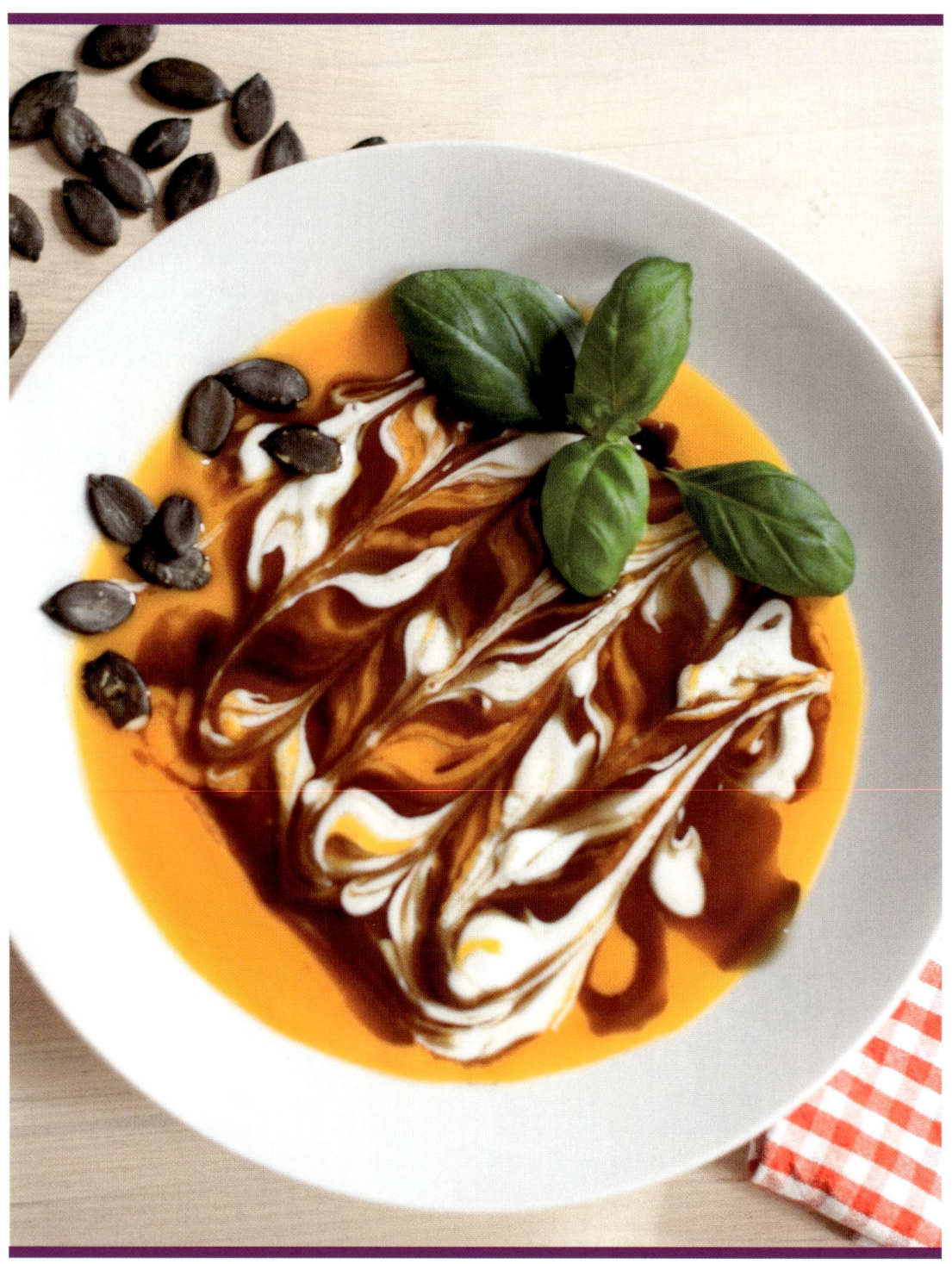

Fertige Kürbissuppe mit gerösteten Kürbiskernen

KÜRBISSUPPE

Unser Klassiker für den Herbst und Winter.

ZUTATEN (für 4 Personen):

1 großer Hokkaido-Kürbis

4 bis 5 Kartoffeln

4 bis 5 Möhren

2 Schalotten

Ghee

Salz

Pfeffer aus der Mühle

circa 50 g Butter

1 Becher selbst gemachter Joghurt (150 g)

geröstete Kürbiskerne

(selbst geröstet oder gekauft)

etwa 4 EL Kürbiskernöl

ZUBEREITUNG

1. Kürbis, Kartoffeln und Möhren schälen und in grobe Stücke bzw. Scheiben schneiden (Hokkaido muss man nicht unbedingt schälen, ich mache es aber der besseren Verdaulichkeit wegen doch). Die Schalotten schälen und würfeln. Alles in einem großen Topf in Ghee circa 3 Minuten unter Rühren anbraten.

2. Währenddessen im Wasserkocher 1 l Wasser zum Kochen bringen. So viel kochendes Wasser in den Topf geben, dass das Gemüse damit bedeckt ist. Butter, 2 TL Salz und etwas Pfeffer dazugeben und alles etwa 30 Minuten köcheln lassen, bis es weich ist.

3. Den Topf vom Herd nehmen und alles mit dem Pürierstab pürieren. Mit Salz und Pfeffer abschmecken.

4. Die nun fertige Suppe auf Suppenteller verteilen und mit je 1 TL Joghurt, Kürbiskernen und dem Kürbiskernöl dekorieren beziehungsweise verfeinern.

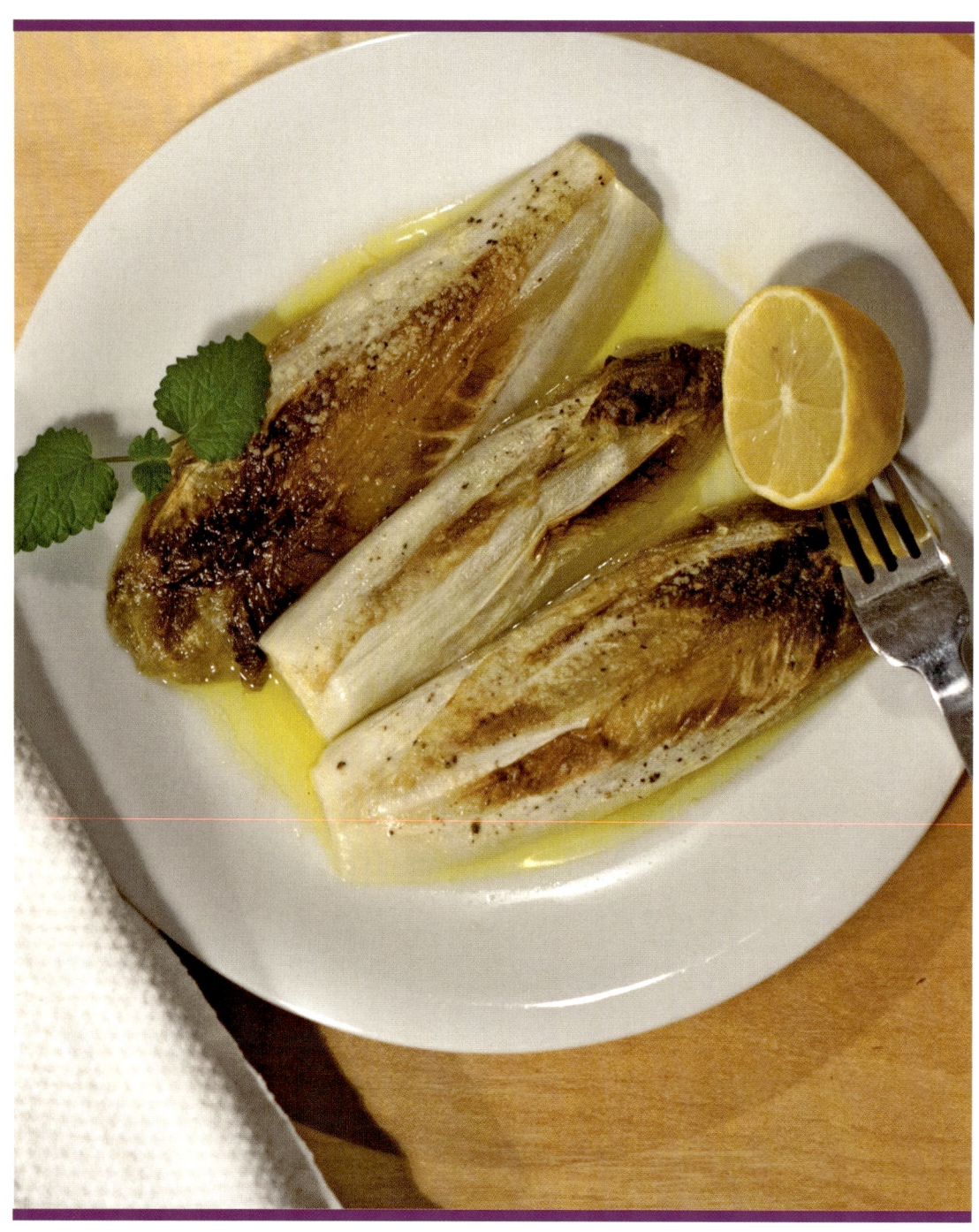

Chicorée, frisch aus dem Ofen

CHICORÉE AUS DEM OFEN

Die meisten Leute kennen Chicorée nur als Salatgemüse, aber gerade AIP-Esser entdecken oft das Potenzial von Salat als Zutat in gegartem Essen. Erstens vergrößert es die Auswahl an Gemüse, die bei AIP wegen des Wegfalls von Nachtschattengewächsen ja eingeschränkt ist, und zweitens ist grünes Blattgemüse besonders nährstoffreich und in gegartem Zustand oft besser verträglich. Ich mag an Chicorée den leicht herben Geschmack, allerdings muss ich zugeben, dass er Kindern wahrscheinlich aufgrund dessen eher nicht so gut schmeckt. Dieses Rezept passt gut zu Fisch.

ZUTATEN (für 4 Personen):

4 Chicorées

circa 70 g Butter

Saft einer halben Zitrone

circa 50 ml Olivenöl

mittelgrobes Meersalz

Pfeffer aus der Mühle

ZUBEREITUNG:

1. Den Ofen auf 180 Grad Ober-und Unterhitze vorheizen.
2. Die Chicorées waschen, Strünke abschneiden und alle Chicorées längs halbieren.
3. Butter in 8 Scheiben schneiden und in einer Auflaufform verteilen. Die Chicoréehälften mit der Schnittfläche nach unten auf die Butterstückchen legen.
4. Den Chicorée erst mit Zitronensaft, dann mit Olivenöl übergießen. Mit Salz und Pfeffer bestreuen.
5. Circa eine Tasse Wasser im Wasserkocher zum Kochen bringen und behutsam in die Auflaufform gießen.
6. Auflauf in den Ofen schieben. 30 Minuten garen lassen. Mit einem spitzen Messer prüfen, ob der Chicorée weich ist. Bei Bedarf noch einmal 10 bis 20 Minuten bei 160 Grad nachgaren.
7. Beim Servieren kann jeder seine Portion nach Geschmack mit dem Saft der verbleibenden Zitronenhälfte verfeinern.

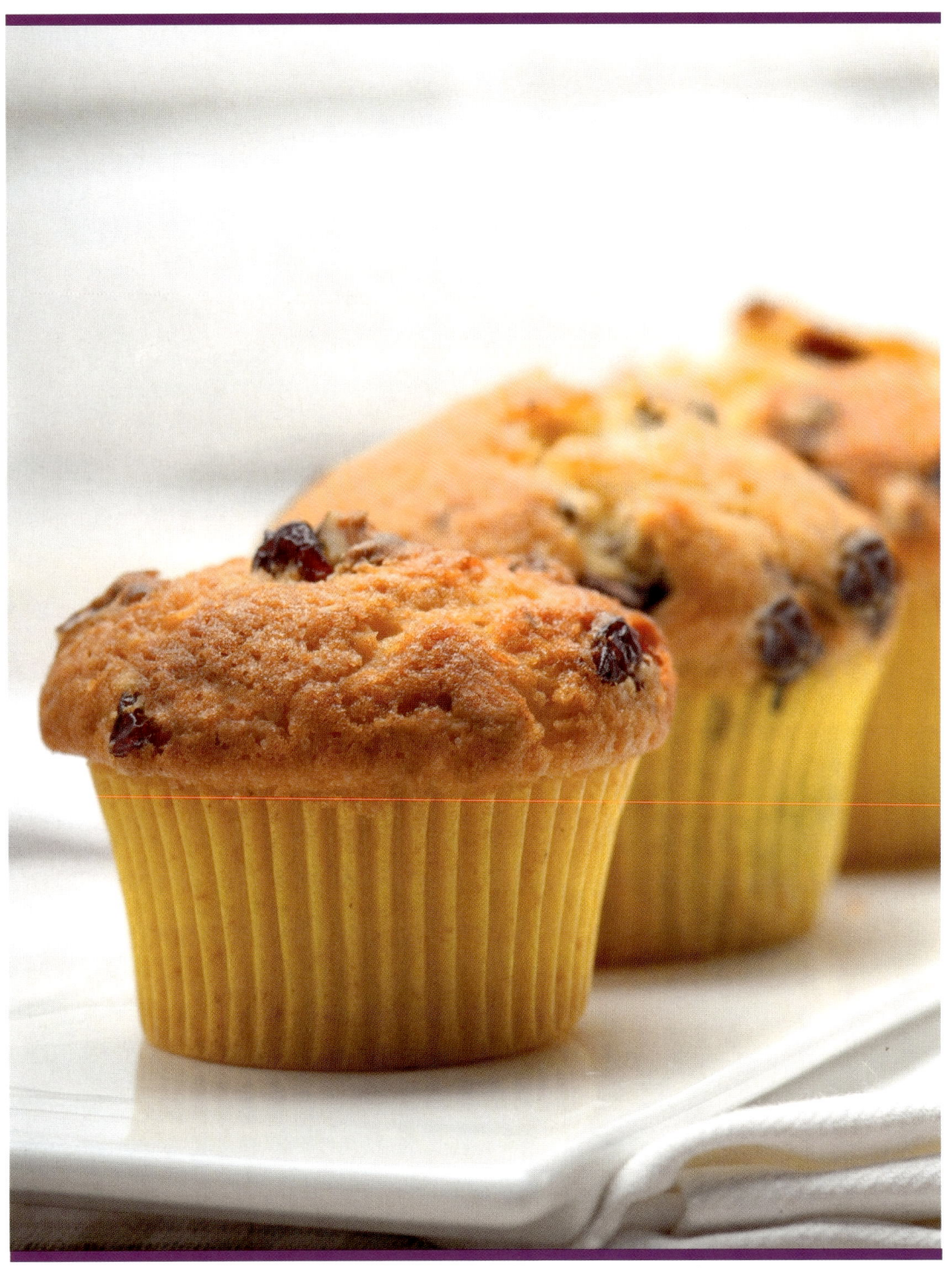

Fertige Bananen-Muffins

SÜSSES

BANANEN-MUFFINS

Für die Herstellung von Muffins benötigen Sie ein Muffinblech und die passenden Papierförmchen. Ich beschreibe im Folgenden die Zubereitung für eine Küchenmaschine vom Typ „Food Processor", also dem Zylinder mit dem langen Drehmesser. Wenn Sie den Teig von Hand oder mit einer anderen Art von Küchenmaschine anrühren, verfahren Sie genauso, nur dass Sie dann die Bananen vor dem Hinzufügen gründlich mit einer Gabel zerdrücken müssen.

ZUTATEN (für 12 Muffins):

250 g Butter, zerlassen
2 bis 3 reife Bananen (je nach Größe), geschält
5 große Eier
100 g gemahlene Mandeln

50 g Gari (Maniok-„Grieß")
1 ½ TL Natron
1 EL Zimt
4 EL Honig
2 EL Sultaninen

ZUBEREITUNG:

1. Heizen Sie den Ofen auf 160 Grad Ober- und Unterhitze vor.
2. Die Butter darf nicht (mehr) zu heiß sein, maximal 50 Grad, sonst gerinnt das Ei. Geben Sie die Butter, die Eier und die Bananen in den Food Processor und vermischen Sie alles.
3. Vermengen Sie in einer kleinen Schüssel die gemahlenen Mandeln, das Gari, das Natron und den Zimt. Fügen Sie diese Mischung dann der Buttermischung hinzu und vermengen Sie alles gründlich bei niedriger Stufe in der Maschine.
4. Fügen Sie nun den Honig hinzu und mischen Sie ihn unter. Der Teig sollte nun recht dick sein, weil sonst die Sultaninen beim Backen auf den Boden sinken. Ist das nicht der Fall, geben Sie noch etwas Gari hinzu.
5. Zum Schluss die Sultaninen mit der Hand oder dem Knetwerkzeug unterrühren.
6. Verteilen Sie den Teig gleichmäßig auf die 12 Muffinformen und schieben Sie das Muffinblech in den Ofen. Die Backdauer beträgt zwischen 35 und 45 Minuten.

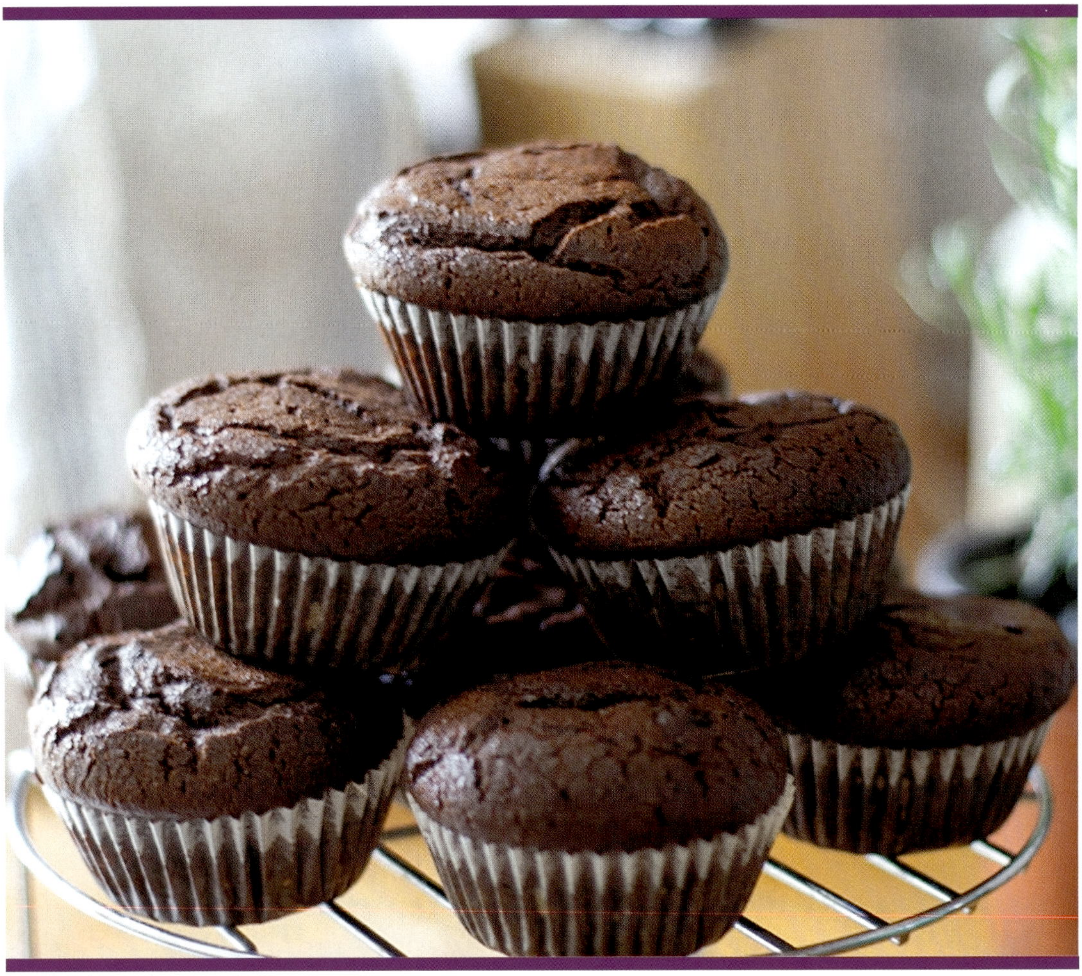

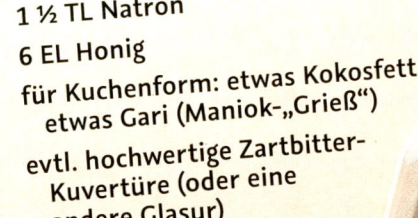

Schoko-Muffins

ZUTATEN
(für 12 Muffins oder einen Kuchen):

300 g Butter, weich

300 g Zartbitterschokolade, zerlassen

6 große Eier

100 g Maniokmehl

80 g gemahlene Mandeln

1 ½ TL Natron

6 EL Honig

für Kuchenform: etwas Kokosfett, etwas Gari (Maniok-„Grieß")

evtl. hochwertige Zartbitter-Kuvertüre (oder eine andere Glasur)

SCHOKO-MUFFINS ODER SCHOKO-KUCHEN

Das folgende Rezept verwende ich für Schoko-Muffins und Schoko-Kuchen, es funktioniert für beide gleich gut. Der einzige Unterschied besteht also in der Form, in die der Teig kommt, und dementsprechend der Backdauer. Es ist mein Standardrezept für Kindergeburtstage, und in dieser Funktion bekommt das Endresultat manchmal ein paar Nichtganzpaleo-Streusel ab.

ZUBEREITUNG

1. Heizen Sie den Ofen auf 160 Grad Ober- und Unterhitze vor.
2. Die Schokolade darf nicht (mehr) zu heiß sein, maximal 50 Grad, sonst gerinnt das Ei. Geben Sie die Butter, die Eier und die Schokolade in die Rührschüssel oder Küchenmaschine. Vermischen Sie alles gründlich, bis keine Butterstückchen mehr zu sehen sind.
3. Vermengen Sie in einer kleinen Schüssel separat das Maniokmehl, die gemahlenen Mandeln und das Natron. Geben Sie die Mehlmischung zu der Schokoladenmischung und rühren Sie sie vorsichtig unter.
4. Geben Sie den Honig dazu und verrühren Sie ihn. Probieren Sie, ob der Teig nicht zu bitter ist – das hängt vom Kakaoanteil der verwendeten Zartbitterschokolade ab – gegebenenfalls weitere 1 bis 2 EL Honig dazugeben.
5. Den Teig nun entweder in ein mit Papierförmchen ausgekleidetes Muffinblech oder in eine mit Kokosfett gefettete und mit Gari von innen bestreute Kuchenform geben. Dann ab in den Ofen. Muffins brauchen 35 bis 45 Minuten, Kuchen braucht 45 bis 60 Minuten. Nach dem Abkühlen kann das Gebäck noch glasiert werden.

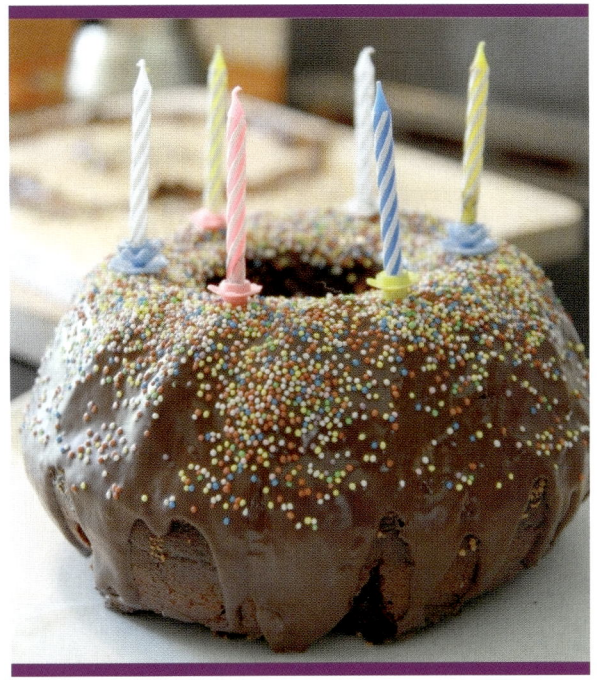

Dies ist mein Standardrezept für Kindergeburtstage, und in dieser Funktion bekommt das Endresultat manchmal ein paar Nichtganzpaleo-Streusel ab.

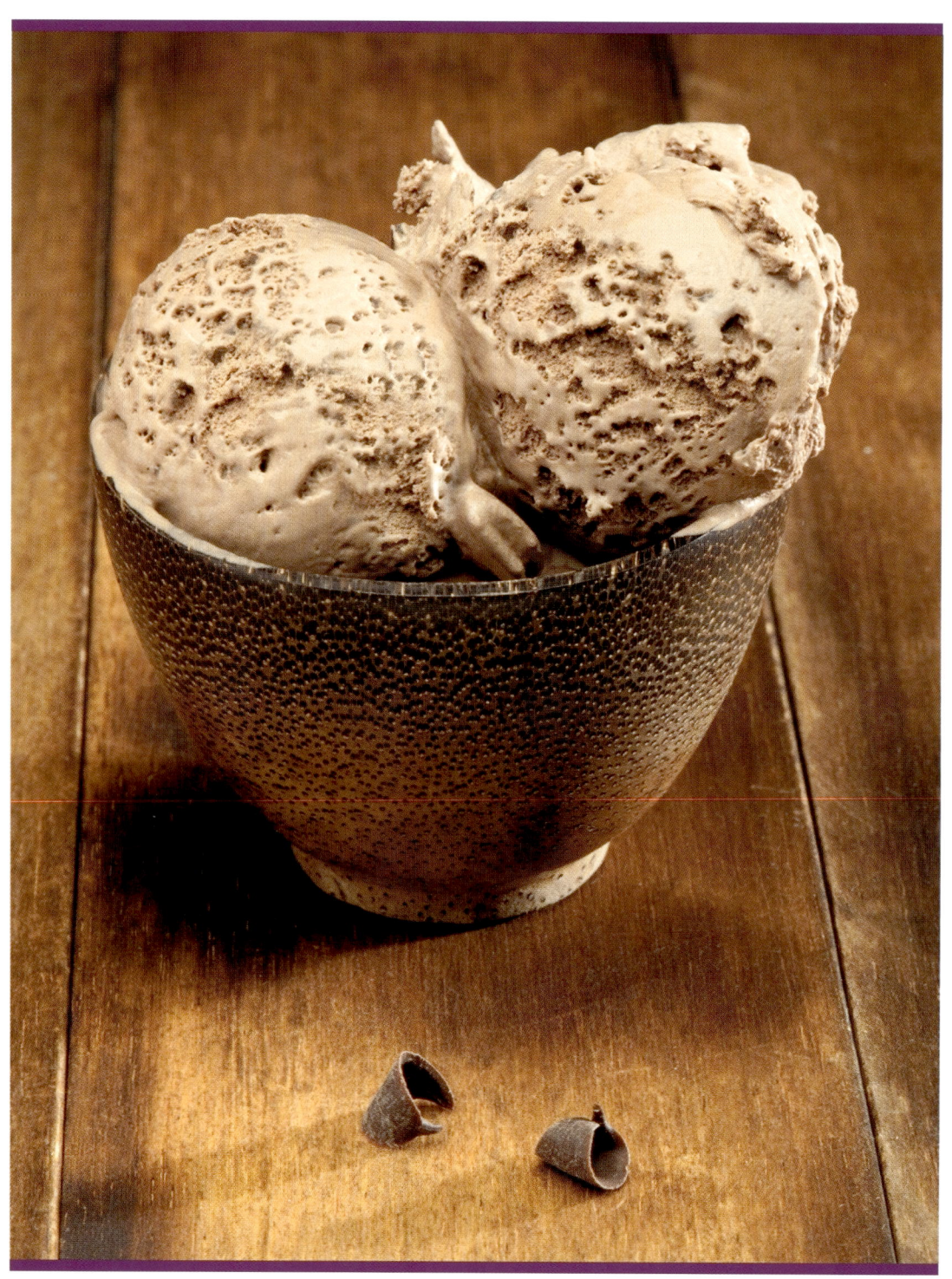

Bananen-Schokoladen-„Eis" überzeugt auch Kinder.

BANANEN-„EIS“

Dieses Eis ist einfach toll, weil es so schnell geht und die Konsistenz so cremig ist. Vergessen Sie Eismaschinen und komplizierte Rezepturen – wer hat dafür schon Zeit, wenn man im Sommer von einer Radtour nach Hause kommt und allen der Sinn nach Erfrischung steht? Einzige Voraussetzungen: ein wenig Vorbereitung und ein Tiefkühlschrank oder -fach. Mit Vorbereitung meine ich, dass man die Bananenscheiben schon auf Vorrat im Tiefkühl- schrank haben sollte, damit sie gefroren zur Hand sind, wenn die Kinder nach Eis krähen.

ZUTATEN (für 4 Portionen):

4 reife Bananen
für Schokoladen-Eis:
2 EL reines Kakaopulver

1 EL Honig
für Himbeer-Eis: 500 g Tiefkühlhimbeeren

ZUBEREITUNG

1. Ein großes Stück Frischhaltefolie oder Backpapier auf der Arbeitsfläche ausbreiten. Jetzt schneiden Sie die Bananen in ungefähr einen halben Zentimeter dünne Scheiben und legen sie nebeneinander auf die Folie. Dann mit einem ebenso großen Stück Folie abdecken und das Ganze so falten und gegebenenfalls mit einem Gummiband sichern, dass es gut in Ihren Tiefkühlschrank passt. Eventuell mehrere kleinere Portionen machen, so sind Sie jederzeit flexibel bezüglich der Menge Eis, die Sie machen wollen.

2. Wenn Sie Eis herstellen wollen, nehmen Sie die Bananenscheiben aus dem Tiefkühl- schrank und pürieren Sie diese im gefrorenen Zustand mit dem Pürierstab oder im Food Processor. Genießen Sie das Eis entweder pur oder fügen Sie vor dem Pürieren noch andere Zutaten hinzu, um zum Beispiel Schoko-Eis oder Himbeer-Eis herzustellen.

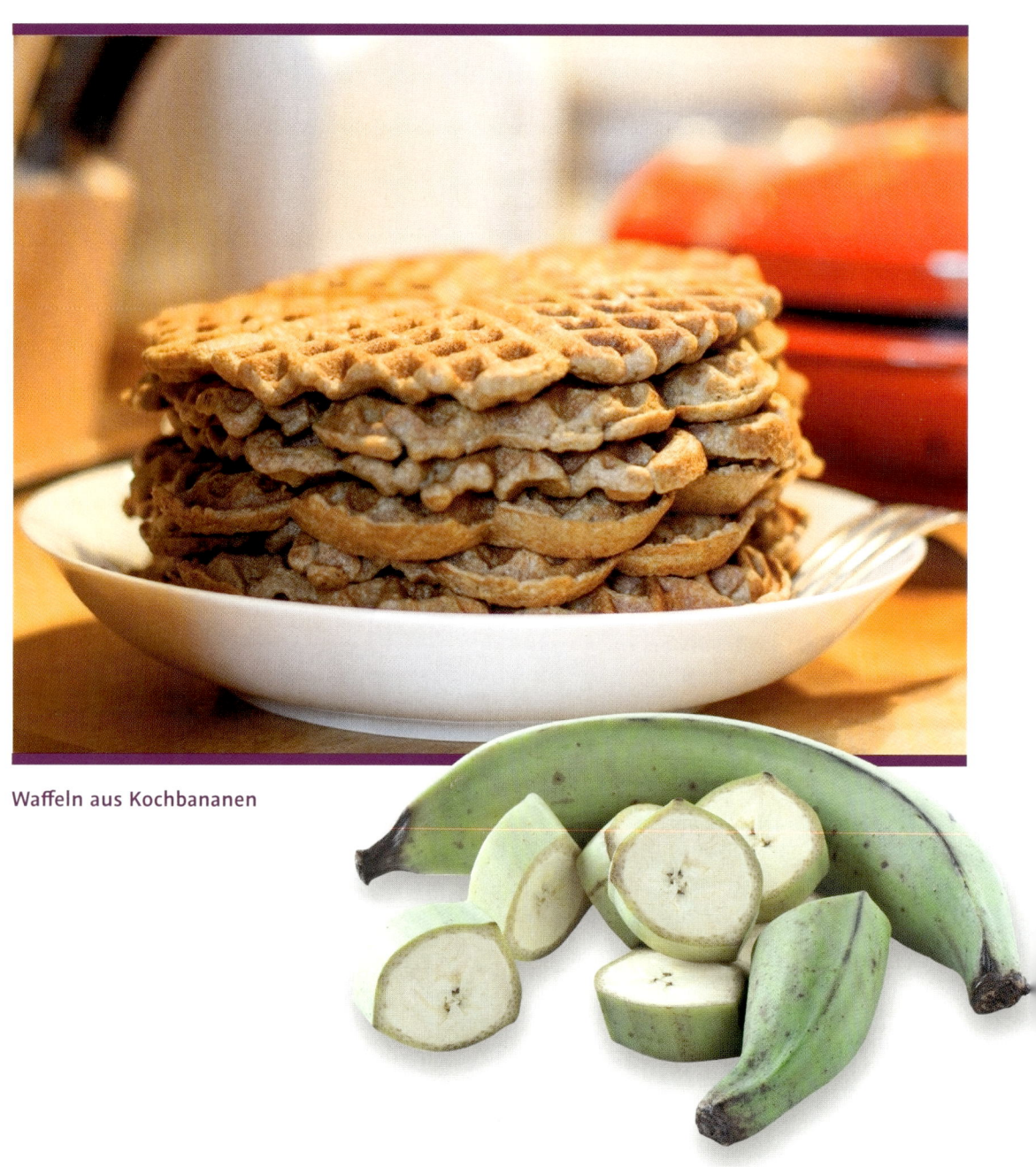

Waffeln aus Kochbananen

WAFFELN

Diese Waffeln sind unser Sonntagsfrühstück. Zur Herstellung braucht man natürlich ein Waffeleisen. Wer das nicht hat, kann aus demselben Rezept „Pancakes", also kleine dicke Eierkuchen, machen. Die Kochbananen dürfen für dieses Rezept nicht reif (also ganz gelb oder gar schon schwarz) sein, weil sie sonst nicht mehr genug Stärke enthalten und der Teig dann aus dem Waffeleisen läuft. Sollte dies passieren, rühren Sie noch eine Handvoll Maniokmehl, Gari, Tapiokastärke oder Kochbananenmehl unter. Wenn Sie von diesen Mehlen etwas zur Hand haben und experimentierfreudig sind, können Sie das Rezept auch mal mit normalen Bananen (3 statt 2 Stück) ausprobieren. Ich nehme mittelreife (also nicht mehr knackig grüne) Kochbananen, weil diese meiner Meinung nach den besten Kompromiss zwischen Aroma und Stärkegehalt bieten.

ZUTATEN (für circa 10 Waffeln):

2 mittelreife Kochbananen (noch grünlich)
5 Eier
3 EL duftendes Kokosöl
1 TL Natron

1 bis 3 EL Honig
   (je nach Reifegrad der Kochbananen)
je nach Geschmack Zimt oder Kakaopulver

ZUBEREITUNG

1. Die Kochbananen schälen. Je nach Reifegrad kann dies recht zeitaufwendig sein und ist nicht zu vergleichen mit dem Schälen normaler Bananen. Ich zerschneide jede Banane zunächst in 3 bis 4 Stücke und schäle die einzelnen Stücke dann mit einem Kartoffelmesser.

2. Die Kochbananen zusammen mit den Eiern pürieren. Dann die restlichen Zutaten nach und nach dazugeben und alles gut vermengen. Da die Süße der Kochbananen stark von ihrem Reifegrad abhängt, empfiehlt es sich, die Masse vor und nach dem Süßen zu kosten.

3. Das Waffeleisen erhitzen und die Anweisungen des Herstellers befolgen. Die weitere Zubereitung unterscheidet sich nicht von der konventioneller Waffeln. Zu den Waffeln passt natürlich Ahornsirup.

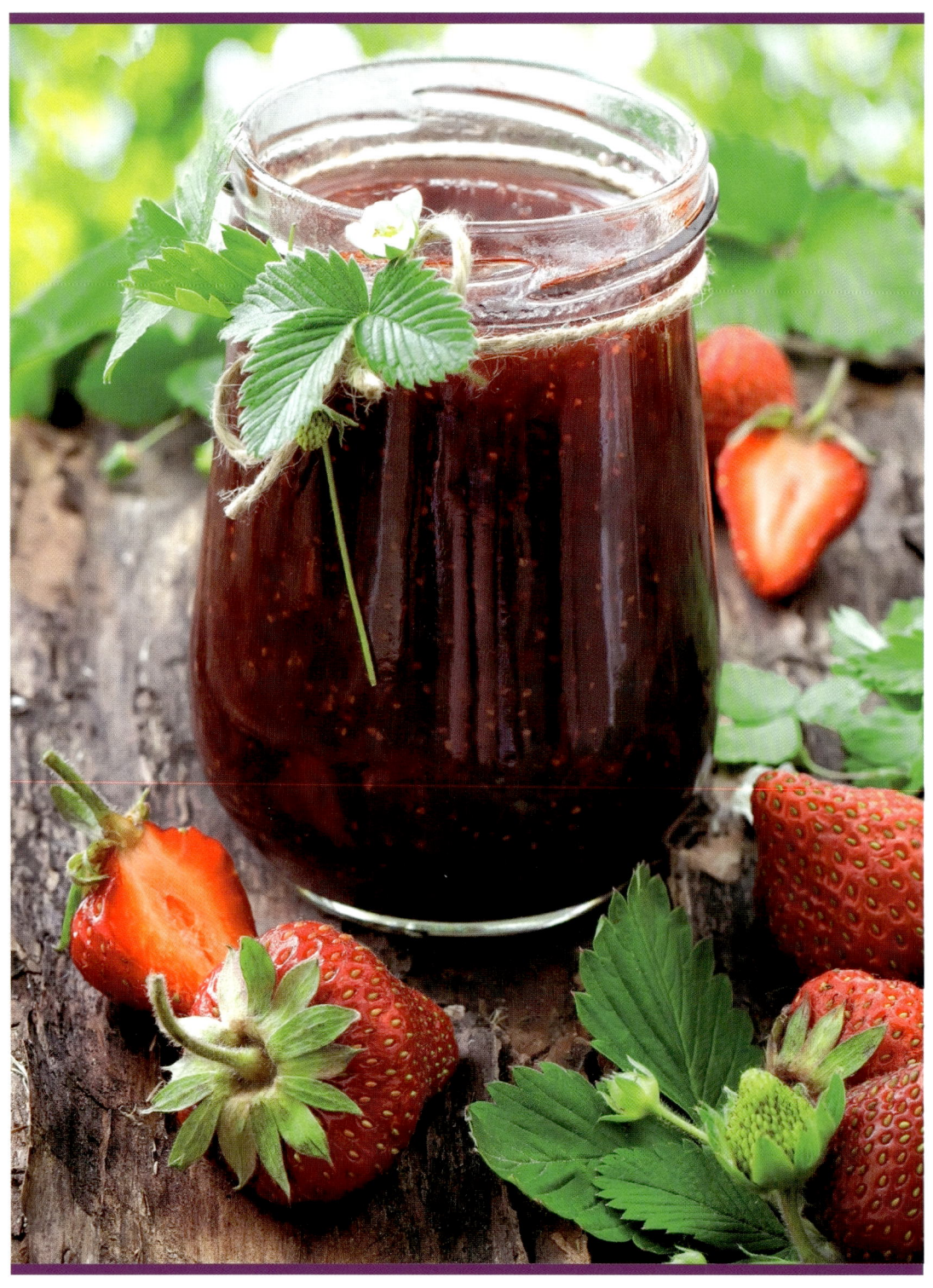

Erdbeer-Marmelade

MARMELADE

Marmelade konserviert den Sommer für die kalte Jahreszeit. Ich mache immer viele verschiedene Sorten, zum Beispiel aus Erdbeeren, Nektarinen und Kirschen. Das Prinzip ist immer das gleiche. Bei Aprikosen, Pfirsichen und Nektarinen gilt nur zusätzlich zu beachten, dass man sie vorab pellen muss. Wenn Sie die Früchte kreuzweise anritzen, kurz in eine Schüssel mit kochendem Wasser geben und dann mit kaltem Wasser abschrecken, geht die Pelle ganz leicht ab.

ZUTATEN

**1 Kilo Obst, ggf. entsteint
  und kleingeschnitten
500 g Honig**

ZUBEREITUNG

1. Das Obst in einen großen Topf geben und so viel Wasser hinzufügen, dass es ungefähr 1 cm tief im Topf steht; dann alles unter stetigem Rühren zum Kochen bringen. Hitze reduzieren, sodass es nur noch leicht köchelt.
2. Den Honig dazugeben und unterrühren. Jetzt eine Stunde lang köcheln lassen und dabei immer mal umrühren. Nicht unbeaufsichtigt lassen, damit nichts anbrennt.
3. Je nachdem, wie cremig die Konsistenz sein soll, können Sie die Marmelade noch pürieren. Kochend heiß in die Gläser füllen und sofort den Deckel verschließen. Für eine Minute auf den Kopf stellen, dann umdrehen.

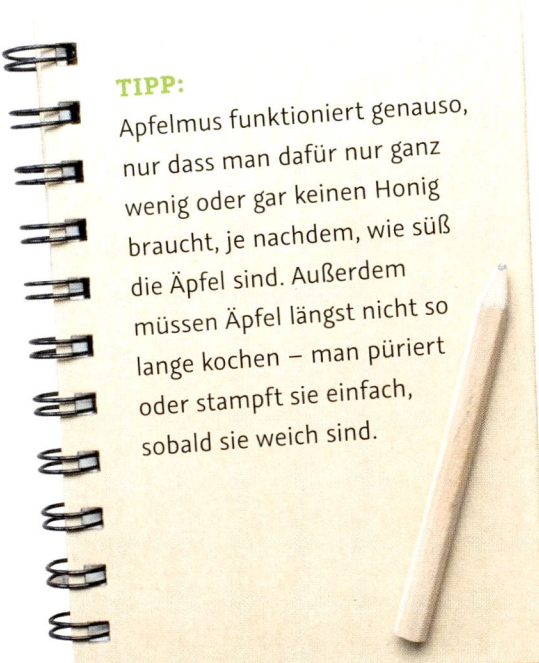

TIPP:
Apfelmus funktioniert genauso, nur dass man dafür nur ganz wenig oder gar keinen Honig braucht, je nachdem, wie süß die Äpfel sind. Außerdem müssen Äpfel längst nicht so lange kochen – man püriert oder stampft sie einfach, sobald sie weich sind.

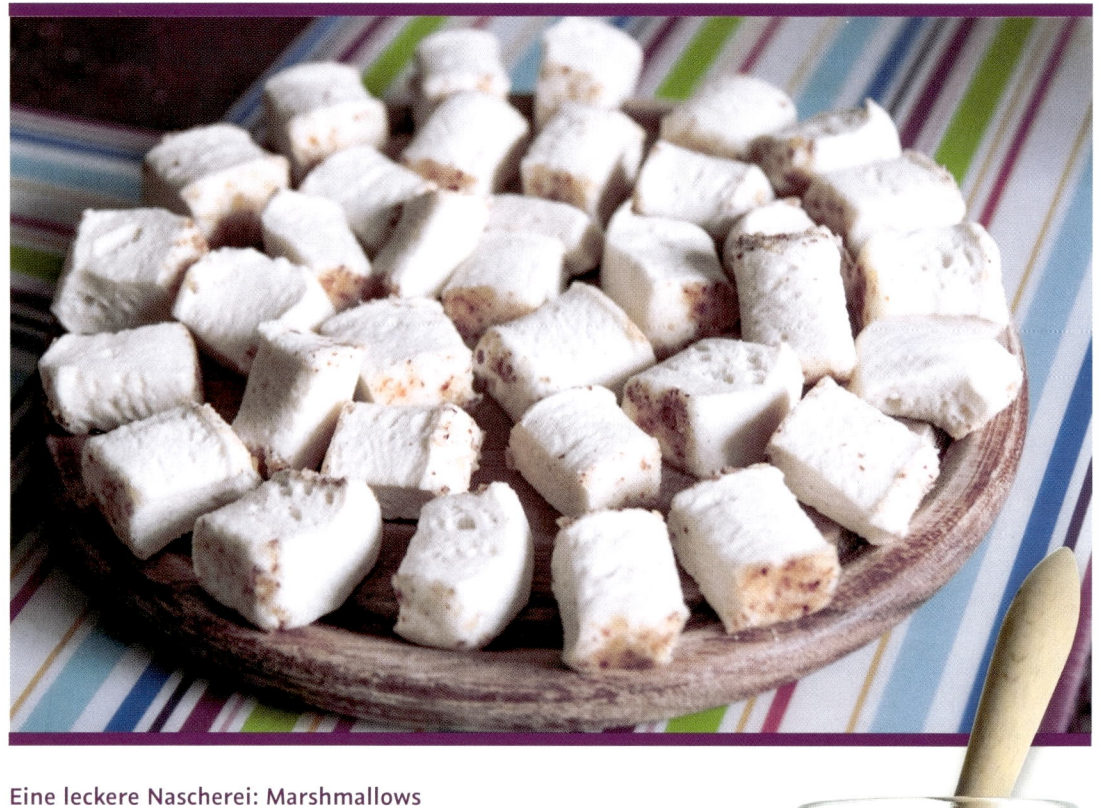

Eine leckere Nascherei: Marshmallows

MARSHMALLOWS

Diese Marshmallows werden jedes Kind überzeugen. Sie schmecken ziemlich stark nach Honig – das ist geschmacklich der Hauptunterschied zu gekauften. Ich würde von Waldhonig und anderem sehr dunklem Honig abraten, da das Aroma zu intensiv sein könnte. Achtung: Für dieses Rezept brauchen Sie ein Kochthermometer. Ich benutze einfach mein Fleischthermometer. Außerdem benötigen Sie eine Küchenmaschine mit Rührbesen. Hartgesottene können auch ein Handrührgerät verwenden, aber das könnte aufgrund der langen Rührdauer anstrengend werden. Mit Kühlzeit müssen Sie mindestens 4 Stunden für die Zubereitung einplanen.

ZUTATEN

3 EL Pulvergelatine
250 ml Honig
1 Vanilleschote

1 Messerspitze Salz
ca. 2 EL gemahlene Haselnüsse

ZUBEREITUNG

1. Legen Sie eine große, rechteckige Auflaufform so mit Backpapier aus, dass es etwas übersteht. Eine runde oder ovale Auflaufform können Sie stattdessen auch einfetten.
2. Bestreuen Sie die Auflaufform beziehungsweise das Backpapier dünn mit gemahlenen Haselnüssen.
3. Geben Sie die Gelatine mit 120 ml Wasser in die Rührschüssel Ihrer Küchenmaschine. Lassen Sie die Gelatine 5 Minuten weichen.
4. Schlitzen Sie die Vanilleschote der Länge nach auf und kratzen Sie das Mark heraus. Geben Sie es mit 130 ml Wasser, dem Honig und dem Salz in einen kleinen Topf. Erhitzen Sie die Mischung unter gelegentlichem Rühren auf 115 Grad. Wenn diese Temperatur erreicht ist, nehmen Sie den Topf vom Herd.
5. Stellen Sie die Küchenmaschine auf eine niedrige Geschwindigkeit. Gießen Sie nach und nach die Honigmischung hinein.
6. Wenn die gesamte Honigmischung in der Rührschüssel ist, stellen Sie eine hohe Rührgeschwindigkeit ein. Nach circa 10 bis 15 Minuten steigt die Mischung in der Rührschüssel hoch und bekommt eine sehr dicke, cremige Konsistenz.
7. Füllen Sie die Marshmallowcreme in die Auflaufform, streichen Sie sie glatt und bestreuen Sie die Oberseite ebenfalls mit gemahlenen Haselnüssen.
8. Stellen Sie die Marshmallow-Creme für 3 bis 4 Stunden in einen kühlen Raum. Schneiden Sie die festgewordenen Creme in mundgerechte Stückchen – fertig!

WACKELPUDDING

Wackelpudding ist eine nette Abwechslung fürs Frühstück, insbesondere für Kinder.

ZUTATEN (für 2 Portionen):
500 ml Traubensaft
1 gehäufter EL Honig
6 Blatt Gelatine

ZUBEREITUNG

1. Die Gelatine in eine Schale kaltes Wasser legen und 5 Minuten einweichen lassen.
2. In einem Topf Traubensaft, 200 ml Wasser und Honig vermischen und erhitzen, bis die Mischung dampft, aber noch nicht kocht.
3. Den Topf vom Herd nehmen. Nehmen Sie die Gelatine aus dem Einweichwasser und drücken Sie sie vorsichtig aus. Geben Sie sie in die Saftmischung und verrühren Sie sie. Sie löst sich in Sekundenschnelle auf.
4. Verteilen Sie die Flüssigkeit auf 2 Dessertschüsseln und lassen Sie sie bei Zimmertemperatur abkühlen. Danach für mindestens 3 Stunden in den Kühlschrank stellen.

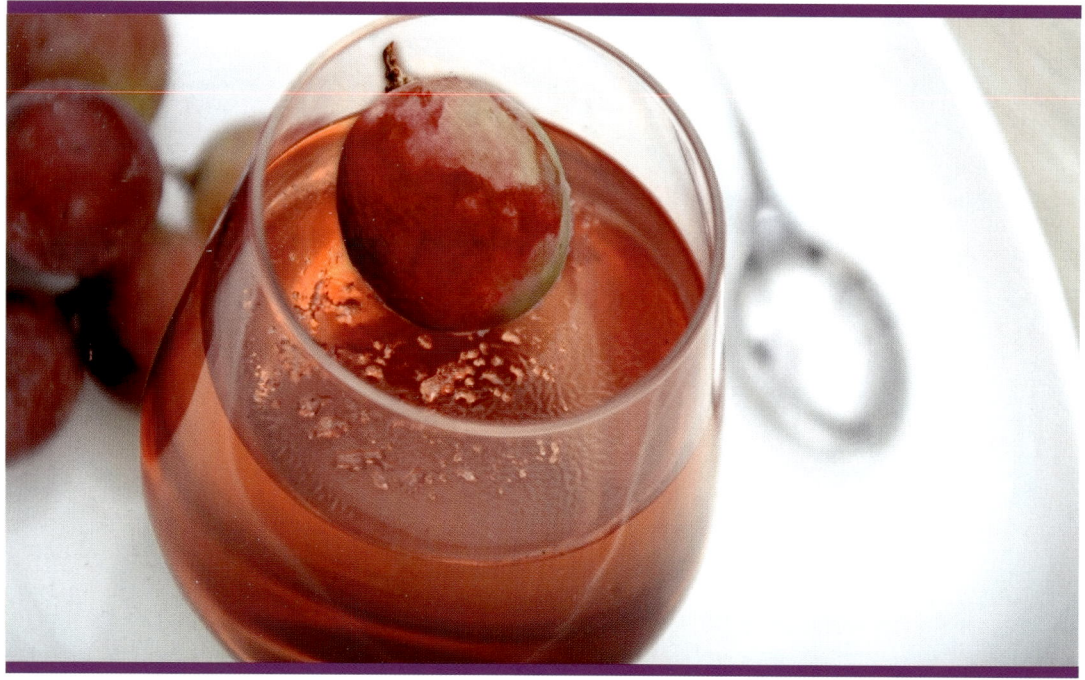

Wackelpudding

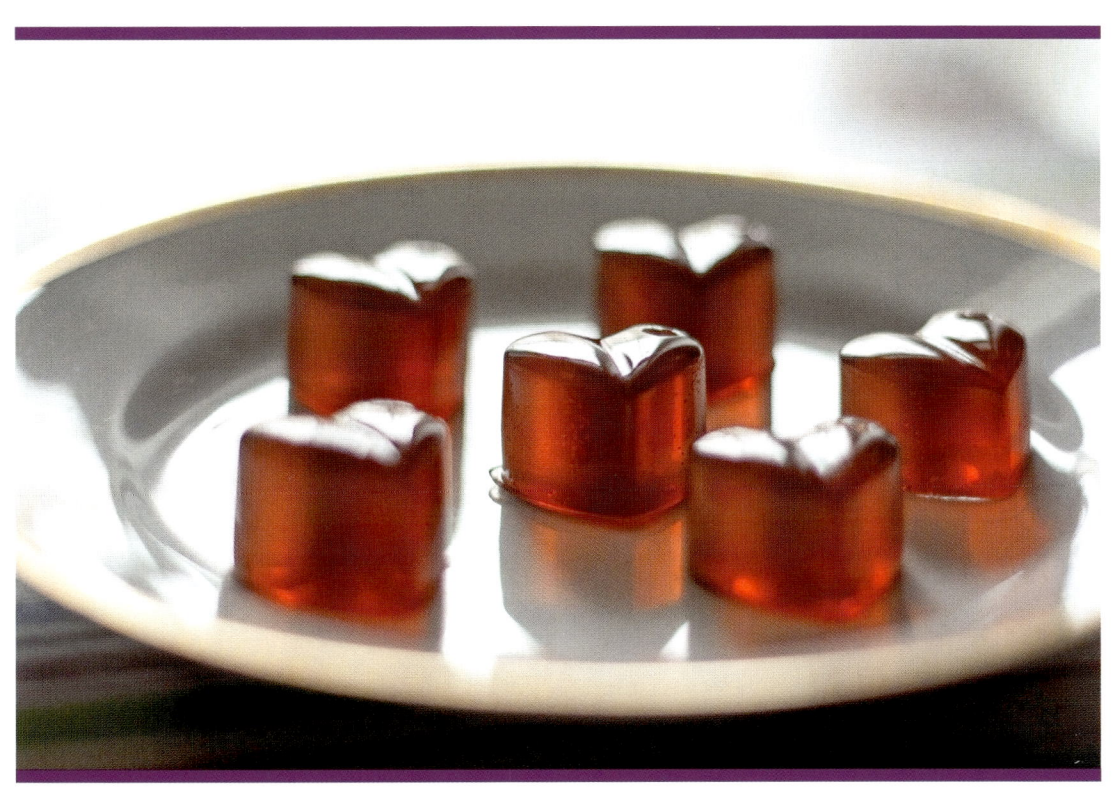

Gummiherzchen

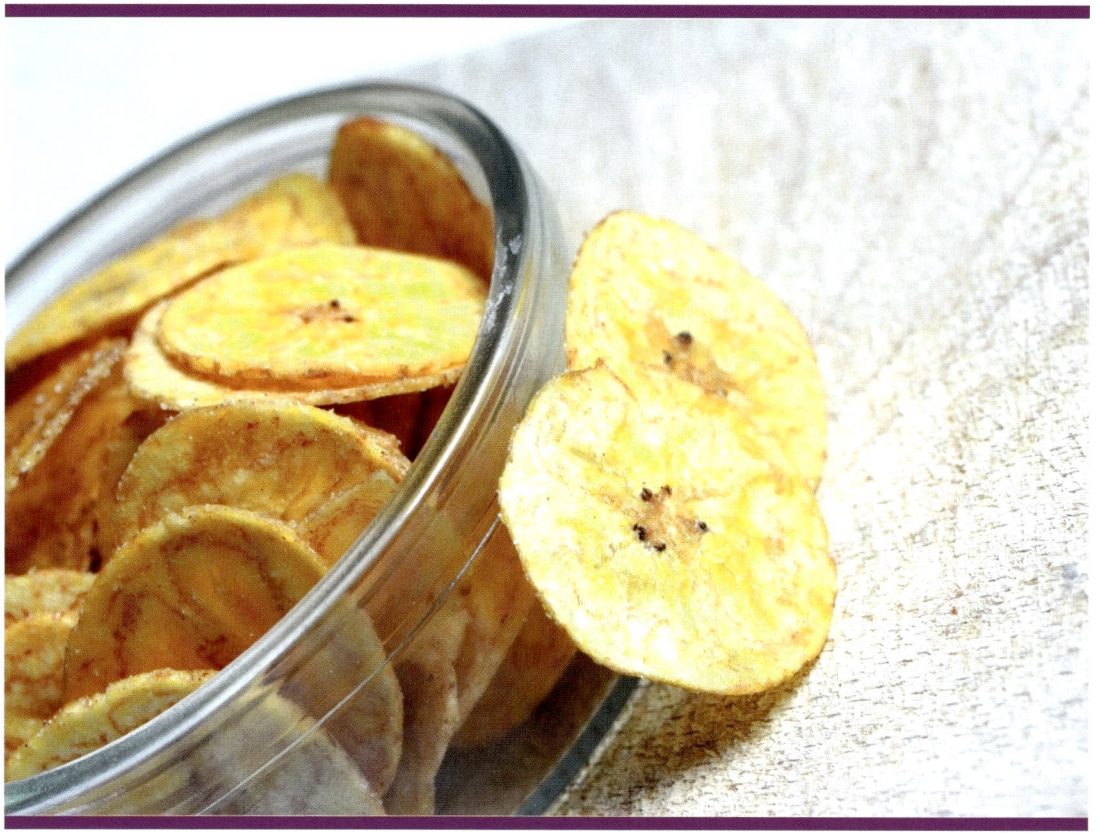

Kochbananenchips

SNACKS FÜR ZWISCHENDURCH

KOCHBANANENCHIPS

Ich rate generell zu der Anschaffung eines Dörrgeräts, da Dörrobst und Dörrgemüse sich hervorragend als Snacks anbieten, die man für den kleinen Hunger immer im Haus haben sollte. (Oder auch Dörrfleisch, siehe nächstes Rezept.) Außerdem eröffnen sich dadurch ganz neue Geschmackswelten, da Dörren das Aroma des jeweiligen Nahrungsmittels intensiviert. Kochbananenchips sind nur ein Beispiel für die schier unendlichen Möglichkeiten, die sich durch ein Dörrgerät eröffnen. Diese Chips eignen sich auch gut als Träger für selbst gemachten Aufstrich wie zum Beispiel Leberwurst oder Marmelade. (Für Letzteres sollten die „Chips" allerdings ungesalzen sein.) Man kann Kochbananenchips auch im Backofen machen, aber ich stelle hier die Dörrgerät-Variante vor.

ZUTATEN (für eine Dörrgerät-Ladung):
3 mittelreife Kochbananen (noch grünlich)
Salz

ZUBEREITUNG
1. Kochbananen schälen und in etwa 0,5 cm dicke Scheiben schneiden.
2. Die Scheiben auf den Etagen des Dörrgeräts verteilen und dabei genug Abstand lassen, dass sie von allen Seiten gut belüftet werden (circa 1 cm). Leicht mit Salz bestreuen.
3. Das Dörrgerät auf circa 70 Grad einstellen, was einer mittleren Stufe entspricht. Das Dörren dauert 6 bis 8 Stunden. Falls Ihr Dörrgerät – so wie meines – keine Gitteretagen hat, ist es von Vorteil, die Scheiben zwischendurch zu wenden.

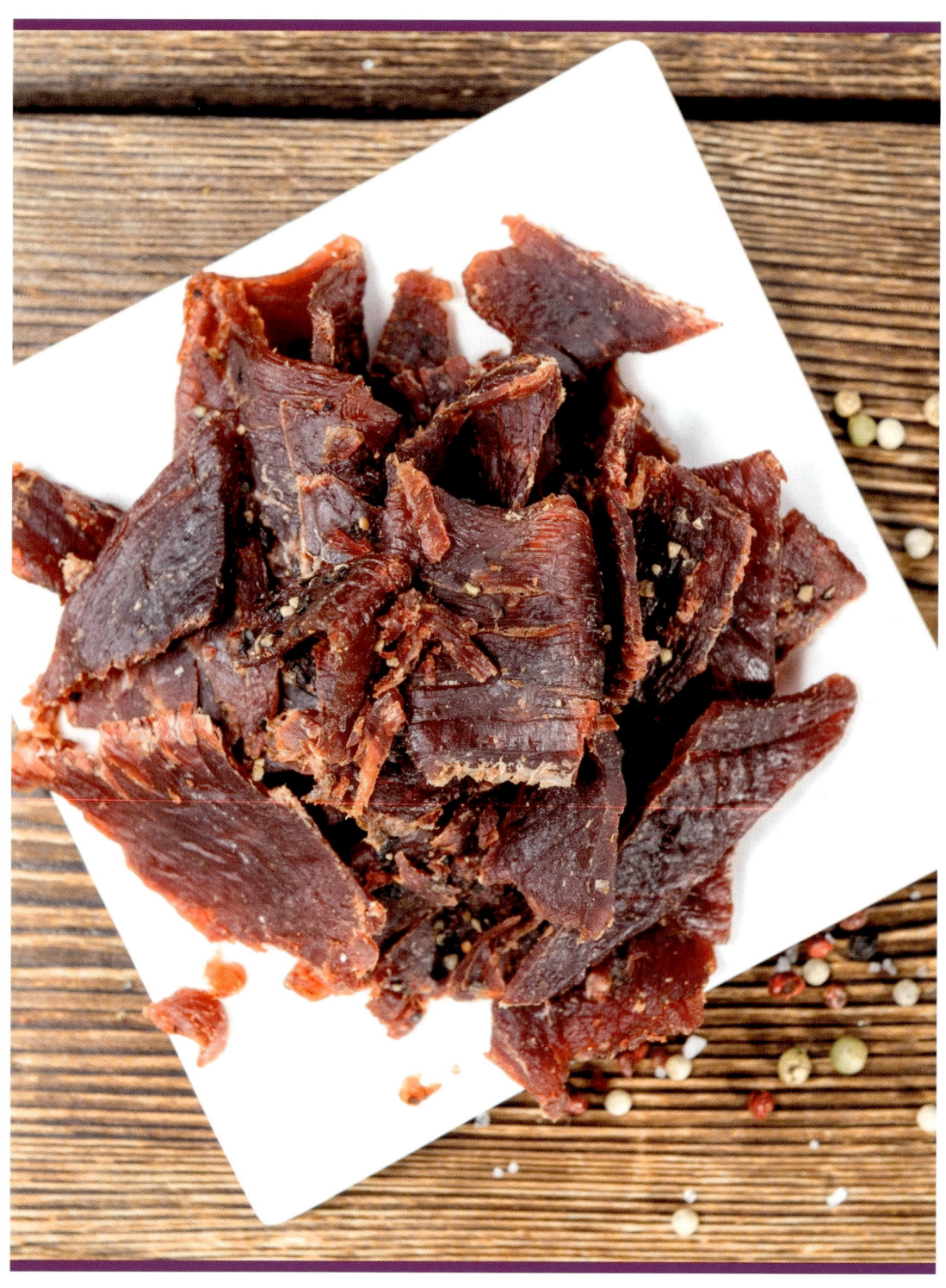

Beef Jerky

BEEF JERKY

Beef Jerky ist dünnes, getrocknetes Rindfleisch. Der Ursprung von Beef Jerky ist indianisch. Die Prärieindianer haben auf diese Weise Büffelfleisch konserviert. Für dieses Rezept ist ein Dörrgerät unabkömmlich, da das Fleisch bei relativ niedriger Temperatur getrocknet und dabei gut belüftet werden muss. Da man bei Fleisch auch nicht so leicht von außen erkennt, ob es innen ganz trocken ist, ist eine langsame und sorgfältige Trocknung umso wichtiger, weil das fertige Beef Jerky sonst nach kurzer Zeit zu schimmeln beginnt.

ZUTATEN (für eine Dörrgerätladung):

3 Stücke Rinderrouladenfleisch
Salz

Pfeffer
circa 150 ml Ahornsirup

ZUBEREITUNG

1. Die Rinderrouladen ausbreiten und beidseitig dünn mit Salz, Pfeffer und Ahornsirup bestreuen beziehungsweise bestreichen. In eine Schüssel mit Deckel geben und circa 5 Stunden im Kühlschrank durchziehen lassen.

2. Das Fleisch in etwa 2 cm breite und 10 cm lange Streifen schneiden. Diese auf die Etagen des Dörrgeräts verteilen; dabei etwa 1 cm Platz zwischen den Streifen lassen, damit sie von allen Seiten gut belüftet werden.

3. Das Dörrgerät auf die niedrigste Stufe stellen und einschalten. Die Dörrzeit beträgt 12 Stunden. Wenn die Etagen keine Gitterböden haben (also nicht luftdurchlässig sind), wenden Sie das Fleisch nach der Hälfte der Zeit.

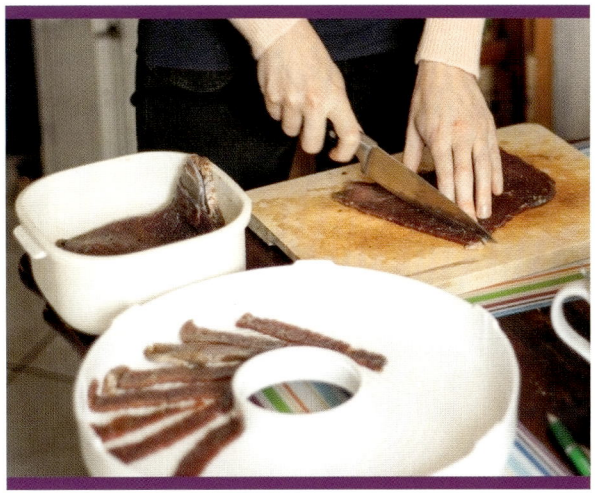

Die eingelegten Rinderrouladen werden in Streifen geschnitten.

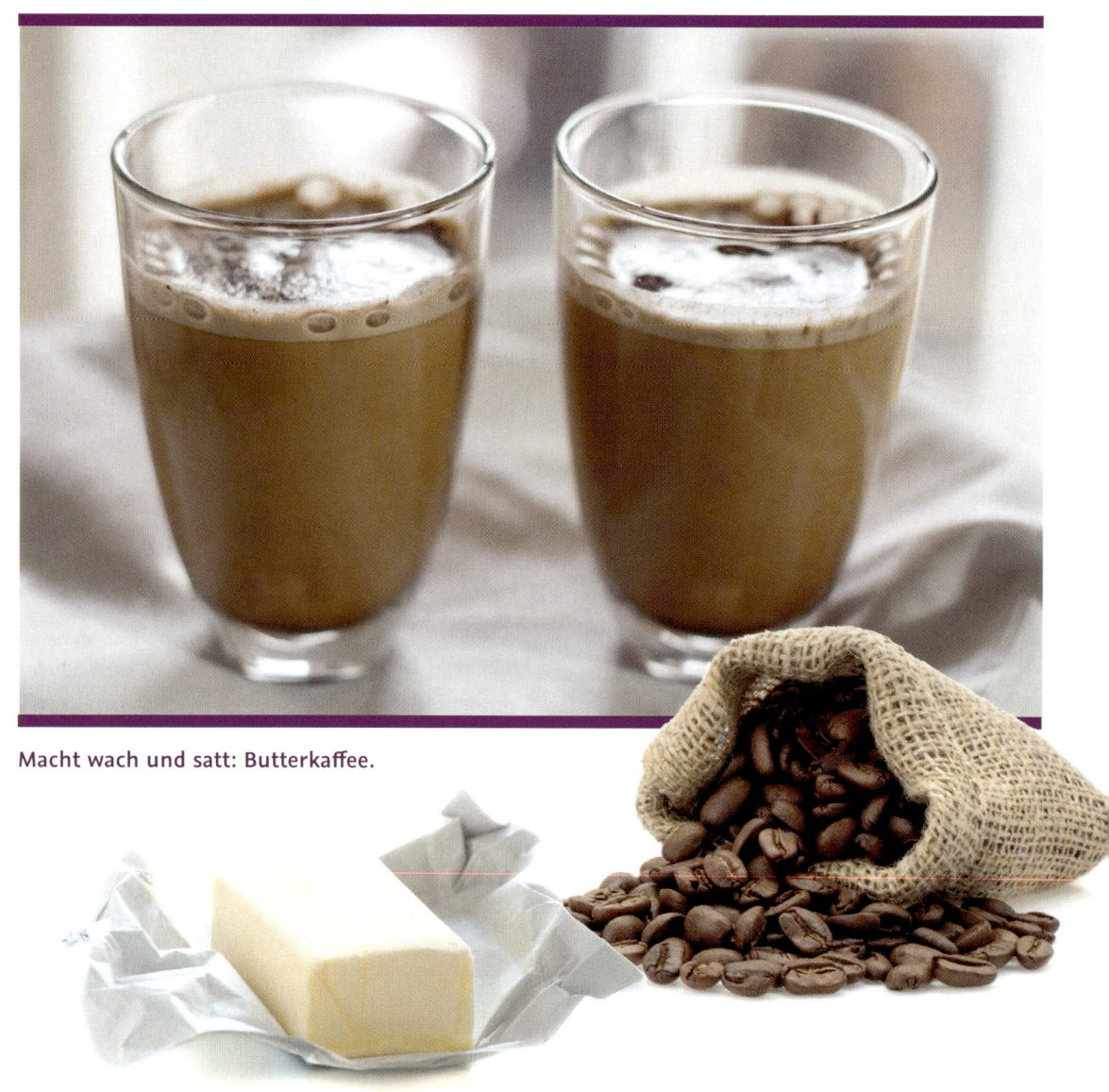

Macht wach und satt: Butterkaffee.

GETRÄNKE

BUTTERKAFFEE

Butter im Kaffee? Gehts noch? Ja, das geht. Viele Paleolaner schwören auf diesen Kaffee, und für manche ist er unter der Woche das ganze Frühstück. Durch die Butter macht er natürlich tatsächlich satt. Man kann ihn mit Filterkaffee oder Espresso machen. Ich mache ihn normalerweise mit dem Kaffee aus der Espressokanne, also unter Verwendung einer dieser mediterranen Blubber- und Zischkannen, die man auf den Herd stellt. Da man eine große Portion Kaffee braucht, bereite ich ihn etwas dünner als gewöhnlich zu.

ZUTATEN

(für ein großes Glas Butterkaffee):

250 ml Kaffee

¼ Päckchen Weidebutter

ZUBEREITUNG

1. Den Kaffee in einen Mixer oder, falls Sie einen Pürierstab benutzen wollen, in ein hohes Gefäß geben.
2. Die Butter dazugeben und alles pürieren, bis es schäumt.
3. In ein Glas geben und genießen.

KOMBUCHA

Über den potenziellen Nutzen von Kombucha und Kefir habe ich im Mikrobiom-Kapitel geschrieben. Außerdem sind diese Getränke natürlich lecker. Gekühlter Kombucha ist besonders im Sommer ein hervorragendes Erfrischungsgetränk. Allerdings ist die Beschaffung der zugehörigen Kultur etwas schwieriger als etwa bei Joghurt. Man kann sie kaufen oder über ein Forum beziehungsweise eine Yahoo-Mailingliste (Informationen auf www.kombu. de) jemanden in seiner Nähe finden, der eine solche Kultur hat. Da sich die Kulturen ständig vermehren, ist es kein Problem für den „Spender", etwas abzugeben.

Bei Kombucha wird die Kultur SCOBY genannt, das steht für Symbiotic Colony of Bacteria and Yeasts, also „symbiotische Kolonie von Bakterien und Hefepilzen". Aussehen tut das Ganze wie eine semitransparente, etwas glibberige Scheibe, die während der Fermentation oben auf der Flüssigkeit ruht. Das liegt daran, dass die Mikroorganismen als Stoffwechsel-produkte lange Fasern aus Polysacchariden bilden und so diese Schicht aus Zellulose entsteht. Bei jedem Fermentationsvorgang bildet sich eine neue dünne Schicht, und zwar immer unten, an der der Flüssigkeit zugewandten Seite, und so wird die Scheibe immer dicker. Manchmal löst sich ein Teil der Scheibe ab und sinkt ein Stück in die Flüssigkeit: dieses „SCOBY-Baby" kann dann weitergegeben werden. Sie sollten für die Kombucha-Fermentation immer das gleiche Glasgefäß nehmen, weil dann die SCOBY-Scheibe allmählich die Form der Gefäßöffnung annimmt und so perfekt die Oberfläche bedeckt.

Die Menge des Zuckers in diesem Rezept mag Sie auf den ersten Blick erschrecken, aber den allergrößten Teil davon verbrauchen die Mikroorganismen.
Das fertige Getränk enthält kaum Zucker.

Achtung:

Kombucha aus dem Laden ist pasteurisiert und aus probiotischer Sicht wertlos.

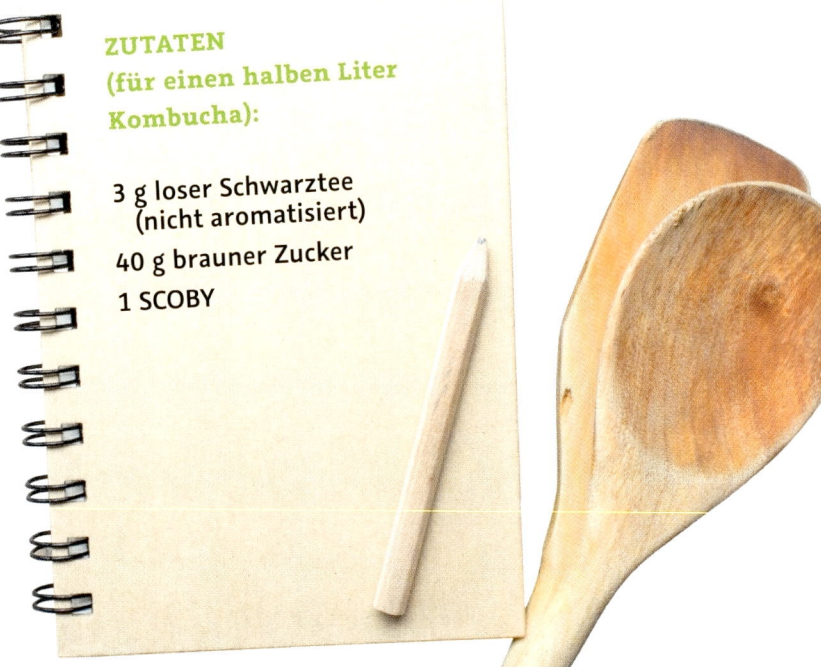

**ZUTATEN
(für einen halben Liter Kombucha):**

3 g loser Schwarztee
(nicht aromatisiert)

40 g brauner Zucker

1 SCOBY

ZUBEREITUNG

1. 0,5 l Wasser zum Kochen bringen und den Schwarztee in einem Teefilter oder Tee-Ei hinzugeben. 10 Minuten ziehen lassen, dann den Teefilter herausnehmen.

2. Zucker hinzufügen und gut umrühren.

3. Den Tee auf Zimmertemperatur abkühlen lassen, dann in das gut gereinigte Gefäß geben, das Sie für die Fermentation vorgesehen haben. Die SCOBY-Scheibe hinzufügen und eventuell vorhandene Ansatzflüssigkeit dazukippen. Decken Sie das Gefäß mit einem Tuch ab, das Sie mit einem Gummiband oder einer Schnur sichern. Auf keinen Fall mit einem Deckel verschließen – die Essigsäurebakterien brauchen Luft.

4. Jetzt lassen Sie das Getränk für mindestens 2 Tage ruhig stehen, bis Sie zum ersten Mal kosten. Im Sommer, wenn es auch in der Wohnung wärmer ist, schreitet die Gärung schneller voran als bei niedrigen Temperaturen. Je länger Sie warten, desto weniger süß und desto saurer wird der Kombucha. Wenn er zu lange fermentiert, wird der Kombucha im wahrsten Sinne des Wortes Essig (die SCOBY-Scheibe ist eigentlich nichts anderes als eine besondere Essigmutter). Sie können ihn dann immer noch wie normalen Essig (beispielsweise für den Salat) verwenden.

5. Wenn das Getränk fertig ist, gießen Sie es in eine Schüssel und fangen Sie dabei die SCOBY-Scheibe mit einem Kunststoffsieb ab. Wenn Sie nicht sofort den nächsten Kombucha ansetzen wollen, legen Sie die SCOBY-Scheibe mit etwa einem Zehntel des fertigen Kombuchas als Ansatzflüssigkeit in ein Schraubglas und stellen das Ganze in den Kühlschrank. So aufbewahrt ist die SCOBY-Scheibe mindestens einige Wochen haltbar. Füllen Sie den restlichen Kombucha in eine Flasche und bewahren Sie diese im Kühlschrank auf.

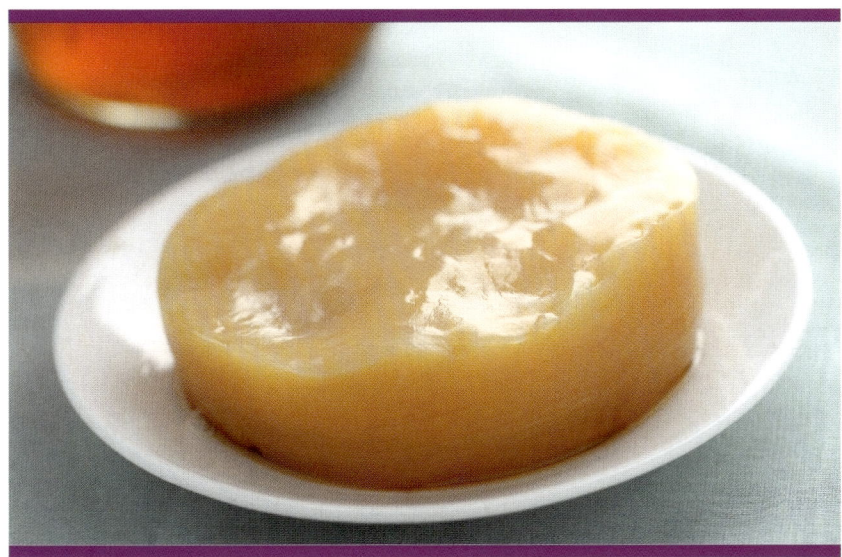

SCOBY-Scheibe

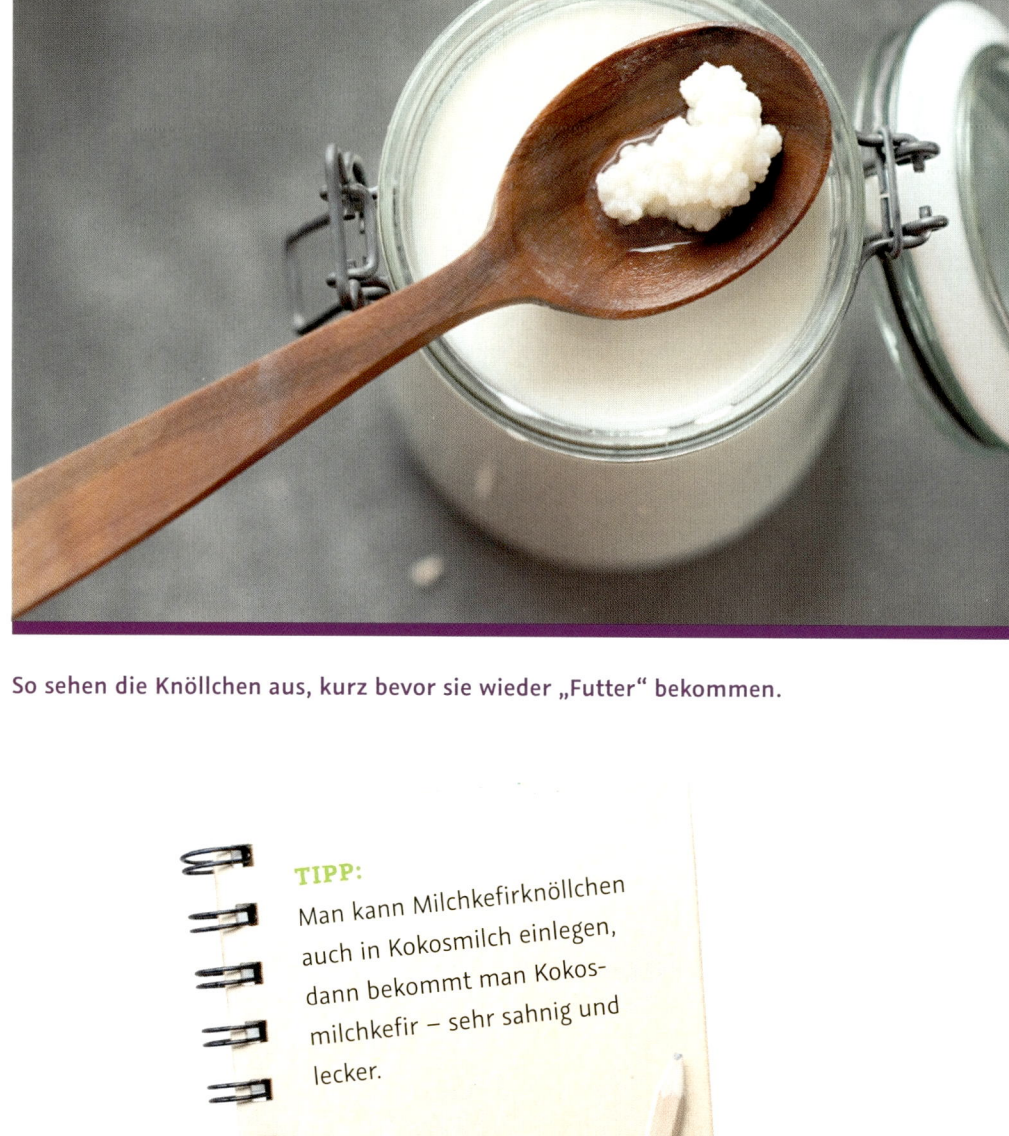

So sehen die Knöllchen aus, kurz bevor sie wieder „Futter" bekommen.

TIPP:
Man kann Milchkefirknöllchen auch in Kokosmilch einlegen, dann bekommt man Kokos-milchkefir – sehr sahnig und lecker.

MILCHKEFIR

Für Milchkefir gilt das Gleiche wie für Kombucha: Der im Laden gekaufte ist pasteurisiert, und um an eine Kultur zu kommen, sollten Sie sich auf Onlineforen umsehen oder sich bei der www.kombu.de-Mailingliste anmelden. Alternativ kann man die Kultur natürlich auch im Versandhandel kaufen. Bei Kefir besteht die Kultur aus kleinen Knöllchen, die mal mehr, mal weniger stark zusammenklumpen und sich bei jedem Fermentationsprozess vermehren. Milchkefirknöllchen sehen ein bisschen aus wie Milchreis und brauchen als Futter Laktose. Der fertige Kefir ist, wenn er 2 Tage gegärt hat, fast laktosefrei. Für das Abgießen des Kefirs brauchen Sie ein Kunststoffsieb, ein Metallsieb ist nicht geeignet. Am besten benutzen Sie auch einen Kunststofflöffel.

ZUTATEN (für 0,5 l Kefir):
1 gehäufter TL Kefirknöllchen
0,5 l Bio-Frischmilch

ZUBEREITUNG
1. Die Milchkefirknöllchen in ein sauberes Schraubglas geben, das mindestens 0,5 l fasst.
2. Die Milch hinzufügen und den Deckel locker verschließen. An einen schattigen Ort stellen.
3. Nach 1 Tag können Sie kosten. Wenn der Kefir für Ihren Geschmack ruhig noch ein wenig saurer und herber werden darf, warten Sie einen weiteren Tag.
4. Setzen Sie das Kunststoffsieb auf eine Schüssel und gießen Sie den Kefir ab. Da er nun sehr dickflüssig ist und die Milchkefirknöllchen im Weg sind, kann es gut sein, dass der Fluss ins Stocken kommt. Dann nehmen Sie einen Kunststofflöffel und schaben am Boden des Siebs entlang, bis der Kefir ganz abgelaufen ist. Bei etwa jedem dritten Abgießen können Sie die Kefirknöllchen dann mit lauwarmem Wasser abspülen. (Vorsicht, zu heißes Wasser tötet die Organismen ab.)
5. Bewahren Sie den fertigen Kefir im Kühlschrank auf. Wenn Sie nicht sofort neuen Kefir ansetzen wollen, legen Sie die Kefirknöllchen einfach in ein bisschen Milch und bewahren Sie diese ebenfalls in einem verschlossenen Schraubglas im Kühlschrank auf. So sind sie mindestens zwei Wochen haltbar.

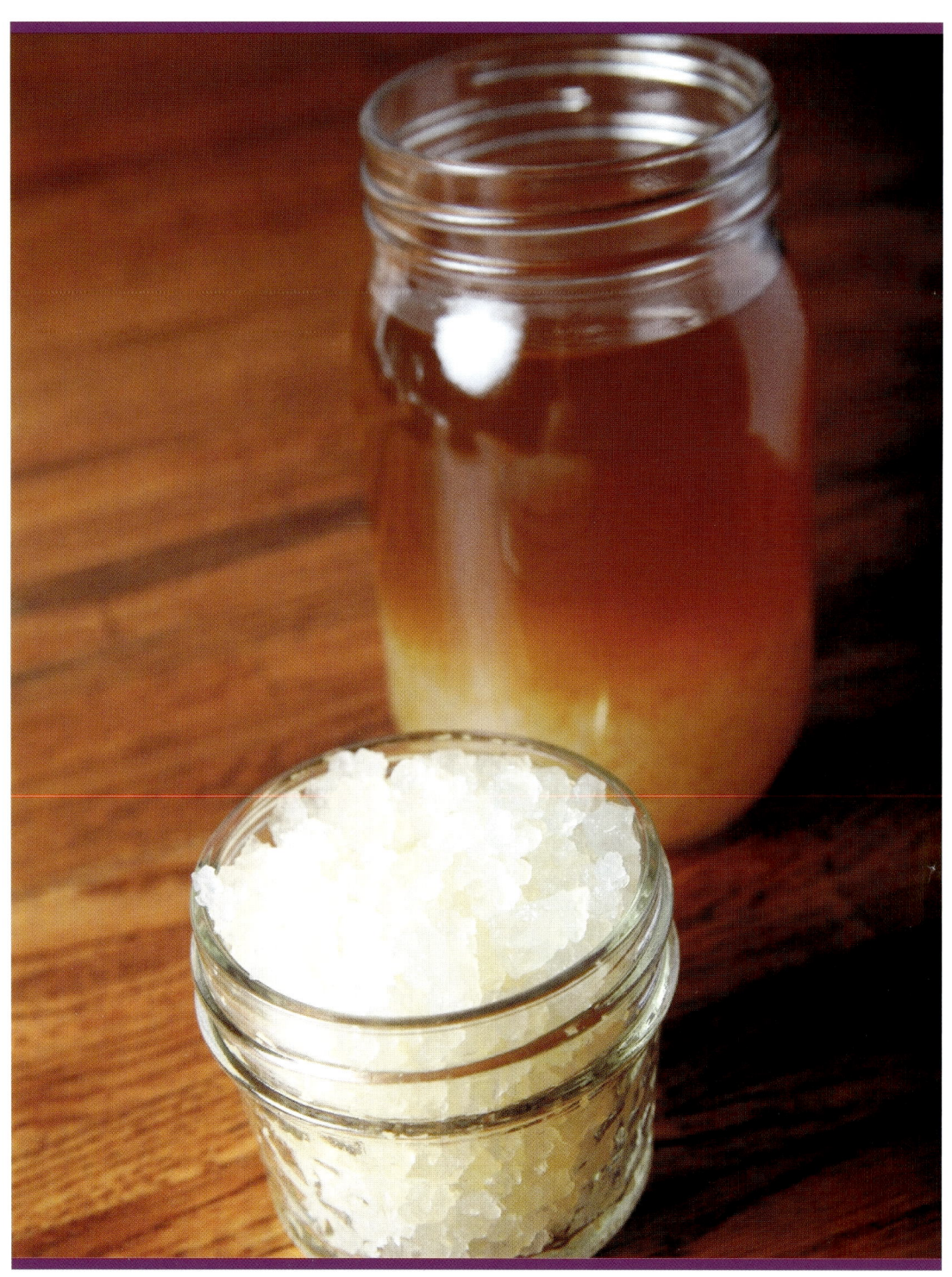

Wasserkefir und Kefirkristalle

WASSERKEFIR

Wasserkefir schmeckt völlig anders als Kombucha oder Milchkefir – für mich ist das Aroma am ehesten mit Federweißer vergleichbar, und so ähnlich sieht das fertige Getränk auch aus. Auch diese Kultur muss man sich im Versandhandel oder über die Tauschbörse besorgen. Wasserkefirknöllchen sehen aus wie kleine semitransparente Steinchen, weswegen sie auch Kefirkristalle genannt werden. Kefirkristalle sind besonders vermehrungsfreudig. Sie ernähren sich von Zucker und dem durch das Dörrobst zugeführten Stickstoff.

ZUTATEN (für 0,5 l Wasserkefir):

40 g brauner Zucker
gedörrtes, ungeschwefeltes Obst
  (zum Beispiel 1 Feige, 1 Aprikose oder eine Handvoll Rosinen)
1 EL Kefirkristalle

ZUBEREITUNG

1. Bringen Sie 0,5 l Wasser zum Kochen. Geben Sie den Zucker hinzu und rühren Sie um, bis er sich aufgelöst hat.
2. Lassen Sie das Zuckerwasser auf Zimmertemperatur abkühlen.
3. Geben Sie die Kefirkristalle in ein sauberes Schraubglas mit einem Fassungsvermögen von mindestens 0,5 l. Fügen Sie das Zuckerwasser hinzu und legen Sie das Dörrobst in die Flüssigkeit.
4. Nun schließen Sie locker den Deckel und stellen das Glas an einen schattigen Ort oder schützen es mit einem Tuch vor allzu großer Sonneneinstrahlung.
5. Nach 1 Tag können Sie kosten. Wie auch bei den anderen fermentierten Getränken wird Wasserkefir mit der Zeit immer saurer, weil immer mehr Zucker verstoffwechselt wird. Ähnlich wie beim Milchkefir entsteht bei der Gärung reichlich Kohlensäure, sodass das fertige Getränk wie Champagner moussiert.

BEZUGSQUELLEN

Ist die Paleo-Ernährung teuer? Ja, man gibt mehr für Lebensmittel aus. Das lässt sich fast nicht vermeiden, wobei der Unterschied zu vorher natürlich davon abhängt, wie man davor gegessen und eingekauft hat. Aber wie heißt es so schön? Das Geld, was man jetzt nicht für seine Gesundheit ausgibt, gibt man später für seine Krankheit aus. Außerdem lernt man mit der Zeit Tricks und Kniffe, wie man Geld sparen kann. Beim Fleischeinkauf sind Sie zum Beispiel nicht nur aus gesundheitlicher Sicht gut beraten, auf Innereien zurückzugreifen – die sind einfach auch billig.

Da die Paleo-Ernährung auf frischen, wenig verarbeiteten Zutaten basiert, brauchen Sie für die allermeisten Einkäufe keinen spezialisierten Geschäfte oder gar den Onlinehandel. Allerdings gibt es Ausnahmen.

Kokosöl, Kokosfett

Wie ich schon an anderer Stelle ausgeführt habe, sind Kokosöl und Kokosfett *eigentlich* das Gleiche, nämlich das Fett aus der Kokosnuss. Viele Hersteller sind jedoch dazu übergegangen, der einfachen Unterscheidung halber ihr naturbelassenes, „extra vergine"-Produkt als Kokos*öl* zu bezeichnen, während sie das desodorierte, also mit Dampf behandelte Produkt, welches nicht mehr nach Kokos duftet oder schmeckt, Kokos*fett* nennen. Daher halte ich mich jetzt auch an diese Bezeichnungen.

- Kokosöl: Dieses erhalten Sie in kleinen Gläsern in praktisch allen Bioläden. Billiger kommen Sie auf jeden Fall, wenn Sie größere Gläser kaufen. Auf Amazon gibt es die Biomarke Manako, die relativ günstig und in großen Gläsern verfügbar ist. Sehr beliebt sind auch die Marke Dr. Goerg sowie das Kokosöl der Ölmühle Solling, beide in Bioqualität und im 1.000-Milliliter-Glas zu haben. Ich beziehe meines von der Kleinen Steinzeit (siehe Link weiter unten).

- Kokosfett: Dieses benutze ich selten, kaufe es aber der Einfachheit halber – und weil es billig ist – im Supermarkt. Es gibt verschiedene Marken, die jeweils als in Alupapier eingepackte Würfel verkauft werden. Eine solche Marke ist Othüna. Wer Bioqualität möchte, ist wieder im Bioladen beziehungsweise bei den oben genannten Marken gut beraten. Palmin empfehle ich nicht, da es gehärtet ist. Die Stiftung Warentest hat zwar keine Transfettsäuren in Palmin gefunden, aber ich bin trotzdem etwas skeptisch. Die Marke Palmin bietet übrigens auch ein streichfähiges Fett in einer Art Margarinedose an („Palmin Soft") – aber Vorsicht, das ist gar kein Kokosfett.

Butter

Butter braucht man vor allem dann in rauen Mengen, wenn man gerne mit Ghee kocht und dies selber herstellt (wozu ich auf jeden Fall raten würde). Da wir ja Wert auf Weidehaltung legen, ist die irische Weidebutter-Marke Kerrygold der Goldstandard in der Paleo-Szene. Die vielen Omega-3-Fettsäuren sorgen dafür, dass die Butter auch direkt nach dem Herausnehmen aus dem Kühlschrank streichfähig ist. Dies ist also immer ein Qualitätsmerkmal und trifft auch auf manche Biobutter zu, zum Beispiel auf die Demeter-Butter, die ich manchmal kaufe, die aber noch teurer als Kerrygold ist. Kerrygold bekommen Sie immer wieder einmal im Angebot. Dann können Sie zuschlagen.

Spezielle Mehle

Wer ab und zu backen möchte, kann dabei auf Maniok-, Mandel-, oder Kokosmehl zurückgreifen. (Falls sich jemand darüber Sorgen macht: Die zu Maniokmehl zu verarbeitenden Wurzeln werden vorab nach altbewährter Methode sorgfältig gewässert und fermentiert, sodass die verbliebene Menge an cyanidbildenden Glykosiden verschwindend gering ist. Es droht also keine Blausäurevergiftung, die Mehle sind gut verträglich.) Maniokmehl gibt es in drei Varianten: als Gari, (ein groberes Mehl, mehr wie Paniermehl), als feines Maniokmehl (manchmal auch als Cassavamehl bezeichnet) und schließlich als Tapiokastärke, welches die reine Stärke aus der Maniokwurzel ist. Diese Mehle gibt es alle bei dem auf die Paleo-Ernährung spezialisierten Versandhandel Kleine Steinzeit auf www.kleine-steinzeit. de. Es existieren inzwischen mehrere Onlineshops speziell für Paleo, die man sich leicht ergoogeln kann, aber die Kleine Steinzeit war der erste und ist nach wie vor derjenige, bei dem ich einkaufe. Bei diesem Laden kann man zum Beispiel das Angebot nach AIP (Autoimmunprotokoll) und andere Begriffen filtern, sodass man sich immer darauf verlassen kann, das Richtige für den eigenen Bedarf zu finden. Außerdem werden zuverlässig alle Inhaltsstoffe angegeben, so dass man auch hier nichts falsch macht. Zudem sind die Produkte sorgfältig darauf geprüft, wirklich paleogerecht und nach dem derzeitigen Erkenntnisstand gesundheitsfördernd zu sein. Ich bekomme für diese Empfehlung kein Geld und keine Vergünstigungen, muss aber darauf hinweisen, dass ich die Betreiberin kenne (wenn auch nur über das Internet).

Gemahlene Mandeln kann man ebenfalls zum Backen nehmen, sollte sie aber nicht zu stark erhitzen und es generell mit der Häufigkeit nicht übertreiben. Wenn in amerikanischen Rezepten von „almond flour" die Rede ist, sind eigentlich gemahlene Mandeln gemeint. Ich empfehle die blanchierte Variante, also das rein weiße Pulver, weil bei diesen die Haut entfernt ist und sie daher verdauungsfreundlicher sind. Dieses gibt es in den meisten großen Supermärkten. Es handelt sich meistens um kalifornische Mandeln. Richtiges Mandel*mehl* ist entölt, ebenso wie Kokosmehl (also bitte für Kokosmehl beziehungsweise „coconut flour" keine Kokosraspeln aus dem Supermarkt nehmen!). Diese entölten Mehle gibt es im gut sortierten Naturkosthandel, auch online.

Kochbananen

Ich benutze für manche Gerichte gern Kochbananen, die auch viele gesundheitsfördernde Eigenschaften haben. Grüne, also unreife Kochbananen, besitzen sehr viel resistente Stärke, sind also Futter für Darmbakterien. Leider habe ich Kochbananen bisher nur bei Kaufland und im Asia-Supermarkt gesehen. Vielleicht kann man sie auch bei gut sortierten Gemüsehändlern erhalten oder wenigstens bestellen.

Kokosmilch

Kokosmilch enthält oft Guarkernmehl oder andere Zusätze, die sie cremiger machen sollen. Ich empfehle daher die Marke Aroy-D, die keine Zusätze enthält. Diese Marke finde ich in manchen Supermärkten in der Asien-Abteilung, ansonsten im Asia-Supermarkt. Auch die Kleine Steinzeit führt diese Marke.

Coconut Aminos

Wer den Geschmack von Sojasoße vermisst, dem empfehle ich Coconut Aminos. Dafür gibt es noch keinen deutschen Begriff. Coconut Aminos ist eine Soße, die durch Fermentation aus dem Saft des Kokospalmenstammes hergestellt wird. Sie ist sehr reich an Aminosäuren, was ihr den „Umami"-Geschmack verleiht, der auch typisch für die Sojasoße ist. Ein wirklich guter Ersatz. Bis jetzt gibt es Coconut Aminos in Deutschland nur bei der Kleinen Steinzeit.

Fußnoten

Einleitung

1. J. Yerushalmy/H. E. Hilleboe, Fat in the Diet and Mortality from Heart Disease; a Methodologic Note. In: *New York State Journal of Medicine* 57, Nr. 14 (15. Juli 1957), S. 2343-2354.

2. J. Yerushalmy/H. E. Hilleboe, Fat in the Diet and Mortality from Heart Disease; a Methodologic Note. In: *New York State Journal of Medicine* 57, Nr. 14 (15. Juli 1957), S. 2343-2354.

3. J. Yerushalmy/H. E. Hilleboe, Fat in the Diet and Mortality from Heart Disease; a Methodologic Note. In: *New York State Journal of Medicine* 57, Nr. 14 (15. Juli 1957), S. 2343-2354.

4. Gary Taubes, *Good Calories, Bad Calories*. New York 2007, S. 25-26.

5. Denise Minger, The Truth About Ancel Keys – We've All Got it Wrong. Raw Food SOS. http://rawfoodsos. com/2011/12/22/the-truth-about-ancel-keys-weve-all-got-it-wrong/ (Zugriff vom 5. November 2014)

6. Patty W. Siri-Tarino et al., Meta-Analysis of Prospective Cohort Studies Evaluating the Association of Saturated Fat with Cardiovascular Disease. In: *The American Journal of Clinical Nutrition* 91, Nr. 3 (März 2010), S. 535-546, doi:10.3945/ajcn.2009.27725.

7. Tyler Vigen, Spurious Correlations. http://tylervigen.com/ (Zugriff vom 5. November 5 2014)

Kapitel 1

1. Loren Cordain, Cereal Grains: Humanity's Double-Edged Sword. In: *World Review of Nutrition and Dietetics*, 84 (1999), S. 19-73.

2. Weston A. Price, *Nutrition and Physical Degeneration*. 1939; Reprint Lemon Grove 2009.

3. Sally Fallon, Pat Connolly, Mary G. Enig, *Nourishing Traditions*. San Diego 1995.

4. Loren Cordain, Cereal Grains: Humanity's Double-Edged Sword. In: *World Review of Nutrition and Dietetics*, 84 (1999), S. 53.

5. V. R. Young and P. L. Pellett, Plant Proteins in Relation to Human Protein and Amino Acid Nutrition. In: *The American Journal of Clinical Nutrition* 59, Nr. 5 (1. Mai 1994), S. 1203-1212.

6. Jörn Klasen, *Autoimmunerkrankungen*. Stuttgart 2011, S. 13.

7. Robert-Koch-Institut (Hrsg.), Verbreitung von Krebserkrankungen in Deutschland. Berlin 2010, S. 156.

8. Yuval Itan et al., The Origins of Lactase Persistence in Europe. In: PLoS Comput Biol 5, Nr. 8 (28. August 2009), e1000491, doi:10.1371/journal.pcbi.1000491.

9. Clark Spencer Larsen, Biological Changes in Human Populations With Agriculture. In: *Annual Review of Anthropology*, 24 (1995), S. 185-213.

Kapitel 2

1. Michael O'Neill, Nutrient Density: Sticking To The Essentials – Mathieu Lalonde (AHS12). http://ketopia. com/nutrient-density-sticking-to-the-essentials-mathieu-lalonde-ahs12/ (Zugriff vom 30. Oktober 2014)

2. Zöliakie: Weit verbreitet, vielfach unentdeckt. In: *DZG-Themendienst* Nr. 2 (2011), S. 1–2.

3.   Anita Kondrashova et al., Lower Economic Status and Inferior Hygienic Environment May Protect against Celiac Disease. In: *Annals of Medicine* 40, Nr. 3 (2008), S. 223–231, doi: 10.1080/07853890701678689.

4.   Alessio Fasano, Zonulin and Its Regulation of Intestinal Barrier Function. The Biological Door to Inflammation, Autoimmunity, and Cancer. In: *Physiological Reviews* 91, Nr. 1 (11. Januar 2011), S. 151–175, doi: 10.1152/physrev.00003.2008.

5.   Sandro Drago et al., Gliadin, Zonulin and Gut Permeability. Effects on Celiac and Non-Celiac Intestinal Mucosa and Intestinal Cell Lines. In: *Scandinavian Journal of Gastroenterology* 41, Nr. 4 (April 2006), S. 408–419, doi: 10.1080/00365520500235334.

6.   Intestinal Permeability Barrier in Crohn's Disease. The Difficulty in Shifting the Paradigm – Springer. doi: 10.1007/s10620-013-2721-y (Zugriff vom 10. September 2010)

7.   E. J. Irvine and J. K. Marshall, Increased Intestinal Permeability Precedes the Onset of Crohn's Disease in a Subject with Familial Risk. In: *Gastroenterology* 119, Nr. 6 (Dezember 2000), S. 1740–1744.

8.   H. Schmitz et al., Altered Tight Junction Structure Contributes to the Impaired Epithelial Barrier Function in Ulcerative Colitis, *Gastroenterology* 116, Nr. 2 (Februar 1999), S. 301–309.

9.   Nina A. Hering, Michael Fromm, Jörg-Dieter Schulzke, Determinants of Colonic Barrier Function in Inflammatory Bowel Disease and Potential Therapeutics. In: *The Journal of Physiology* 590, Nr. 5 (1. März 2012), S. 1035–1044, doi:10.1113/jphysiol.2011.224568.

10. A. Benard et al., Increased Intestinal Permeability in Bronchial Asthma. In: *The Journal of Allergy and Clinical Immunology* 97, Nr. 6 (Juni 1996), S. 1173–78.

11. Outi Vaarala, Leaking Gut in Type 1 Diabetes. In: *Current Opinion in Gastroenterology* 24, Nr. 6 (November 2008), S. 701–706, doi:10.1097/MOG.0b013e32830e6d98.

12. M. D. Smith, R. A. Gibson, P. M. Brooks, Abnormal Bowel Permeability in Ankylosing Spondylitis and Rheumatoid Arthritis. In: *The Journal of Rheumatology* 12, Nr. 2 (April 1985), S. 299–305.

13. Hans-Joachim Anders, Kirstin Andersen, Bärbel Stecher, The Intestinal Microbiota, a Leaky Gut, and Abnormal Immunity in Kidney Disease. In: *Kidney International* 83, Nr. 6 (Juni 2013), S. 1010–1016, doi:10.1038/ki.2012.440.

14. Simon P. Dunlop et al., Abnormal Intestinal Permeability in Subgroups of Diarrhea-Predominant Irritable Bowel Syndromes. In: *The American Journal of Gastroenterology* 101, Nr. 6 (Juni 2006), S. 1288–1294, doi:10.1111/j.1572-0241.2006.00672.x.

15. P. Humbert et al., Intestinal Permeability in Patients with Psoriasis. In: Journal of Dermatological Science 2, Nr. 4 (Juli 1991), S. 324–326.

16. Vibeke Rosenfeldt et al., Effect of Probiotics on Gastrointestinal Symptoms and Small Intestinal Permeability in Children with Atopic Dermatitis. In: *The Journal of Pediatrics* 145, Nr. 5 (November 2004), S. 612–616, doi:10.1016/j.jpeds.2004.06.068.

17. M. Maes et al., In Depression, Bacterial Translocation May Drive Inflammatory Responses, Oxidative and Nitrosative Stress (O&NS), and Autoimmune Responses Directed against O&NS-Damaged Neoepitopes. In: *Acta Psychiatrica Scandinavica* 127, Nr. 5 (1. Mai 2013), S. 344–354, doi:10.1111/j.1600-0447.2012.01908.x.

18. Michael Maes, Ivana Mihaylova, Jean-Claude Leunis, Increased Serum IgA and IgM against LPS of Enterobacteria in Chronic Fatigue Syndrome (CFS). Indication for the Involvement of Gram-Negative Enterobacteria in the Etiology of CFS and for the Presence of an Increased Gut-Intestinal Permeability. In: *Journal of Affective Disorders* 99, Nr. 1–3 (April 2007), S. 237–240, doi:10.1016/j.jad.2006.08.021.

19. Gerhard Rogler, Giuseppe Rosano, The Heart and the Gut. In: *European Heart Journal* 35, Nr. 7 (Februar 2014), S. 426–430, doi:10.1093/eurheartj/eht271.

20. Mehrnaz Nouri et al., Intestinal Barrier Dysfunction Develops at the Onset of Experimental Autoimmune Encephalomyelitis, and Can Be Induced by Adoptive Transfer of Auto-Reactive T Cells. In: *PloS One* 9, Nr. 9 (2014), e106335, doi:10.1371/journal.pone.0106335.

21. Alessio Fasano, Leaky Gut and Autoimmune Diseases. In: *Clinical Reviews in Allergy & Immunology* 32 (2007), doi 10.1007/s12016-011-8291-x.

22. Baking Science. The Bakery Network. http://www.thebakerynetwork.com/baking-science (Zugriff vom 16. September 2014)

23. Hetty C. van den Broeck et al., Presence of Celiac Disease Epitopes in Modern and Old Hexaploid Wheat Varieties. Wheat Breeding May Have Contributed to Increased Prevalence of Celiac Disease. In: *TAG. Theoretical and Applied Genetics. Theoretische Und Angewandte Genetik* 121, Nr. 8 (November 2010), S. 1527–1539, doi:10.1007/s00122-010-1408-4.

24.   Alaedini, Norman Latov, Transglutaminase-Independent Binding of Gliadin to Intestinal Brush Border Membrane and GM1 Ganglioside. In: *Journal of Neuroimmunology* 177, Nr. 1–2 (August 2006), S. 167–172, doi:10.1016/j.jneuroim.2006.04.022.

25. Krispin Sullivan, The Lectin Report. In: *Krispin's Komments on Nutrition and Health* vom 2. August 2014. http://www.krispin.com/lectin.html (Zugriff vom 16. September 2014)

26. S. W. Ewen, A. Pusztai, Effect of Diets Containing Genetically Modified Potatoes Expressing Galanthus Nivalis Lectin on Rat Small Intestine. In: *Lancet* 354, Nr. 9187 (16. Oktober 1999), S. 1353–1354, doi:10.1016/S0140-6736(98)05860-7.

27. Loren Cordain et al., Modulation of Immune Function by Dietary Lectins in Rheumatoid Arthritis. In: *British Journal of Nutrition* 83, Nr. 3 (März 2000), S. 207–217, doi:10.1017/S0007114500000271.

28. Katsuya Miyake, Toru Tanaka, Paul L. McNeil, Lectin-Based Food Poisoning: A New Mechanism of Protein Toxicity. In: *PLoS ONE* 2, Nr. 8 (1. August 2007), doi:10.1371/journal.pone.0000687.

29. The Rise of Gluten Intolerance: Modern Wheat. In: *The Gluten Minded* vom 13. Mai 2013. http://theglutenminded.com/2013/05/13/the-rise-of-gluten-intolerance-modern-wheat (Zugriff vom 16. September 2014).

30. Scientists Learn More About How Roughage Keeps You 'Regular'. http://www.sciencedaily.com/releases/2006/08/060823093156.htm. (Zugriff vom 12. September 2014)

31. Katsuya Miyake, Toru Tanaka, Paul L. McNeil, Lectin-Based Food Poisoning: A New Mechanism of Protein Toxicity. In: *PLoS ONE* 2, Nr. 8 (1. August 2007), doi:10.1371/journal.pone.0000687.

32. Edward Archer, Gregory A. Hand, Steven N. Blair, Validity of U.S. Nutritional Surveillance: National Health and Nutrition Examination Survey Caloric Energy Intake Data, 1971–2001. In: *PLoS ONE* 8, Nr. 10 (9. Oktober 2013), e76632, doi:10.1371/journal.pone.0076632.

33. Lynda Enright, Joanne Slavin, No Effect of 14 Day Consumption of Whole Grain Diet Compared to Refined Grain Diet on Antioxidant Measures in Healthy, Young Subjects: A Pilot Study. In: Nutrition Journal 9 (2010): 12, doi:10.1186/1475-2891-9-12.

34. Agneta Andersson et al., Whole-Grain Foods Do Not Affect Insulin Sensitivity or Markers of Lipid Peroxidation and Inflammation in Healthy, Moderately Overweight Subjects. In: *The Journal of Nutrition* 137, Nr. 6 (Juni 2007), S. 1401–1407.

35. G. R. Rao, H. S. R. Desikachar, V. Subrahmanyan, The effect of the degree of polishing of rice on nitrogen and mineral metabolism in human subjects. In: Cereal Chemistry 37 (1960), S. 71–78.

36. Chris Kresser, Are Legumes Paleo? And Does it Really Matter? http://chriskresser.com/are-legumes-paleo (Zugriff vom 16. September 2014).

37. Y. Birk, Protein Proteinase Inhibitors in Legume Seeds – Overview. In: *Archivos Latinoamericanos De Nutrición* 44, Nr. 4 Suppl. 1 (Dezember 1996), S. 26S–30S.

38. George Francis et al., The Biological Action of Saponins in Animal Systems: A Review. In: *The British Journal of Nutrition* 88, Nr. 6 (Dezember 2002), S. 587–605, doi:10.1079/BJN2002725.

39. J. M. Gee et al., Effects of Saponins and Glycoalkaloids on the Permeability and Viability of Mammalian Intestinal Cells and on the Integrity of Tissue Preparations in Vitro. In: *Toxicology in Vitro: An International Journal Published in Association with BIBRA* 10, Nr. 2 (April 1996), S. 117–128.

40. Suvi-Tuuli Vilen et al., Trypsin-2 Enhances Carcinoma Invasion by Processing Tight Junctions and Activating ProMT1-MMP. In: *Cancer Investigation* 30, Nr. 8 (Oktober 2012), S. 583–592, doi:10.3109/07357907.2012.716467.

41. G. Grant, P. M. Dorward, A. Pusztai, Pancreatic Enlargement Is Evident in Rats Fed Diets Containing Raw Soybeans (Glycine Max) or Cowpeas (Vigna Unguiculata) for 800 Days but Not in Those Fed Diets Based on Kidney Beans (Phaseolus Vulgaris) or Lupinseed (Lupinus Angustifolius). In: *The Journal of Nutrition* 123, Nr. 12 (Dezember 1993), S. 2207–2215.

42. I. E. Liener, Possible Adverse Effects of Soybean Anticarcinogens. In: *The Journal of Nutrition* 125, Nr. 3 Suppl. (März 1995), S. 744S–750S.

43. Health Canada Government of Canada, Soy: One of the Ten Priority Food Allergens [Health Canada, 2012]. Veröffentlicht am 26. Oktober 2012, http://www.hc-sc.gc.ca/fn-an/pubs/securit/2012-allergen_soy-soja/index-eng.php. (Zugriff vom 16. September 2014).

44. Kathrin Burger, Soja: Riskanter Kult um die Bohne. In: sueddeutsche.de, Dezember 2008, http://www.sueddeutsche.de/wissen/soja-riskanter-kult-um-die-bohne-1.790066. (Zugriff vom 16. September 2014).

45. Julia R. Barrett, The Science of Soy: What Do We Really Know? In: *Environmental Health Perspectives* 114, Nr. 6 (Juni 2006), S. A352–A358.

46. Mindy S. Kurzer, Hormonal Effects of Soy in Premenopausal Women and Men. In: *The Journal of Nutrition* 132, Nr. 3 (März 2002), S. 570S–573S.

47. M. Friedman, D. L. Brandon, Nutritional and Health Benefits of Soy Proteins. In: *Journal of Agricultural and Food Chemistry* 49, Nr. 3 (März 2001), S. 1069–1086.

48. Yuval Itan et al., The Origins of Lactase Persistence in Europe. In: *PLoS Comput Biol* 5, Nr. 8 (28 August 2009), e1000491, doi:10.1371/journal.pcbi.1000491.

49. Sarah Ballantyne, How Do Grains, Legumes and Dairy Cause a Leaky Gut? Part 2: Saponins and Protease Inhibitors. In: *The Paleo Mom* vom 29. März 2012. http://www.thepaleomom.com/2012/03/how-do-grains-legumes-and-dairy-cause_29.html (Zugriff vom 23. September 2014).

50. Sarah Ballantyne, The Paleo Approach. Las Vegas 2013, S. 106.

51. Mark Sisson, Guest Post: Robb Wolf Answers Your Paleo Questions. In: *Mark's Daily Apple* vom 23. August 2011. http://www.marksdailyapple.com/guest-post-robb-wolf-answers-your-paleo-diet-questions (Zugriff vom 23. September 2014).

52. Edward Giovannucci et al., Calcium and Fruktose Intake in Relation to Risk of Prostate Cancer. In: *Cancer Research* 58, Nr. 3 (1. Februar 1998), S. 442–447.

53. Edward Giovannucci et al., Risk Factors for Prostate Cancer Incidence and Progression in the Health Professionals Follow-up Study. In: *International Journal of Cancer. Journal International Du Cancer* 121, Nr. 7 (1. Oktober 2007), S. 1571–1578, doi:10.1002/ijc.22788.

54. Heike A. Bischoff-Ferrari et al., Calcium Intake and Hip Fracture Risk in Men and Women: A Meta-Analysis of Prospective Cohort Studies and Randomized Controlled Trials. In: *The American Journal of Clinical Nutrition* 86, Nr. 6 (Dezember 2007), S. 1780–1790.

55. http://www.hsph.harvard.edu/nutritionsource/calcium-full-story/ (Zugriff vom 23. September 2014).

56. N. H. S. Choices, Saturated Fats and Heart Disease Link 'Unproven' – Health News – NHS Choices. http://www.nhs.uk/news/2014/03March/Pages/Saturated-fats-and-heart-disease-link-unproven.aspx. (Zugriff vom 7. Oktober 2014).

57. Fats and Cholesterol: Out with the Bad, In with the Good. In: *Harvard School of Public Health*, http://www.hsph.harvard.edu/nutritionsource/fats-full-story/ (Zugriff vom 30. Oktober 2014).

58. M. L. Garg et al., Fish Oil Reduces Cholesterol and Arachidonic Acid Content More Efficiently in Rats Fed Diets Containing Low Linoleic Acid to Saturated Fatty Acid Ratios. In: *Biochimica Et Biophysica* Acta 962, Nr. 3 (14. Oktober 1988), S. 337–344.

59. Andrew Stoll, The Omega-3 Connection. New York 2001, S. 43.

60. Nutrition Facts and Analysis for Corn, Yellow. http://nutritiondata.self.com/facts/cereal-grains-and-pasta/5687/2 (Zugriff vom 30. September 2014).

61. Docosahexaensäure (DHA); Definition, Synthese, Resorption, Transport und Verteilung. http://www.vitalstoff-lexikon.de/Fettsaeuren/-Docosahexaensaeure-DHA-/ (Zugriff vom 30. September 2014).

62. Gamma-Linolensäure (GLA). Definition, Synthese, Resorption, Transport und Verteilung. http://www.vitalstoff-lexikon.de/Fettsaeuren/-GLA-/ (Zugriff vom 12. Dezember 2014).

63. Gamma-Linolenic Acid. In: *University of Maryland Medical Center*, http://umm.edu/health/medical/altmed/supplement/gammalinolenic-acid. (Zugriff vom 12. Dezember 2014).

64. Sarah Ballantyne, The Paleo Approach. Las Vegas 2013, S. 130.

65. Yasumi Kimura et al., PUFAs in Serum Cholesterol Ester and Oxidative DNA Damage in Japanese Men and Women. In: *The American Journal of Clinical Nutrition* 95, Nr. 5 (Mai 2012), S. 1209–1214, doi:10.3945/ajcn.111.030817.

66. N. V. Bhagavan, *Medical Biochemistry*. San Diego 2002.

67. J. Rodrigo Mora, Makoto Iwata, Ulrich H. von Andrian, Vitamin Effects on the Immune System: Vitamins A and D Take Centre Stage. In: *Nature Reviews. Immunology* 8, Nr. 9 (September 2008), S. 685–698, doi:10.1038/nri2378.

68. Kerry G. Brock, George Minor Diggs, *The Hunter-Gatherer Within: Health and the Natural Human Diet*. Fort Worth 2013.

69. The Inuit Paradox. http://discovermagazine.com/2004/oct/inuit-paradox (Zugriff vom 9. Oktober 2014).

70. Sally Fallon, Nourishing Traditions. San Diego 1995, S. 14.

71. Vitamin D Does Not Contribute to Kidney Stones, Study Asserts. http://health.ucsd.edu/news/releases/Pages/2013-10-17-vitamin-d-and-kidney-stones.aspx. (Zugriff vom 30. Oktober 2014).

72. Erica L. M. Vieira et al., Oral Administration of Sodium Butyrate Attenuates Inflammation and Mucosal

Lesion in Experimental Acute Ulcerative Colitis. In: *The Journal of Nutritional Biochemistry* 23, Nr. 5 (Mai 2012), S. 430–36, doi:10.1016/j.jnutbio.2011.01.007.

73. W. Scheppach et al., Effect of Butyrate Enemas on the Colonic Mucosa in Distal Ulcerative Colitis. In: *Gastroenterology* 103, Nr. 1 (Juli 1992), S. 51–56.

74. Josep Bassaganya-Riera et al., Conjugated Linoleic Acid Modulates Immune Responses in Patients with Mild to Moderately Active Crohn's Disease. In: *Clinical Nutrition (Edinburgh, Scotland)* 31, Nr. 5 (Oktober 2012), S. 721–727, doi:10.1016/j.clnu.2012.03.002.

75. M. S. Herrera-Meza et al., Dietary Anhydrous Milk Fat Naturally Enriched with Conjugated Linoleic Acid and Vaccenic Acid Modify Cardiovascular Risk Biomarkers in Spontaneously Hypertensive Rats. In: *International Journal of Food Sciences and Nutrition* 64, Nr. 5 (August 2013), S. 575–586, doi:10.3109/09637486.2013.763908.

76. Cynthia A Daley et al., A Review of Fatty Acid Profiles and Antioxidant Content in Grass-Fed and Grain-Fed Beef. In: *Nutrition Journal* 9 (10. März 2010), S. 10, doi:10.1186/1475-2891-9-10.

77. Kerry G. Brock, George M. Dicks jr., *The Hunter-Gatherer Within. Health and the Natural Human Diet.* Fort Worth 2013, S. 60.

78. Katharina Munk (Hrsg.), Taschenlehrbuch Biologie – Biochemie, Zellbiologie. Stuttgart 2008, S. 122.

79. Neil Campbell, Jane Reece, Lawrence Mitchell, Biology. Menlo Park 1999.

80. Kwashiorkor in Uganda and Coonoor. In: *Nutrition Reviews* 14, Nr. 9 (1. September 1956), S. 263–266, doi:10.1111/j.1753-4887.1956.tb01607.x.

81. Gertrud Rehner, Hannelore Daniel, *Biochemie der Ernährung.* Heidelberg 2010, S. 224-235.

82. Florian Horn, Biochemie des Menschen. Stuttgart 2012, S. 40–41.

83. Gertrud Rehner, Hannelore Daniel, *Biochemie der Ernährung.* Heidelberg 2010, S. 224–235.

84. John T. Brosnan, Glutamate, at the Interface between Amino Acid and Carbohydrate Metabolism. In: *The Journal of Nutrition* 130, Nr. 4 (1. April 2000), S. 988.

85. Gertrud Rehner, Hannelore Daniel, *Biochemie der Ernährung.* Heidelberg 2010, S. 224–235.

86. Hellmut Mehnert, *Diabetologie in Klinik und Praxis.* Stuttgart 2003.

87. Diana Thomas and Elizabeth J. Elliott, Low Glycaemic Index, or Low Glycaemic Load, Diets for Diabetes Mellitus. In: *The Cochrane Database of Systematic Reviews*, Nr. 1 (2009), CD006296, doi:10.1002/14651858.CD006296.pub2.

88. M. Ryberg et al., A Palaeolithic-Type Diet Causes Strong Tissue-Specific Effects on Ectopic Fat Deposition in Obese Postmenopausal Women. In: *Journal of Internal Medicine* 274, Nr. 1 (1. Juli 2013), S. 67–76, doi:10.1111/joim.12048.

89. Gertrud Rehner, Hannelore Daniel, *Biochemie der Ernährung.* Heidelberg 2010, S. 557.

90. Stefan Silbernagl, *Taschenatlas der Pathophysiologie.* Stuttgart 2003, S. 88–92.

91. The Role of Fruktose, Sucrose, and High-Fruktose Corn Syrup in Diabetes (7. Oktober 2013), http://www.touchendocrinology.com/articles/role-Fruktose-sucrose-and-high-Fruktose-corn-syrup-diabetes.

92. Jean-Marc Schwarz et al., Hepatic de Novo Lipogenesis in Normoinsulinemic and Hyperinsulinemic Subjects Consuming High-Fat, Low-Carbohydrate and Low-Fat, High-Carbohydrate Isoenergetic Diets. In: *The American Journal of Clinical Nutrition* 77, Nr. 1 (1. Januar 2003), S. 43–50.

93. Patrick Lam, Effects of Consuming Dietary Fruktose versus Glucose on de Novo Lipogenesis in Overweight and Obese Human Subjects. In: *Berkeley Scientific Journal* 15, Nr. 2 (1. January 2011), http://escholarship.org/uc/item/7vv7z7zw.

94. Richard J. Johnson et al., Sugar, Uric Acid, and the Etiology of Diabetes and Obesity. In: *Diabetes* 62, Nr. 10 (Oktober 2013), S. 3307–3315, doi:10.2337/db12-1814.

95. How Much Sugar Are Americans Eating? [Infographic]. http://www.forbes.com/sites/alicegwalton/ 2012/08/30/how-much-sugar-are-americans-eating-infographic/ (Zugriff vom 31. Dezember 2014).

96. Stefan Silbernagl, *Taschenatlas der Pathophysiologie*. Stuttgart 2003, S. 272.

97. Victor R. Preedy (Hrsg.), *Dietary Sugars: Chemistry, Analysis, Function and Effects*. Cambridge 2012, S. 724.

98. Gerald Huether et al., Tryptophan, Serotonin, and Melatonin: Basic Aspects and Applications. In: *Advances in Experimental Medicine and Biology* 467 (1999), S. 74.

99. Fighting Infection With Manuka Honey. http://www.medicalnewstoday.com/releases/163236.php. (Zugriff vom 16. Oktober 2014).

100. Paulus H. S. Kwakman et al., How Honey Kills Bacteria. In: *FASEB Journal: Official Publication of the Federation of American Societies for Experimental Biology* 24, Nr. 7 (Juli 2010), S. 2576–2582, doi:10.1096/fj.09-150789.

101. Ist Der Honig kaltgeschleudert? http://berlinerhonig.wordpress.com/2010/10/23/ist-berlinerhonig-kaltge-schleudert/ (Zugriff vom 16. Oktober 2014).

102. Richard D Mattes, Barry M. Popkin, Nonnutritive Sweetener Consumption in Humans. Effects on Appetite and Food Intake and Their Putative mechanisms. In: *The American Journal of Clinical Nutrition* 89, Nr. 1 (Januar 2009), S. 1–14, doi:10.3945/ajcn.2008.26792.

103. J. E. Blundell, A. J. Hill, Paradoxical Effects of an Intense Sweetener (aspartame) on Appetite. In: *Lancet* 1, Nr. 8489 (10. Mai 1986), S. 1092–1093.

104. M. G. Tordoff, A. M. Alleva, Oral Stimulation with Aspartame Increases Hunger. In: *Physiology & Behavior* 47, Nr. 3 (März 1990), S. 555–559.

105. T. J. Maher, R. J. Wurtman, Possible Neurologic Effects of Aspartame, a Widely Used Food Additive. In: *Environmental Health Perspectives* 75 (November 1987), S. 53–57.

106. Michal M. Poplawski et al., Reversal of Diabetic Nephropathy by a Ketogenic Diet. Hrsg. v. Krisztian Stadler. In: *PLoS ONE* 6, Nr. 4 (20. April 2011), S. e18604, doi:10.1371/journal.pone.0018604.

107. Löffler, Georg, *Biochemie und Pathobiochemie*. Heidelberg 2007, S. 531–533.

108. Stephen D. Phinney, Ketogenic Diets and Physical Performance. In: *Nutrition & Metabolism* 1, Nr. 1 (17. August 2004), S. 2, doi:10.1186/1743-7075-1-2.

109. Stephen D. Phinney, Jeff S. Volek, *The Art and Science of Low Carbohydrate Living. An Expert Guide to Making the Life-Saving Benefits of Carbohydrate Restriction Sustainable and Enjoyable*. Miami 2011, S. 91.

110. Ketonkörper, http://flexikon.doccheck.com/de/Ketonk%C3%B6rper. (Zugriff vom 13. Oktober 2014).

111. Kang-Jey Ho et al., Alaskan Arctic Eskimo: Responses to a Customary High Fat Diet. In: *The American Journal of Clinical Nutrition* 25, Nr. 8 (1. August 1972), S. 737–745.

112. Arthur Curtis Corcoran, Israel Mordecai Rabinowitch, A Study of the Blood Lipoids and Blood Protein in Canadian Eastern Arctic Eskimos. In: *Biochemical Journal* 31, Nr. 3 (März 1937), S. 343–348.

113. H. M. Sinclair, The Diet of Canadian Indians and Eskimos. In: *Proceedings of the Nutrition Society* 12, Nr. 1 (März 1953), S. 69–82, doi:10.1079/PNS19530016.

114. Peter Heinbecker, Studies on the Metabolism of Ketosis. In: *J. Biol. Chem.* 80, 1928, S. 461–475.

115. P. W. Hochachka, K. B. Storey, Metabolic Consequences of Diving in Animals and Man. In: *Science* 187, Nr. 4177 (21. Februar 1975), S. 613–621, doi:10.1126/science.163485.

116. R. A. Lawrie, David Ledward, Lawrie's Meat Science. Cambridge 2014, S. 92, 298.

117. Yiu H. Hui, Principles and Issues in Nutrition. Wadsworth 1985.

118. The Inuit Paradox. http://discovermagazine.com/2004/oct/inuit-paradox (Zugriff vom 9. Oktober 2014).

119. Löffler, Georg, Biochemie und Pathobiochemie. Heidelberg 2007, S. 397–425.

120. Schwarz et al., Hepatic de Novo Lipogenesis in Normoinsulinemic and Hyperinsulinemic Subjects Consuming High-Fat, Low-Carbohydrate and Low-Fat, High-Carbohydrate Isoenergetic Diets. In: *American Journal of Clinical Nutrition* 77 (Januar 2003), S. 43–50.

121. Florian Horn, Biochemie des Menschen. Stuttgart 2012, S. 134–135.

122. S. A. Moore, E. Yoder, A. A. Spector, Role of the Blood-Brain Barrier in the Formation of Long-Chain Omega-3 and Omega-6 Fatty Acids from Essential Fatty Acid Precursors. In: *Journal of Neurochemistry* 55, Nr. 2 (August 1990), S. 391–402.

123. Y. Freund Levi et al., Transfer of Omega-3 Fatty Acids across the Blood-Brain Barrier after Dietary Supplementation with a Docosahexaenoic Acid-Rich Omega-3 Fatty Acid Preparation in Patients with Alzheimer's Disease: The OmegAD Study. In: *Journal of Internal Medicine* 275, Nr. 4 (April 2014), S. 428–36, doi:10.1111/joim.12166.

124. Clark Spencer Larsen, Biological Changes in Human Populations With Agriculture. In: *Annual Review of Anthropology*, 24 (1995), S. 189.

125. Jimmy Moore, 868: Dr. Sarah Ballantyne Challenges The Wisdom Of Low-Carb Diets For Women. http://www.thelivinlowcarbshow.com/shownotes/10888/868-dr-sarah-ballantyne-challenges-the-wisdom-of-low-carb-diets-for-women-2/ (Zugriff vom 17. Oktober 2014).

126. Sarah Ballantyne, Teaser Excerpt from The Paleo Approach: Macronutrient Ratio. http://www.thepaleomom.com/2013/10/teaser-excerpt-from-the-paleo-approach-macronutrient-ratio.html. (Zugriff vom 21. Oktober 2014).

127. The Thyroid-Gut Connection. http://chriskresser.com/the-thyroid-gut-connection (Zugriff vom 21. Oktober 2014).

128. Low-T3-Syndrom, http://flexikon.doccheck.com/de/Low-T3-Syndrom (Zugriff vom21. Oktober 2014).

129. Datis Kharrazian, Schilddrüsenfunktion und Hashimoto anders behandeln. Freiburg i.Br. 2013, S. 156.

130. Sarah Ballantyne, How Many Carbs Should You Eat? http://www.thepaleomom.com/2011/12/how-many-carbs-should-you-eat.html (Zugriff vom 17. Oktober 2014).

131. Sarah Ballantyne, *The Paleo Approach*. Las Vegas 2013, S. 220.

132. Glykämischer Index, http://flexikon.doccheck.com/de/Glyk%C3%A4mischer_Index (Zugriff vom 28. Oktober 2014).

133. Elhaseen Elamin et al., Ethanol Impairs Intestinal Barrier Function in Humans through Mitogen Activated Protein Kinase Signaling. A Combined In Vivo and In Vitro Approach. In: *PloS One* 9, Nr. 9 (2014), e107421, doi:10.1371/journal.pone.0107421.

134. Sarah Ballantyne, *The Paleo Approach*. Las Vegas 2013, S. 101–102.

135. Giulia Enders, *Darm mit Charme*. Berlin 2014, S. 141–142.

136. Melissa Locker, Oreos May Be As Addictive As Cocaine. http://newsfeed.time.com/2013/10/16/oreos-may-be-as-addictive-as-cocaine/ (Zugriff vom 29. Oktober 2014).

137. Stephan C. Bischoff, 'Gut Health': A New Objective in Medicine? In: *BMC Medicine* 9 (14. März 2011), S. 24, doi:10.1186/1741-7015-9-24.

Kapitel 3

1. Clifton C. Crais, Pamela Scully, *Sara Baartman and the Hottentot Venus*. Princeton 2008.
2. Yehudi A. Cohen, *Human Adaptation: The Biosocial Background*. New Brunswick 2010.
3. The National Institute of Diabetes and Digestive and Kidney Diseases, Obesity Associated with High Rates of Diabetes in the Pima Indians. http://diabetes.niddk.nih.gov/dm/pubs/pima/obesity/obesity.htm. (Zugriff vom 6. November 2014)
4. Leslie O. Schulz et al., Effects of Traditional and Western Environments on Prevalence of Type 2 Diabetes in Pima Indians in Mexico and the U.S. In: *Diabetes Care* 29, Nr. 8 (1. August 2006), S. 1866–1871, doi:10.2337/dc06-0138.
5. Carl Waldman, Encyclopedia of Native American Tribes. New York 2009, S. 279.
6. Diseases, Obesity Associated with High Rates of Diabetes in the Pima Indians.
7. Helmtrud I. Roach, Felix Bronner, and Richard O. C. Oreffo, Epigenetic Aspects of Chronic Diseases. London 2011, S. 138.
8. Diseases, Obesity Associated with High Rates of Diabetes in the Pima Indians.
9. Ibid.
10. Nancy Parezo, Der Südwesten. In: Indianer. Die Ureinwohner Amerikas. Geschichte, Kulturen, Völker und Stämme. Gütersloh 1992, S. 52.
11. Sean B. Carroll, Tracking the Ancestry of Corn Back 9,000 Years. In: *The New York Times* vom 24. Mai 2010, http://www.nytimes.com/2010/05/25/science/25creature.html.
12. Zilkia Janer, Latino Food Culture. Westport 2008.
13. Sean B. Carroll, Tracking the Ancestry of Corn Back 9,000 Years. In: *The New York Times* vom 24. Mai 2010, http://www.nytimes.com/2010/05/25/science/25creature.html (Zugriff vom 7. November 2014).
14. Zucker, Wikipedia, http://de.wikipedia.org/w/index.php?title=Zucker&oldid=135261625 (Zugriff vom 7. November 2014).
15. Lisa Silcock, Baka, People of the Rainforest Channel 4 television 1988, S. 130.
16. Weston A. Price, Nutrition and Physical Degeneration. 1939; Reprint Lemon Grove 2009, Kapitel 4.
17. The Inuit Paradox. http://discovermagazine.com/2004/oct/inuit-paradox (Zugriff vom 9. Oktober 2014).
18. Sami History, http://en.wikipedia.org/w/index.php?title=Sami_history&oldid=622559534 (Zugriff vom 24. Oktober 2014).
19. R. A. Lawrie, David Ledward, Lawrie's Meat Science. Cambridge 2014, S. 92.
20. P. W. Hochachka, K. B. Storey, Metabolic Consequences of Diving in Animals and Man. In: Science 187, Nr. 4177 (21. Februar 1975), S. 613–621, doi:10.1126/science.163485.
21. Hartmut Boockmann, Einführung in die Geschichte des Mittelalters. München 1992.

Kapitel 4

1. Mikroben-Inventur: Das Gewimmel im Körper. http://www.spiegel.de/wissenschaft/medizin/mikrobiom-ueber-10-000-bakterien-am-menschen-gezaehlt-a-838739.html (Zugriff vom 26. November).
2. M. B. Azad et al., Gut Microbiota of Healthy Canadian Infants. Profiles by Mode of Delivery and Infant Diet at 4 Months. In: *Canadian Medical Association Journal 185*, Nr. 5 (19. März 2013), S. 385–94, doi:10.1503/cmaj.121189.

3. Brandon Brooks et al., Microbes in the Neonatal Intensive Care Unit Resemble Those Found in the Gut of Premature Infants. In: *Microbiome 2*, Nr. 1 (28. Januar 2014), S. 1, doi:10.1186/2049-2618-2-1.

4. Lisa J. Funkhouser, Seth R. Bordenstein, Mom Knows Best: The Universality of Maternal Microbial Transmission. In: *PLoS Biol 11*, Nr. 8 (20. August 2013), S. e1001631, doi:10.1371/journal.pbio.1001631.

5. Nicola Jones, Friendly Bacteria Cheer up Anxious Mice. In: *Nature News* (30. August 2011), doi:10.1038/news.2011.510.

6. Giulia Enders, Darm mit Charme. Berlin 2014, S. 160.

7. Julia Seiderer-Nack, Was passiert im Darm? Neues Wissen für mehr Darmgesundheit – Darmbarriere, Bauchhirn und die richtige Ernährung. München 2014, S. 23.

8. Andrea Kamphuis, Sesam Öffne Dich: Dendritische Zellen Und Tight Junctions. http://autoimmunbuch.de/?p=2217 (Zugriff vom 13. November 2014).

9. David Artis, Epithelial-Cell Recognition of Commensal Bacteria and Maintenance of Immune Homeostasis in the Gut. In: *Nature Reviews Immunology 8*, Nr. 6 (Juni 2008), S. 411–420, doi:10.1038/nri2316.

10. Julia Seiderer-Nack, Was passiert im Darm? Neues Wissen für mehr Darmgesundheit – Darmbarriere, Bauchhirn und die richtige Ernährung. München 2014, S. 23.

11. June L. Round, Sarkis K. Mazmanian, The Gut Microbiome Shapes Intestinal Immune Responses during Health and Disease. In: *Nature Reviews. Immunology 9*, Nr. 5 (Mai 2009), S. 313–323, doi:10.1038/nri2515.

12. Could Multiple Sclerosis Begin in the Gut? http://www.scientificamerican.com/article/could-multiple-sclerosis-begin-in-the-gut/ (Zugriff vom 9. Oktober 2014).

13. Jorge Henao-Mejia et al., Inflammasome-Mediated Dysbiosis Regulates Progression of NAFLD and Obesity. In: *Nature 482*, Nr. 7384 (9. Februar 2012), S. 179–185, doi:10.1038/nature10809.

14. Joan L. Slonczewski, John W. Forster, Mikrobiologie. Eine Wissenschaft mit Zukunft. Berlin 2012, S. 1004–1005.

15. Manimozhiyan Arumugam et al., Enterotypes of the Human Gut Microbiome. In: *Nature 473*, Nr. 7346 (12. Mai 2011), S. 174–180, doi:10.1038/nature09944.

16. Caitriona M. Guinane, Paul D. Cotter, Role of the Gut Microbiota in Health and Chronic Gastrointestinal Disease. Understanding a Hidden Metabolic Organ. In: *Therapeutic Advances in Gastroenterology 6*, Nr. 4 (Juli 2013), S. 295–308, doi:10.1177/1756283X13482996.

17. CDC – Clostridium Difficile Infection – HAI. http://www.cdc.gov/hai/organisms/cdiff/cdiff_infect.html (Zugriff vom 13. November 2014).

18. W. E. Moore, L. H. Moore, Intestinal Floras of Populations That Have a High Risk of Colon Cancer. In: *Applied and Environmental Microbiology 61*, Nr. 9 (September 1995), S. 3202–3207.

19. Karottensuppe nach Moro könnte auch EHEC lahmlegen. http://www.aerztezeitung.de/medizin/med_specials/ehec-2011/article/658294/karottensuppe-nach-moro-koennte-ehec-lahmlegen.html (Zugriff vom 26. November 2014).

20. Anna Murzyn et al., Capric Acid Secreted by S. Boulardii Inhibits C. Albicans Filamentous Growth, Adhesion and Biofilm Formation. In: *PloS One 5*, Nr. 8 (2010), S. e12050, doi:10.1371/journal.pone.0012050.

21. Ipek Akil et al., Influence of Oral Intake of Saccharomyces Boulardii on Escherichia Coli in Enteric Flora. In: *Pediatric Nephrology* (Berlin, Germany) 21, Nr. 6 (Juni 2006), S. 807–810, doi:10.1007/s00467-006-0088-4.

22. Simone V. Generoso et al., Saccharomyces Cerevisiae Strain UFMG 905 Protects against Bacterial Translocation, Preserves Gut Barrier Integrity and Stimulates the Immune System in a Murine Intestinal Obstruction Model. In: *Archives of Microbiology 192*, Nr. 6 (Juni 2010), S. 477–484, doi:10.1007/s00203-010-0574-8.

23. Andrea Kamphuis, Die Darmflora der Hadza. Die kleinen Helfer der Jäger und Sammler. http://autoimmunbuch.de/?p=3874 (Zugriff vom 13. November 2014).

24. Stephanie L. Schnorr et al., Gut Microbiome of the Hadza Hunter-Gatherers. In: Nature Communications 5 (15. April 2014), doi:10.1038/ncomms4654.

25. Jeremiah J. Faith et al., The Long-Term Stability of the Human Gut Microbiota. In: *Science 341*, Nr. 6141 (5. Juli 2013), S. 1237439, doi:10.1126/science.1237439.

26. Fritz Francois et al., The Effect of H. Pylori Eradication on Meal-Associated Changes in Plasma Ghrelin and Leptin. In: *BMC Gastroenterology 11* (14. April 2011), S. 37, doi:10.1186/1471-230X-11-37.

27. S. D. Feighner, M. P. Dashkevicz, Subtherapeutic Levels of Antibiotics in Poultry Feeds and Their Effects on Weight Gain, Feed Efficiency, and Bacterial Cholyltaurine Hydrolase Activity. In: *Applied and Environmental Microbiology 53*, Nr. 2 (Februar 1987), S. 331–336.

28. The Antibiotics That Could Kill You. http://www.cnn.com/2014/04/22/opinion/blaser-antibiotic-winter/index.html (Zugriff vom 13. November 2014).

29. Martin Blaser, Missing Microbes. How the Overuse of Antibiotics Is Fueling Our Modern Plagues. Toronto 2014.

30. Can We Save Our Body's Ecosystem from Extinction? http://www.pbs.org/newshour/updates/theres-extinction-happening-stomach/ (Zugriff vom 18. November 2014).

31. Kai Biermann et al., Die Rache aus dem Stall. In: *Die ZEIT*, 20. November 2014, S. 23.

32. H. Okada et al., The 'Hygiene Hypothesis' for Autoimmune and Allergic Diseases. An Update. In: *Clinical & Experimental Immunology 160*, Nr. 1 (1. April 2010), S. 1–9, doi:10.1111/j.1365-2249.2010.04139.x.

33. Abigail Zuger M.d, 'An Epidemic of Absence' Review – Seeing Hygiene as Driver of Disease. In: *The New York Times*, 10. September 2012, http://www.nytimes.com/2012/09/11/science/an-epidemic-of-absence-review-seeing-hygiene-as-driver-of-disease.html.

34. Yoshio Osada and Tamotsu Kanazawa, Parasitic Helminths: New Weapons against Immunological Disorders. In: *BioMed Research International 2010* (10. Februar 2010), S. e743758, doi:10.1155/2010/743758.

35. Andrea Kamphuis, Die Darmflora der Hadza. Die kleinen Helfer der Jäger und Sammler. http://autoimmunbuch.de/?p=3874 (Zugriff vom 13. November 2014).

36. Ciarán P. Kelly, Fecal Microbiota Transplantation – An Old Therapy Comes of Age. In: *New England Journal of Medicine 368*, Nr. 5 (31. Januar 2013), S. 474–75, doi:10.1056/NEJMe1214816.

37. Georgia State University, Healthy gut microbiota can prevent metabolic syndrome, researchers say. *ScienceDaily*, www.sciencedaily.com/releases/2014/11/141124081036.htm (Zugriff vom 30. Dezember 2014).

38. Rodrick J. Chiodini et al., Crohn's Disease May Be Differentiated into 2 Distinct Biotypes Based on the Detection of Bacterial Genomic Sequences and Virulence Genes within Submucosal Tissues. In: *Journal of Clinical Gastroenterology 47*, Nr. 7 (August 2013), S. 612–620, doi:10.1097/MCG.0b013e31827b4f94.

39. Peter R. Gibson, Susan J. Shepherd, Evidence-Based Dietary Management of Functional Gastrointestinal Symptoms: The FODMAP Approach. In: *Journal of Gastroenterology and Hepatology 25*, Nr. 2 (1. Februar 2010), S. 252–258, doi:10.1111/j.1440-1746.2009.06149.x.

40. Frauke Roth, Die Prävalenz einer bakteriellen Fehlbesiedelung des Dünndarms bei gastroenterologischen Patienten und das Ausmaß einer Malnutrition. Bachelorarbeit an der Hochschule für Angewandte Wissenschaften Hamburg, 2009.

41. IBS Diets – FODMAPS Dieting Guide. http://www.ibsdiets.org/fodmap-diet/fodmap-food-list/ (Zugriff vom 20. November 2014).

42. Jessica R. Biesiekierski et al., No Effects of Gluten in Patients With Self-Reported Non-Celiac Gluten Sensitivity After Dietary Reduction of Fermentable, Poorly Absorbed, Short-Chain Carbohydrates. In: *Gastroenterology 145*, Nr. 2 (1. August 2013), S. 320–28.e3, doi:10.1053/j.gastro.2013.04.051.

43. Tadaomi Kawashima et al., Lactobacillus Plantarum Strain YU from Fermented Foods Activates Th1 and Protective Immune Responses. In: *International Immunopharmacology 11*, Nr. 12 (Dezember 2011), S. 2017–2024, doi:10.1016/j.intimp.2011.08.013.

44. Wen-Hsin Lin et al., Induced Apoptosis of Th2 Lymphocytes and Inhibition of Airway Hyperresponsiveness and Inflammation by Combined Lactic Acid Bacteria Treatment. In: *International Immunopharmacology 15*, Nr. 4 (April 2013), S. 703–711, doi:10.1016/j.intimp.2012.10.025.

45. Sarah Ballantyne, The Fiber Manifesto (a.k.a. The Insoluble vs. Soluble Fiber Smackdown!) http://www.thepaleomom.com/2013/11/fiber-manifesto-k-insoluble-vs-soluble-fiber-smackdown-part-1-5.html (Zugriff vom 21. November 2014).

Kapitel 5

1. Löffler, Georg et. al., Biochemie und Pathobiochemie. Heidelberg 2007, S. 39.

2. Gertrud Rehner, Hannelore Daniel, Biochemie der Ernährung. Heidelberg 2010, S. 340.

3. Löffler, Georg et. al., Biochemie und Pathobiochemie. Heidelberg 2007, S. 564.

4. Sampath Parthasarathy et al., Oxidized Low-Density Lipoprotein. In: *Methods in Molecular Biology (Clifton, N.j.) 610* (2010), S. 403–17, doi:10.1007/978-1-60327-029-8_24.

5. Hartmut H. Glossmann, Origin of 7-Dehydrocholesterol (Provitamin D) in the Skin. In: *Journal of Investigative Dermatology 130,* Nr. 8 (August 2010), S. 2139–2141, doi:10.1038/jid.2010.118.

6. Löffler, Georg et. al., Biochemie und Pathobiochemie. Heidelberg 2007, S. 511.

7. H. U. Melchert et al., Fatty Acid Patterns in Triglycerides, Diglycerides, Free Fatty Acids, Cholesteryl Esters and Phosphatidylcholine in Serum from Vegetarians and Non-Vegetarians. In: *Atherosclerosis 65*, Nr. 1–2 (Mai 1987), S. 159–66.

8. Gertrud Rehner, Hannelore Daniel, Biochemie der Ernährung. Heidelberg 2010, S. 501.

9. Löffler, Georg et. al., Biochemie und Pathobiochemie. Heidelberg 2007, S. 510.

10. Fred A. Kummerow, Two Lipids in the Diet, rather than Cholesterol, Are Responsible for Heart Failure and Stroke. In: Clinical Lipidology 9, Nr. 2 (1. April 2014), S. 189–204, doi:10.2217/clp.14.4.

11. Statin Use Is Up, Cholesterol Levels Are down: Are Americans' Hearts Benefiting? http://www.health.harvard.edu/blog/statin-use-is-up-cholesterol-levels-are-down-are-americans-hearts-benefiting-201104151518 (Zugriff vom 28. November 2014).

12. W. P. Castelli, Concerning the Possibility of a Nut ... In: *Archives of Internal Medicine 152*, Nr. 7 (1. Juli 1992), S. 1371–1372, doi:10.1001/archinte.1992.00400190013003.

13. Gertrud Rehner, Hannelore Daniel, Biochemie der Ernährung. Heidelberg 2010, S. 341.

14. J.-M. Bae, Y.-J. Yang, Z.-M. Li, Y.-O. Ahn, Low cholesterol is associated with mortality from cardiovascular diseases: a dynamic cohort study in Korean adults. In: *J Korean Med Sci 27* (2002), S. 58-63.

15. Naoki Nago et al., Low Cholesterol Is Associated with Mortality from Stroke, Heart Disease, and Cancer: The Jichi Medical School Cohort Study. In: *Journal of Epidemiology* / Japan Epidemiological Association 21, Nr. 1 (2011), S. 67–74.

16. R. J. Simes, Low Cholesterol and Risk of Non-Coronary Mortality. In: *Australian and New Zealand Journal of Medicine 24*, Nr. 1 (Februar 1994), S. 113–119.

17. Hanno Ulmer et al., Why Eve Is Not Adam: Prospective Follow-Up in 149,650 Women and Men of Cholesterol and Other Risk Factors Related to Cardiovascular and All-Cause Mortality. In: *Journal of Women's Health 13*, Nr. 1 (1. Januar 2004), S. 41–53, doi:10.1089/154099904322836447.

18. Gertrud Rehner, Hannelore Daniel, Biochemie der Ernährung. Heidelberg 2010, S. 21.

19. Huabing Zhang et al., Discontinuation of Statins in Routine Care Settings: A Cohort Study. In: *Annals of Internal Medicine 158*, Nr. 7 (2. April 2013), S. 526–534, doi:10.7326/0003-4819-158-7-201304020-00004.

20. Löffler et al., 568.

21. Gertrud Rehner, Hannelore Daniel, Biochemie der Ernährung. Heidelberg 2010, S. 481.

22. Löffler, Georg et. al., Biochemie und Pathobiochemie. Heidelberg 2007, S. 517, 519, 575.

23. Peter J. Havel, Dietary Fructose: Implications for Dysregulation of Energy Homeostasis and Lipid/carbohydrate Metabolism. In: *Nutrition Reviews 63*, Nr. 5 (Mai 2005), S. 133–157.

24. Patrick Lam, Effects of Consuming Dietary Fructose versus Glucose on de Novo Lipogenesis in Overweight and Obese Human Subjects. In: *Berkeley Scientific Journal 15*, Nr. 2 (1. Januar 2011), http://escholarship.org/uc/item/7vv7z7zw.

25. Löffler, Georg et. al., Biochemie und Pathobiochemie. Heidelberg 2007, S. 509.

26. Antonio Ceriello, Oxidative Stress and Glycemic Regulation. In: Metabolism, Advances in Oxidative Stress Proceedings of an "Expert Session" held on the Occasion of the Annual Meeting of the European Association for the study of Diabetes, 49, Nr. 2, Supplement 1 (Februar 2000), S. 27–29, doi:10.1016/S0026-0495(00)80082-7.

27. Löffler, Georg et. al., Biochemie und Pathobiochemie. Heidelberg 2007, S. 510-511.

28. Arianne L. Theiss et al., Prohibitin Protects against Oxidative Stress in Intestinal Epithelial Cells. In: *The FASEB Journal 21*, Nr. 1 (1. Januar 2007), S. 197–206, doi:10.1096/fj.06-6801com.

29. Gertrud Rehner, Hannelore Daniel, Biochemie der Ernährung. Heidelberg 2010, S. 519-520.

30. Gertrud Rehner, Hannelore Daniel, Biochemie der Ernährung. Heidelberg 2010, S. 520.

31. Tommy Jönsson et al., Agrarian Diet and Diseases of Affluence – Do Evolutionary Novel Dietary Lectins Cause Leptin Resistance?. In: *BMC Endocrine Disorders 5*, Nr. 1 (10. Dezember 2005), S. 10, doi:10.1186/1472-6823-5-10.

32. Alexandra Shapiro et al., Fructose-Induced Leptin Resistance Exacerbates Weight Gain in Response to Subsequent High-Fat Feeding. In: *American Journal of Physiology – Regulatory, Integrative and Comparative Physiology 295*, Nr. 5 (1. November 2008), S. R1370–75, doi:10.1152/ajpregu.00195.2008.

33. Ke Chen et al., Induction of Leptin Resistance through Direct Interaction of C-Reactive Protein with Leptin. In: *Nature Medicine 12*, Nr. 4 (April 2006), S. 425–432, doi:10.1038/nm1372.

34. Why it's so Hard to Lose Weight – And Keep it Off. http://chriskresser.com/why-its-so-hard-to-lose-weight-and-keep-it-off (Zugriff vom 2. Dezember 2014).

35. T. M. Ortiga-Carvalho et al., The Role of Leptin in the Regulation of TSH Secretion in the Fed State: In Vivo and in Vitro Studies. In: *Journal of Endocrinology 174*, Nr. 1 (1. Juli 2002), S. 121–125, doi:10.1677/joe.0.1740121.

36. Sarah Ballantyne, The Paleo Approach. Las Vegas 2013, S. 134.

37. Datis Kharrazian, Schilddrüsenunterfunktion und Hashimoto anders behandeln. Freiburg i.Br. 2013, S. 142–147.

38. Robb Wolf, The Paleo Solution. Las Vegas 2010, S. 201.

39. E. Norén et al., P664. Association between genetic markers related to tight junctions and inflammatory bowel disease. https://www.ecco-ibd.eu/index.php/publications/congress-abstract-s/abstracts-2014/item/p664-association-between-genetic-markers-related-to-tight-junctions-and-inflammatory-bowel-disease.html (Zugriff vom 3. Dezember 2014).

40. Rodrick J. Chiodini et al., Crohn's Disease May Be Differentiated into 2 Distinct Biotypes Based on the Detection of Bacterial Genomic Sequences and Virulence Genes within Submucosal Tissues. In: Journal of Clinical Gastroenterology 47, Nr. 7 (August 2013), S. 612–620, doi:10.1097/MCG.0b013e31827b4f94.

41. Sarah Ballantyne, The Paleo Approach. Las Vegas 2013, S. 106.

42. Constance Schultsz et al., The Intestinal Mucus Layer from Patients with Inflammatory Bowel Disease Harbors High Numbers of Bacteria Compared with Controls. In: *Gastroenterology 117*, Nr. 5 (November 1999), S. 1089–1097, doi:10.1016/S0016-5085(99)70393-8.

43. James P. Curley, The Mu-Opioid Receptor and the Evolution of Mother-Infant Attachment: Theoretical Comment on Higham et Al. In: *Behavioral Neuroscience 125*, Nr. 2 (April 2011), S. 273–278, doi:10.1037/a0022939.

44. C. Zioudrou, R. A. Streaty, W. A. Klee, Opioid Peptides Derived from Food Proteins. The Exorphins. In: *The Journal of Biological Chemistry 254*, Nr. 7 (10. April 1979), S. 2446–2449.

45. Kousaku Ohinata, Shun Agui, Masaaki Yoshikawa, Soymorphins, Novel Mu Opioid Peptides Derived from Soy Beta-Conglycinin Beta-Subunit, Have Anxiolytic Activities. In: *Bioscience, Biotechnology, and Biochemistry 71*, Nr. 10 (Oktober 2007), S. 2618–2621.

46. Salvador Marí-Bauset et al., Evidence of the Gluten-Free and Casein-Free Diet in Autism Spectrum Disorders A Systematic Review. In: *Journal of Child Neurology 29*, Nr. 12 (1. Dezember 2014), S. 1718–1727, doi:10.1177/0883073814531330.

47. M. S. Buchsbaum et al., Role of Opioid Peptides in Disorders of Attention in Psychpathology. In: *Annals of the New York Academy of Sciences 398*, Nr. 1 (1. Dezember 1982), S. 352–365, doi:10.1111/j.1749-6632.1982.tb39506.x.

48. Hugh J Freeman, Neurological Disorders in Adult Celiac Disease. In: *Canadian Journal of Gastroenterology 22*, Nr.. 11 (November 2008), S. 909–911.

49. F. C. Dohan and J. C. Grasberger, Relapsed Schizophrenics: Earlier Discharge from the Hospital after Cereal-Free, Milk-Free Diet. In: *The American Journal of Psychiatry 130*, Nr. 6 (Juni 1973), S. 685–688.

50. Andrew Scott, Messages in Evolution. In: *New Scientist Nr. 1466* (25. Juli 1985), S. 30.

51. Sarah Ballantyne, The Paleo Approach. Las Vegas 2013, S. 113.

52. E. A. Keukens et al., Glycoalkaloids Selectively Permeabilize Cholesterol Containing Biomembranes: In: *Biochimica Et Biophysica Acta 1279*, Nr. 2 (13. März 1996), S. 243–250.

53. Sarah Ballantyne, The Paleo Approach. Las Vegas 2013, S. 108-110.

54. Richard G. Stevens, Circadian Disruption and Breast Cancer: From Melatonin to Clock Genes. In: *Epidemiology (Cambridge, Mass.) 16*, Nr. 2 (März 2005), S. 254–258.

55. Julien Delezie, Etienne Challet, Interactions between Metabolism and Circadian Clocks: Reciprocal Disturbances. In: *Annals of the New York Academy of Sciences 1243*, Nr. 1 (2011), S. 30–46, doi:10.1111/j.1749-6632.2011.06246.x.

56. Antonis Zampelas et al., Associations between Coffee Consumption and Inflammatory Markers in Healthy Persons: The ATTICA Study. In: *The American Journal of Clinical Nutrition 80*, Nr. 4 (Oktober 2004), S. 862–867.

57. Suzanne C. Segerstrom, Gregory E. Miller, Psychological Stress and the Human Immune System: A Meta-Analytic Study of 30 Years of Inquiry. In: *Psychological Bulletin 130*, Nr. 4 (2004), S. 601–630, doi:10.1037/0033-2909.130.4.601.

58. Márcia de Fátima Rosas Marchiori et al., Decrease in Blood Pressure and Improved Psychological Aspects through Meditation Training in Hypertensive Older Adults: A Randomized Control Study. In: *Geriatrics & Gerontology International (19. November 2014)*, doi:10.1111/ggi.12414.

59. Kevin W. Chen et al., Meditative Therapies for Reducing Anxiety: A Systematic Review and Meta-Analysis of Randomized Controlled Trials. In: *Depression and Anxiety 29*, Nr. 7 (Juli 2012), S. 545–262, doi:10.1002/da.21964.

60. J. Greg Serpa, Stephanie L. Taylor, Kirsten Tillisch, Mindfulness-Based Stress Reduction (MBSR) Reduces Anxiety, Depression, and Suicidal Ideation in Veterans. In: *Medical Care 52 Suppl. 5* (Dezember 2014), S. 19–24, doi:10.1097/MLR.0000000000000202.

61. J. Kabat-Zinn et al., Influence of a Mindfulness Meditation-Based Stress Reduction Intervention on Rates of Skin Clearing in Patients with Moderate to Severe Psoriasis Undergoing Phototherapy (UVB) and Photochemotherapy (PUVA). In: *Psychosomatic Medicine 60*, Nr. 5 (Oktober 1998), S. 625–632.

62. Elizabeth Cash et al., Mindfulness Meditation Alleviates Fibromyalgia Symptoms in Women: Results of a Randomized Clinical Trial. In: *Annals of Behavioral Medicine: A Publication of the Society of Behavioral Medicine* (26. November 2014), doi:10.1007/s12160-014-9665-0.

63. Kristin A. Zernicke et al., Mindfulness-Based Stress Reduction for the Treatment of Irritable Bowel Syndrome Symptoms: A Randomized Wait-List Controlled Trial. In: *International Journal of Behavioral Medicine 20*, Nr. 3 (September 2013), S. 385–396, doi:10.1007/s12529-012-9241-6.

64. Chris Kresser, Why You May Need to Exercise Less. http://chriskresser.com/why-you-may-need-to-exercise-less (Zugriff vom 12. Dezember 2014).

65. Sarah Ballantyne, Why Exercising Too Much Hurts Your Gut. http://www.thepaleomom.com/2014/10/exercising-much-hurts-gut.html (Zugriff vom 13. Oktober 2014).

66. Reinhart Jarisch (Hrsg.), Histamin-Intoleranz. Histamin und Seekrankheit. Stuttgart 2004, S. 5.

67. Reinhart Jarisch (Hrsg.), Histamin-Intoleranz. Histamin und Seekrankheit. Stuttgart 2004, S. 153–160.

68. Reinhart Jarisch (Hrsg.), Histamin-Intoleranz. Histamin und Seekrankheit. Stuttgart 2004, S. 1–7.

69. Reinhart Jarisch (Hrsg.), Histamin-Intoleranz. Histamin und Seekrankheit. Stuttgart 2004, S. 123–128.

70. Reinhart Jarisch (Hrsg.), Histamin-Intoleranz. Histamin und Seekrankheit. Stuttgart 2004, S. 140.

71. Löffler, Georg et. al., Biochemie und Pathobiochemie. Heidelberg 2007, S. 420–422.

72. Gertrud Rehner, Hannelore Daniel, Biochemie der Ernährung. Heidelberg 2010, S. 174.

73. Sarah Ballantyne, The Paleo Approach. Las Vegas 2013, S. 128.

74. Amy Chozick, He Tells the Clintons How to Lose a Little. Dr. Mark Hyman: Advising the Clintons on Their Health. http://www.nytimes.com/2014/04/13/fashion/dr-mark-hyman-clintons-health.html?_r=0 (Zugriff vom 16. Dezember 2014).

75. Denise Minger, Tuoli: China's Mysterious Milk Drinkers. http://rawfoodsos.com/2010/06/23/tuoli-chinas-mysterious-milk-drinkers/ (Zugriff vom 16. Dezember 2014).

76. Denise Minger, A Closer Look at the China Study: Meat and Disease. http://rawfoodsos.com/2010/06/01/a-closer-look-at-the-china-study-meat-and-disease/ (Zugriff vom 16. Dezember 2014).

77. Denise Minger, A Closer Look at the China Study: Fish and Disease. http://rawfoodsos.com/2010/06/09/a-closer-look-at-the-china-study-fish-and-disease/ (Zugriff vom 16. Dezember 2014).

78.	Denise Minger, The China Study: Fact or Fallacy? http://rawfoodsos.com/2010/07/07/the-china-study-fact-or-fallac/ (Zugriff vom 16. Dezember 2014).

79.	Fan Wexun et al., Erythrocyte Fatty Acids, plama lipids, and cardiovascular disease in rural China. In: *American Journal of Clinical Nutrition (1990)*, S. 1027–1036.

80.	Denise Minger, Death by Food Pyramid. Malibu 2013, S. 23–25.

81.	Denise Minger, Death by Food Pyramid. Malibu 2013, S. 25.

Kapitel 6

1.	Lena Jakat, Trend Paleo Ernährung: Prost Steinzeit. http://www.sueddeutsche.de/stil/trend-paleo-ernaehrung-steinzeit-auf-dem-teller-1.2149459 (Zugriff vom 29. September 2014).

2.	Verursachen Vegetarier Mehr Blutvergießen Als Fleischesser? http://www.urgeschmack.de/verursachen-vegetarier-mehr-blutvergiessen-als-fleischesser/ (Zugriff vom 23. Dezember 2014).

3.	Stremmel, Jan, Vegetarier sind auch Mörder. http://jetzt.sueddeutsche.de/texte/anzeigen/584509/Vegetarier-sind-auch-Moerder (Zugriff vom 23. Dezember 2014).

4.	Bettina Dyttrich, Warum wir Rinder brauchen: Weidegras statt Kraftfutter auf den Speiseplan. In: *Die Wochenzeitung* vom 24. Februar 2011, https://www.woz.ch/1108/warum-wir-rinder-brauchen/weidegras-statt-kraftfutter-auf-den-speiseplan.

5.	Diet And Disease In Cattle: High-Grain Feed May Promote Illness And Harmful Bacteria. http://www.sciencedaily.com/releases/2001/05/010511074623.htm (Zugriff vom 30. Dezember 2014).

6.	Andrea Exler, Das Stille Leiden Der Hochgezüchteten Turbotiere. In: *Welt Online* vom 20. April 2009, http://www.welt.de/wissenschaft/article3590803/Das-stille-Leiden-der-hochgezuechteten-Turbotiere.html.

7.	Jährlich 30 Millionen Tonnen Milch in Deutschland produziert. In: *Proplanta* vom 30. Mai 2012, http://www.proplanta.de/Agrar-Nachrichten/Agrarwirtschaft/Jaehrlich-30-Millionen-Tonnen-Milch-in-Deutschland-produziert_article1338352844.html.

8.	Kraftfutter ist keine Lösung für das Klima. Rinder ruinieren die Klimabilanz, egal was man tut. In: 3sat vom 14. September 2011, http://www.3sat.de/page/?source=/nano/umwelt/156803/index.html.

9.	Dennis O'Brien, Cattle Pastures May Improve Soil Quality. In: *Agricultural Research Magazine 59*, Nr. 3 (2011), S. 6.

10.	Hillmer, Angelika, Zu viel Gülle. Und ewig stinken die Felder. In: *Hamburger Abendblatt* vom 27. August 2013, http://www.abendblatt.de/ratgeber/wissen/article119412123/Zu-viel-Guelle-Und-ewig-stinken-die-Felder.html (Zugriff vom 31. Dezember 2014).

11.	Anke Sonnenberg et al., Der Wasser-Fußabdruck Deutschlands. In: WWF Deutschland vom August 2009, http://www.wwf.de/fileadmin/fm-wwf/Publikationen-PDF/wwf_studie_wasserfussabdruck.pdf.

12.	Jennifer L. Fish, Charles A. Lockwood, Dietary Constraints on Encephalization in Primates. In: *American Journal of Physical Anthropology 120*, Nr. 2 (Februar 2003), S. 171–181, doi:10.1002/ajpa.10136.

13.	Leslie C. Aiello, Peter Wheeler, The Expensive-Tissue Hypothesis: The Brain and the Digestive System in Human and Primate Evolution. In: *Current Anthropology 36*, Nr. 2 (April 1995), S. 199–221.

14.	Katharine Milton, A Hypothesis to Explain the Role of Meat-Eating in Human Evolution. In: *Evolutionary Anthropology: Issues, News, and Reviews 8*, Nr. 1 (1999), S. 11–21, doi:10.1002/(SICI)1520-6505(1999)8:1<11::AID-EVAN6>3.0.CO;2-M.

15. Katharine Milton, Nutritional Characteristics of Wild Primate Foods: Do the Diets of Our Closest Living Relatives Have Lessons for Us? In: *Nutrition (Burbank, Los Angeles County, Calif.) 15*, Nr. 6 (Juni 1999), S. 488–498.

16. Christopher Masterjohn, Weston Price Looked for Vegans But Found Only Cannibals. http://www.westonaprice.org/uncategorized/weston-price-looked-for-vegans-but-found-only-cannibals/ (Zugriff vom 16. September 2014).

17. Helene Heise, Nazis und Tierschutz. In: *Spiegel Online* vom 19. September 2007, http://www.spiegel.de /einestages/nazis-und-tierschutz-a-947808.html.

18. John Dorian, Angelina Jolie, Brad Pitt Disagree over 'Red Meat'. In: *International Business Times* vom 31. August 2010. http://au.ibtimes.com/articles/47551/20100831/angelina-jolie-brad-pitt-angelina-jolie-movie-salt.htm (Zugriff vom 31. Dezember 2014).

19. Ex-Vegans Anne Hathaway And Bill Clinton Praise Paleo-Style Low-Carb Diets For Energy And Weight Loss. In: *The Inquisitr News* vom 17. November 2014, http://www.inquisitr.com/1615589/ex-vegans-anne-hathaway-and-bill-clinton-praise-paleo-style-low-carb-diets-for-energy-and-weight-loss/ (Zugriff vom 28. Dezember 2014).

20. Alexandra Jamieson, I'm not Vegan Any More. In: Alexandra Jamieson vom 27. Februar 2013, http://alexandrajamieson.com/im-not-vegan-anymore/.

21. Rhys Southan, Let Them Eat Meat. http://letthemeatmeat.com/?og=1 (Zugriff vom 28. Dezember 2014).

22. Willy Blackmore, Here's What Happens When You Stop Being a Vegan. http://www.takepart.com/article/2014/08/05/exvegans (Zugriff vom 3. November 2014).

23. Denise Minger, My Un-Vegetarianniversary, Announcements, and Being a MTHFR Mutant. http://rawfoodsos.com/2014/12/05/my-un-vegetarianniversary-announcements-and-being-a-mthfr-mutant/ (Zugriff vom 28. Dezember 2014).

24. My Vegan Diet Caused Health Problems. Would Primal, Paleo, Or 'Real Food' Be Better? http://kristensraw.com/blog/2013/03/17/my-vegan-diet-caused-health-problems-would-primal-paleo-or-real-food-be-better/ (Zugriff vom 3. November 2014).

25. Demian Bulwa and Chronicle Staff Writer, Pies-in-Face Attack Roils Anarchist-Vegan World. http://www.sfgate.com/crime/article/Pies-in-face-attack-roils-anarchist-vegan-world-3196299.php (Zugriff vom 28. Dezember 2014).

26. John Vidal and Environment Editor, Sands Shifting for Africa's Nomadic Herders. http://www.theguardian.com/environment/2010/feb/07/sands-shifting-africa-nomadic-herders (Zugriff vom 29. Dezember 2014).

27. International Institute for Environment and Development, African Livestock Can Triumph in the Face of Climate Change. (3. Februar 2010) http://www.iied.org/african-livestock-can-triumph-face-climate-change (Zugriff vom 29. Dezember 2014).

28. Allan Savory, Die Wüste begrünen und den Klimawandel umkehren. http://www.ted.com/talks/allan_savory_how_to_green_the_world_s_deserts_and_reverse_climate_change?language=de (Zugriff vom 29. Dezember 2014).

29. L. Hunter Lovins, Why George Monbiot Is Wrong: Grazing Livestock Can Save the World. In: *The Guardian* vom 19. August 2014. http://www.theguardian.com/sustainable-business/2014/aug/19/grazing-livestock-climate-change-george-monbiot-allan-savory (Zugriff vom 28. Dezember 2014).

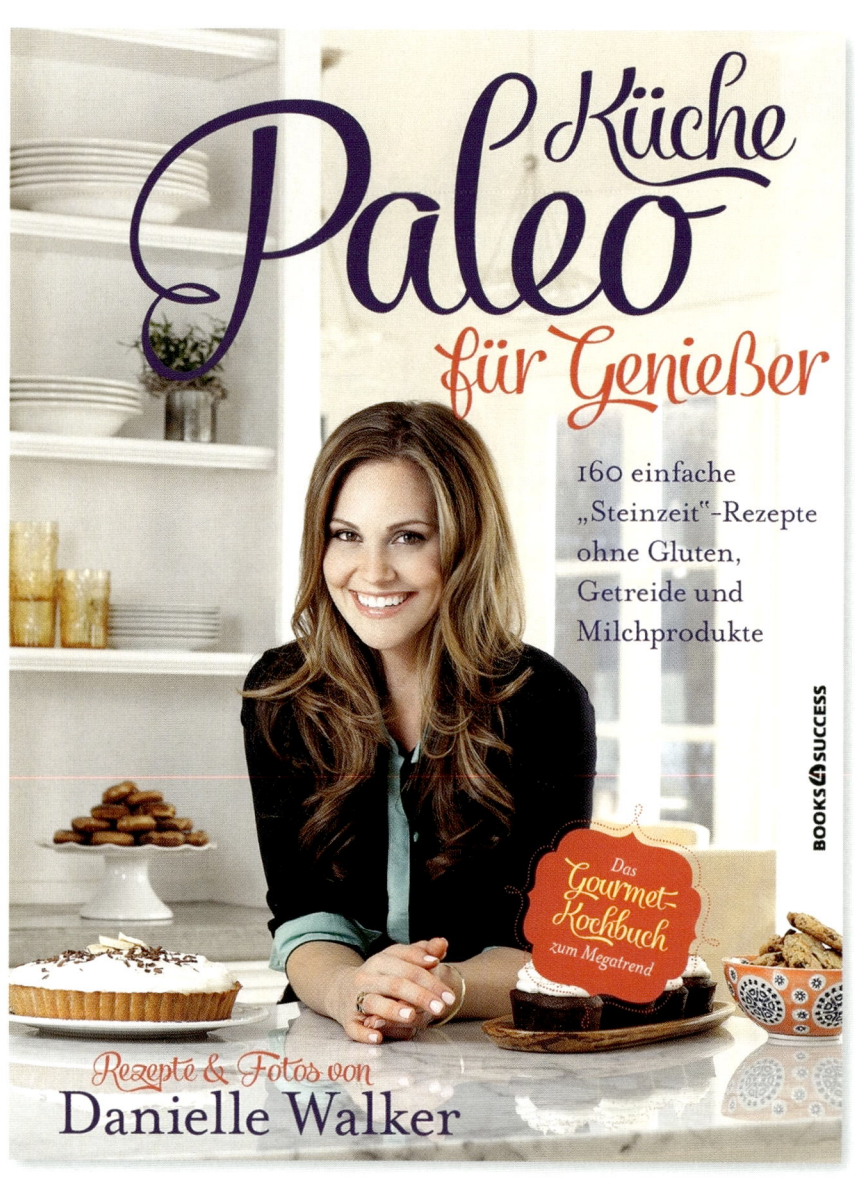

Küche
Paleo
für Genießer

160 einfache
„Steinzeit"-Rezepte
ohne Gluten,
Getreide und
Milchprodukte

BOOKS4SUCCESS

Das
Gourmet-
Kochbuch
zum Megatrend

Rezepte & Fotos von
Danielle Walker

368 Seiten,
broschiert, vierfarbig, mit vielen Abbildungen
24,99 [D] / 25,75 [A]
ISBN: 978-3-86470-175-7

Danielle Walker:
Paleo-Küche für Genießer

Das Gourmet-Kochbuch zum Megatrend Paleo: innovative, leckere und gesunde Küche. Danielles Rezepte sind kreativ und leicht nachzukochen – zahlreiche Fans schwören darauf. Dabei hat sie ihre Lieblingsgerichte aus der „Vor-Paleo-Zeit" nicht vergessen, sondern neu interpretiert – und dabei Getreide, Gluten, Milch und Ei weggelassen.

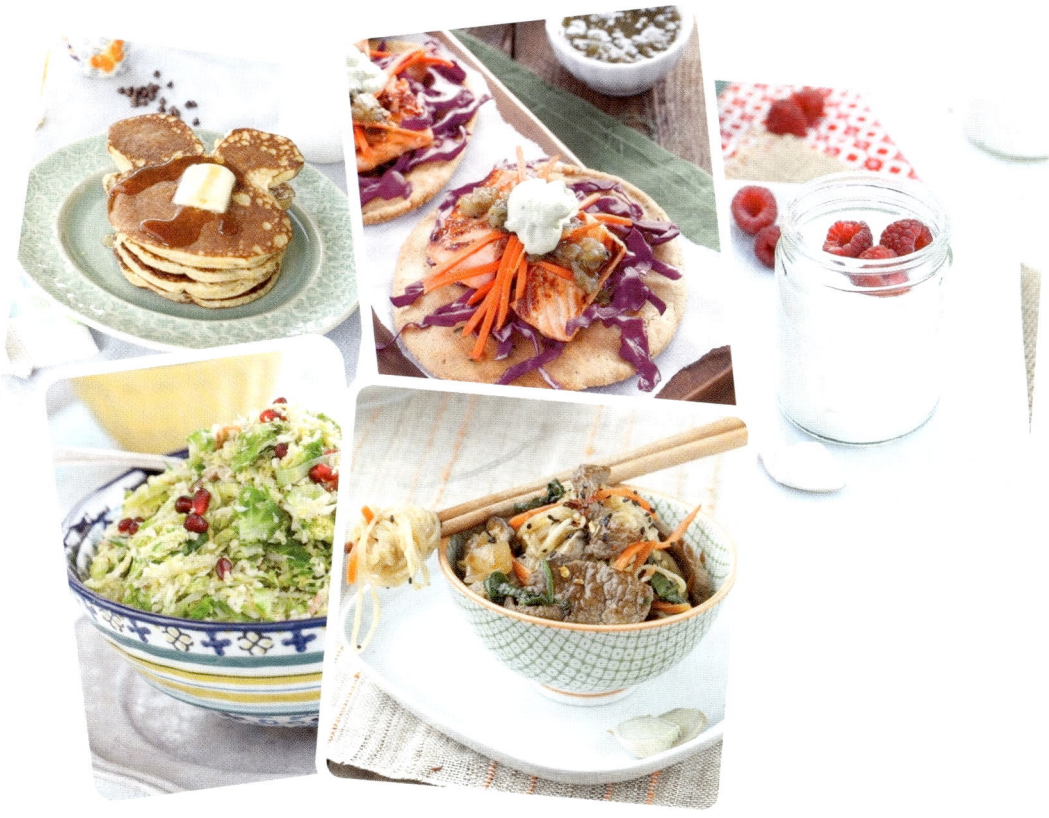

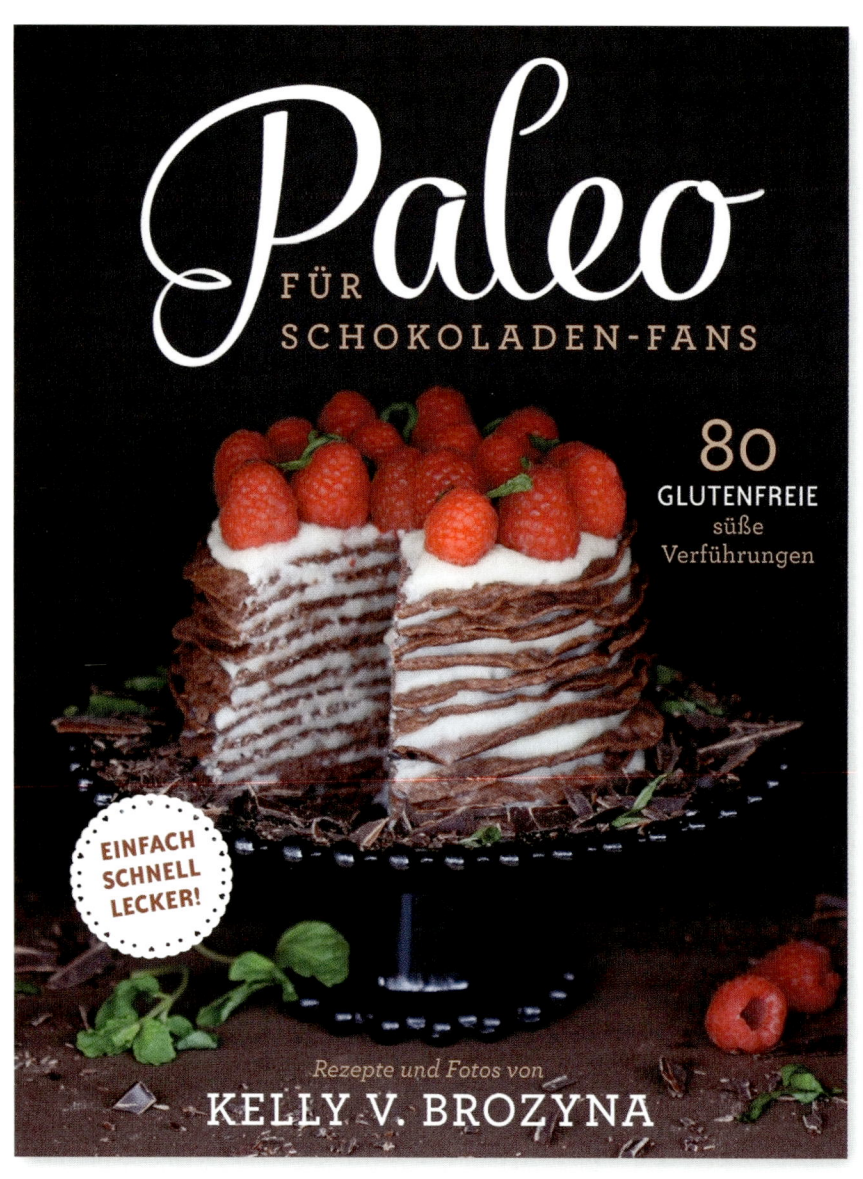

Paleo

FÜR SCHOKOLADEN-FANS

80 GLUTENFREIE süße Verführungen

EINFACH SCHNELL LECKER!

Rezepte und Fotos von
KELLY V. BROZYNA

368 Seiten,
broschiert, vierfarbig, mit vielen Abbildungen
24,99 [D] / 25,75 [A]
ISBN: 978-3-86470-175-7

Kelly V. Brozyna:
Paleo für Schokoladen-Fans

„Steinzeitkost" in Süß: Dieses Buch bietet einfache, schnelle und leckere Paleo-Rezepte rund ums Thema Schokolade. Dank Eigenschaften wie „glutenfrei" und „lactosefrei" freuen sich auch Allergiker über unbeschwerten Genuss. Ob Pudding, Brownies, Smoothies oder Spareribs im Schokomantel – genießen Sie Süßes mit gutem Gewissen!

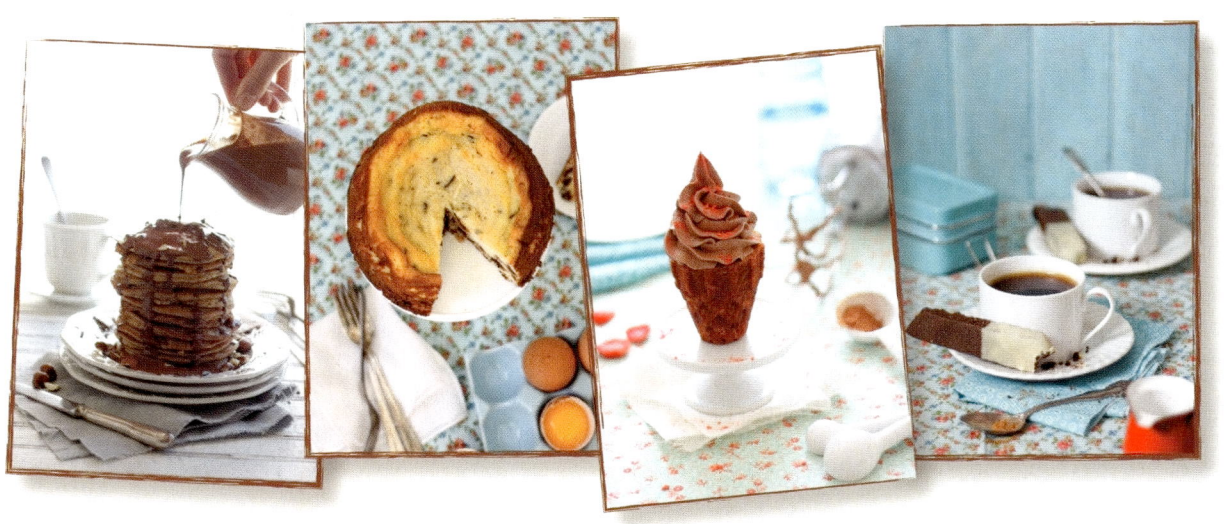

BOOKS4SUCCESS

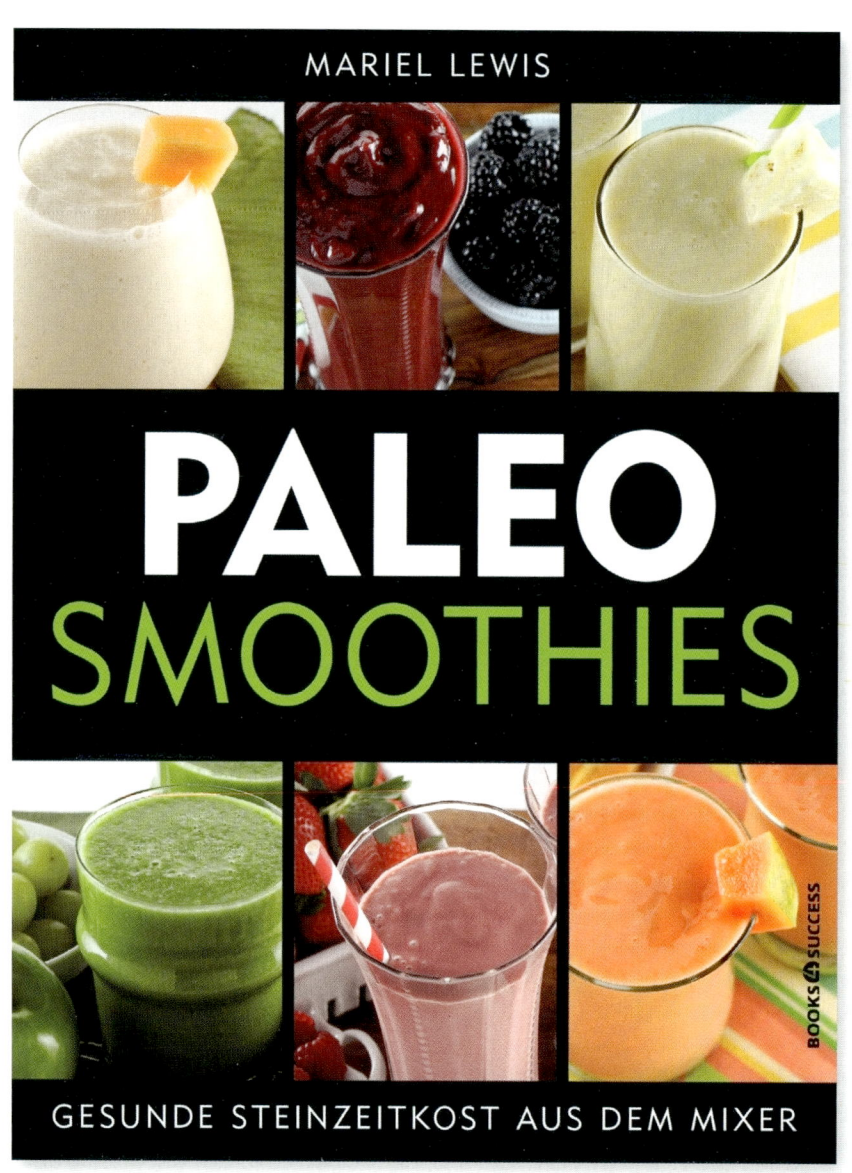

MARIEL LEWIS

PALEO
SMOOTHIES

GESUNDE STEINZEITKOST AUS DEM MIXER

BOOKS 4 SUCCESS

240 Seiten,
broschiert, vierfarbig, mit vielen Abbildungen
17,99 [D] / 18,55 [A]
ISBN: 978-3-86470-239-6

Mariel Lewis:
Paleo Smoothies

Die Paleo-Ernährung findet immer mehr Anhänger – und Smoothies werden gerne getrunken. Paleo Smoothies verknüpft das Steinzeit-Prinzip mit den köstlichen Mix-Getränken: Obst, Gemüse, Nüsse und Gewürze gehen eine „urgesunde" Verbindung ein. Die Rezepte aus Paleo Smoothies bieten alle Vorteile der Vitaminbomben aus dem Mixer und kommen dennoch ohne Gluten, Milch oder raffinierten Zucker aus. Paleo-Expertin Mariel Lewis hat 150 Paleo-Smoothies zusammengetragen, die schnell und einfach zubereitet werden. Alles, was Sie dazu benötigen, ist: frische Zutaten, ein Mixer und Paleo Smoothies.

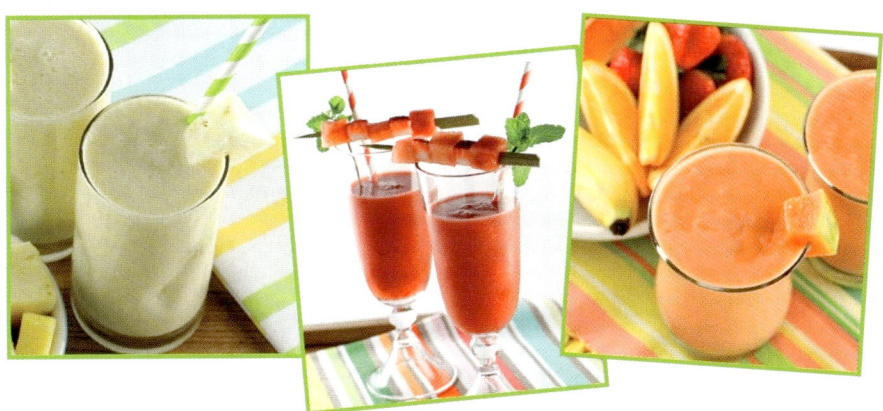

BOOKS4SUCCESS

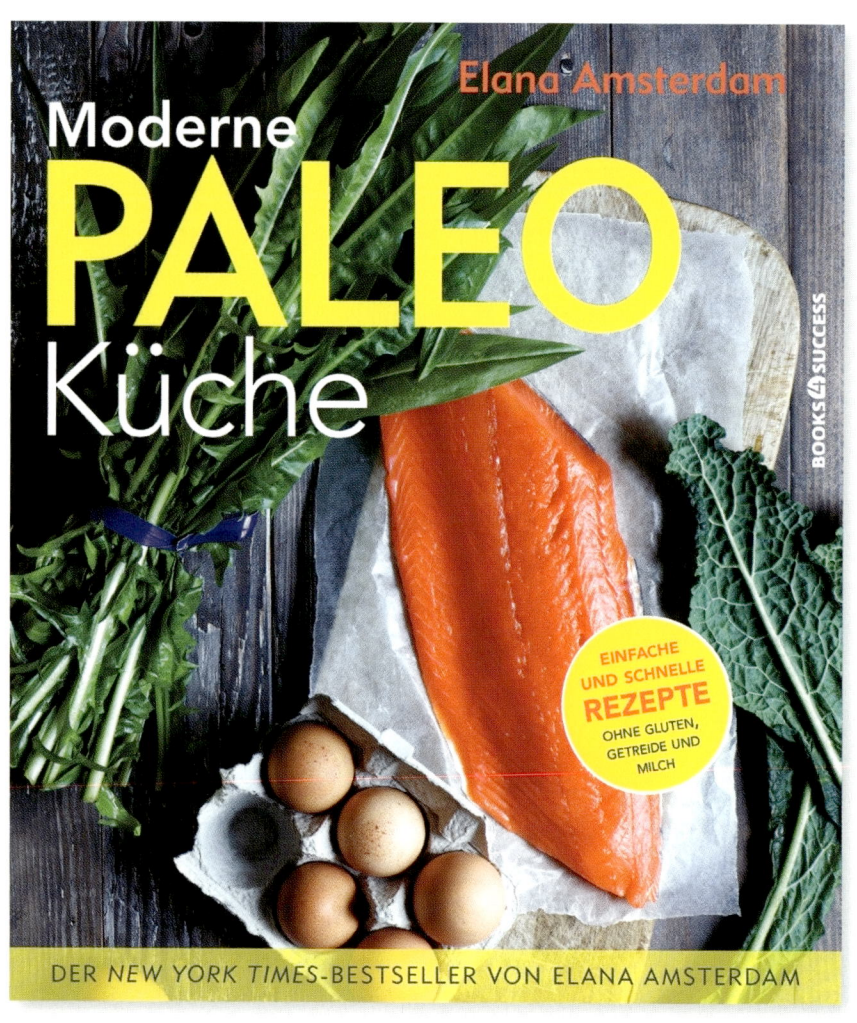

Moderne
PALEO
Küche

Elana Amsterdam

EINFACHE
UND SCHNELLE
REZEPTE
OHNE GLUTEN,
GETREIDE UND
MILCH

DER *NEW YORK TIMES*-BESTSELLER VON ELANA AMSTERDAM

160 Seiten,
broschiert, mit vielen farbigen Abbildungen
14,99 [D] / 15,40 [A]
ISBN: 978-3-86470-240-2

Elana Amsterdam:
Moderne Paleo-Küche

Egal, ob Sie Getreide, Milchprodukte oder industriell verarbeitete
Nahrungsmittel von Ihrem Speiseplan verbannen möchten – die
Paleo-Ernährungsweise ist die ideale Lösung für alle Nahrungsmittel-
allergiker und Ernährungsbewussten. Sie basiert auf dem, was unsere
Vorfahren in der Steinzeit aßen: Fleisch, Fisch, Gemüse, Früchte und
Nüsse. Elana Amsterdam lebt diese Ernährungsweise seit über zehn
Jahren. In diesem Buch verrät sie ihre einfachen Techniken und
Rezepte, die nur ein Minimum an Zutaten erfordern. Klassiker wie
Pfannkuchen oder Brot werden mit Paleo-Zutaten wie Mandelmehl
oder Kokosmilch für alle bestens verträglich – und besonders lecker.

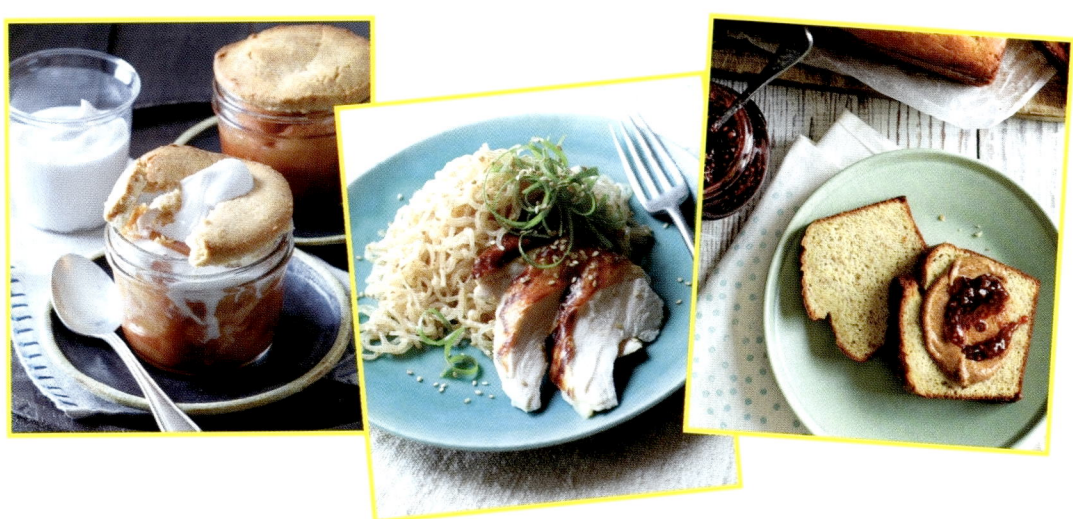

BOOKS 4 SUCCESS

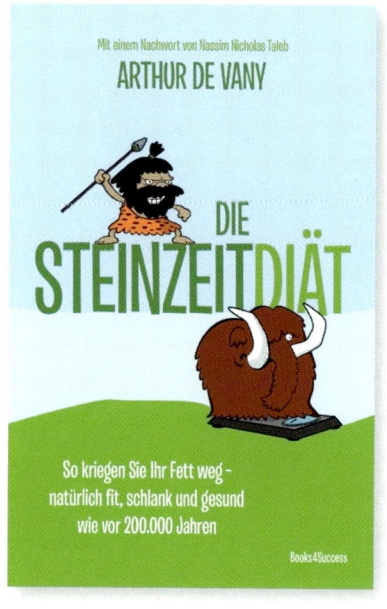

288 Seiten,
gebunden,
19,90 [D] / 20,59 [A]
ISBN: 978-3-86470-000-2

Arthur De Vany:
Die Steinzeit-Diät

Faul = dick. Doch warum gilt diese Gleichung? Die Antwort gibt
Arthur De Vany in diesem spannenden Buch. Er zeigt, wie unsere
Gene uns einen Streich spielen. Wir sind von alters her program-
miert auf Jagen, Sammeln und Flüchten, verbringen aber unsere
Zeit mit Fast Food, Fernsehen und Faulenzen. Keine Frage –
das macht dick. Doch De Vany zeigt einen Ausweg.

BOOKS4SUCCESS

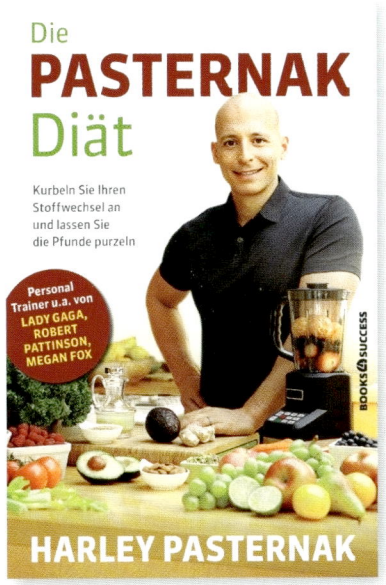

272 Seiten,
broschiert,
19,90 [D] / 20,50 [A]
ISBN: 978-3-86470-136-8

Harley Pasternak:
Die Pasternak-Diät

Personal Trainer und Bestsellerautor Harley Pasternaks Leitfaden
für ein schlankeres, gesünderes und glücklicheres Leben – ohne
Jo-Jo-Effekt. Die 5-Tage-Blitzdiät beinhaltet leckere, raffinierte
Smoothies, Dips, Snacks und Suppen. Anschließend kombinieren
Sie zehn Tage lang Ihre bevorzugten Nahrungsmittel neu – und
schon purzeln die Pfunde.

BOOKS 4 SUCCESS